U0363449

WILCOX'S
SURGICAL ANATOMY OF THE HEART
···· 4th Edition ····

WILCOX
心脏外科解剖学

编著
Robert H. Anderson [美]
Diane E. Spicer [美]
Anthony M. Hlavacek [美]
Andrew C. Cook [英]
Carl L. Backer [美]

主译
夏宇

审校
庄建　陈寄梅

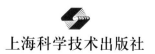

上海科学技术出版社

图书在版编目(CIP)数据

WILCOX心脏外科解剖学 / (美)罗伯特·安德森
(Robert H. Anderson)等编著；夏宇主译. -- 上海：
上海科学技术出版社, 2019.7
ISBN 978-7-5478-4330-7

Ⅰ.①W… Ⅱ.①罗… ②夏… Ⅲ.①心脏外科学-人
体解剖学 Ⅳ.① R322.1

中国版本图书馆CIP数据核字(2019)第021229号

This is a Simplified Chinese translation version of the following title published by Cambridge University Press:
Wilcox's Surgical Anatomy of the Heart 4th Edition, ISBN: 978-1-107-01448-0
Fourth edition © Robert H. Anderson, Diane E. Spicer, Anthony M. Hlavacek, Andrew C. Cook, and Carl L. Backer 2013

This Simplified Chinese translation version for the People's Republic of China (excluding Hong Kong, Macau and Taiwan) is published by arrangement with the Press Syndicate of the University of Cambridge, Cambridge, United Kingdom.

© Shanghai Scientific & Technical Publishers 2019

上海市版权局著作权合同登记号 图字：09-2018-1213 号

在出版这本书的过程中，我们已尽一切努力提供准确和最新的信息，这是符合出版时公认的标准和惯例的。尽管患者的病史是从实际病例中获得的，但是我们已经尽力掩盖相关患者的身份。作者、编辑和出版社不能保证本书中包含的信息完全没有错误，这是由于尽管经过研究和调整，但是临床标准总是不断变化着的。因此，作者、编辑和出版社不承担所有因为使用本书所包含的材料而造成的直接或者间接损害的责任。强烈建议读者在计划使用任何药品或者设备前，注意制造商提供的信息。

WILCOX 心脏外科解剖学

编　著　Robert H. Anderson [美]　　　Diane E. Spicer [美]
　　　　Anthony M. Hlavacek [美]　　Andrew C. Cook [英]
　　　　Carl L. Backer [美]
主　译　夏　宇
审　校　庄　建　　陈寄梅

上海世纪出版（集团）有限公司
上海科学技术出版社　出版、发行
（上海钦州南路 71 号　邮政编码 200235　www.sstp.cn）
浙江新华印刷技术有限公司印刷
开本 889 × 1194　1/16　印张 27.75　插页 4
字数 700 千字
2019 年 7 月第 1 版　2019 年 7 月第 1 次印刷
ISBN 978-7-5478-4330-7 / R·1779
定价：298.00 元

本书如有缺页、错装或坏损等严重质量问题，
请向承印厂联系调换

内容提要

　　本书是心脏外科解剖类图书中的经典著作，由世界公认的顶尖心脏外科学家、心脏解剖学家和心脏病理解剖学家共同编著。本版不仅保留了前三版中的优秀内容，而且对内容进行了更新。全书共 10 章，首先介绍了心脏的外科入路，其次系统地描述了心腔、瓣膜、冠状循环系统和传导系统的解剖结构，然后针对各种先天性心脏畸形提出了节段性分类和描述性分析的方法，最后分别从正常节段连接病变、异常节段连接病变、大血管异常和心脏位置异常等四个方面逐一介绍了各种先天性心脏畸形的病理解剖特征。全书配有约 580 幅彩色手术图片和实物标本图片，相较第三版，增加了 CT 血管造影三维重建和 MRI 图像，同时穿插彩色线条图对其加以说明，使读者能由浅入深地逐步学习心脏解剖。

　　本书内容全面、作者权威，可供心外科、心内科、麻醉科、ICU、心脏超声、影像科和病理科临床医师，体外循环医师、护师，以及医学院教师和医学生等学习使用。

译者名单

主　译　夏　宇

审　校　庄　建　　陈寄梅

译者名单　（按姓氏拼音排序）

岑坚正　　崔虎军　　何标川　　李晓华

刘晓冰　　滕　云　　温树生　　夏　宇

肖　飞　　许　刚　　袁海云　　张　勇

编者名单

Robert H. Anderson, BSc, MD, FRCPath

Visiting Professor, Institute of Genetic Medicine, Newcastle University, Newcastle-upon-Tyne, UK; Visiting Professor of Pediatrics, Medical University of South Carolina, Charleston, SC, USA

Diane E. Spicer, BS, PA(ASCP)

Pathologists' Assistant, University of Florida – Pediatric Cardiology, Gainesville, Florida, and Congenital Heart Institute of Florida, St. Petersburg, FL, USA

Anthony M. Hlavacek, MD

Associate Professor, Department of Pediatrics, Medical University of South Carolina, Charleston, SC, USA

Andrew C. Cook, BSc, PhD

Senior Lecturer, Cardiac Unit, Institute of Child Health, University College London, London, UK

Carl L. Backer, MD

A. C. Buehler Professor of Surgery, Northwestern University Feinberg School of Medicine, Ann & Robert H. Lurie Children's Hospital of Chicago, Chicago, IL, USA

中文版序一

《WILCOX 心脏外科解剖学》是心脏外科解剖类图书中最具代表性的经典著作,已经出版至第四版。本版保留了前三版中的优秀内容,并对内容进行了更新,旨在提升广大心脏外科从业人员的解剖学水平,帮助其掌握卓越的外科手术技术。对于从事心脏疾病治疗的其他专业的医师,也同样具有重要意义。

本次修订历经波折:先是前三版主编 Benson R. Wilcox 去世,之后是 Robert H. Anderson 退休,但最终还是由心脏外科学家、心脏病学家、影像学家和病理学家组成的多学科团队协作完成了编写工作。Andrew C. Cook 是心脏病学家,Carl L. Backer 是心脏外科学家,Anthony M. Hlavacek 是医学影像学家,Robert H. Anderson 和 Diane E. Spicer 是心脏形态和病理学家,他们都是世界公认的顶尖专家。

全书共 10 章,从简单的心脏外科手术入路开始,系统全面地介绍了正常和异常心腔解剖、瓣膜形态、心脏的循环及传导系统,并突出各类心脏畸形的个性化特点,由浅入深,逐步提高从业人员对心脏解剖的认识水平。本版配有约 580 幅彩色手术图片和实物标本图片,还加入了计算机断层扫描和磁共振图像。本书具有相当高的形态学基础理论水平,也有很大的临床指导意义,值得推荐。

本书由上海科学技术出版社引进,由广东省心血管病研究所夏宇博士完成翻译、形成初稿,再由我国著名的心脏外科学家庄建和陈寄梅教授带领的青年专家团队对本书进行全面、细致的审核和校正。本书的出版将有利于国内从业人员掌握心脏解剖的最新进展,对推动我国心脏外科学和心脏形态学的学科发展具有重要意义。

罗征祥

原广东省人民医院院长

原广东省心血管病研究所所长

主任医师 研究员 博士生导师

2019 年 3 月

中文版序二

1940年，张超昧前辈成功地缝合右心室外伤，揭开了我国心脏外科事业的序幕。1944年，吴英恺前辈在当时的重庆中央医院，为一名6岁患儿施行全国第一例动脉导管结扎术，从那时起，我国的心脏外科开始在探索中寻求发展。1957年，苏鸿熙前辈用从美国带回的体外循环机，完成了我国第一例体外循环下室间隔修补术，我国心脏外科进入了新的里程。到20世纪70年代，我国的先天性心脏病外科治疗下的死亡率已降至国际水平。随着先驱们对这门学科的不断探索和总结，我国的心脏外科事业在过去的半个世纪里迅速发展，心脏外科手术死亡率逐渐降低，这为国人心脏疾病的诊治提供了良好的医疗条件。

"著书不明脏腑，岂非痴人说梦；治病不明脏腑，何异盲子夜行。"心脏外科是一门专业性极强的学科，而心脏解剖是心脏外科的基础。心脏外科手术的成功和进步，都离不开心外科医师对心脏疾病的形态结构和病理生理的深入理解，而心脏解剖认识的进步，又推动心脏外科手术的发展。在先天性心脏病的外科治疗领域，尤其要求术者对心脏解剖具有深刻的认识。

《WILCOX心脏外科解剖学》不仅集合了大量的先天性心脏病实物标本，而且包含了对冠状动脉、瓣膜和传导系统等重要解剖结构及毗邻结构的详细描述，加上此次第四版中增加的注释、图示及方位标注，可帮助心外科医师更直观、更深刻地理解正常心脏及先天畸形心脏的解剖特点。此外，第四版中加入的CT和MRI图像，有助于心外科医师进一步理解先天性心脏病的形态特点，为术前精确评估提供帮助。

本书由上海科学技术出版社引进，由广东省人民医院、广东省心血管病研究所夏宇博士等完成了全书翻译工作。中文版经过反复校订，确保了翻译的准确性。在此，我诚挚地希望本书的中文版能更多地惠及广大的中国心外科医师、麻醉科医师及业务领域与心外科有交叉的心内科医师，帮助我国更多的临床医师了解心脏的基本解剖、改进心脏专科医师在手术中的操作精确性、进一步提高心脏疾病诊疗的成功率，从而推动新时代下我国心脏外科学的进一步发展。

胡盛寿

中国工程院院士

中国医学科学院阜外医院院长

主任医师　教授　博士生导师

2019年3月

中文版前言

《WILCOX 心脏外科解剖学》是闻名世界的心脏外科解剖学教科书，已经增补、修订至第四版。我们有幸为您带来这部专著的中文版。

在这部著作中，作者详细地剖析了心脏解剖的各个方面。在本书的第 1～5 章，分别从心脏的外科入路、各个心腔、各个瓣膜、冠状循环系统和传导系统五个方面，描述了正常心脏的解剖。在第 6 章，作者提出了节段的分析性描述方法，对先天性心脏病进行了分类和描述。在第 7～10 章，作者使用这种分析性描述方法，分别在正常节段连接病变、异常节段连接病变、大血管的异常和心脏位置异常四个方面，描述了各种先天性心脏畸形的病理解剖特征。

在翻译和校对的过程中，我们依据我国现行的教材和权威专家的著作，反复推敲原著中专业词汇的汉语译文；为了方便读者更进一步地理解专业词汇反映出的形态和结构的解剖含义，我们修改了一些专业词汇。这样使得译文不仅表达出确切的解剖含义，而且兼顾了临床上的使用习惯。对于存在争议的译文，为了保证准确性和习惯性，我们特意保留了原文、增加了注释，作为参照。

在后期修改、润色的过程中，我们深深地体会到，将英语专著翻译成汉语存在许多困难，其中最主要的困难是英语与汉语在语言表达上的差异。如果译文生硬、晦涩，那么读者在阅读本书时会产生理解上的困难。因此，我们在保证翻译准确性的基础上，尽可能提高译文的可读性。在中文表述方面，我们参照《英汉对比研究》(连淑能) 中的研究成果，在忠于原著内容的基础上，对译文的语言表达进行了润色，尽力使译文简明、流畅，符合汉语思维的表达方式。这样既在内容上绝对忠于原作，又在表达方式上汉语化，减少了阅读时的障碍，提高了可读性。

全书的翻译和校对工作历时 5 年。在这样一个艰苦的过程中，译者得到了许多专家的指导和帮助。首先感谢参与此书翻译和校对的各位专家，感谢上海儿童医学中心心胸外科的刘锦纷教授对译文提出的指导意见，感谢广东省人民医院、广东省心血管病研究所的庄建教授和陈寄梅教授对译文进行审校；其次感谢山东大学齐鲁儿童医院心血管外科的冯致余博士、上海儿童医学中心上海市结构性心脏病虚拟现实工程技术研究中心的刘金龙研究员、同济大学附属东方医院心脏大血管外科的张杨杨博士、南京鼓楼医院心胸外科的曹海龙博士、复旦大学医学院的王珊青博士和香港大学李嘉诚医学院的龙飞博士对翻译工作的支持。

感谢英国伦敦的严彤、王彩云夫妇以及严瑾女士的鼓励和支持，他们赠予我 *Gray's Anatomy (38th Edition)*，让我感受到解剖的重要性。

感谢 5 年前还在马里兰大学攻读博士学位的陈青见（如今已成为我一双儿女的母亲），踏上深夜的航班，不远万里亲自从大洋彼岸带回了这本 *Wilcox's Surgical Anatomy of the Heart(4th Edition)*。

感谢上海交通大学附属新华医院的宋和平副主任医师、王晓强博士和陶帮宝博士；感谢上海交通大学附属新华医院心胸外科的袁源博士和上海市胸科医院胸外科的何毅博士；感谢广东省人民医院的李萍主任医师、黄曙方副研究员和杨永超博士；感谢广东省华南结构性心脏病重点实验室的吴岳恒博士和陈少贤老师；感谢上海市人类运动能力开发与保障重点实验室的吴崭博士；感谢镇江新区海阳社会工作服务中心的杨从华先生以及范为猛先生、季伦全先生。

感谢上海科学技术出版社西医编辑部的责任编辑和美术编辑在出版过程中的指导和帮助。

最后，感谢一直支持我的父母和家人：夏振宏先生、夏苏卫先生和褚玉琴女士。"哀哀父母，生我劬劳。"正是因为家庭的关爱和培养，才能让我没有顾虑地学习、工作和研究。感谢你们永远的支持、理解和包容。

在译书的过程中，译者心情忐忑——"如乘无舵之舟泛于大洋，无可依托但觉茫然"，无意间翻看到杉田玄白等学者翻译《解体新书》的故事，感触良多。尽管本书已经出版，但实际上在译文中肯定存在许多错误。我们留下电子邮箱：line_user@msn.com。您若有任何疑问、建议或意见，请随时联系我们，您将得到及时回复和解答。我们也欢迎就本书的其他各方面进行交流。

夏 宇

广东省人民医院（广东省医学科学院）

广东省心血管病研究所　心外科

2019 年 3 月

英文版前言

关于心脏外科手术技术的专著和文章不胜枚举。这种现象是有其原因的，因为心脏手术的成功在很大程度上依赖卓越的外科技术。但是，皮之不存，毛将焉附，如果没有对心脏形态的深刻理解，卓越的外科技术也将无法存在。无论是对正常心脏，还是对具有复杂先天性病变的心脏，均是如此。对如此复杂的畸形进行手术矫治的可行性更加突显了详尽理解复杂心脏畸形自身基本解剖情况的必要性。因此，近年来外科医师逐渐认识到避免损伤心脏冠状血管和重要传导组织的重要性，因为心外科医师在心腔内操作时，冠状血管常常是不可见的，而传导组织在任何时候都是不可见的。自从心脏传导系统被发现后，虽然可以获得对传导系统的精准描述，但是当时很少有书描述传导系统的位置，需考虑到心脏外科医师的视角。据我们所知，当本书第一版出版时，并没有其他图书专门展示在手术中遇到的正常和异常心脏传导系统的解剖。我们在第一版中，结合心脏外科医师和专业的心脏解剖专家的经验，尽可能地满足这种需求。我们在第二版中增加了插图，还保留了全书概念的整体性，因为那些使用过第一版的读者对整体概念的反馈是非常正面的。在第三版中，我们试图进一步增加内容并改进在第二版中做过的修订。我们在第二版中增加了全新的关于心脏瓣膜解剖的内容，同时深入拓展了冠状血管解剖的主题。我们在第三版中保留了整体概念的形式，使读者更容易地找到某一具体主题，这正如我们希望做到的那样。第三版中还包含了更多、更新的插图，并且保留了这些插图的定向方法。大多数标本的图片被恢复到解剖学方位，而在适当的情况下，图片的定向如同在手术室内操作的外科医师观察到的一样。为了阐明每一幅插图中的不同方位，我们加入了一套坐标轴，在适当的时候显示上、下、前、后、左、右、心尖和基底方向。除了主动脉弓及其分支的畸形外，所有描述都是基于解剖学的观察，与基于胚胎学的推测没有任何关系。

当我们准备出版第四版时，我们前三版编者之一 Benson Wilcox 于 2010 年 5 月不幸去世，他主要负责外科部分的编写，这迫使我们对编写工作做出重大调整。虽然这样一位外科教育先驱很难被替代，但是 Carl Backer 还是承担起了外科部分的编写工作，这令我们倍感欣慰。我们同时也非常高兴地邀请 Diane Spicer 加入我们的解剖编写团队，她提供了许多更好、更新的解剖插图，这些插图与尸检中观察到的心脏一样。我们另一位新编者 Tony Hlavacek，通过计算机断层扫描和磁共振成像获得了非常优质的图像，这表明心脏可以在活体中高精确度成像，如同我们在解剖台上手握的标本。Tony 做出的这些改进得到了我们其他编者的称赞。由于认可 Benson Wilcox 对本书的巨大贡献，所以我们非常荣幸地将此书的第四版定名为《WILCOX 心脏外科解剖学》。与我们之前的版本一样，我们希望本书的出版不仅能继续让外科医师感兴趣，还能继续引起心脏病学医师、麻醉学医师和外科病理学医师的关注。理想情况下，这些执业者应该对心脏的结构和结构的极端复杂性有一些了解，尤其是那些心脏病专家，他们越来越多地治疗以前被认为属于外科医师领域的疾病。我们的资深解剖学家 Robert Anderson 仍然活跃在学术界，他从位于伦敦的儿童健康研究所退休后，已经幸运地获准进入几家美国尸检心脏档案馆。如果有读者需求，我们相信，这支崭新的团队依然能对本书做出新的修订，使每个版本持续得到更新和改进。

Robert H. Anderson

Diane E. Spicer

Anthony M. Hlavacek

Andrew C. Cook

Carl L. Backer

London, Tampa, Charleston and Chicago

2012 年 11 月

致　谢

　　如果没有我们的朋友和合作者的帮助，本书所呈现的大量内容和其所支持的观念在很大程度上将不存在。正如我们在前言中所指出的，第三版出版以来，主要的变化是我们痛失本书初版时的外科作者 Benson R. Wilcox。我们已将本书的第四版更名为《WILCOX 心脏外科解剖学》，并把这一版献给他，作为永久的纪念。另一变化是关于 Robert H. Anderson 的，他已经从位于伦敦大奥蒙德街儿童医院的儿童健康研究所退休，退休使 Robert 有机会在其他方面建立新联系，尤其是与我们作者团队的新成员建立联系，所以他为新版本专门拍摄了很多新的心脏照片，不仅有尸检标本照片，还有从手术室拍摄的。此外，Robert 已与其他学者建立合作，并因此得以使用计算机断层扫描和磁共振成像获得优质的图像。另外，我们还要感谢阿姆斯特丹大学的 Anton Becker、美国宾夕法尼亚州匹兹堡儿童医院的 Bob Zuberbuhler 和美国佛罗里达州盖恩斯维尔佛罗里达大学的 F. Jay Fricker，他们允许我们使用他们中心保存的那些广泛收集的正常和病理标本材料。我们还要感谢伦敦帝国理工学院心肺研究所的 Siew Yen Ho，Yen 绘制了许多我们准备做插画的原图，并且在布朗顿档案馆里拍摄了许多心脏照片。北卡罗来纳大学医学绘图和摄影系给予了我们大量帮助，没有他们，就没有照片原图和外科插图。与第三版一样，我们对 Gemma Price 也同样怀有感激之情，她持续对系列插图进行改进，在第三版和这一版中都努力工作，并且超出了职责范围。我们还要感谢 Vi Hue Tran，他在大奥蒙德街儿童医院帮助我们拍摄心脏照片。我们再次感谢 Christine Anderson 在准备稿件时给予的帮助，并再次感谢芝加哥卢瑞儿童医院团队，尤其是 Pat Heraty 和 Anne E. Sarwark 对 Carl Backer 的支持。最后，我们要感谢剑桥大学出版社提供的支持，他们使得以前版本中的所有精华都得以保存。我们还要特别感谢 Nicholas Dunton 和 Joanna Chamberlin，感谢他们在准备出版本书期间提供的所有帮助。

目 录

第 **1** 章

心脏的外科入路

Surgical approaches to the heart

在本章和随后各章内，我们会把心脏的解剖位置作为描述心脏的基础[1]。不论是在手术室，还是在尸检时拍摄的照片，在合适的情况下，展示心脏的方式，都将与外科医师在手术操作中观察到的情形相同。当我们展示非手术方位的插图时，将会清晰地说明这些方位。

心脏在正常个体中位于纵隔（mediastinum）内，主体的 2/3 位于中线（midline）的左侧（图 1-1）。外科医师既能够从外侧穿过胸腔（thoracic cavity），又能够直接从前方穿过纵隔，抵近心脏和大血管。为了安全地做出这样的入路，要求熟知一些结构突出的解剖特征，例如胸壁及走行穿过纵隔的血管和神经等（图 1-2）。尽管现在的趋势是使用更小的切口，但完全正中胸骨切开术（complete median sternotomy）仍然是最常使用的入路。软组织的切口做在前正中线的胸骨上切迹（suprasternal notch）和剑突（xiphoid process）之间。在切口的下方切开两侧腹直肌鞘（rectus sheath）之间的白

线（white line），这条白线又被称为腹白线（linea alba）。注意避免进入腹腔（peritoneal cavity）或者损伤增大的肝脏。在切口下方白线区域翻开腹直肌的起点，显露出剑突，切开剑突，获得一条进入前纵隔下方的通道。在切口上方的胸锁乳突肌（sternocleidomastoid muscle）的胸骨止点之间做一个垂直的切口。这样显露相对无血的中线缝（midline raphe），中线缝位于左、右两侧的胸骨舌骨肌（sternohyoid muscle）和两侧胸骨甲状肌（sternothyroid muscle）之间。切口穿过这条中线缝，获得另一条进入前纵隔上方的通道。前纵隔紧靠胸骨的后方，前纵隔内完全没有重要的结构，因此，在胸骨后的空间内进行钝性分离，可以使进入纵隔的上、下切口安全地交汇。劈开胸骨后，撑开胸骨就会显露出心包囊（pericardial sac），它位于两侧胸腔之间。在前纵隔上部发出大血管的区域，本身卷曲的胸腺（thymus gland）覆盖在心包的前面和侧面。在婴幼儿时期，胸腺是尤其明显的结构（图 1-3

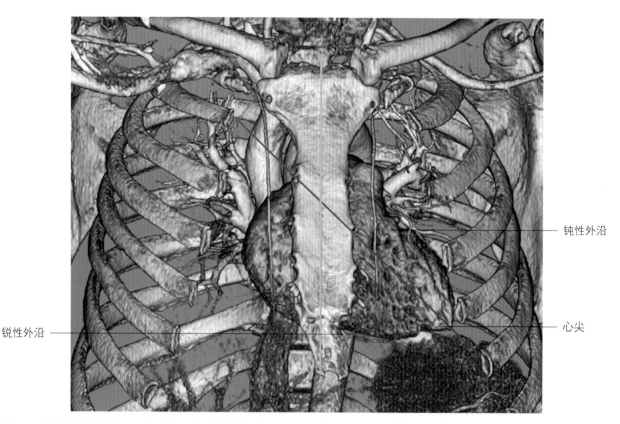

钝性外沿

心尖

锐性外沿

图 1-1　计算机断层扫描（CT）图像。注射造影剂后各个心腔显现出轮廓，良好地表明了心脏与胸腔结构之间的相对关系。注意心脏的长轴与身体的长轴之间是不一致的。红色箭头表示心脏的长轴；蓝色箭头表示身体的长轴

和图 1-4）。胸腺具有两片叶，它们差不多在中线处相接。有时为了提供充足的显露空间，必须离断或者部分切除两叶之间的交界。为胸腺供血的动脉来自胸廓内动脉（internal thoracic artery）和甲状腺下动脉（inferior thyroid artery）。如果这些动脉被离断，它们往往缩回周围的软组织内，可能引起棘手的出血。引流胸腺的静脉容易破裂，这些静脉经常回流入左头臂静脉（left brachiocephalic vein）或者通过一根共同干回流入无名静脉（innominate vein）（图 1-5）。在腺体上过度地牵拉，可能导致这些主要的血管损伤。

在纵隔内显露出心包囊后，外科医师应该可以毫无困难地抵近心脏。侧面的迷走神经（vagus nerve）和膈神经（phrenic nerve）横贯心包膜（pericardium）的全长（图 1-2 和图 1-6）。相对于肺门（hilum of the lung），两侧的膈神经在它的前方经过，两侧的迷走神经在它的后方经过（图 1-6）。

手术时，膈神经的路径通过外侧胸廓切开术（lateral thoracotomy）是最容易被观察到的（图 1-7）。通过正中胸骨切开术抵近心脏时，膈神经并非一目了然，最容易遭受损伤。虽然有时可能看到膈神经穿过反折的心包（图 1-8），靠近上腔静脉（图 1-2，图 1-9 和图 1-10）或者靠近持续存在的左上腔静脉（persistent left superior caval vein）（图 1-11），但是当从前入路分离这些血管时，膈神经并不总是容易被充分意识到。在胸腔入口附近，经过入口的膈神经接近胸廓内动脉（internal thoracic artery）（图 1-6 和图 1-10），在直接取下胸廓内动脉的过程中，或者在剥离心包膈动脉时，过度撑开胸壁时，可能会损伤膈神经。关闭胸骨时，那些胸廓内动脉自身最容易遭受损伤。切取心包用作补片或者进行心包切除术（pericardiectomy）时，也许会损伤膈神经。在心包内不恰当地使用冷却剂，也许还会导致膈神经麻痹或轻度瘫痪。

标准外侧胸廓切开术（standard lateral thoracotomy）提供了经过胸膜腔（pleural space）抵近心

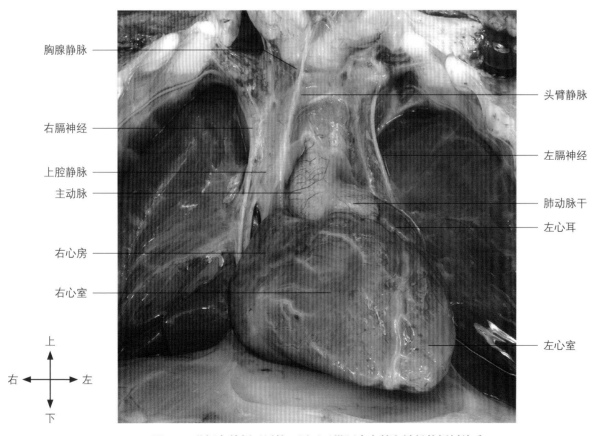

胸腺静脉

头臂静脉

右膈神经

左膈神经

上腔静脉

主动脉

肺动脉干

左心耳

右心房

右心室

左心室

上
右　左
下

图 1-2　此视角拍摄于活检，展示了纵隔内血管和神经的解剖关系

上

右　　左

下

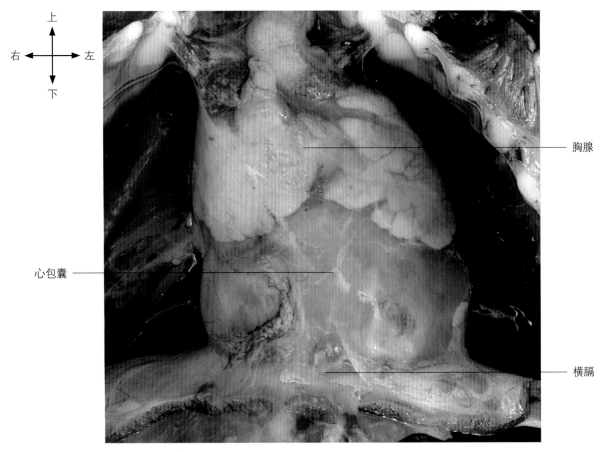

胸腺

心包囊

横膈

图 1-3　此视角拍摄于活检，展示了胸腺的范围。胸腺从心脏的基底延伸至心包囊的前面和外侧面。注意存在出血性心包积液

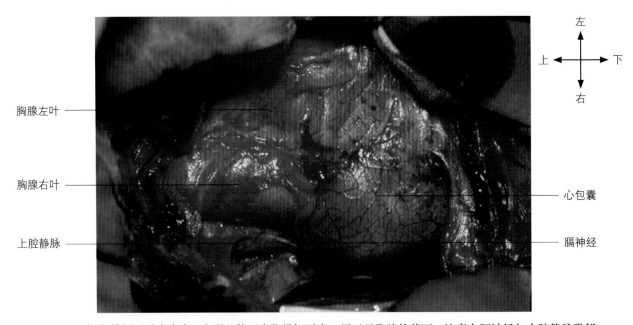

左

上　　下

右

胸腺左叶

胸腺右叶

上腔静脉

心包囊

膈神经

图 1-4　此视角拍摄于手术室内一名婴儿的正中胸骨切开术，展示了胸腺的范围。注意右膈神经与上腔静脉毗邻

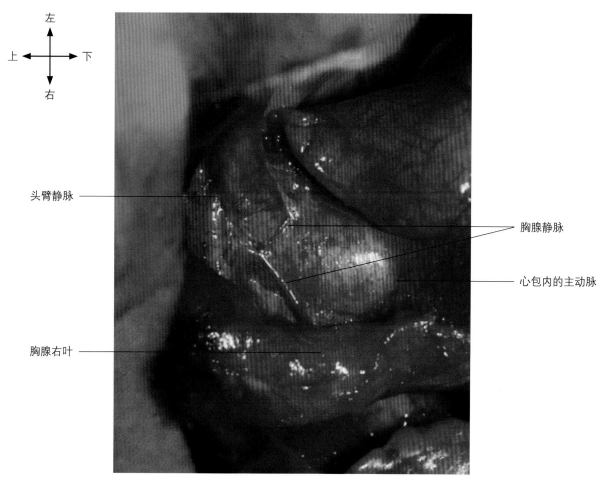

图 1-5　此手术视角依然拍摄于正中胸骨切开术，展示从胸腺向左头臂静脉引流的细小的静脉

左

上 ← → 下

右

头臂静脉

胸腺右叶

胸腺静脉

心包内的主动脉

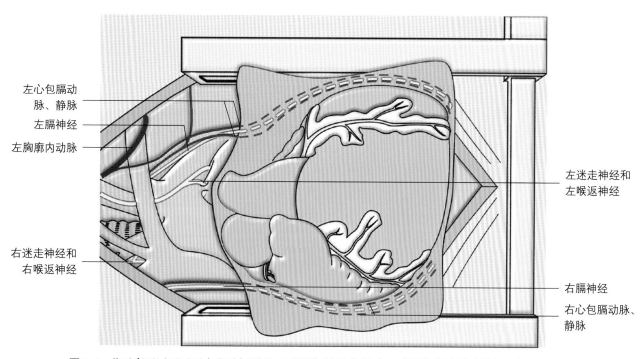

图 1-6　此示意图展示了正中胸骨切开术。可以从中线打开心包，使膈神经和迷走神经远离手术区域

左心包膈动脉、静脉

左膈神经

左胸廓内动脉

右迷走神经和右喉返神经

左迷走神经和左喉返神经

右膈神经

右心包膈动脉、静脉

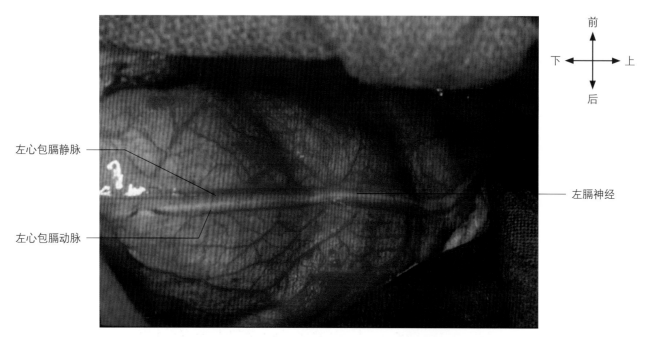

前
下 ← → 上
后

左心包膈静脉 ——

左心包膈动脉 ——

—— 左膈神经

图 1-7　此手术视角拍摄于左外侧胸廓切开术，展示左膈神经越过心包的路径

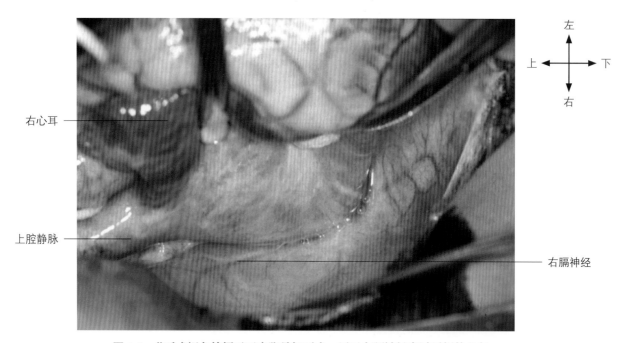

左
上 ← → 下
右

右心耳 ——

上腔静脉 ——

—— 右膈神经

图 1-8　此手术视角拍摄于正中胸骨切开术，展示右膈神经穿过反折的心包

脏和大血管的通道。左外侧的切口提供了便捷的通道，以抵近大血管、左侧的肺静脉和左侧的心腔等。切口最常做在第四肋间隙。切口后方的范围是穿透相对无血的三角形空间，它位于背阔肌（latissimus dorsi muscle）、斜方肌（trapezius muscle）和大圆肌（teres major muscle）等肌肉的边缘（edge）之间（图 1-12）。这个三角的底面（floor）是第六

肋间隙。离断背阔肌和斜方肌的一部分，游离大圆肌，以便能够确认第四肋间隙。应该从上向下数肋骨，以便准确地确定第四肋间隙。所谓保留肌肉的胸廓切开术（muscle sparing thoracotomy），即保留背阔肌和前锯肌（serratus anterior muscle）。一些病例需要更大程度的显露，需要部分离断背阔肌。很少有必要离断前锯肌被，即使需要也不用许多。接

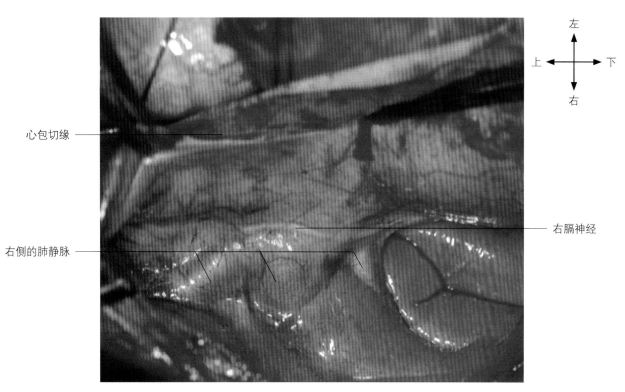

心包切缘

右膈神经

右侧的肺静脉

左
上 下
右

图 1-9　此手术视角拍摄于正中胸骨切开术，心包的边缘已经被拉开，展示右膈神经与右侧的肺静脉的关系

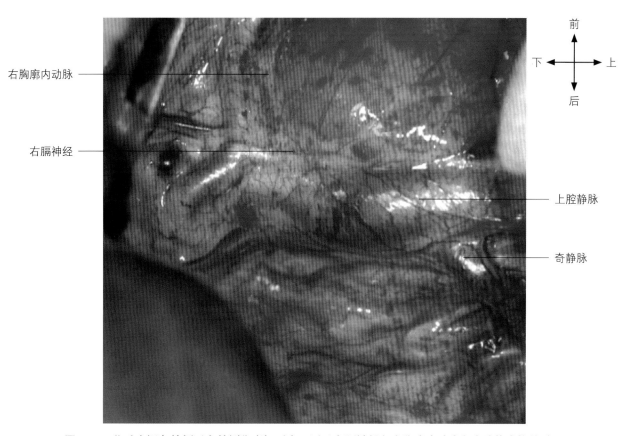

右胸廓内动脉

右膈神经

上腔静脉

奇静脉

前
下 上
后

图 1-10　此手术视角拍摄于右外侧胸廓切开术，展示右膈神经与右胸廓内动脉和上腔静脉的关系

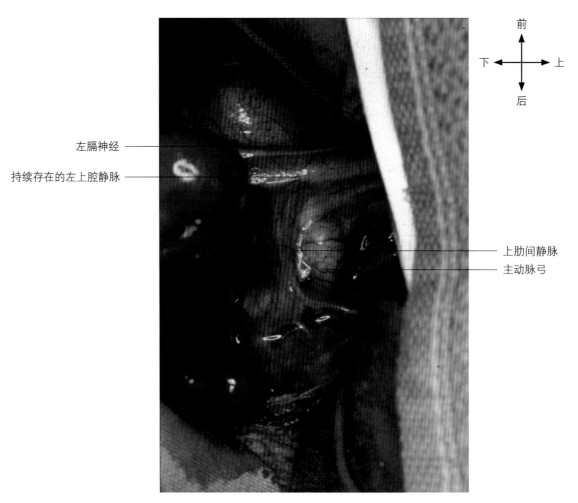

前
下 ← → 上
后

左膈神经 ——
持续存在的左上腔静脉 ——
—— 上肋间静脉
—— 主动脉弓

图 1-11   此手术视角拍摄于左外侧胸廓切开术，展示左膈神经与持续存在的左上腔静脉的关系。注意上肋间静脉的路径

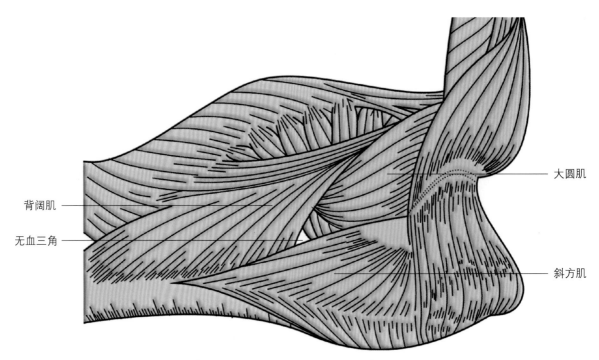

背阔肌 ——
无血三角 ——
—— 大圆肌
—— 斜方肌

图 1-12   此示意图展示无血区域的位置，覆盖在第六肋间隙后方范围

着，在第四、五肋骨之间等距离地离断肋间肌。切口向前很少超过乳腺下的锁骨中线（midclavicular line），需要小心地避免损伤乳头和乳腺组织。第四肋间的神经血管束应该被妥善保护，它们位于肋骨下外沿（margin）的底下。离断肌肉到达胸膜（pleura）后，进入胸腔，允许萎陷肺，使肺远离胸壁。向后方牵拉肺，显露出中纵隔，其中可以看到胸腺的左侧叶，还有与中纵隔相关的血管和神经，它们覆盖在心包囊和主动脉弓上。通常从膈神经前方获得心包内（intrapericardial）的通道。偶尔向上方延伸切口时，也许需要抬起胸腺。需始终警惕，以避免前文讨论过的意外损伤。向前方牵拉肺，以便抵近主动脉峡（aortic isthmus）和下降的胸主动脉，并且在腔壁胸膜（parietal pleura）的中纵隔面离断腔壁胸膜。通常在迷走神经后方完成这些操作。在这片区域，迷走神经发出它的左喉返支（left recurrent laryngeal branch），左喉返支绕过动脉韧带（arterial ligament）的下边界（border）；如果这条动脉通道仍然开放（图 1-13），左喉返支绕过动脉导管（arterial duct）的下边界。然后喉返神经在主动脉后壁的内侧面向喉（larynx）上升，走行过程中与食管（esophagus）毗邻。迷走神经沿着左锁骨下动脉（left subclavian artery）走行进入胸腔的过程中，遭受过度牵拉时，能够引起喉返神经损伤，这与在动脉韧带的周围喉返神经遭受直接损伤一样容易。可以观察到上肋间静脉（superior intercostal vein）正越过主动脉，然后潜入膈神经和迷走神经之间（图 1-11，图 1-14 和图 1-15）。但是上肋间静脉的外科意义很小，这个结构常常被离断，以便提供通往主动脉的外科入路。胸导管（thoracic duct）（图 1-16）向上穿过这片区域，引流入左锁骨下静脉和颈内静脉（internal jugular veins）的交界。副淋巴管道（accessory lymph channel）引流入胸导管。胸导管通常位于后部并且沿着脊柱（vertebral

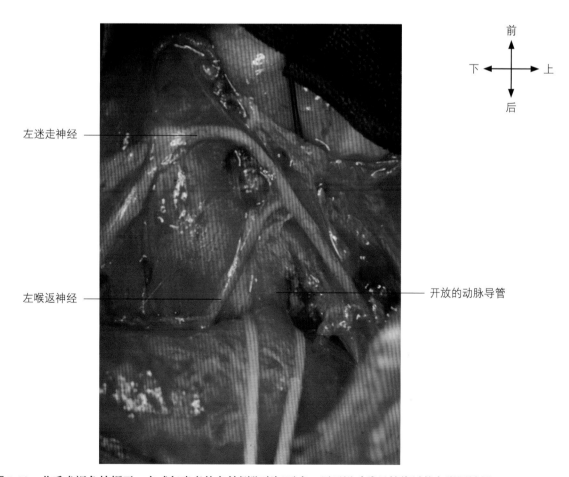

左迷走神经

左喉返神经

开放的动脉导管

前　下　上　后

图 1-13　此手术视角拍摄于一名成年患者的左外侧胸廓切开术，展示沿动脉导管绕过的左喉返神经

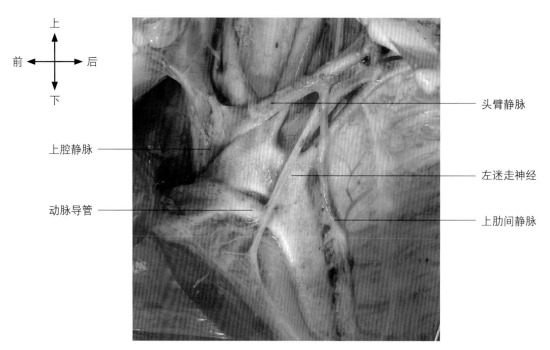

上

前 ← → 后

下

上腔静脉 ——

动脉导管 ——

—— 头臂静脉

—— 左迷走神经

—— 上肋间静脉

图 1-14   此解剖图展示左上肋间静脉的路径

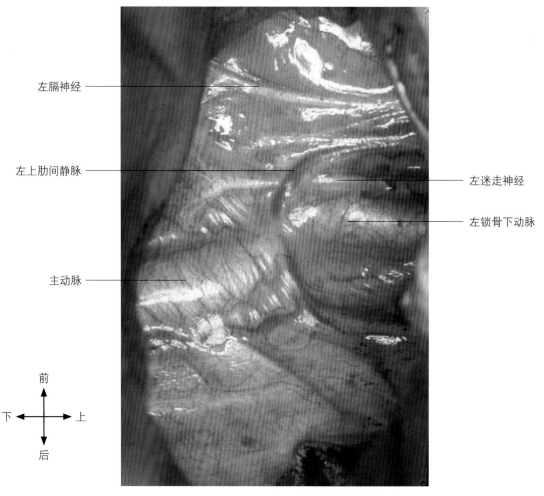

左膈神经 ——

左上肋间静脉 ——

主动脉 ——

—— 左迷走神经

—— 左锁骨下动脉

前

下 ← → 上

后

图 1-15   此手术视角拍摄于左外侧胸廓切开术，展示左上肋间静脉的路径（与图 1-14 比较）

column）走行，当分离左锁骨下动脉起源处时，胸导管会带来一定的麻烦。

右外侧胸廓切开术（right lateral thoracotomy）既可以在第四肋间隙，也可以在第五肋间隙，做这样的切口与左外侧胸廓切开术相似。第五肋间隙的切口用于抵近心脏，而第四肋间隙的切口用于抵近

右侧的大血管。在膈神经前方做切口，获得进入心包腔（pericardial cavity）的通道，这种入路经常需要牵拉胸腺右叶。为了抵近右肺动脉和与它毗邻的纵隔结构，在奇静脉（azygos vein）与上腔静脉（superior caval vein）的交界附近离断奇静脉（图1-17），有时也行之有效。向上延长心包的切口，

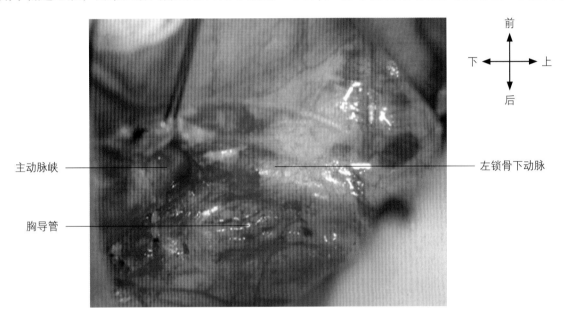

前
下 ← → 上
后

主动脉峡

胸导管

左锁骨下动脉

图 1-16　此手术视角拍摄于左外侧胸廓切开术。可以观察到胸导管在左锁骨下动脉的下方经过，终止于头臂静脉

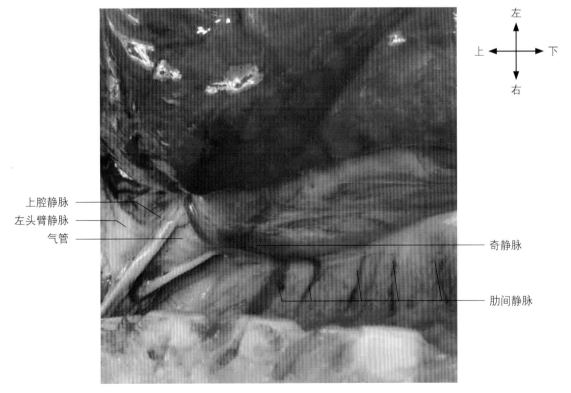

左
上 ← → 下
右

上腔静脉
左头臂静脉
气管

奇静脉

肋间静脉

图 1-17　此解剖图展示奇静脉的正常位置，从椎骨延伸，收集各个肋间静脉，穿越过右肺根部，注入上腔静脉

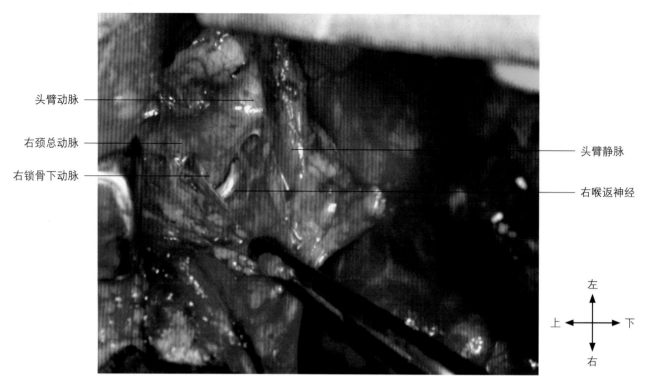

头臂动脉

右颈总动脉

右锁骨下动脉

头臂静脉

右喉返神经

左

上 ⟷ 下

右

图 1-18   此手术视角拍摄于正中胸骨切开术，展示右喉返神经路径与右锁骨下动脉的相对关系

显露出头臂干（brachiocephalic trunk）的右侧锁骨下分支（subclavian branch）的源头。右迷走神经从侧面越过右锁骨下动脉，右喉返神经从迷走神经起源，沿着右侧锁骨下动脉的后下壁（posteroinferior wall）弯曲，之后上升，进入颈部内（图 1-18）。锁骨下交感环（subclavian sympathetic loop）也环绕右锁骨下动脉的源头，也就是所谓的锁骨下襻（ansa subclavia），它是向上走行进入颈部的交感干（sympathetic trunk）的分支。这个结构被损伤可导致 Horner 综合征（Horner's syndrome）。

左前侧胸廓切开术（anterior left thoracotomy）或者右前侧胸廓切开术（anterior right thoracotomy），偶尔被用于治疗先天性畸形。一旦剖开胸腔，应用的基础解剖规则与前文描述过的相同。目前，我们的描述是假设心脏表现为正常的解剖。在许多病例中，先天性畸形会改变胸腔内结构的排布（disposition）。我们将在相应的部分阐述这些改变。

参考文献

[1]   Cook AC, Anderson RH. Attitudinally correct nomenclature. *Heart* 2002; 87: 503–506.

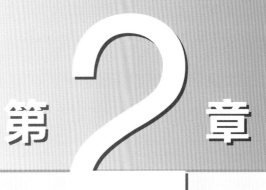

第 2 章

心腔的解剖

Anatomy of the cardiac chambers

无论外科医师采用何种外科入路，一旦进入纵隔，就能看到被封闭在心包囊内的心脏。以严格的解剖学角度，心包囊有两层，一层为纤维性 (fibrous)，另一层为浆膜性 (serous)。从实用的角度，心包膜本质上是坚韧的纤维层，而浆膜层形成纤维层的内衬，并且反折回心脏表面，形成心外膜 (epicardium)，因此纤维囊封闭了整个心脏质 (mass of the heart)。从纤维囊自身与膈附着的角度来看，纤维囊还在纵隔内对心脏起着协助支持的作用。心包囊在心房腔和心室周围是独立式的 (free-standing)。在大动脉和静脉出入心包囊的区域，心包囊与覆盖在这些大血管上的血管外膜紧密地黏附，这些附着封闭了心包腔。心包膜的腔被限定在两层浆膜性心包膜之间，这两层心包膜中的一层折叠在另一层上，形成了双层构型。心包膜的外层或者腔壁层与纤维性心包膜紧密黏附；而心包膜的内层与心肌 (myocardium) 牢固附着，形成心外膜 (图 2-1)。因此，心包腔是纤维性心包内侧腔壁浆膜性内衬和心脏表面之间的空间 (图 2-2)。心包腔内有两处被浆膜性心包膜划分出的凹陷 (recess)。横窦 (transverse sinus) 是第一处，它占据心内屈曲 (inner curvature) (图 2-3)。横窦的前方，以大血管的后表面为界。横窦的后方，受右肺动脉和左心房顶部限制。还有一处凹陷，它距离横窦更远，延伸至上腔静脉和右上肺静脉之间。这个凹陷的右侧边界是这些血管之间的心包折叠 (fold) (图 2-4)。通过左心房切开术 (left atriotomy) 显露二尖瓣时，切口将会穿过这个折叠，通过这个折叠的切口与牵拉上腔静脉一起，可以为进入左心房的上面和右肺动脉提供良好的通道。放置环绕上腔静脉的圈套时，也要切开这个折叠。横窦两侧的末端与其余的心包腔自由交通。

斜窦 (oblique sinus) 是第二处心包凹陷。斜窦是一个盲腔，位于左心房的后方 (图 2-5)。斜窦的上边界由两根上肺静脉之间的浆膜心包反折形成。斜窦的右边界是围绕右侧的两条肺静脉和下腔静脉的心包膜反折，斜窦的左边界是围绕左侧的肺静脉的心包膜反折 (图 2-6)。

使用通常的正中胸骨切开术外科入路，沿着正中线切开纤维心包膜，向两侧牵拉，显露出心脏和大血管的前胸肋表面 (anterior sternocostal surface)。可以看到肺动脉干和主动脉离开心脏的基底，向上延伸，主动脉根部位于肺动脉干的后方和右侧 (图 2-2)。如果主动脉根部不是这样预期的相对关

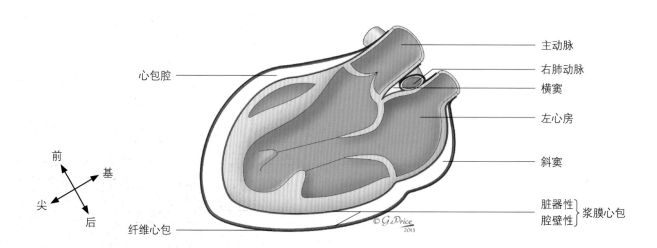

图 2-1 此示意图展示平行于长轴视角的心包腔的构型

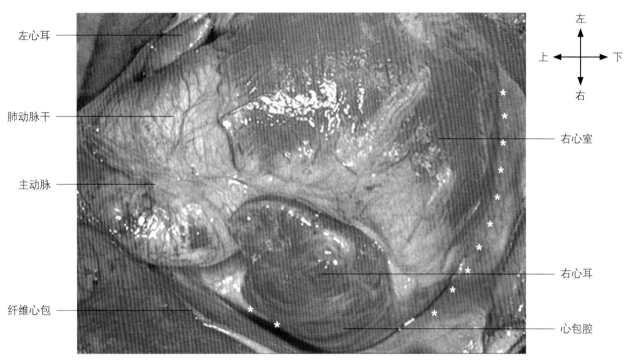

左心耳

肺动脉干

主动脉

纤维心包

左

上　　下

右

右心室

右心耳

心包腔

图 2-2　此手术视角拍摄于正中胸骨切开术，展示心包被切开后心脏的前表面。白色的星号标明心包腔的范围

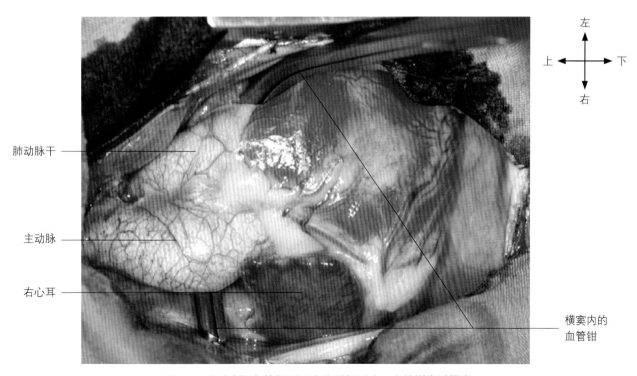

肺动脉干

主动脉

右心耳

左

上　　下

右

横窦内的
血管钳

图 2-3　此手术视角拍摄于正中胸骨切开术。血管钳穿过横窦

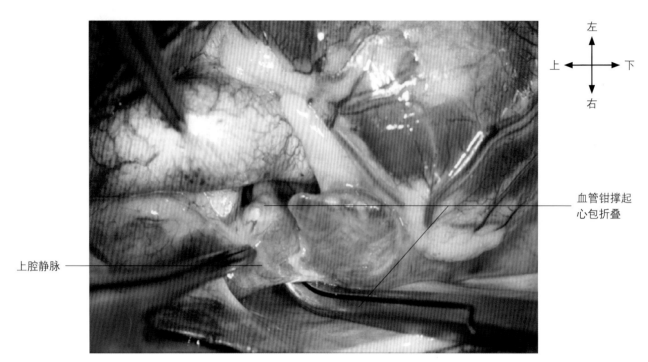

上腔静脉

血管钳撑起
心包折叠

左
上 ← → 下
右

图 2-4　此手术视角拍摄于正中胸骨切开术，展示横窦后凹陷被围绕上腔静脉的心包折叠限制。此图中这个心包折叠已经
被从上腔静脉后经过的直角血管钳撑起

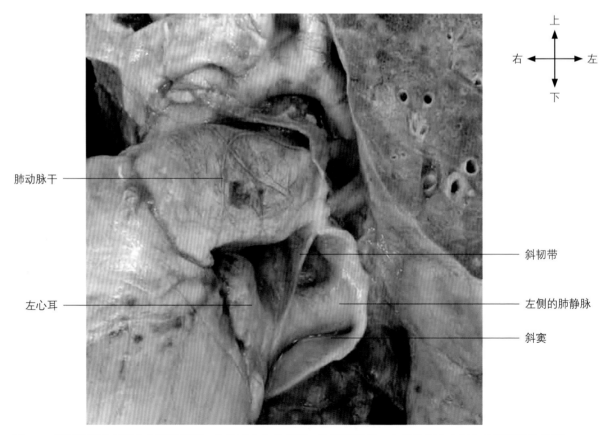

肺动脉干

左心耳

斜韧带

左侧的肺静脉

斜窦

上
右 ← → 左
下

图 2-5　解剖学视角展示心包腔的斜窦，它位于左心房后部。注意斜韧带，它在发育中占据左上腔静脉的位置

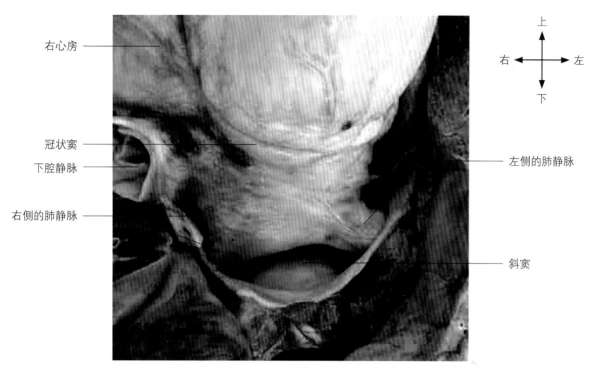

右心房

冠状窦

下腔静脉

右侧的肺静脉

左侧的肺静脉

斜窦

上

右　左

下

图 2-6　心脏在心包内已经从心包支架被向上翻起，展示斜窦的位置

系，那么心室动脉连接几乎总是异常的（见第 8 章）。通常可以看到两个心耳（appendage）分别位于明显的动脉蒂（arterial pedicle）的两侧。形态学右心耳（morphologically right appendage）更加明显。形态学右心耳呈钝三角形，与心房腔具有宽阔的交界（图 2-7）。形态学左心耳（morphologically left appendage）也许不能一目了然。当形态学左心耳在肺动脉干的左侧边界被寻找到时，形态学左心耳呈管状结构，与其余的心房有一个狭窄的交界（图 2-8）。如果出现两种心耳在动脉蒂的同一侧的情况，这本身就是异常，称之为并列位置（juxtaposition）。这种构型最常与额外的心脏内畸形有关（见第 8 章）。检查心脏左侧边界时，检查项目应该总要包括寻找持续存在的左上腔静脉。当左上腔静脉出现时，将会发现这条静脉通道与左肺动脉的路径相伴。左上腔静脉从前方越过肺动脉，并且在心包腔内的上部可以看到。左心耳位于左上腔静脉的前侧和外侧（图 2-9）。在心包腔内，左上腔静脉向下延伸至左心房的后面，穿过左房室沟（left atrioventricular groove）的下方，到达右心房的冠状

窦口（orifice of the coronary sinus）（图 2-10）。

心室质（ventricular mass）从房室沟延伸到心尖（apex），并且通常延伸入左半胸腔（hemithorax）内。位置异常的心室质或者心尖，再次强烈提示出现先天性心脏畸形（见第 10 章）。心室质形状上呈三棱锥体，包含下方的膈表面（inferior diaphragmatic surface）、前方的胸肋表面（anterior sternocostal surface）和后方的肺表面（posterior pulmonary surface）（图 2-11）。因为下方的膈表面和前方的胸肋表面之间的外沿锋利，所以这个外沿被描述为锐性外沿（acute margin）。前方的肺表面和胸肋表面之间的角度，与后方的肺表面和下方的膈表面之间的角度相比，更加圆钝。心尖指向心包外侧时，外科医师可以遇见这些钝性外沿区域（obtuse marginal area）。旋支冠状动脉（circumflex coronary artery）的一些钝性外沿分支（obtuse marginal branch）为钝性外沿区域供血。心室质前表面的绝大部分被形态学右心室占据，左冠状动脉（left coronary artery）的前室间支（anterior interventricular branch）或前降支（anterior descending

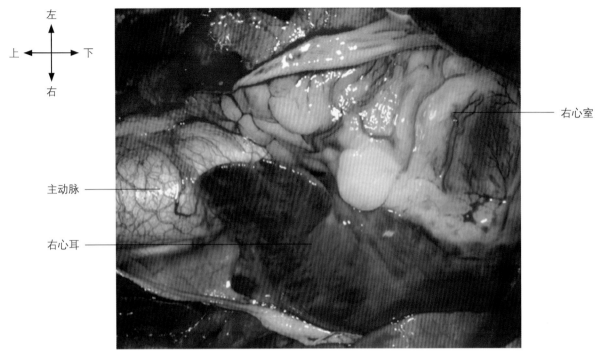

左
上 —— 下
右

右心室

主动脉

右心耳

图 2-7   此手术视角拍摄于正中胸骨切开术，展示形态学右心耳呈典型的三角形

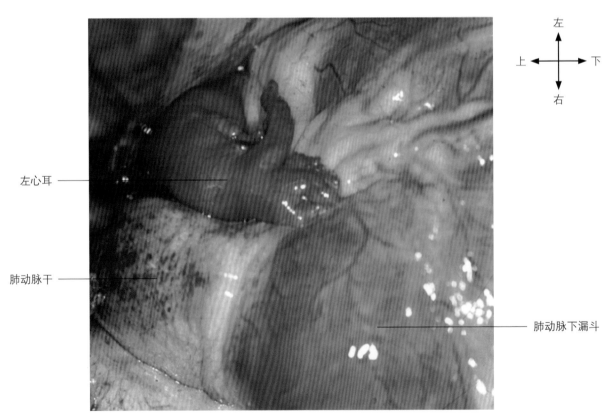

左
上 —— 下
右

左心耳

肺动脉干

肺动脉下漏斗

图 2-8   此手术视角拍摄于正中胸骨切开术，展示管状的形态学左心耳

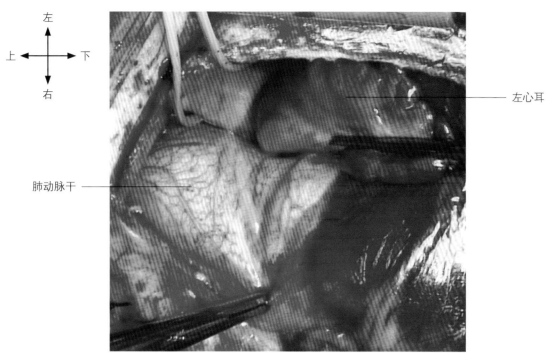

左心耳

肺动脉干

图 2-9　此手术视角拍摄于正中胸骨切开术，展示持续存在的左上腔静脉的位置。此图中持续存在的左上腔静脉
已被外科医师圈套

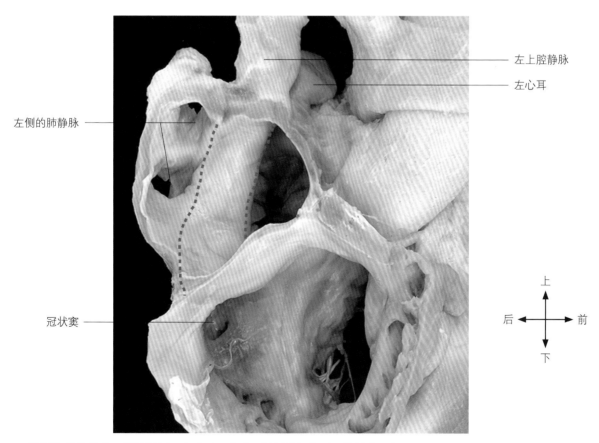

左上腔静脉

左心耳

左侧的肺静脉

冠状窦

图 2-10　这颗心脏的基底已经被解剖，去除了心房壁。解剖学视角展示持续存在的左上腔静脉的路径。左上腔静脉经过左
房室沟（红色点线），通过增大的冠状窦口注入右心房

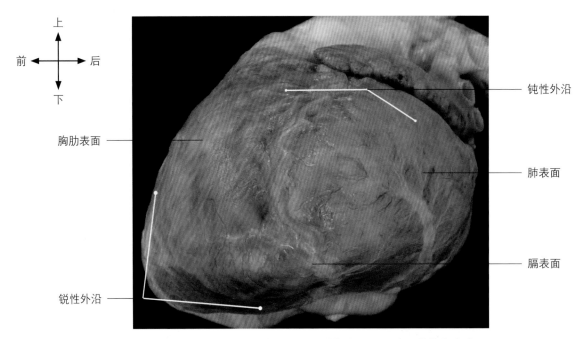

上
前 ← → 后
下

胸肋表面 ——

—— 钝性外沿

—— 肺表面

—— 膈表面

锐性外沿 ——

图 2-11　这颗心脏从胸腔内被切下，从心尖视角展示心室圆锥的各个表面

branch）标记出形态学右心室的左侧边界。前室间支在左心耳和肺动脉干基底源头处之间的心室表面弯曲。右冠状动脉（right coronary artery）标记出形态学右心室的右侧边界，它在房室间沟内倾斜地走行。如果有非通常性的明显的冠状动脉蜿蜒在心室表面，总是要怀疑存在严重的心脏畸形。

　　心脏的表面解剖有助于决定最适合切口的位置，以便获取进入特定心腔的通道。例如，相对无血的右心室出口部分（outlet portion），就位于肺动脉干源头的底下，可以提供便捷的通道，进入肺动脉下漏斗腔（subpulmonary infundibulum）（图 2-8）。终末沟（terminal groove）又称为界沟（sulcus terminal），是右心房重要的解剖学标志。终末沟标志着右心房的心耳部和体静脉部之间的交界（图 2-12）。窦房结（sinus node）位于终末沟内，通常相对位于上腔心房交界（superior cavoatrial junction）的外侧和下方（图 2-13 和图 2-14），但是范围偶尔会越过心耳嵴（crest of appendage）（图 2-15）。偶尔有可能看到为窦房结供血的动脉，它具有临床意义。为窦房结供血的动脉有时越过右心耳嵴，有时在上腔静脉的后侧走行，在腔静脉口之间进入终末沟。第二条更深的沟在终末沟的后方并且

与之平行，它介于右心房和右侧的肺静脉之间，名为 Waterston 沟（Waterston's groove）或 Sondergaard 沟（Sondergaard's groove）。外科医师能够利用这条房间沟，通过在 Waterston 沟底面的切口或者穿过左心房顶的切口，获得进入左心房的通道（图 2-16）。左心房顶的区域可见于主动脉后侧、上腔房交界的左侧（图 2-12）。

形态学右心房

　　右心房分为心耳、接收体静脉回流的静脉部和三尖瓣前庭（vestibule）三个基本的部分。右心房还具有一个小的体部，但是这个体部的界线通常不能从静脉窦中区分出来。右心房通过间隔与左心房分隔开。在右心房的外部，可以通过明显的终末沟（图 2-12）恒定地识别出心耳和体静脉窦（systemic venous sinus）的交界。右心房内部的终末嵴（terminal crest）与外部的终末沟对应，终末嵴是心耳梳状肌（pectinate muscle）的源头（图 2-17）。右心耳形状上呈钝三角形，与静脉窦之间存在一条宽阔的交界，横越终末沟。从外部观察，静脉窦更小，只有延伸在终末沟和 Waterston 沟之间的部分可以

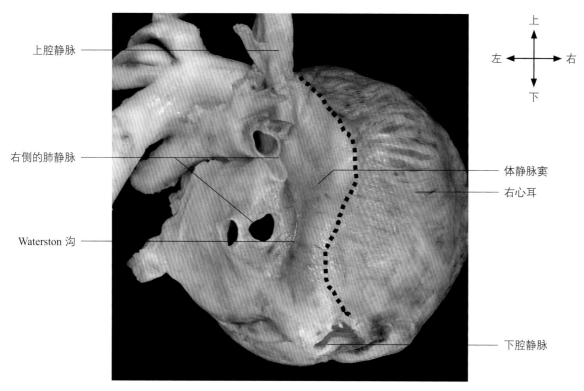

上腔静脉

右侧的肺静脉

Waterston 沟

上
左 ← → 右
下

体静脉窦

右心耳

下腔静脉

图 2-12　从右侧拍摄这颗心脏，展示终末沟（黑色点线）位于心耳和体静脉窦之间

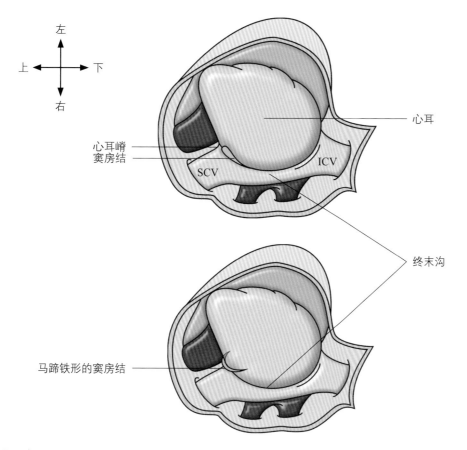

左
上 ← → 下
右

心耳

心耳嵴
窦房结

SCV

ICV

终末沟

马蹄铁形的窦房结

图 2-13　此示意图展示在终末沟内窦房结的通常性的位置（上图）。下图显示大约 1/10 的患者中窦房结呈马蹄铁形的构型。
SCV，上腔静脉；ICV，下腔静脉

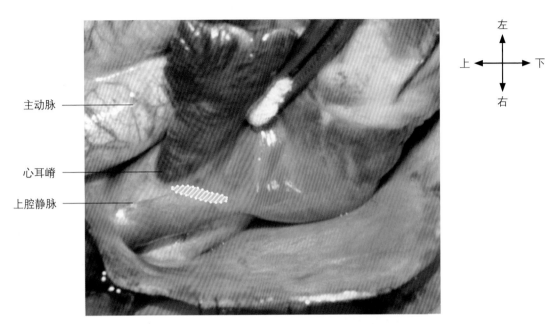

左
上 ← → 下
右

主动脉

心耳嵴

上腔静脉

图 2-14 此手术视角拍摄于正中胸骨切开术，展示窦房结的通常性的位置。窦房结经常呈雪茄形，位于终末沟的前外侧区域。窦房结预期的位置在图中用白色阴影区域标明

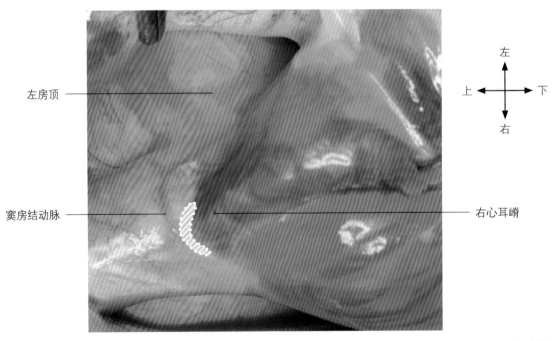

左
上 ← → 下
右

左房顶

窦房结动脉

右心耳嵴

图 2-15 此手术视角拍摄于正中胸骨切开术，展示马蹄铁形的窦房结横穿过右心耳嵴，一肢在终末沟，另一肢向房间沟延伸。窦房结预期的位置，在图中依然用白色阴影区域标明。注意通往窦房结的动脉的路径

被外科医师观察到。静脉窦的两末端分别接收上腔静脉和下腔静脉。右心耳的前方和上方与上腔静脉有特别重要的关系。此处，右心耳在一个明显的嵴内终止（图 2-13）。这个嵴形成了终末沟的顶端，并且与房间沟一起，延续至主动脉后侧的横窦内（图 2-14）。如果缺乏这样的右侧的嵴，外科医师应该警惕出现左心耳异构（isomerism）（见第 6 章）。正如已经讨论过的，窦房结几乎总是直接地位于终

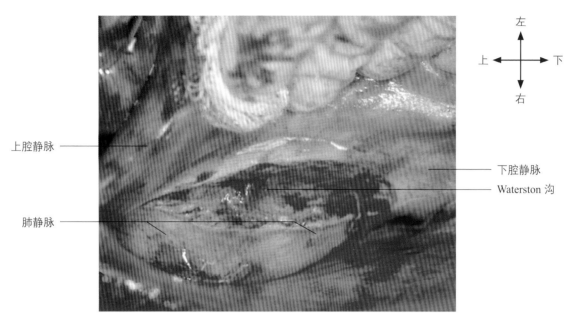

上腔静脉

下腔静脉
Waterston 沟

肺静脉

左
上　下
右

图 2-16　通过正中胸骨切开术观察 Waterston 沟，心房腔之间的组织平面已经被部分解剖

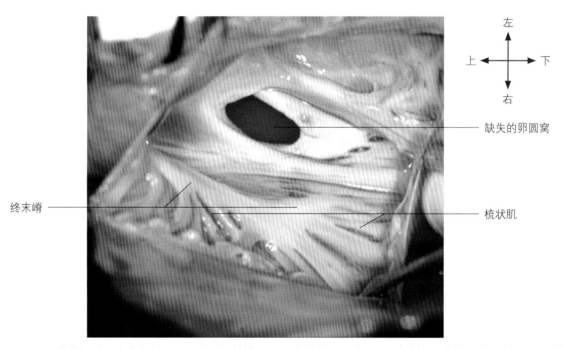

缺失的卵圆窝

终末嵴

梳状肌

左
上　下
右

图 2-17　此手术视角拍摄于正中胸骨切开术，展示已经被打开的右心房。可以观察到终末嵴发出右心耳的梳状肌，注意这名患者卵圆窝的底面缺失，造成房间隔缺损

末沟内的心外膜下。在外科医师看来，窦房结呈雪茄形，通常位于心耳嵴的右侧；换句话说，窦房结位于上腔房交界的外侧和下方（图 2-13）。约 1/10 的病例中，窦房结横越过心耳嵴，进入房间沟内。

窦房结以马蹄铁形（horseshoe）的形式向下悬挂，横越过腔房交界（图 2-14 和图 2-15）[1]。

为窦房结供血的动脉路径也很有意义（图 2-18）。在约 55% 的个体中，窦房结动脉是右冠状

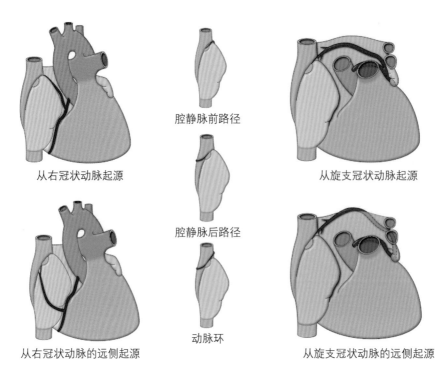

从右冠状动脉起源　　腔静脉前路径　　从旋支冠状动脉起源

从右冠状动脉的远侧起源　　腔静脉后路径　　动脉环　　从旋支冠状动脉的远侧起源

图 2-18　此示意图以解剖学方位绘制，展示窦房结动脉源头的变异、窦房结动脉相对于腔房交界的变异。左侧的图展示通常性构型，窦房结动脉从右冠状动脉起源，占人群的 55%；还有远侧源头的罕见变异，横穿过右心耳（左下图）。右侧的图展示窦房结动脉从旋支近侧起源，占人群的 45%；还有远侧源头的罕见变异，横穿过左心房的穹窿。中间的图展示窦房结的动脉相对于上腔静脉的变异。窦房结以绿色标明

动脉的分支，剩下的是旋支动脉的分支[2]。无论窦房结动脉的源头在哪里，个体中，窦房结动脉通常穿过前房间沟，向上腔房交界走行（图 2-19），常在心房心肌内潜行。窦房结动脉通常从上一级冠状动脉的近侧节段起源（图 2-20）。窦房结动脉无论从哪一根冠状动脉起源，这些冠状动脉均离主动脉有一段距离，这是有意义的变异。如果窦房结动脉从右冠状动脉起源，窦房结动脉将越过心耳的外侧表面，走行到终末沟（图 2-21）。如果窦房结动脉从旋支动脉起源，它将越过左心房的顶部（图 2-22）。这样的外侧源头在正常心脏中罕见[3, 4]，但是更频繁地与先天性畸形相关[5]。无论窦房结动脉的源头在哪里，由于它进入窦房结，这根动脉既能越过心耳嵴，又能在腔静脉后走行（图 2-23），甚至还能分离成血管环，环绕腔房交界（图 2-24）。当计划最安全的右心房切口时，所有这些变异都应该被考虑到，尤其是当窦房结动脉走行于右心耳外沿的外侧，或者越过左心房顶部走行时。尽管有时

窦房结动脉也许显而易见，也应该谨慎地确保切口不能横越终末沟或者右冠状动脉（图 2-25）。

通过最适合的切口打开右心房，显示出终末嵴是右心房内部的明显肌束，与外部的终末沟相对应。终末嵴将心耳的梳状肌与体静脉窦光滑的壁分隔开（图 2-17）。心肌细胞（cardiomyocytes）沿着终末嵴的长轴排列，对于从窦房结到房室结的传导，这是其中一条主要的通道。终末嵴在上腔静脉口之前向前弯曲，同时它向内侧延伸，形成心耳和卵圆窝（oval fossa）的上边沿之间的边界。终末嵴继续穿过上房间沟成为 Bachmann 束，Bachmann 束是通向左心房的主要传导通道。当通过这个切口检查右心房时，乍看起来，在上、下腔静脉开口和三尖瓣口之间，呈现出广泛的"间隔"表面（图 2-26）。虽然这个"间隔"的范围显而易见，但是它具有欺骗性[6, 7]。而真正的间隔[7, 8]仅限于卵圆窝的底面和前下外沿（图 2-27 和图 2-28）。广阔的卵圆窝上边沿是由房间沟折叠形成的，这个房间沟的

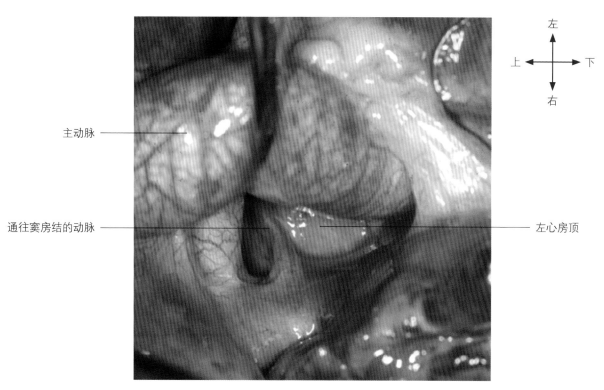

图 2-19 此手术视角拍摄于正中胸骨切开术，展示通往窦房结的动脉。这名患者窦房结动脉从旋支冠状动脉起源，并且延伸横穿过左心房的穹窿

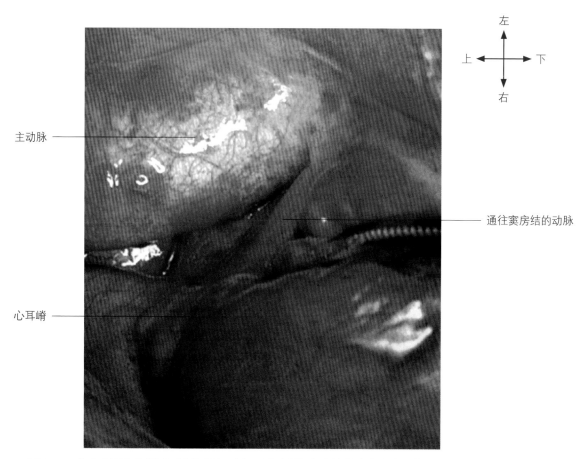

图 2-20 此手术视角拍摄于正中胸骨切开术，展示通往窦房结的动脉从右冠状动脉的近侧起源

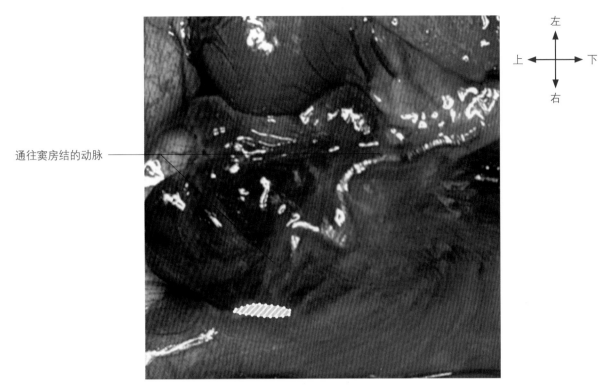

左
上 ← → 下
右

通往窦房结的动脉

图 2-21 此手术视角拍摄于正中胸骨切开术，展示通往窦房结的动脉从右冠状动脉的远侧起源，穿越过右心耳外侧的表面。窦房结的位置以白色阴影区域标明

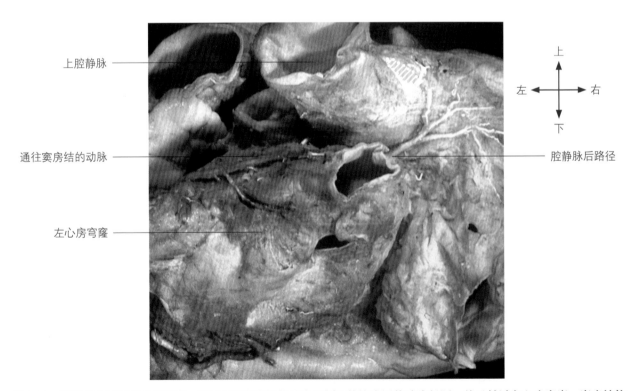

上
左 ← → 右
下

上腔静脉

通往窦房结的动脉

腔静脉后路径

左心房穹窿

图 2-22 这例标本以解剖方位观察，展示通往窦房结的动脉从侧面的旋支冠状动脉起源，并且越过左心房穹窿。窦房结的位置以白色阴影区域标明

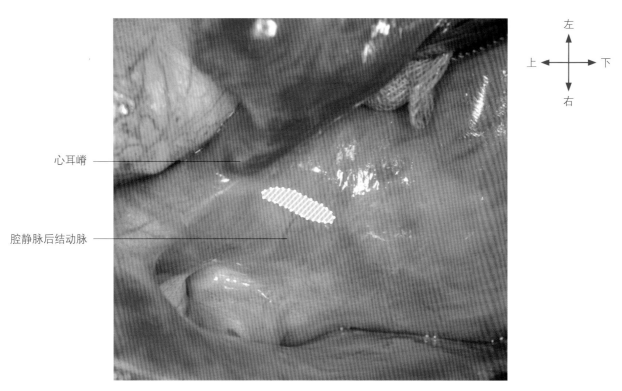

左
上 ← → 下
右

心耳嵴 ————

腔静脉后结动脉 ————

图 2-23　此手术视角拍摄于正中胸骨切开术，展示通往窦房结的动脉的腔静脉后路径。窦房结自身的位置以白色阴影区域标明

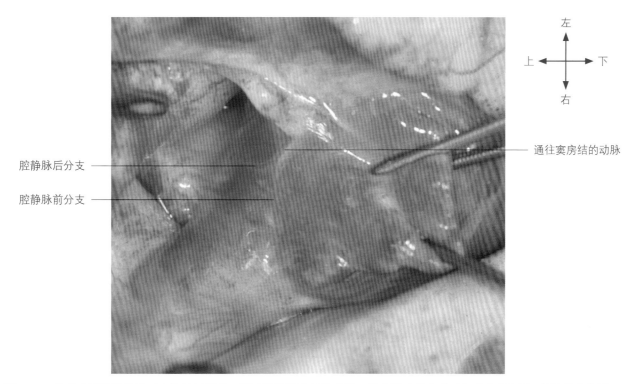

左
上 ← → 下
右

—————— 通往窦房结的动脉

腔静脉后分支 ————

腔静脉前分支 ————

图 2-24　此手术视角拍摄于正中胸骨切开术，展示通往窦房结的动脉。窦房结动脉分成两支形成动脉环，环绕腔房交界

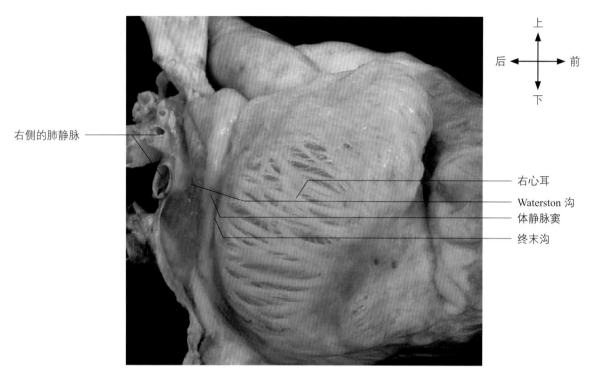

上
后 ← → 前
下

右侧的肺静脉 ———

——— 右心耳
——— Waterston 沟
——— 体静脉窦
——— 终末沟

图 2-25 从右侧拍摄这颗心脏，展示终末沟和 Waterston 沟分别是体静脉窦两侧的边界

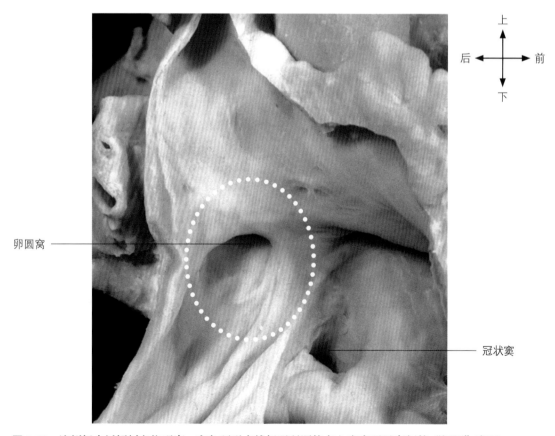

上
后 ← → 前
下

卵圆窝 ———

——— 冠状窦

图 2-26 这例标本以解剖方位观察，白色环形点线标明所谓的右心房内明显宽阔的"间隔"表面

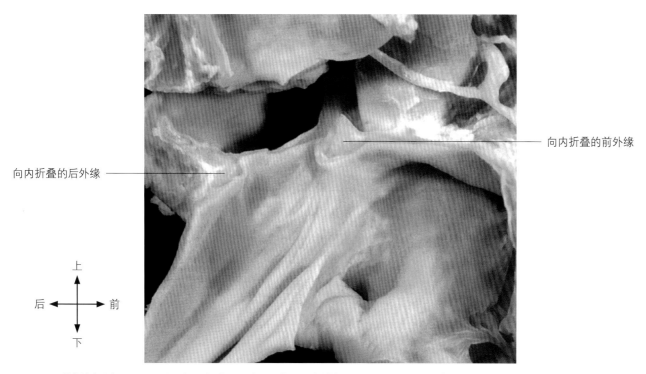

向内折叠的后外缘

向内折叠的前外缘

上
后 前
下

图 2-27 此解剖图为图 2-26 所见相同标本，已经通过卵圆窝被切开。切面展示卵圆窝的外缘是向内折叠的心房壁。注意前方的向内折叠与主动脉根部，右冠状动脉和通往窦房结的动脉等结构之间的关系

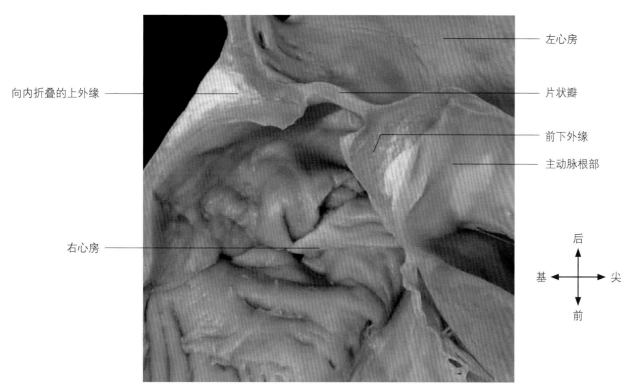

左心房

向内折叠的上外缘

片状瓣

前下外缘

主动脉根部

右心房

后
基 尖
前

图 2-28 这颗心脏以四腔心平面切开，展示卵圆窝的上外缘深深地向内折叠，形成了房间沟。房间沟位于右心房的体静脉窦和肺静脉进入左心房的入口之间

折叠将上腔静脉口与左心房的肺静脉的入口分隔开（图 2-28）。卵圆窝的后下边沿是另一个折叠，它是由形成冠状窦口和下腔静脉口的肌肉组织反折形成的（图 2-29）。在心房内，这些肌性结构继续向前延续，成为 Eustachian 脊（Eustachian ridge）。当卵圆窝的底面缺失时，Eustachian 脊更容易被观察到（图 2-30）。因为这些间隔部分的范围有限，所以当外科医师试图通过右心房入路进入左心房时，穿出心脏容易发生。

除了窦房结的位置和房间隔的范围，房室结（atrioventricular node）的位置是右心房中另一个具有外科意义的重要区域。房室结包含在 Koch 三角中[9]。这个重要解剖标志的界限是 Todaro 腱、三尖瓣隔叶的附着和冠状窦口（图 2-31）。Todaro 腱[9] 是一个纤维结构，由 Eustachian 瓣（Eustachian valve）和 Thebesian 瓣（Thebesian valve）的交界形成，它们分别是下腔静脉瓣和冠状窦瓣。这两个瓣性结构的纤维连续本身埋藏在 Eustachian 脊内的前方连续中，接着向内侧走行为 Todaro 腱（图 2-32），之后插入

膜性间隔的房室部。房室传导轴组织的整个心房部包含在 Koch 三角的界限内，如果在正常节段连接的心脏，在手术操作时应该谨慎地避开 Koch 三角区域，这样就不会损伤房室传导组织。房室结需要被更准确地识别；应该牢记：相对于间隔表面，三尖瓣的附着与二尖瓣的附着相比，三尖瓣的附着在某种程度上位置要更低一些（图 2-33）。在 Koch 三角中，心房肌壁和心室肌壁之间的相互关系复杂。因为去除二尖瓣和三尖瓣的附着，乍看起来，整个肌性区域看上去像介于右心房腔和左心室腔之间。确实在本书的最早版本中，我们描述这个区域体现了房室性肌性间隔（atrioventricular muscular septum），但是在 Koch 三角的底面，下房室沟的延伸，将心房肌肉组织与下层的心室肌层（myocardium）分隔开，还有纤维脂肪组织，在这个区域将心房肌层与心室肌层绝缘[10]。切除表层的心房肌肉组织可以展示绝缘层的范围，同时显示出为房室结供血的动脉的位置（图 2-34）。因此与外科医师所见一样，Koch 三角的绝大部分由房室肌性三明治的心房层形成，而

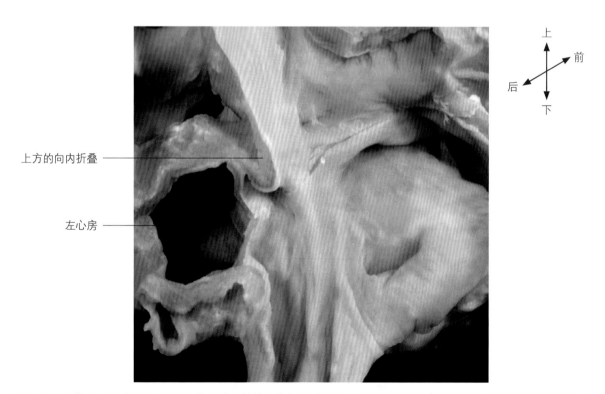

上方的向内折叠

左心房

上 / 前 / 后 / 下

图 2-29 已将图 2-26 和图 2-27 展示的心脏沿着静脉窦的长轴切开，再次表明卵圆窝上外缘是房间沟的向内折叠。这颗心脏以解剖学方位从后方观察

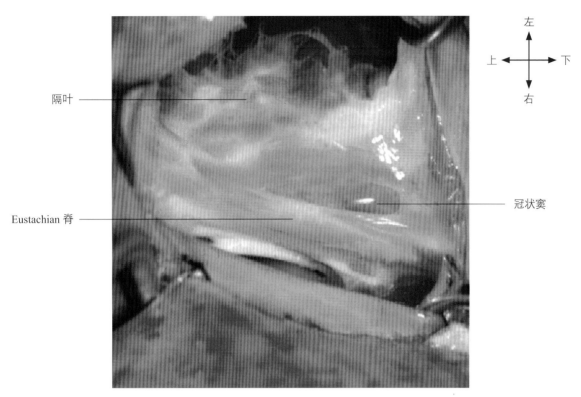

隔叶

Eustachian 脊

冠状窦

左
上 下
右

图 2-30 这颗心脏已经通过心房切开术被打开，右心房的内表面以手术方位展示。注意 Eustachian 脊分隔开冠状窦口和下腔静脉口。卵圆窝的底面缺失，形成房间隔缺损

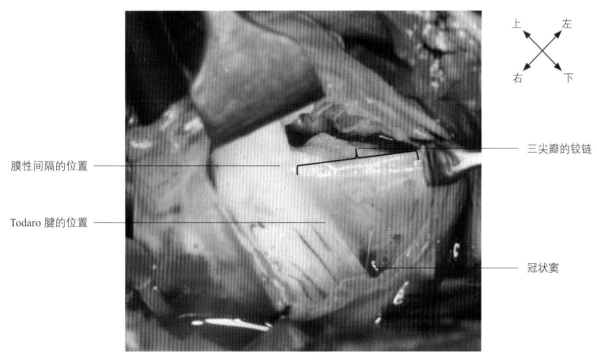

膜性间隔的位置

Todaro 腱的位置

三尖瓣的铰链

冠状窦

上 左
右 下

图 2-31 此手术视角拍摄于右心房切开术，展示 Koch 三角的位置

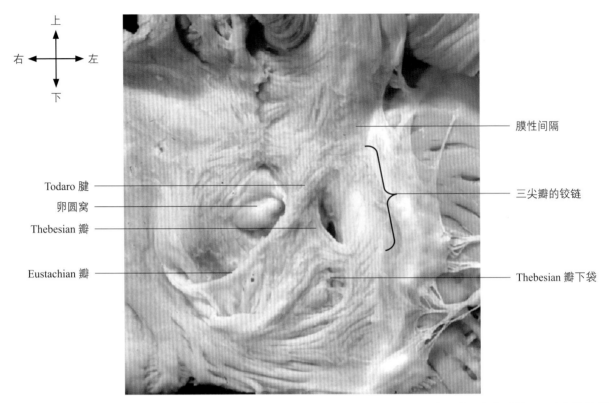

上
右 ← → 左
下

膜性间隔

Todaro 腱

卵圆窝

Thebesian 瓣

三尖瓣的铰链

Eustachian 瓣

Thebesian 瓣下袋

图 2-32　这颗心脏中的心内膜已经被去除，以解剖学方位展示 Koch 三角的边界。注意非均一各向异性心肌聚集的构型

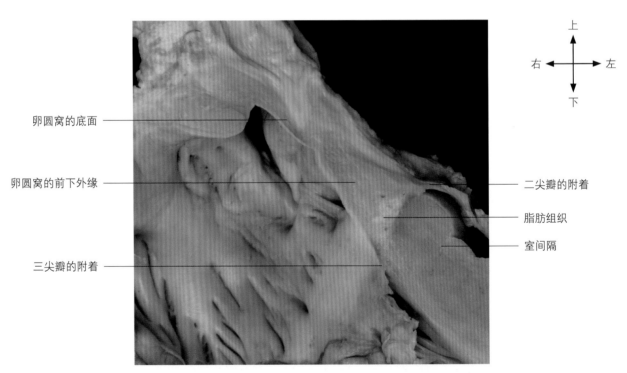

上
右 ← → 左
下

卵圆窝的底面

卵圆窝的前下外缘

二尖瓣的附着

脂肪组织

室间隔

三尖瓣的附着

图 2-33　这颗心脏以四腔心平面切开，展示三尖瓣、二尖瓣铰链的末端区域。注意位于两个房室瓣铰链的末端区域的脂肪
组织，这些脂肪组织分隔开心房肌组织和心室肌组织

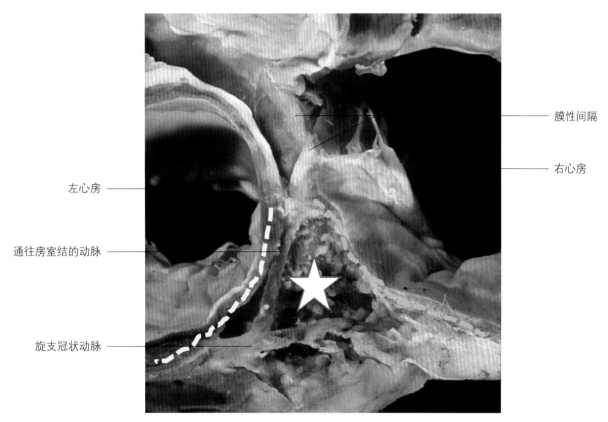

膜性间隔

右心房

左心房

通往房室结的动脉

旋支冠状动脉

图 2-34　该切面以解剖学方位展示，主动脉瓣的无冠窦已经去除，表明纤维脂肪组织（五角星）介于房室肌肉三明治的心房肌肉组织层和心室肌肉组织层之间（黄色短横线和绿色短横线）。注意通往房室结的动脉

不是真正的肌性房室间隔。

在 20 世纪后期，许多学者关注所谓的心肌的特异化通路（specialised pathway）的作用，它们将窦房结冲动传导至房室结[11, 12]。目前分子生物学家已经表明，在发育过程中，在遗传连锁的基础上，有可能识别出心房肌细胞的区域。但是在出生之后，除了窦房结部分，所有的心房心肌均获得工作细胞的表型。因此，没有解剖学的证据支持外科手术应该做特别改良，以便避开假想的特异化的结间通道（internodal tract）[13]。在心脏内，为了传导而改变的心肌通道的解剖学范例是心室传导系统，这个传导系统此外与毗邻的心室工作心肌细胞绝缘[14]。在心房壁中没有这样的绝缘和孤立的通道[15, 16]。尽管如此，充当优先通路的是心房腔内的主要肌束，这些优先通路的位置由心腔的总体几何形态决定（图 2-35），因此在心房手术中，应该保护这些明显的肌束，诸如终末嵴、卵圆窝的上边

沿、Eustachian 脊的心肌和上心房间折叠（superior interatrial fold）等。即使它们不能被保留，只要保证介于结间的多股心房肌存活，为各个结供血的动脉完好，或者窦房结和房室结自身未被损伤，外科医师就可以保证剩下的结间传导束依旧连续。因此，为了避免手术后房性心律失常，关键是严苛地保护窦房结、房室结以及它们的动脉等，而不是关注那些捕风捉影的特异化心房肌通道。

关于心脏纤维骨架也受到许多关注。中心纤维体（central fibrous body）是这个骨架中最坚固的部分。这个纤维组织区域涉及 4 个心腔中的 3 个，在右心房操作时外科医师可以最清晰地观察到这个结构（图 2-36）。更好的中心纤维体的概念是心脏内部的一片纤维连续区域，由膜性间隔、各房室瓣叶的铰链和主动脉根部的纤维部分等纤维结构结合而成（图 2-37），而不应该被当作一个特殊的体部。最佳观察中心纤维体的范围应是从左侧，然而即使

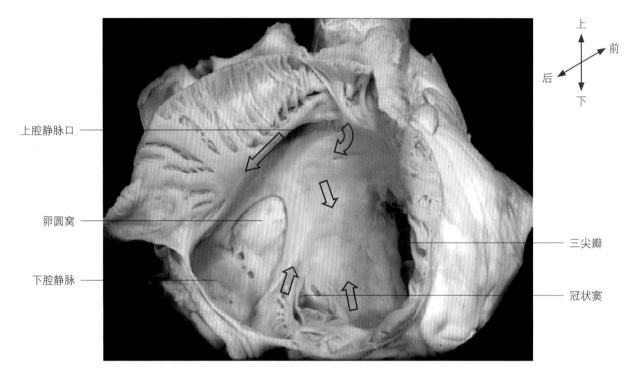

图 2-35   通过心耳开窗打开右心房，以解剖学方位观察。肌肉壁围绕一些开口，形成优势传导通路（箭头）

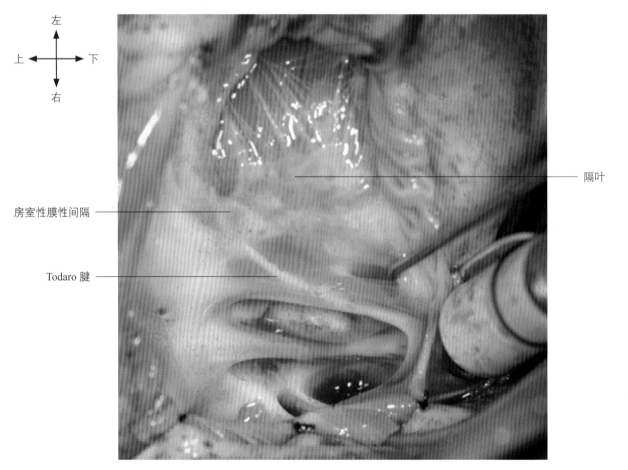

图 2-36   此手术视角拍摄于右心房切开术，展示 Todaro 腱插入膜性间隔的房室部内，膜性间隔的房室部形成中心纤维体的右侧外沿

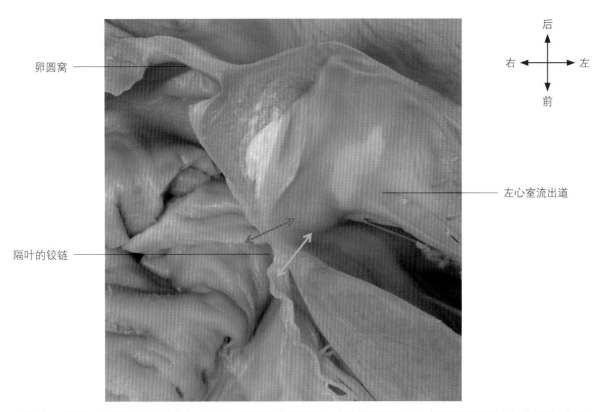

后
右 ← → 左
前

卵圆窝

左心室流出道

隔叶的铰链

图 2-37　这颗心脏模仿心脏超声的四腔心切面，切面经过间隔的膜部。间隔的膜部被三尖瓣隔叶的铰链分为房室部（红色双箭头）和室间部（蓝色双箭头）

是外科医师，也很少能从左面观察（图 2-38）。解剖学角度显示了主动脉瓣叶和二尖瓣叶之间的连续区域的右侧外沿，也就是为人熟知的右侧纤维三角（fibrous trigone），如何与膜性间隔相连，形成了纤维体的基础（图 2-39）。这种观点还强调了中心纤维体与其他许多重要的心内结构的密切关系，尤其是位于主动脉瓣右冠叶和无冠叶铰链之间的纤维三角。因此对于心外科医师而言，要把中心纤维体作为解剖的焦点。中心纤维体涉及置换和修补瓣膜、关闭间隔缺损和控制心律失常等手术，因此要求外科医师理解中心纤维体的解剖关系的含义，不仅需理解一目了然的右侧（图 2-36），还要理解通常无法观察到的左侧（图 2-38）。了解膜性间隔房室部的位置，也是理解所谓的 Gerbode 间隔缺损（Gerbode septal defect）发生的关键[17]，这类缺损引起了左心室流出道（left ventricular outflow tract）直接向右心房分流（图 2-37）。

右心室前庭是右心房的最后一部分，它围绕

三尖瓣口，并且均与体静脉部和右心耳连续。右心房的体静脉部和右心耳这两个部分的前交界，覆盖在三尖瓣的前隔接合（commissure）的外周附着和右心室的室上嵴的上方（图 2-40）。这两个部分的后交界在冠状窦口，这里通常存在广泛的下小梁憩室（diverticulum）。虽然 Eustachian 瓣下窦（sub-Eustachian sinus）通常被称为 Eustachian 瓣后窦（post-Eustachian sinus），但是从心脏相对解剖位置观察，这个窦位于 Thebesian 瓣的下方（图 2-35）。

形态学左心房

左心房具有一个心耳、一个宽阔的静脉部和一个前庭，这些组成部分与右心房一样。左心房的宽阔体部有可能被识别出来（图 2-41），这与右心房不同。当然，间隔将左心房腔与邻侧的右心房腔分隔开。左心房的体部与静脉部汇合（confluent）。与右心房不同，这两部分和心耳之间的狭窄交界，不

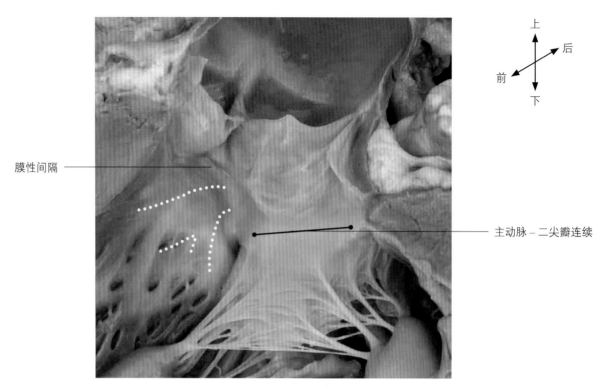

膜性间隔

主动脉 – 二尖瓣连续

图 2-38　在这例打开的标本中，以解剖学方位展示从左心室起源的主动脉，膜性间隔与主动脉瓣叶、二尖瓣叶形成纤维连续。注意左束支的位置，左束支由白色点线标明

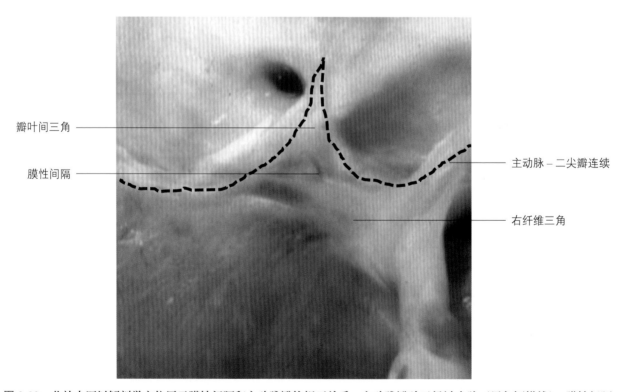

瓣叶间三角

膜性间隔

主动脉 – 二尖瓣连续

右纤维三角

图 2-39　此放大图以解剖学方位展示膜性间隔和主动脉瓣的相互关系，主动脉瓣叶已经被去除（黑色短横线）。膜性间隔向上与主动脉瓣的右冠叶和无冠叶之间的瓣叶间三角连续，膜性间隔还与主动脉瓣叶和二尖瓣叶之间的纤维连续的增厚的右侧末端连续，这是为人熟知的右纤维三角

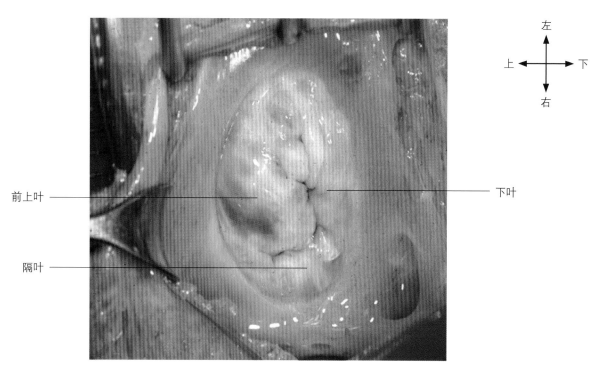

左
上 ← → 下
右

前上叶 —————————————— 下叶

隔叶 ——————————————

图 2-40　此手术视角拍摄于右心房切开术,以手术方位展示右心房前庭和三尖瓣的三片瓣叶

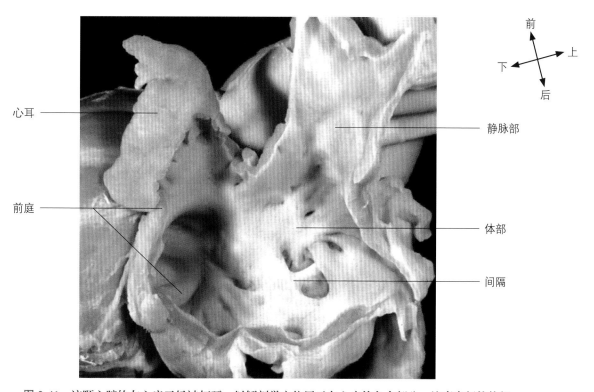

前
下 ← → 上
后

心耳 ——————————————　静脉部

前庭 ——————————————　体部

间隔

图 2-41　这颗心脏的左心房已经被打开,以解剖学方位展示左心房的各个部分。注意宽阔的体部

能被终末沟或者终末嵴标记出来（图 2-41）。因为左心房位于心脏后部，并且被 4 根肺静脉牢固地固定，所以对于外科医师而言，获得直接进入左心房的入路是有困难的，而了解重要的解剖可以有助于尽量显露这个心腔。房间沟右外侧面的后方的切口也许是最常用的入路（图 2-42）。房间沟是右侧的肺静脉和右心房静脉窦之间的宽阔的向内折叠（infolding），这个折叠形成了卵圆窝的上外缘（图 2-28）。在房间沟内向后方的切口，可以使外科医师直接进入左心房。如果有必要，通过切开上腔静脉和右肺动脉之间的心包折叠，能将切口延伸至左心房的上面（图 2-4）。房间沟的向内折叠也形成卵圆窝的上边界，因此还可以通过右心房，并且切开卵圆窝内的上部，获得大致相同的入路。外科医师必须牢记过度地延伸切口，也许会偏出心房腔的界限，进入心包内的空间。应该注意：在房间沟内或者左房顶部的切口也许会损伤窦房结动脉，这或许更加重要。此外还可以穿过左心房顶部切口，从上方进入左心房。如果将主动脉向前方和左侧牵拉，在两个心耳之间，可以观察到一个槽（trough）（图 2-43），通过这个

槽底面的切口，可以直接进入左心房。做这样的切口时，仍然必须牢记：如果为窦房结供血的动脉从旋支动脉起源，窦房结动脉可能从这片区域穿过（图 2-43）。在另外一些病例中，窦房结动脉可能穿过房间沟的向内折叠，抵达终末沟。

一旦进入左心房，心耳的小开口就变得明显了（图 2-44）。从外科医师的视角，左心耳的开口位于二尖瓣口的左侧。从解剖学的角度，左心耳的开口位于瓣叶间对合区域上末端的上侧，而肺静脉窦部的绝大部分与内壁光滑的心房体部汇合，通常位于下方，远离手术区域。二尖瓣口的前庭占据了图片的主要位置（图 2-45）。间隔面在前方，展现出它典型、粗糙的片状瓣（flap-valve）的左侧面（图 2-46）。房间隔的片状瓣和心耳的开口之间的大片组织是深处的前房间沟的内侧面。

形态学右心室

右心室的肌肉组织（musculature）从房室交界延伸至心室动脉交界。以三个部分剖析心室，有助于大体地理解右心室的形态[17]。它们分别是入口部

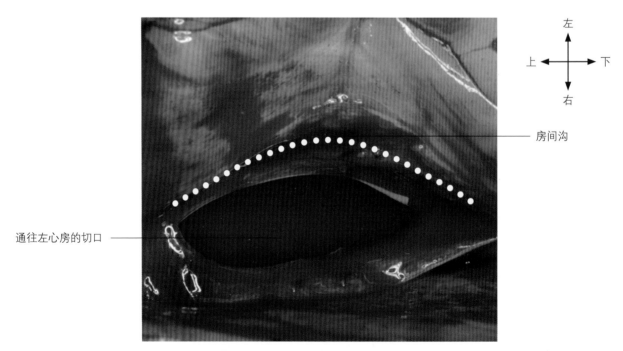

左
上　下
右

房间沟

通往左心房的切口

图 2-42　此手术视角拍摄于正中胸骨切开术，展示外科医师通过 Waterston 沟的底部到达左心房的切口（白色点线）

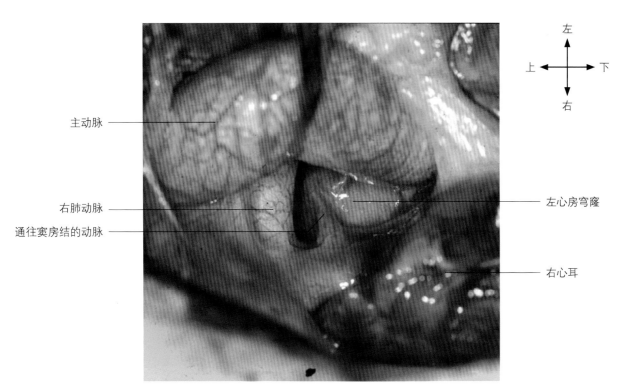

左
上　　　下
右

主动脉

右肺动脉
通往窦房结的动脉

左心房穹窿

右心耳

图 2-43　此手术视角拍摄于正中胸骨切开术，展示如何向左牵拉主动脉，以便显示位于右肺动脉下方的和心耳之间的深沟。注意在这颗心脏中通往窦房结的动脉穿过这条深沟

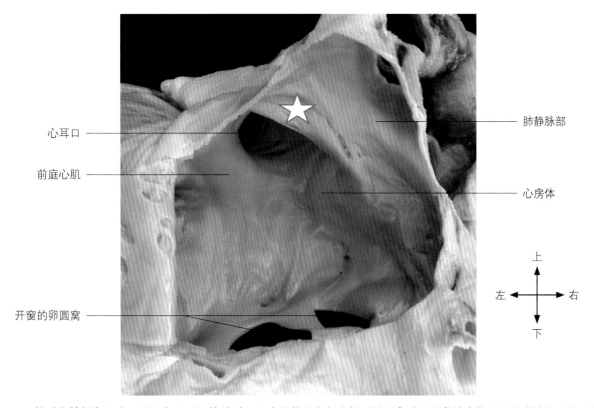

心耳口

前庭心肌

开窗的卵圆窝

肺静脉部

心房体

上
左　　　右
下

图 2-44　从后方拍摄左心房，展示左心耳口的关系。心房腔的所有部分都可以观察到。注意前庭的心肌形成峡部，以及心耳口和来自肺静脉部的左侧肺静脉源头之间的广阔折叠（五角星）

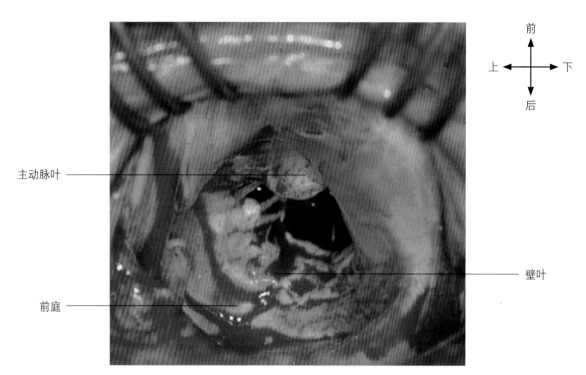

前
上   下
后

主动脉叶

壁叶

前庭

图 2-45   通过右侧的左心房切开术，展示二尖瓣前庭。注意二尖瓣叶的位置

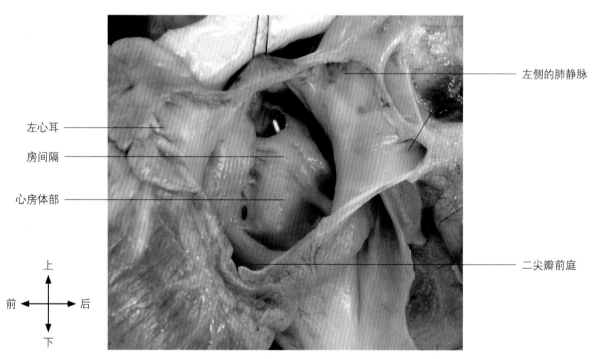

左侧的肺静脉

左心耳

房间隔

心房体部

二尖瓣前庭

上
前   后
下

图 2-46   从左侧和后面开窗左心房，展示左心房的各个部分。注意在开放的卵圆孔中的探针

(inlet part)、心尖小梁部（apical trabecular part）和出口部（outlet part）（图 2-47）。右心室的入口部被包含并且限定在三尖瓣和它的拉紧装置（tension apparatus）之间。一般在瓣口有可能区分出三片瓣叶，尽管不能总是一望便知。它们分别位于前上方、间隔侧、下方或壁侧（mural）（图 2-48 和图 2-49）。三片瓣叶在关闭的位置时，这些瓣叶的边界可以被对合区域（zone of apposition）清晰地标记出来，这些对合区域延伸到瓣口的中心。整个对合区域，在逻辑上可定义为接合。对合区域外围的部分通常被描述为接合[18]，尽管在房室瓣，这些接合区域不直接与瓣环（valvar annulus）邻接。在这些接合的区域内，瓣叶间的对合区域通常被扇形的腱索拴系住，这些腱索由一些明显的乳头肌顶端发出。我们将在下一章讨论三尖瓣和它的接合区域的解剖细节。在解剖学术语中，拴系住三尖瓣隔叶的腱索直接附着至间隔是最恒定地区分三尖瓣的形态学特征（图 2-49）。

　　右心室的小梁部延伸至心尖，这里的心室壁尤其薄，特别容易被心导管和起搏器电极戳穿。与左心室相比，右心室的心尖小梁（apical trabeculation）是均匀一致粗糙的（coarse）。右心室的出口部自身是一个完全肌性的袖（sleeve），漏斗（infundibular）从右心室的基底部延伸，支撑肺动脉瓣叶。肺动脉瓣叶以半月形（semilunar）的形式附着在漏斗的肌肉组织上。这些瓣叶的铰链穿越过圆形的解剖性心室动脉交界。因此在心室内混入动脉壁三角，而在肺动脉瓣窦的基底混入新月形的心室肌（图 2-50）。介于三尖瓣口和肺动脉瓣口之间，存在明显的肌肉板（shelf），这是区分右心室的另一个形态学特征。这块肌肉板就是室上嵴（supraventricular crest）。乍看起来（图 2-51），室上嵴呈厚肌束样的外观，其实它的绝大部分只是向内折叠的心内屈曲（图 2-52），切开或深缝，可穿出这个部分，进入横窦和右房室沟内，并且可以威胁到右冠状动脉[19]。为了在肺动脉下流出道和主动脉下流出道之间创造一个孔，也只可以移除室上嵴最内侧部的一小部分（图 2-52）。这部分其实是真正的肌性出口间隔（muscular outlet septum），但是粗略观察，不能与室上嵴的其余部分区分（图 2-51）。室上嵴向远侧延伸，成为独

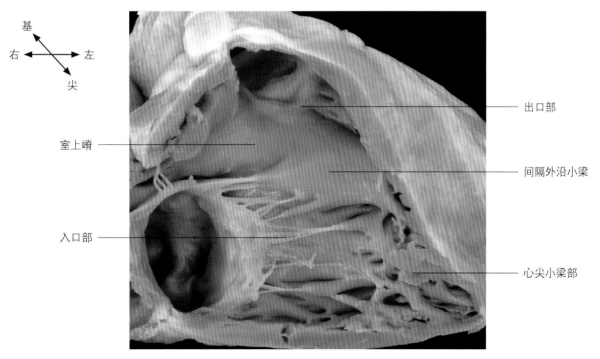

图 2-47　这例标本以解剖方位展示形态学右心室的三个部分：入口部、出口部和心尖小梁部

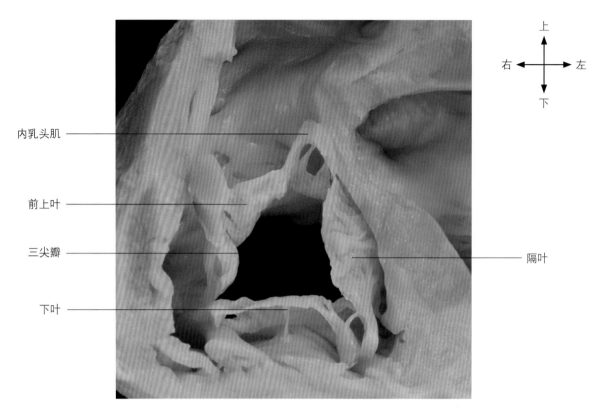

内乳头肌

前上叶

三尖瓣

下叶

隔叶

图 2-48　从心尖拍摄右房室交界，展示三尖瓣叶的位置

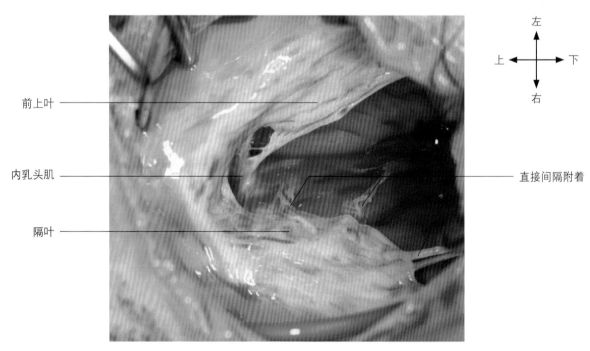

前上叶

内乳头肌

隔叶

直接间隔附着

图 2-49　此手术视角拍摄于右心房切开术，展示三尖瓣隔叶的腱索直接附着于间隔

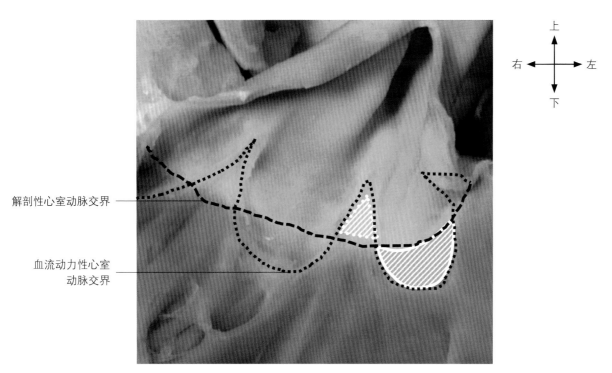

图 2-50 这颗心脏以解剖学方位展示，肺动脉瓣叶已经被去除。注意肺动脉瓣叶的半月形的附着穿过解剖性心室动脉交界（短横线），点线和阴影部分强调了心室肌肉性新月体介于瓣窦和心室内的动脉壁三角内

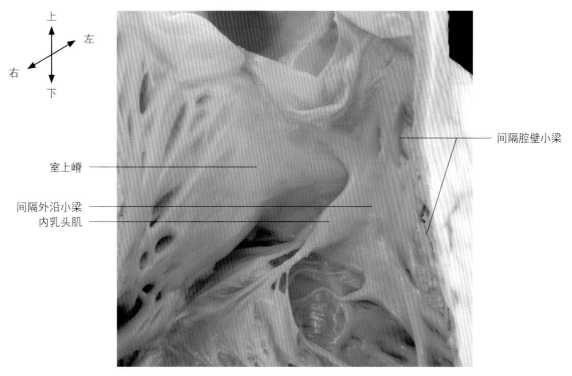

图 2-51 这例解剖标本以手术视角展示，明显的肌性室上嵴位于三尖瓣叶和肺动脉瓣叶之间。注意内乳头肌。内乳头肌从间隔外沿小梁起源

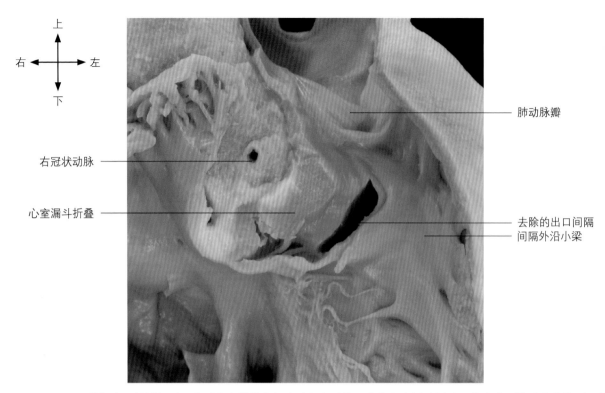

上
右 ← → 左
下

右冠状动脉

心室漏斗折叠

肺动脉瓣

去除的出口间隔
间隔外沿小梁

图 2-52　图 2-43 的标本已经被切开，表明室上嵴的大部分是心内屈曲，或者心室漏斗折叠。注意右冠状动脉的位置。被出口间隔占据的位置已经被去除

立式的圆锥形肌袖（图 2-53）。因为这个肌袖的存在，可以允许肺动脉瓣自身在 Ross 手术（Ross procedure）中被取下作为移植物（图 2-54 和图 2-55）。作为整体剖析，室上嵴插入至同样明显和重要的右心室间隔的小梁分肢之间。这个结构，我们描述为间隔外沿小梁（septomarginal trabeculation），也就是众所周知的隔带（septal band）。间隔外沿小梁具有前上侧肢（anterosuperior limb）和后下侧肢（posteroinferior limb），它们钳住室上嵴隔侧的附着（图 2-56）。前上侧肢向上走行，到达肺动脉瓣叶的附着；后下侧肢向后方延伸到膜性间隔的室间部的下方，并且加固肌性间隔。内乳头肌（medial papillary muscle）通常从间隔外沿小梁的后下侧肢发出。间隔外沿小梁的体部自身向心室的心尖部延伸，分散成更小的肌小梁鞘。它们有一些混合入心尖小梁部，还有一些支持三尖瓣的拉紧装置。其中几个小梁鞘结构尤其明显。一个成为前乳头肌（anterior papillary muscle），而另一个从间隔外沿小梁延伸到前乳头肌，称为调节带（moderator

band）。此外还有一些有外科意义的右心室小梁从间隔外沿小梁的前外沿发出。它们是间隔腔壁小梁（septoparietal trabeculation）在个体间存在的变异（图 2-56）。

形态学家把均匀一致粗糙的心尖小梁作为最恒定的右心室解剖学特征。总体而言，左心室和右心室之间存在几种形态学差异，这些差异可以区分这两种心室，包括：房室瓣叶和它们的拉紧装置的构型、心室的形状、心室壁的厚度和流出道的构造等。但是在先天性异常的心脏中，这些特征可能发生改变，或者缺少某些特征。因此在最终判定心室的形态时，形态学家依赖于在相同心脏内，右心室内粗糙的小梁与左心室心尖部内更纤细的（fine）小梁之间的明显反差进行判断（图 2-57）。

形态学左心室

左心室的肌肉组织从房室交界延伸至心室动脉交界，这与右心室一样。剖析左心室时，仍旧将

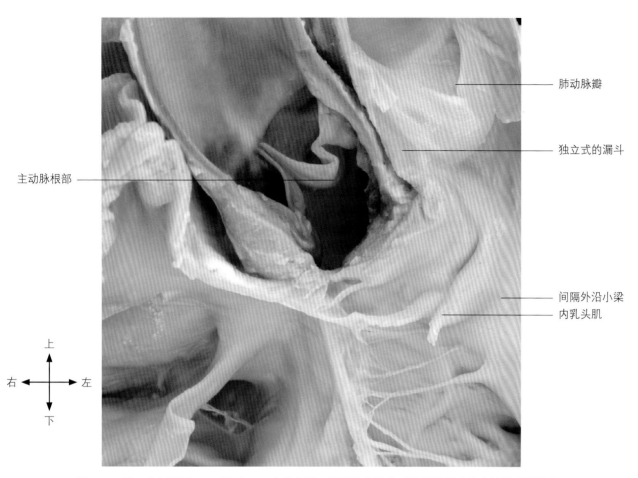

主动脉根部

上
右　←→　左
下

肺动脉瓣

独立式的漏斗

间隔外沿小梁
内乳头肌

图 2-53　进一步切开图 2-51 和图 2-52 中的心脏，展示这个独立式的肌性漏斗袖支持肺动脉瓣叶

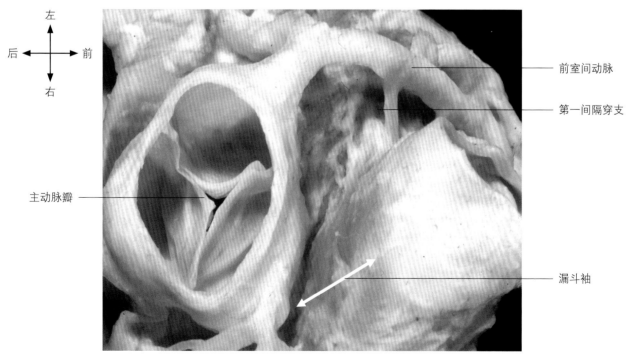

左
后　←→　前
右

主动脉瓣

前室间动脉

第一间隔穿支

漏斗袖

图 2-54　这颗心脏的肺动脉干已经向前弯曲，展示独立式的肌性漏斗袖

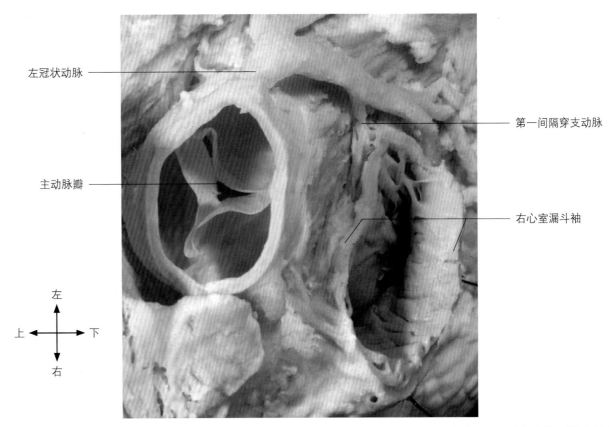

左冠状动脉

主动脉瓣

第一间隔穿支动脉

右心室漏斗袖

上 ← → 下
左
右

图 2-55　图 2-54 中的心脏再次从上方和右侧视角展示，肺动脉漏斗已经从心脏的基底部被去除，展示独立式的肌性漏斗袖 "举起" 瓣叶，并且使肺动脉瓣叶远离左心室。注意第一间隔穿支动脉的位置

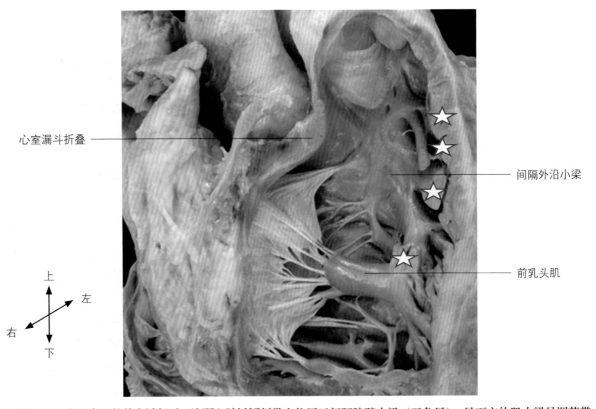

心室漏斗折叠

间隔外沿小梁

前乳头肌

上
左
右
下

图 2-56　右心室已从前方被打开，这颗心脏以解剖学方位展示间隔腔壁小梁（五角星）。最下方的肌小梁是调节带

左 前

后 右

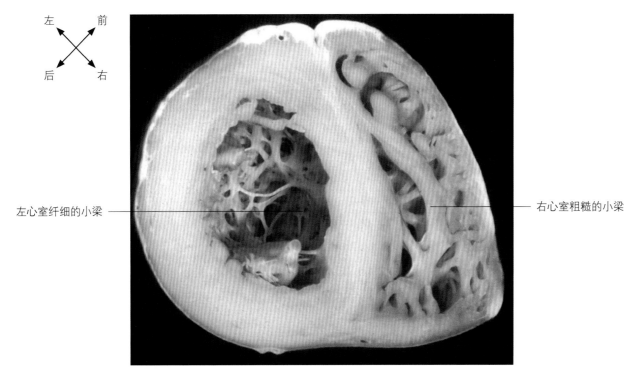

左心室纤细的小梁 ———

——— 右心室粗糙的小梁

图 2-57 心室质的心尖部已被横切开，并且从上方拍摄，展示两个心室心尖小梁之间的不同模式

它简便地分为入口部、心尖小梁部和出口部等（图 2-58）。在左心室内，入口部与出口部之间存在明显的相互重叠。入口部环绕并且被限定在二尖瓣和它的拉紧装置内。二尖瓣的两片瓣叶外形差异很大，由两根明显的乳头肌和它们的腱索支持（图 2-59）。前上瓣叶短、宽，相对呈正方形。前上瓣叶与主动脉瓣存在纤维连续，最好被命名为主动脉叶（aortic leaflet）。另一片瓣叶比较狭窄，并且它的交界性附着更加广阔，由左房室交界的腔壁（parietal）部支持。此片瓣叶位于后下方，可以精确地被命名为壁叶（mural leaflet）。因为二尖瓣主动脉叶形成部分的左心室出口，所以入口和出口之间的界限有些模糊。二尖瓣的乳头肌分别位于前下方和后上方的位置，它们在各自的起源处相互靠近（图 2-60）。将这些乳头肌的位置描述为前隔方和侧后方是不正确的，这些术语反映了形态学家的不良习惯，他们将心脏脱离人体并且以心尖为基准进行描述[20]。与三尖瓣不同，二尖瓣叶没有直接与间隔附着，因为主动脉下流出道后下方的深处憩室（diverticulum）取代了远离肌性室间隔的二尖瓣主动脉叶（图 2-61）。

左心室的小梁部延伸至心尖，并且以纤细的小梁为特点（图 2-57）。左心室心尖部的心肌尤其薄，与右心室一样。这个特征对心脏外科医师很重要，他们也许因为某些原因需要在右心室放置导管和电极，或者在左侧放置引流管，也许会发生左心室直接穿孔或者迟发破裂。还有一个特殊的问题，在冠状动脉手术操作中，导管因低温变硬，顶穿心尖部的心内膜[21]。

左心室的出口部支持主动脉瓣。与右心室对应的部分不同，左心室的出口部不是一个完全肌性的结构。在右心室内，由肌肉组成大部分隔侧的壁，但是在左心室内的这个区域，可以观察到膜性间隔，它在主动脉下流出道内形成中心纤维体的一部分（图 2-39）。流出道的侧后部完全且唯一地由纤维组织构成，称为纤维幕帘（fibrous curtain），它连接主动脉瓣叶和二尖瓣主动脉叶。围绕间隔延续的左侧象限是肌性结构，它代表心内屈曲（inner heart curvature）的外侧外沿，并且将左心室腔与横窦分隔开。流出道的肌性间隔表面的特点是光滑的，有呈扇形样的左束支，它从间隔嵴像瀑布一样

上
前 ← → 后
下

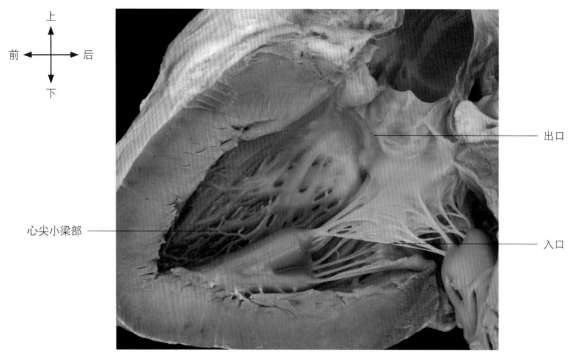

出口

心尖小梁部

入口

图 2-58　这例标本以解剖学方位从侧面视角观察，形态学左心室以贝壳样形式打开，展示形态学左心室的三个部分

基
左 ← → 右
尖

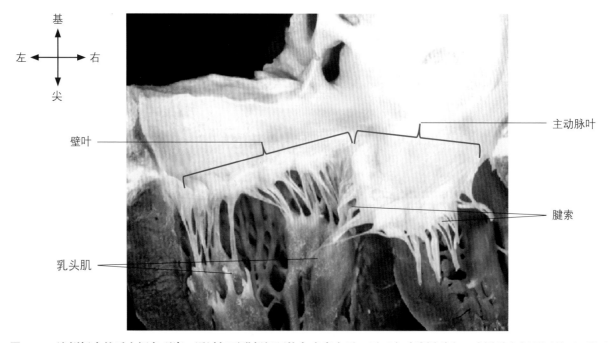

壁叶

主动脉叶

腱索

乳头肌

图 2-59　这例标本从后方视角观察，通过切开毗邻间隔的左房室交界，展示主动脉瓣叶和二尖瓣叶之间明显的不同构型

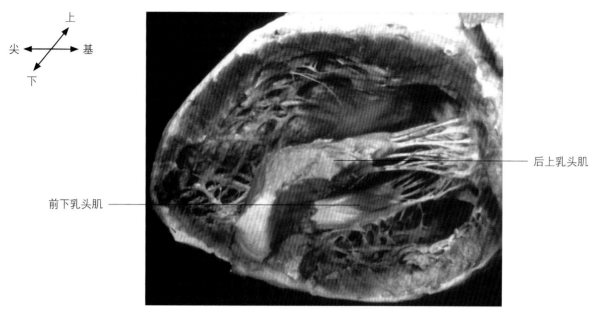

上
尖 ← → 基
下

后上乳头肌

前下乳头肌

图 2-60 在这例标本中，左心室壁已经被去除，从后方视角展示二尖瓣的前下乳头肌与后上乳头肌相互毗邻

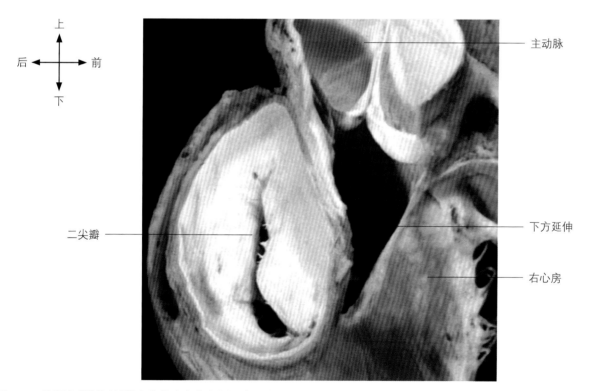

上
后 ← → 前
下

主动脉

二尖瓣

下方延伸

右心房

图 2-61 这颗心脏以解剖学方位从上方和右侧观察，去除心房肌肉组织和主动脉瓣无冠窦，展示主动脉下流出道的下方延伸，分隔开二尖瓣和间隔

地下降。膜性间隔是左束支下降的解剖标志，它就在主动脉瓣右冠叶和无冠叶之间的对合区域的底下（图 2-62）。下降的左束支，起初是相对狭窄的单一束（solitary fascicle），不久立即分为 3 个相互连接的束，放射出前方、隔侧和后方三部分。直到下降至间隔长度的 1/3～1/2，相互连接的放射束才呈扇形展开。主动脉瓣叶是以半月形的形式（semilunar fashion），而不是以圆形的形式附着在纤维胶原组织支撑环上，并且铰链线（hinge line）穿越过解剖性心室动脉交界（图 2-63），主动脉瓣叶的这种构型与肺动脉瓣一样。这种构型再次意味着新月形的心室肌肉混入其中 2 个动脉窦的基底内，而 3 个纤维组织三角位于窦管交界的底下[22]。

主动脉

升主动脉（ascending aorta）起始于窦管交界（sinutubular junction）。窦管交界是 3 个主动脉窦的最远侧，位于主动脉瓣叶游离边缘的开口的线上（图 2-64）。升主动脉干走行的路径短，向上走行途中同时向右侧倾斜，并且轻微向前，向胸骨倾斜。升主动脉包含在纤维心包囊内，因此升主动脉的表面被浆膜心包膜覆盖。升主动脉的前表面直接邻连肺动脉干，肺动脉干也被浆膜心包膜覆盖。升主动脉和肺动脉干共同组成心脏的血管蒂（vascular pedicle）（图 2-65）。升主动脉相对位于右心耳的前内侧，并且在右心室流出道和肺动脉干的后外侧。在心包外，胸腺位于升主动脉和胸骨之间。右心房的内侧壁、上腔静脉和右侧胸膜等，位于升主动脉的右侧。在左侧，主要是升主动脉与肺动脉干的关系。心包膜的横窦位于升主动脉的后方（图 2-3），它将升主动脉与左心房顶、右肺动脉分隔开。主动脉弓（arch of the aorta）起始于心包反折附着的上方，就位于头臂动脉（brachiocephalic artery）的源头处的近侧。主动脉弓向上延续一小段距离，接着向后方和左侧走行，然后越过远侧气管的外侧面，最后在脊柱的外侧面终止。这里主动脉弓被胸膜壁层韧带（parietal pleura ligament）和

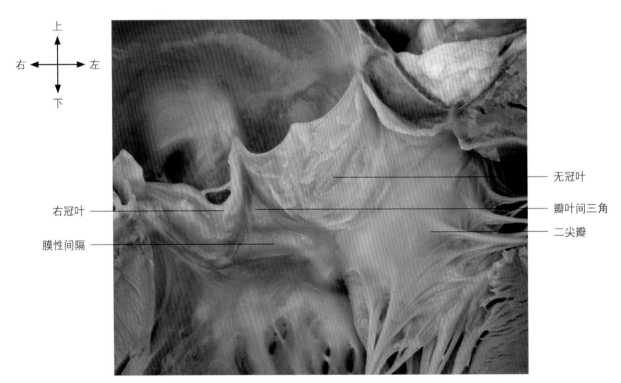

右冠叶

膜性间隔

无冠叶

瓣叶间三角

二尖瓣

图 2-62　在这例标本中，以解剖学方位展示右冠叶和无冠叶之间对合区域与膜性间隔的关系，以及与右冠叶和无冠叶之间的瓣叶间三角与膜性间隔的关系

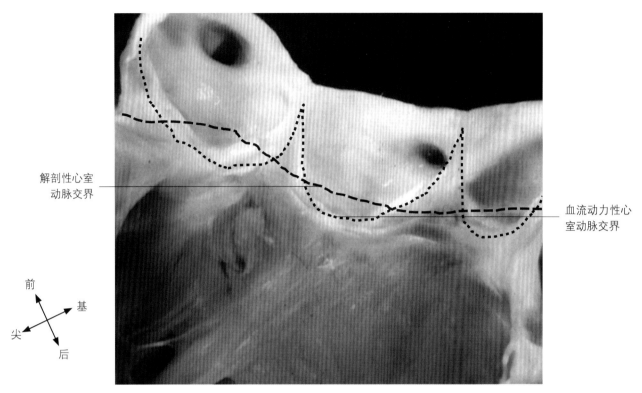

前
基
尖
后

解剖性心室
动脉交界

血流动力性心
室动脉交界

图 2-63　该切面显示，主动脉瓣叶的附着（黑色点线）穿过解剖性心室动脉交界（黑色短横线），与肺动脉瓣一样（图 2-50）。心室组织半月体介于动脉瓣窦内，动脉组织三角进入心室基底

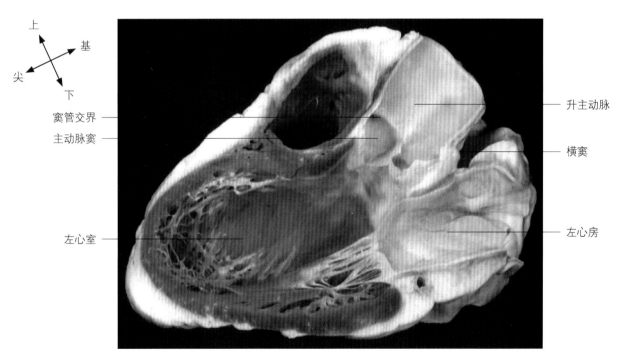

上
基
尖
下

窦管交界

主动脉窦

左心室

升主动脉

横窦

左心房

图 2-64　该长轴切面展示窦管交界，窦管交界位于主动脉瓣叶之间对合区域的外周附着线

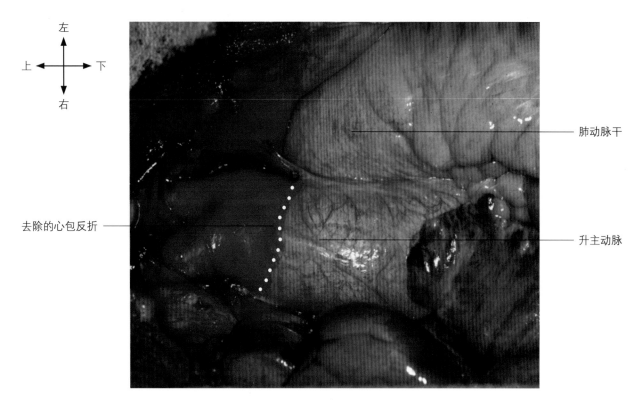

左
上 ← → 下
右

肺动脉干

去除的心包反折

升主动脉

图 2-65   此手术视角拍摄于正中胸骨切开术，展示血管蒂，意味着主动脉弓的开始，在去除的心包反折（白色点线）的远侧发出头臂动脉和左颈总动脉。左锁骨下动脉的源头不可见

动脉韧带（arterial ligament）固定。在主动脉弓的走行过程中，依次发出头臂动脉（brachiocephalic artery）、左颈总动脉（left common carotid artery）和左锁骨下动脉（left subclavian artery）（图 2-66）。支气管动脉（bronchial artery）从主动脉弓的下侧发出（图 2-67）。在主动脉缩窄（aortic coarctation）时，如果不仔细识别支气管动脉，有可能引起特别棘手的问题。左侧膈神经和迷走神经就在纵隔胸膜（mediastinal pleura）下走行，越过主动脉弓的前外侧面。左侧喉返神经从迷走神经起源。左侧喉返神经沿着动脉韧带向上弯曲，之后经过主动脉弓后内侧。此处，气管分叉（tracheal bifurcation）和食管相对位于主动脉弓的内侧边界，但左主支气管和左肺动脉相对位于主动脉弓的下方。

降主动脉（descending aorta）或胸主动脉（thoracic aorta）从主动脉弓延续，最初在椎体的外侧走行，而在结束时位于椎体的前方。降主动脉在走行的全程发出许多分支至胸腔内的器官，还发出明显的下 9 对肋间动脉。心外科医师应该特别关注

下 9 对肋间动脉（见第 9 章）。在主动脉缩窄中，下 9 对肋间动脉作为主要的侧支血管绕过梗阻的主动脉，导致罹患病变的大龄儿童存在肋间切迹。当这类患者手术时，这些血管以及它们至胸壁的分支血管如果没有被妥善地保护，有可能成为棘手的出血来源。外科医师还必须牢记：肋间动脉的背侧分支参与组成脊柱的侧支血管，这对于脊髓的供血非常重要。准确预测这些重要分支血管的源头位置非常困难，因此外科医师必须尽力保护它们的源头不被永久性阻断。重要的支气管动脉（图 2-67）还从胸主动脉的降段发出。支气管动脉有可能在肺动脉闭锁时膨大，作为肺血管供血的来源。

肺动脉

肺动脉干是一段短的血管，在成人，它的长度通常小于 5 cm（图 2-68）。肺动脉干完全包含在心包膜内（图 2-69），除了两根血管在血管蒂相互邻接处，肺动脉干也被一层浆膜心包膜覆盖，与伴行

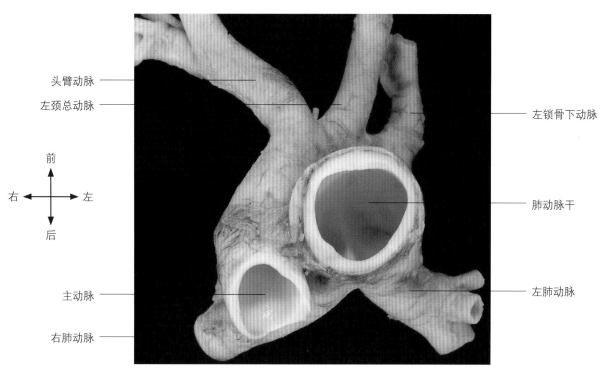

头臂动脉
左颈总动脉
左锁骨下动脉
肺动脉干
左肺动脉
主动脉
右肺动脉

前
右　左
后

图 2-66　两根动脉干已经从心脏的基底被切下，从心尖拍摄，展示动脉干的分叉模式

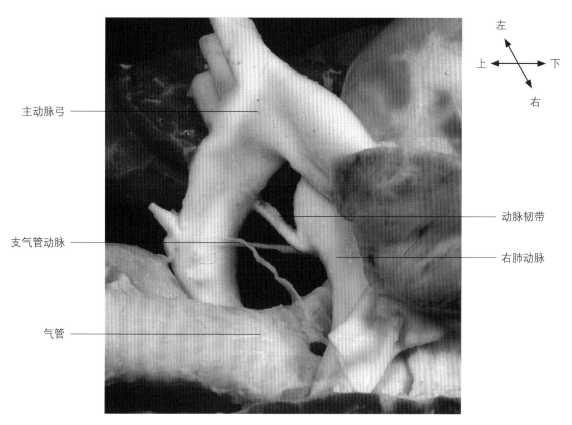

左
上　下
右

主动脉弓
动脉韧带
支气管动脉
右肺动脉
气管

图 2-67　该切面从右侧以手术方位视角展示，支气管动脉在中线从主动脉发出，分出供应支气管的分支

左
上 ← → 下
右

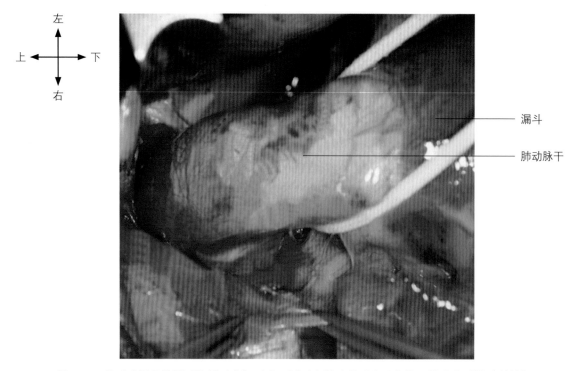

漏斗

肺动脉干

图 2-68   此手术视角拍摄于胸骨正中切开术，展示在肺动脉干分叉之前，肺动脉干的路径较短

上
前 ← → 后
下

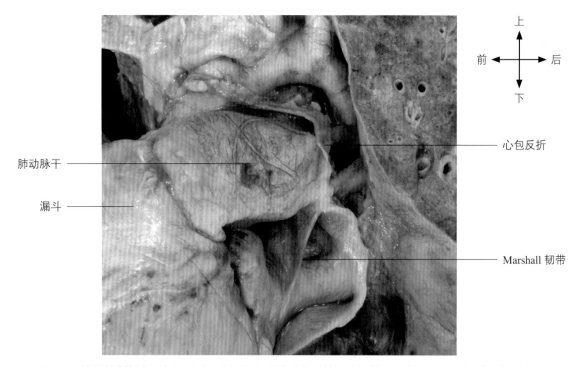

肺动脉干

漏斗

心包反折

Marshall 韧带

图 2-69   这例解剖标本从左侧展示，表明心包内肺动脉干较短的路径。注意 Marshall 韧带的位置

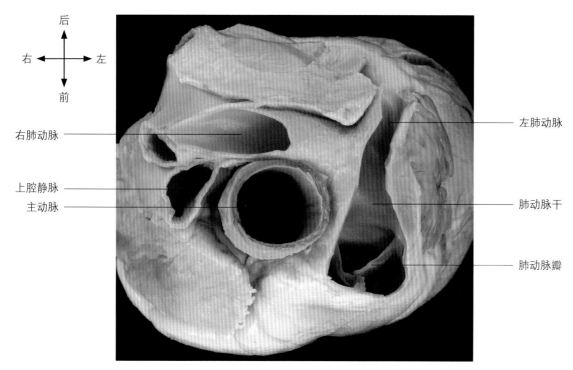

后

右 ← → 左

前

右肺动脉

上腔静脉
主动脉

左肺动脉

肺动脉干

肺动脉瓣

图 2-70　以心脏的短轴截面从上方拍摄，展示肺动脉干分支模式

的升主动脉相似。肺动脉干从心脏的最前方起源，就位于胸骨左外侧缘和左侧第二肋间隙的后侧。肺动脉干最初叠加在主动脉和左冠状动脉之上，而后迅速转为与升主动脉呈并排（side-by-side）的关系。左冠状动脉突然地向前转弯，位于左心耳和肺动脉干之间。动脉韧带从主动脉延伸至肺动脉干的最末端。肺动脉干的最末端分出左肺动脉（left pulmonary artery）和右肺动脉（right pulmonary artery）。左肺动脉在降主动脉和左支气管主干的前外侧走行，之后左肺动脉发出分支通往肺门。

后下方，左肺动脉与左上肺静脉通过浆膜心包折叠连接，这其中包括 Marshall 韧带（ligament of Marshall），它是左上腔静脉的韧带残存（图 2-69）。右肺动脉比左肺动脉长一些，一旦右肺动脉在主动脉弓底下横贯纵隔之后，在上腔静脉的后方到达肺门（图 2-70）。右肺动脉相对位于奇静脉的后下方，左主支气管的前方。右肺动脉经常在位于心包横窦后方的上腔静脉的外侧壁之前开始发出分支。在这种情况下，巨大的上叶支（upper lobar branch）也许会被误认成右肺动脉。

参考文献

[1]　Anderson KR, Ho SY, Anderson RH. The location and vascular supply of the sinus node in the human heart. *Br Heart J* 1979; 41: 28–32.

[2]　James TN. *Anatomy of the Coronary Arteries*. New York, NY: Hoeber, 1961; pp 103–106.

[3]　McAlpine WA. *Heart and Coronary Arteries. An Anatomical Atlas for Clinical Diagnosis, Radiological Investigation and Surgical Treatment.* New York, NY: Springer-Verlag, 1975; p 152.

[4]　Busquet J, Fontan F, Anderson RH, Ho SY, Davies MJ. The surgical significance of the atrial branches of the coronary arteries. *Int J Cardiol* 1984; 6: 223–234.

[5]　Barra Rossi M, Ho SY, Anderson RH, Rossi Filho RI, Lincoln C. Coronary arteries in complete transposition: the significance of the sinus node artery. *Ann Thorac Surg* 1986; 42: 573–577.

[6] Sweeney LJ, Rosenquist GC. The normal anatomy of the atrial septum in the human heart. *Am Heart J* 1979; 98: 194–199.

[7] Anderson RH, Webb S, Brown NA. Clinical anatomy of the atrial septum with reference to its developmental components. *Clin Anat* 1999; 12: 362–374.

[8] Anderson RH, Brown NA. The anatomy of the heart revisited. *Anat Rec* 1996; 246: 1–7.

[9] Ho SY, Anderson RH. How constant is the tendon of Todaro as a marker for the triangle of Koch? *J Cardiovasc Electrophysiol* 2000; 1: 83–89.

[10] Anderson RH, Ho SY, Becker AE. Anatomy of the human atrioventricular junctions revisited. *Anat Rec* 2000; 260: 81–91.

[11] James TN. The connecting pathways between the sinus node and the A-V node and between the right and the left atrium in the human heart. *Am Heart J* 1963; 66: 498–508.

[12] James TN, Sherf L. Specialized tissues and preferential conduction in the atria of the heart. *Am J Cardiol* 1971; 28: 414–427.

[13] Isaacson R, Titus JL, Merideth J, Feldt RH, McGoon DC. Apparent interruption of atrial conduction pathways after surgical repair of transposition of the great arteries. *Am J Cardiol* 1972; 30: 533–535.

[14] Anderson RH, Ho SY. Anatomic criteria for identifying the components of the axis responsible for atrioventricular conduction. *J Cardiovasc Electrophysiol* 2001; 12: 1265–1268.

[15] Janse MJ, Anderson RH. Internodal atrial specialised pathways-fact or fiction? *Eur J Cardiol* 1974; 2: 117–137.

[16] Anderson RH, Ho SY, Smith A, Becker AE. The internodal atrial myocardium. *Anat Rec* 1981; 201: 75–82.

[17] Gerbode F, Hultgren H, Melrose D, Osborn J. Syndrome of left ventricular-right atrial shunt. *Ann Surg* 1958; 148: 433–446.

[18] Frater RWM, Anderson RH. How can we logically describe the components of the arterial valves? *J Heart Valve Dis* 2010; 19: 438–440.

[19] McFadden PM, Culpepper WS, Ochsner JL. Iatrogenic right ventricular failure in tetralogy of Fallot repairs: reappraisal of a distressing problem. *Ann Thorac Surg* 1982; 33: 400–402.

[20] Anderson RH, Frater RWM. Editorial. How can we best describe the components of the mitral valve? *J Heart Valve Dis* 2006; 15: 736–739.

[21] Breyer RH, Lavender S, Cordell AR. Delayed left ventricular rupture secondary to transatrial left ventricular vent. *Ann Thorac Surg* 1982; 3: 189–191.

[22] Sutton JP 3rd, Ho SY, Anderson RH. The forgotten interleaflet triangles: a review of the surgical anatomy of the aortic valve. *Ann Thorac Surg* 1995; 59: 419–427.

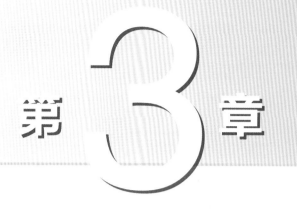

第3章

心脏瓣膜的外科解剖

Surgical anatomy of the valves of the heart

彻底掌握瓣膜解剖的知识是外科成功置换或者修复瓣膜的先决条件。外科医师还必须牢固地掌握心脏解剖构型的其他方面知识，确保手术入路的安全，以便到达一个或多个病变的瓣膜。这些手术入路的特点已经在前文中描述过了。此外，对于瓣膜自身外科解剖的认识，还必须建立在对一些解剖关系的理解之上，比如组成瓣膜的各个部分之间的关系，瓣膜与其他瓣膜之间的相互关系，还有瓣膜与它们所在的心腔和对应的动脉干的关系等。心脏瓣膜的基本方位是首先要求掌握的，它强调了瓣膜之间相互区别的内在特征。还必须补充瓣膜与其他结构的关系，这些结构是外科医师必须避开的，尤其是传导组织和冠脉循环的主要通道。在本章，一以贯之我们叙述的是假定心脏结构正常，位于正常的位置，并且没有与其他任何先天性心脏畸形共存。

瓣膜复合体

当我们剖析瓣膜时，首先区分房室瓣和动脉瓣，它们分别据守（guard）房室交界和心室动脉交界（图 3-1）。房室瓣最适合作为瓣膜复合体（valvar complex）加以分析，它们由瓣环（annulus）、瓣叶（leaflet）、腱索（tendinous cord）、乳头肌（papillary muscle）和支持性的心室肌肉组织等部分组成（图 3-2）。所有这些组成部分必须和谐地工作，以胜任瓣膜的功能[1]。房室瓣叶由复杂的拉紧装置（tension apparatus）支持，因为这些拉紧装置必须对抗心室收缩的全部力量，使房室瓣叶处于关闭位置时仍能保持它们的功能。动脉瓣也是一种具有复杂解剖部分的组合。动脉瓣经常被称为半月瓣（semilunar valve），它的瓣叶为半月形，被铰链在整个瓣膜复合体内。动脉瓣膜复合体的大致范围是从近侧的心室动脉口（ventriculoarterial orifice）到远侧的窦管交界（sinutubular junction）。心室动脉口是由瓣叶铰链的最低点构成的虚拟的环状结构（图 3-3）。动脉瓣复合体由瓣叶、支持瓣叶的动脉窦（arterial sinus）和纤维性瓣叶间三角（fibrous interleaflet triangle）等部分组成。在右心室，动脉窦完全且唯一地由心室基底的漏斗心肌支持。心肌壁和动脉窦的纤维弹性壁之间的交界是解剖性心室动脉交界，这是肺动脉根部内两个真性解剖性环之一（图 3-4）。窦管交界是另一个明显的解剖性环。在左心室，只

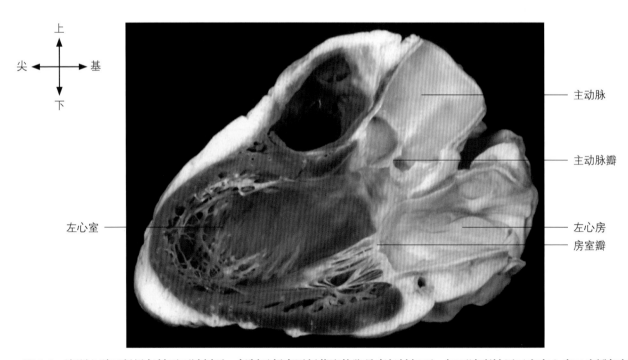

上 / 下 / 尖 / 基

主动脉
主动脉瓣
左心房
房室瓣
左心室

图 3-1　这颗心脏已经沿长轴平面被剖开，复制了超声医师获取的胸骨旁长轴切面。切面清晰地展示在左心室二尖瓣如何据守房室连接、主动脉瓣如何据守心室动脉连接

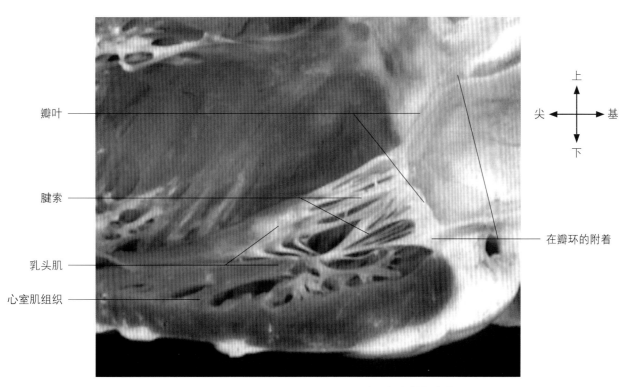

瓣叶

腱索

乳头肌

心室肌组织

在瓣环的附着

上
尖　基
下

图 3-2　近距离放大图 3-1 中的长轴切面，展示房室瓣复合体的各个组成部分

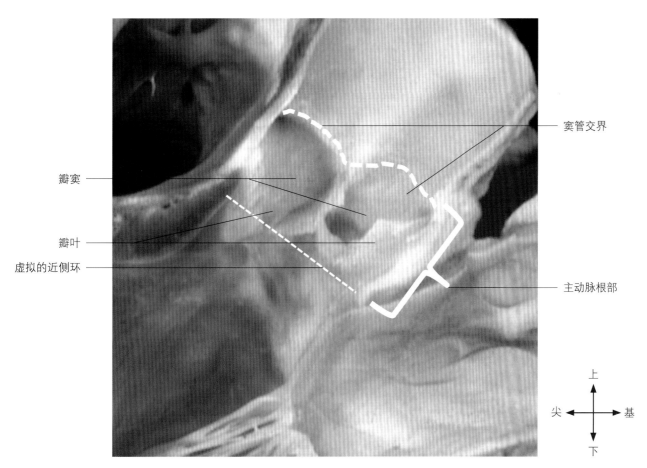

瓣窦

瓣叶

虚拟的近侧环

窦管交界

主动脉根部

上
尖　基
下

图 3-3　图 3-1 中主动脉瓣近距离放大图，展示主动脉瓣复合体的各个组成部分。主动脉瓣复合体从瓣叶附着的最低处（白
色短横线）的虚拟平面延伸至窦管交界

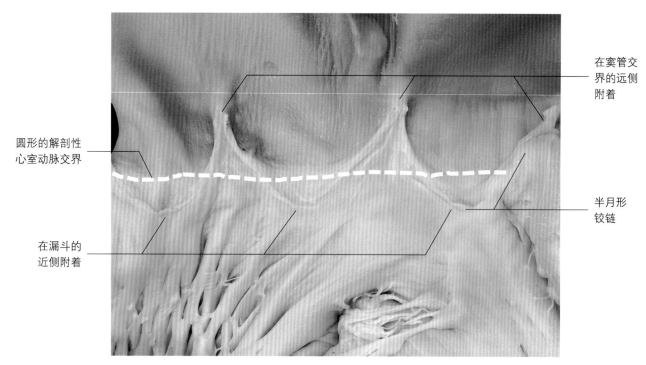

圆形的解剖性
心室动脉交界

在漏斗的
近侧附着

在窦管交
界的远侧
附着

半月形
铰链

图 3-4　右心室的心室动脉交界已经从前方被切开，并且被展开。瓣叶已经被去除，瓣叶的残存显现出它们最初的半月形的附着。注意这些铰链穿过位于肌性漏斗和肺动脉瓣窦壁之间的圆形的解剖性交界（白色短横线）。所有瓣叶由肌肉支持，因此肌肉形成了每一个 Valsava 窦的基底。而瓣叶的远侧附着位于窦管交界

有两个主状动脉瓣冠窦由心室肌肉组织支持，而主动脉无冠窦（non-coronary aortic sinus）和无冠叶与二尖瓣的其中一片瓣叶连续（图 3-5）。尽管如此，仍旧有可能识别出由在心室支持性结构和窦的纤维弹性壁之间的交界形成的环，还有可能识别出纤维性瓣叶间三角，它们向远侧延伸至窦管交界水平。主动脉根部内的窦管交界是另一个明显的解剖性环（图 3-4 和图 3-5），这与肺动脉根部一样。在两根动脉的根部，瓣叶的半月形铰链的远侧外沿都附着在窦管交界（图 3-4 和图 3-5）。

比较房室瓣复合体与动脉瓣复合体之间的整体构型时，房室瓣叶以真正的瓣环的形式悬挂在房室交界（图 3-2）；而动脉瓣叶的铰链是半月形，动脉瓣叶的附着越过解剖性心室动脉交界（图 3-4 和图 3-5），这是两种瓣膜复合体之间的一个基本的差异。目前这些差异突显了仍旧使用"瓣环"（annulus）这个词[2] 在描述心脏瓣膜形态时的问题。这种使用相同词汇、不加分辨地描述各类瓣膜组成部分的方式，围绕它们特异的解剖，确实已经导致了许多混乱。对世界各中心的心外科医师的问卷调查已经证实了存在这些混乱[3]。因此，有些学者认为：房室瓣具有瓣叶，而动脉瓣的活动部分应该被认作为瓣尖（cusp）。对于这些房室瓣和动脉瓣的工作部分，我们倾向于一致性地描述为瓣叶[2]。正如我们已经讨论过的，动脉瓣的单片瓣叶的半月形，反映了铰链的附着形状。因为据守心室动脉交界的是整个解剖复合体，所以最好认为瓣叶是动脉性的而不是半月形的。尽管如此，这些瓣叶命名遵循的是它们半月形的形状，还有它们在动脉根部内以皇冠样的形式被支持。动脉瓣叶的附着经常存在一定程度的纤维性增厚，这种纤维性增厚加固了这些动脉瓣叶的附着。与肺动脉瓣相比，主动脉瓣的这种纤维性增厚更加明显（比较图 3-4 与图 3-5），而在肺动脉瓣上的这些纤维性增厚随着衰老而越加明显。当半月形的附着被作为一个联合体剖析时，因为半月形的附着不是严格的圆形，所以这种半月形的附着不是

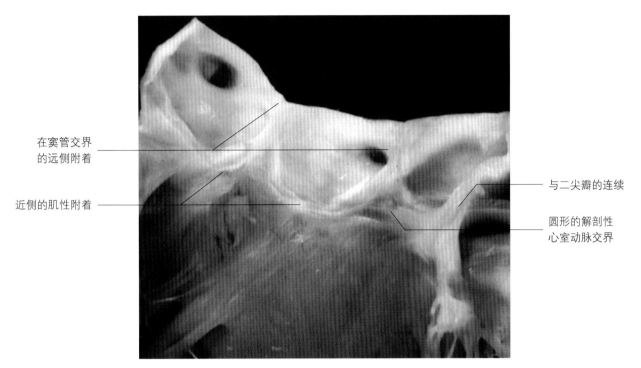

在窦管交界的远侧附着

近侧的肌性附着

与二尖瓣的连续

圆形的解剖性心室动脉交界

图 3-5　与图 3-4 比较，左心室的心室动脉连接仍旧已经被打开和伸展开，并且主动脉的瓣叶也被去除，显露出半月形的瓣叶附着。在左心室，因为存在与二尖瓣主动脉叶的纤维连续，只有两片主动脉瓣叶具有肌性支持。尽管如此，半月形的铰链仍然穿过圆形的解剖性心室动脉交界

瓣环。在外科手术中瓣叶的残存经常被描述为代表瓣的"瓣环"[3]。而心脏超声医师把表示瓣膜复合体入口的虚拟的环作为瓣环测量，并将这个环的直径报告给外科医师[4]。这些偏差一定蕴含着潜在的混乱。因此外科医师正在逐步形成共识，也认可这个虚拟的环代表瓣环[2-4]。如果将动脉根部入口简单地描述为瓣的直径是最理想的，但是这种想法或许难以实施。

在未来使用"接合"（commissure）这个词可能有潜在的困难。解剖上使用"接合"这个词描述毗邻结构之间的线样交界，比如上、下眼睑或者上、下唇。这些结构具有两个活动部分，并有一个孤立的接合，它有两个末端。对于"接合"的另一种定义是对合区域末端的点[2]，这是"接合"这个词传统描述心脏瓣膜的形式，这样的用法从来没有改变过[3]。但是仍然需要注意对合区域末端，还要承认对合区域的自身结构，范围从接合到瓣膜的中心[4]。动脉瓣具有 3 个这样的对合区域（图 3-6），

三尖瓣也是如此。二尖瓣相反地只有单独的对合区域（图 3-7）。

心脏内瓣膜的位置和支持

在左心内，房室交界内的房室瓣叶与心室动脉交界内的动脉瓣叶彼此距离接近（图 3-1），但是在右心内，这两种瓣叶的铰链是被完全分隔开的。这些差异和 4 个心脏瓣膜的整体构型，最适合通过检查短轴圆柱切面加以理解（图 3-8）。虽然纤维骨架为房室交界内的瓣叶提供支持的描述被夸大了，但是在这个圆柱体内，其中 3 个瓣膜的瓣叶通过纤维连续相连。而肺动脉瓣的动脉窦完全且唯一地由右心室肌肉支持，特别是通过独立式的（free-standing）右心室漏斗支持（图 3-3 和图 3-9）。肺动脉瓣叶更远侧被铰链在动脉壁上，而不是漏斗的肌肉上，同时瓣叶远侧附着在窦管交界，此处三片瓣叶形成 3 个接合，相似的构型也适用于主动脉瓣（图 3-10）。

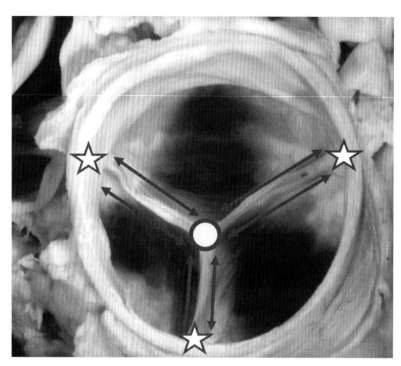

图 3-6　从上方拍摄主动脉瓣，瓣叶处于关闭的位置。可见瓣叶间对合区域（红色双箭头）从外周的窦管交界延伸至瓣膜中心（白色圆形）。就解剖术语而言，这些区域是瓣叶间的接合。尽管如此，外周的附着（五角星）常规被定义为接合

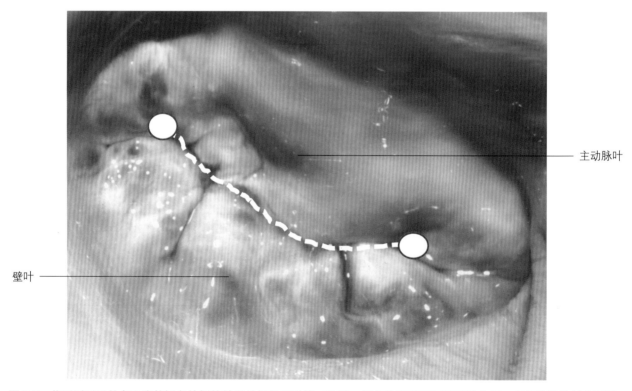

主动脉叶

壁叶

图 3-7　此图展示了从左心房的视角拍摄的处于关闭位置时的二尖瓣。在主动脉瓣叶和壁瓣叶之间，存在单独的对合区域（白色短横线），但是对合区域末端（白色圆形）被常规地定义为瓣膜的接合（此图由美国 Van S. Galstyan 博士拍摄，感谢他允许我们在此书中使用）

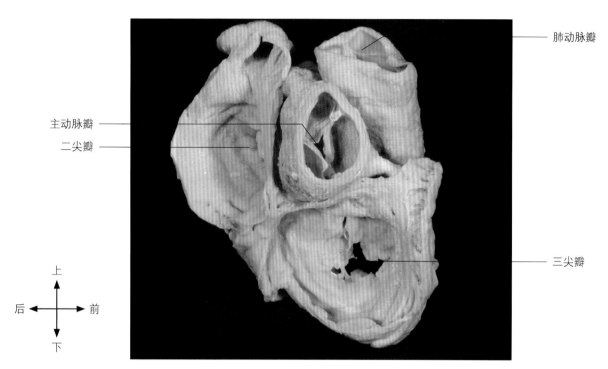

肺动脉瓣

主动脉瓣

二尖瓣

三尖瓣

上
后　前
下

图 3-8　这例标本为上方心脏圆柱切面视角，通过房室连接和心室动脉连接，展示所有 4 个瓣膜的关系

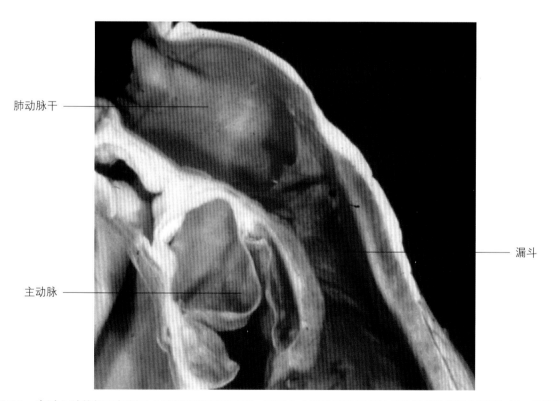

肺动脉干

主动脉

漏斗

图 3-9　穿过心脏的切面复制了心脏超声肋下斜切面，展示右心室的肌性漏斗袖支持肺动脉瓣叶和瓣窦（也可见图 3-3）

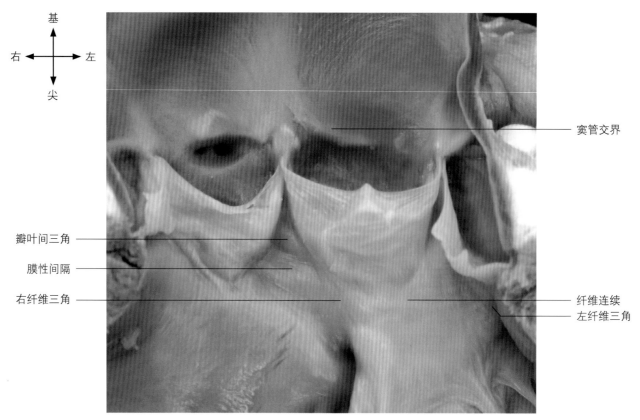

基

右 ←→ 左

尖

窦管交界

瓣叶间三角

膜性间隔

右纤维三角

纤维连续

左纤维三角

图 3-10   主动脉根部被展开，以解剖学方位展示从左心室可见的中心纤维体区域。中心纤维体由膜性间隔和右纤维三角之间的连续区域组成。注意纤维连续向远侧延伸至窦管交界水平，形成主动脉瓣右冠叶和无冠叶的半月形附着上部的瓣叶间三角

当以适合的角度形式进行剖析时，肺动脉瓣是位于最前方、最上方的瓣膜，三尖瓣在最下方，而二尖瓣是 4 个瓣膜中位置最靠后方的。虽然主动脉瓣据守的是左心室出口，但是相对于其他瓣膜，主动脉瓣位于最中心，并且在肺动脉瓣的右侧和后方。

在形成心室质的基底的肌性圆柱内，广阔的纤维骨架支持所有 4 个瓣膜的瓣叶，这个概念顾名思义，但实际上却大相径庭。肺动脉瓣叶与其他瓣膜的瓣叶没有直接的关系（图 3-9 和图 3-11）。在房室交界内的两个房室瓣的瓣叶只获得有限的纤维性支持，但是二尖瓣主动脉叶的关系强调了存在于心脏基底内最大的纤维性支持。二尖瓣主动脉叶与主动脉瓣的两片瓣叶存在直接的纤维性连续，二尖瓣的主动脉叶与纤维连续一起形成主动脉瓣 – 二尖瓣幕帘（aortic-mitral curtain），这块幕帘形成了左心室的顶。纤维连续区域的两个末端增厚，以横穿过左心室短轴的形式，将主动脉瓣 – 二尖瓣联

合体（aortic-mitral valvar unit）固定在心室肌肉组织上（图 3-11）。这些增厚的部分被分别称作左纤维三角（left fibrous trigone）和右纤维三角（right fibrous trigone）。右纤维三角自身与膜性间隔连续，这两个纤维部分的结合，形成了纤维支持中最坚韧的部分。这个结合的结构称为中心纤维体（central fibrous body）。由膜性间隔形成的这片纤维区域向头侧延续至窦管交界水平。介于两个瓣窦之间的主动脉根部的动脉壁，它们是瓣叶间纤维三角（图 3-12）。

因此，中心纤维体包括瓣叶间纤维三角，瓣叶间纤维三角填充了主动脉瓣叶的两个半月形铰链间的缺口。在这个病例中是无冠叶和右冠叶（图 3-10）。感知纤维三角方位的最佳方式是从心脏的右侧，图中纤维组织形成的底面已经被去除（图 3-12）。可以看到纤维三角向上方延续至主动脉的窦管交界水平，由此将左心室腔的最远侧部分与横

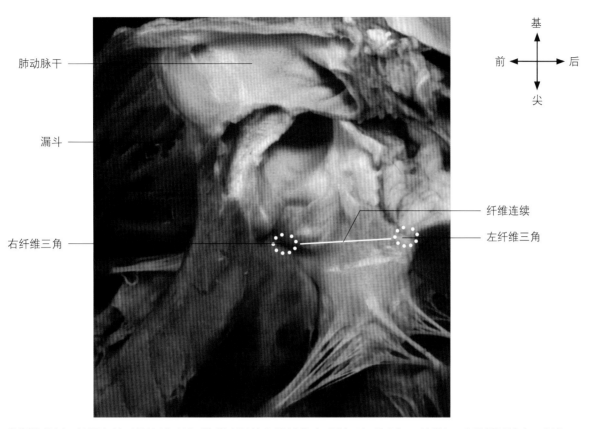

基
前 ← → 后
尖

肺动脉干

漏斗

纤维连续

右纤维三角

左纤维三角

图 3-11 为制作此图，这颗心脏已经按照平行于胸骨旁长轴心脏超声平面被切开（与图 3-1 比较）。动脉根部以及二尖瓣已经被完好地保留，清理干净的动脉根部展示独立式的肺动脉下漏斗肌肉组织支持肺动脉瓣叶，使肺动脉瓣叶远离心室质的基底。注意在主动脉瓣叶和二尖瓣叶之间的纤维连续形成部分左心室的顶。左心室顶末端增厚形成右纤维三角和左纤维三角

基 前
后 尖

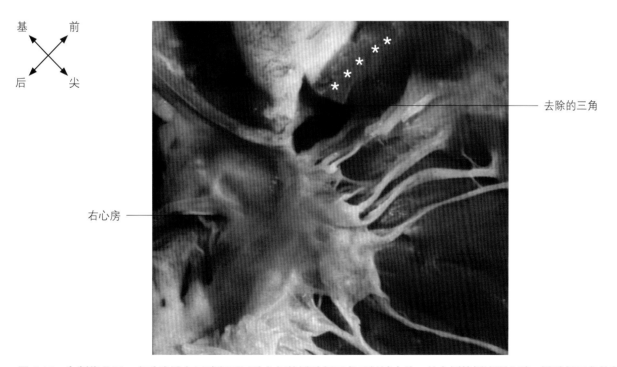

去除的三角

右心房

图 3-12 为制作此图，主动脉瓣右冠叶和无冠叶之间的瓣叶间三角已经被去除，从右侧拍摄这颗心脏。瓣叶间三角的基底由膜性间隔的室间部形成。白色星形标明心室漏斗折叠的切缘，心室漏斗折叠形成绝大部分的室上嵴。尽管如此，被去除的三角的最顶端侵入横窦，表明这个区域最初是部分的左心室腔壁

窦的右侧分隔开。

相似的小纤维组织三角形成了其他主动脉瓣叶间最末端的空间[5]。无冠叶和左冠叶之间的三角自身与主动脉瓣和二尖瓣之间的纤维连续汇合（图3-13）。当去除三角后，从后方拍摄心脏，能够观察到纤维组织如何分隔开左心室流出道和横窦的中间部（图3-14）。分隔开两片冠叶的更小的三角，将左心室流出道从主动脉根部和独立式的右心室漏斗部的组织平面分隔出来（图3-15）。综上所述，主动脉根部的纤维部形成了三尖形的皇冠，延升至窦管交界水平（图3-16）。纤维组织形成皇冠样的主动脉根部延续进入左房室交界，此处它支持二尖瓣壁叶的铰链（图3-17）。但是在不同的心脏中，这个支持的范围具有很大差异[6]。很难找到一条完整的围绕二尖瓣口的纤维组织索（图3-18）。许多部位，瓣叶铰链由纤维板支持，或者在某些病例中，只是由左房室沟的纤维脂肪组织支持，这些纤维脂

肪组织也使心房肌和心室肌相互绝缘。纤维脂肪组织使心房肌质与心室肌质绝缘（图3-19），这种围绕三尖瓣口的构型是一种规律。瓣叶罕见地由纤维性瓣环支持。矛盾的是，在单独的正常房室肌性连续区域，穿透过的 His 束（penetrating bundle of His）刺穿纤维骨架中最坚实的部分，特别是穿过膜性间隔的房室部。对于外科医师而言，可以通过Todaro 腱简便地标记出这个点，Todaro 腱是附着于中心纤维体的另一个纤维结构。这条纤维索穿过右心房壁的肌肉，附着在膜性间隔的右侧面，并且形成 Koch 三角的心房边界（图3-20）。

遵循上述讨论，从支持瓣叶的胶原结构的角度，主动脉瓣或肺动脉瓣的"环（ring）"的说法是不正确的。动脉瓣的瓣叶不是以共平面（uniplanar）圆形的形式铰链，而是在动脉根部内以半月形附着（图3-4 和图3-5）。在每个动脉根部的结构内，确实各存在两个真正的单平面环，但是它们都不与半

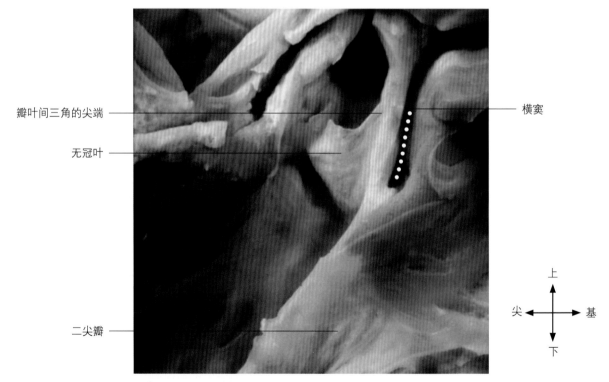

瓣叶间三角的尖端 ——　　　　　　　　　　　　　　—— 横窦

无冠叶 ——

二尖瓣 ——

上
尖 ←→ 基
下

图 3-13　这颗心脏通过主动脉瓣无冠叶和左冠叶之间的瓣叶间三角切开，展示纤维壁如何介于左心室流出道和横窦（白色点线）之间

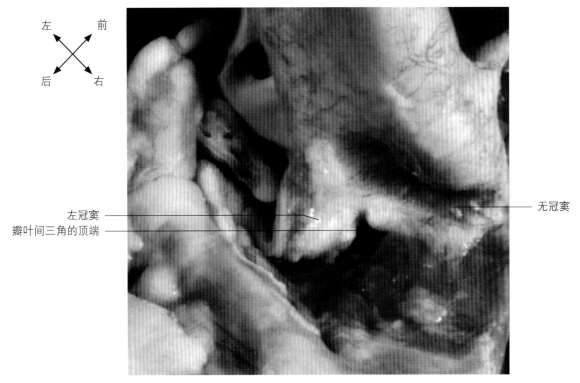

左
前
后
右

左冠窦
瓣叶间三角的顶端

无冠窦

图 3-14　这颗心脏中位于左冠叶和无冠叶之间的纤维三角顶端已经被去除，从横窦方向拍摄这颗心脏，展示这个瓣叶间三
角顶端的位置

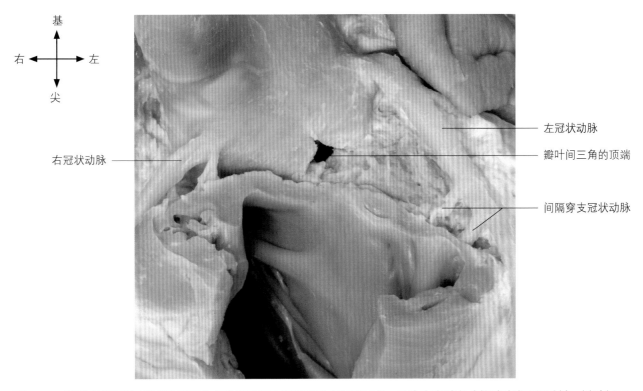

基
右
左
尖

右冠状动脉

左冠状动脉
瓣叶间三角的顶端
间隔穿支冠状动脉

图 3-15　此图展示发出冠状动脉的两个主动脉瓣窦之间的瓣叶间纤维三角。因为存在独立式的肺动脉下漏斗袖，瓣叶间三
角自身已经被切除，并且从右侧面拍摄这颗心脏。注意间隔穿支冠状动脉

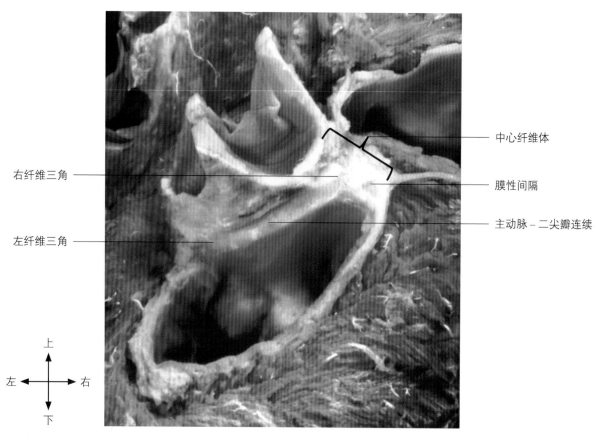

右纤维三角

左纤维三角

上
左　右
下

中心纤维体

膜性间隔

主动脉 – 二尖瓣连续

图 3-16　这颗心脏中的左心房肌已被完整切除，并且从后面拍摄。主动脉瓣窦的壁已经被切除至主动脉瓣叶的半月形铰链水平，展示整体呈皇冠样构型的支持瓣叶的根部纤维部分。还要注意纤维连续从主动脉根部纤维组织延伸入二尖瓣口和三尖瓣口，这些是房室瓣环的纤维性组成部分

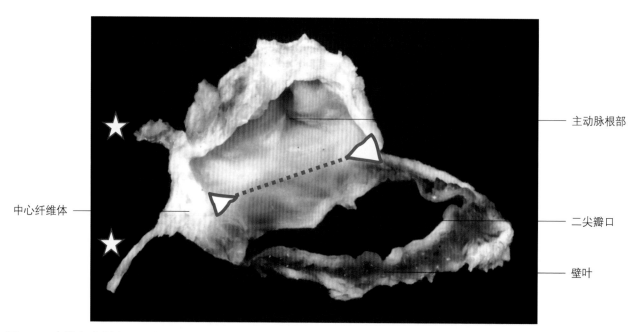

中心纤维体

主动脉根部

二尖瓣口

壁叶

图 3-17　支持主动脉瓣 – 二尖瓣联合体的纤维骨架已经从图 3-16 标本中取下，并且从下方拍摄。纤维组织沿二尖瓣口环绕，此外组织学研究显示纤维支持的牢固程度存在变异。尽管如此，存在一个较小的延伸，绕三尖瓣口（五角星）。红色点线和白色三角标明主动脉瓣和二尖瓣之间的连续

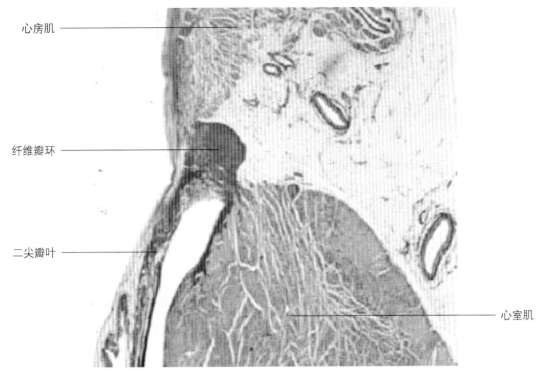

心房肌

纤维瓣环

二尖瓣叶

心室肌

图 3-18　该组织学切面穿过二尖瓣壁叶。注意在房室交界的特殊部分存在索样的瓣环，它在房室交界固定住瓣叶。这种现象是例外而不是常规。尽管如此，可以找到这样的支持壁瓣叶全长的索[6]

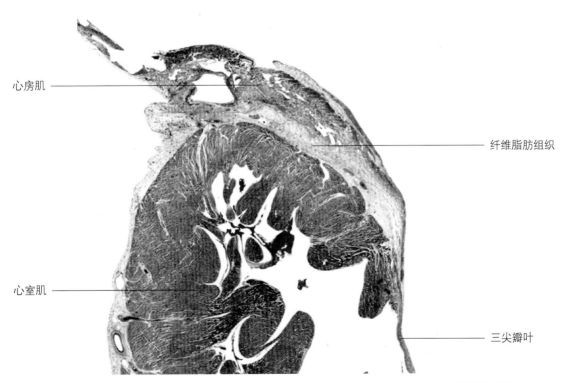

心房肌

纤维脂肪组织

心室肌

三尖瓣叶

图 3-19　穿过右房室交界的组织学切面，展示房室沟的纤维脂肪组织，除了被 His 束穿过，这些纤维脂肪组织使右心房与右心室绝缘。这里没有支持三尖瓣铰链的纤维"瓣环"

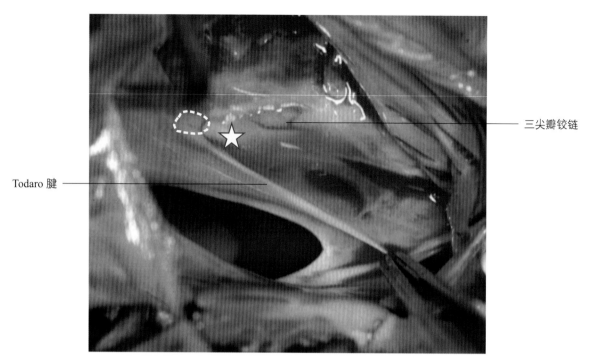

三尖瓣铰链

Todaro 腱

图 3-20　此图在手术室中拍摄，展示 Eustachian 瓣如何延续，成为插入膜性间隔（白色短横线）内的 Todaro 腱，界定 Koch 三角的心房边界。五角星标明了房室结的位置，房室结位于 Koch 三角的顶端

月形的瓣叶附着交汇，并且都不是外科医师认为的瓣环（valvar annulus）。解剖性心室动脉交界是最明显的解剖性环，只有当瓣叶自身被去除后才明显，在肺动脉瓣内最容易被观察到（图 3-4）。半月形的瓣叶附着越过这个环，所以每一片瓣叶的最上端均附着于另一个明显的解剖性环，称为窦管交界（图 3-3）。在两动脉根部内还有第三个"环"（ring），然而这个"环"是个虚拟的环，不是真正的解剖结构，由瓣膜铰链最近侧的部分相接而形成（图 3-3）。但是这个虚拟的环具有特殊的临床意义，因为这个环是心脏超声医师识别的瓣环[2]。就像现在关注手术治疗主动脉瓣的德国团队的建议[3]，外科医师接受这个虚拟的环代表了瓣环，对于瓣环的认识就变得更加清晰了。

各个房室瓣的基本形态

我们已经看到在一些重要特征上，二尖瓣和三尖瓣具有共同点，这就允许我们以瓣膜复合体的形式一并描述（图 3-1）[1]。第一个共同特征是瓣叶附着于房室交界。与前文讨论过的一样，房室瓣的瓣环作为术语是合适的，虽然这个环不总是牢固的、连续的胶原索。第二个共同特征是瓣叶的构型。组织学上，这些房室瓣叶的结构具有海绵状的心房层和纤维性的心室层。心房肌以不相等的距离插入心内膜（endocardium）和海绵层之间。心室肌肉组织的分叶偶尔也可以延伸入纤维层内。在正常瓣膜，只能在含有肌性分叶的瓣叶节段中发现血管。瓣叶由腱索支持，这些腱索自身插入乳头肌内或者直接插入心室肌内。第三个共同性特征是三尖瓣和二尖瓣腱索的附着，尽管每一簇腱索联合体的构型方式存在根本差异。第四个共同特征是乳头肌。上述这些不同的特征，可以轻而易举地区分瓣膜形态的差异。在描述这些差异之前，重要的是需要再次强调两个房室瓣膜的瓣叶和它们的拉紧装置的特征是有共性的。

作为整体剖析，瓣叶形成一条连续的裙摆，从房室交界悬垂下来。裙摆自身分为截然不同的部分，并且某个节段代表某片瓣叶。遗憾的是，对于每个瓣膜的瓣叶数量，一片瓣叶与另一片瓣叶的分隔点由什么构成，当前还没有形成共识。传统地认为三尖瓣形如其名，已经被认为具有三片瓣叶。有些学者辩称这个右房室瓣只有两片瓣叶[7]，即使我们的研究不支持这种概念[8]。二尖瓣（mitral valve）的另一个名称是双尖瓣（bicuspid valve）。但是却有学者提议：最好认为二尖瓣具有 4 片瓣叶[9]，甚至 6 片[10]。持续的争议显示出定义某片瓣叶存在的困难。一些学者通过识别所谓的瓣叶之间的接合，实现对瓣叶的定义。这就有必要定义接合。外科医师通常将接合认作是在瓣膜组织的裙摆内有缺口的外周附着。对于房室瓣，这些缺口由扇形的接合性腱索支持，这些腱索插入主要乳头肌或者乳头肌群内（图 3-21）。定义这些概念依靠的结构自身相对其他结构而言是多变的，而其他结构自身又是多变的。以哲学的观点，这些都是原则性不强的。为了用这样的形式定义接合，瓣膜还需要在开放的位置进行评估。但是所有外科医师都知道，为了功能完整，瓣膜的瓣叶在关闭时必须紧密地贴合。因此我

们定义瓣叶范围，倾向依据瓣叶之间对合区域的位置。这样对合区域的外周范围变成了接合，而它们之间的裙摆区域代表瓣叶。

瓣叶自身通过腱索支持。毗邻的瓣叶之间对合区域末端通常由扇形的腱索支持，这些扇形的腱索被定义成接合性腱索（commissural cord）（图 3-21）。另外对于扇形索（fan-shaped），正常情况下整个瓣叶的游离边缘协调一致地由腱索支持（图 3-22）。在讨论如何对这些精巧复杂的腱索加以分类时，正如 Frater 表明的[11]，这个来自多伦多的研究团队指出：如果任何这些支持游离边缘的腱索被切断，瓣膜会出现反流（regurgitant）。我们同意 Frater[11] 的观点，出于分类的目的，简单地将支持这些游离边缘的腱索（图 3-22）与支持粗糙区域的腱索（图 3-23）区分开，已经足够了。多伦多团队[12] 提议的分类细节很少，如果有，具有外科实用性。

从粗糙区域发出的腱索是明显的结构，它们从乳头肌延伸至瓣叶的心室面。一些到达粗糙区域的

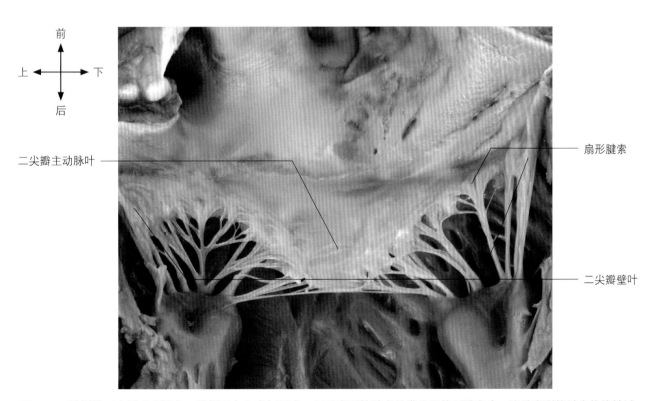

图 3-21　风湿性二尖瓣手术视角，拍摄于左心房切开术，展示扇形的腱索从乳头肌的顶端发出。这种类型的腱索传统地被认为是"接合性"腱索

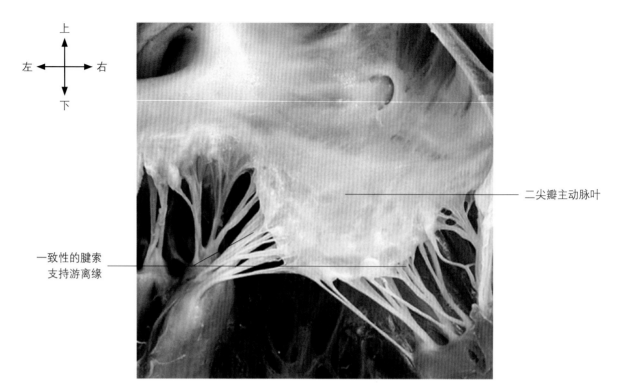

图 3-22   这例解剖标本从入口部视角观察，展示二尖瓣主动脉叶，还有支持整个瓣膜游离边缘的腱索

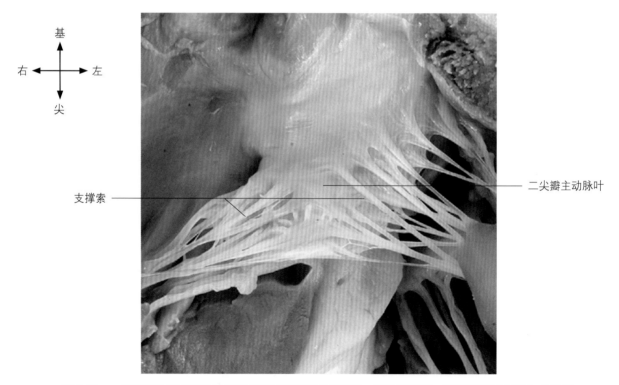

图 3-23   一些到二尖瓣主动脉叶的糙面区域的腱索尤其明显，如此图所示，这些腱索被定义为支撑索

腱索，在二尖瓣上尤其明显，称之为支撑索（strut cord）（图 3-23）。第三类腱索，起自紧靠房室交界的心室壁，仍旧插入瓣叶的心室面内。这些是基底腱索（basal cord）（图 3-24）。这些腱索的分支模式的特点很少，并且这些腱索产生得更远。只要充分注意到，正常情况下，瓣叶的所有部分都获得了腱索良好的支持。缺少一致性的腱索支持极有可能是导致瓣叶脱垂（prolapse）的机制[13, 14]。

房室瓣的不同部分组成了完整的瓣膜复合体（图3-1），它们在功能上必须协调统一，以维持正常的瓣膜功能。房室瓣有如此复杂的拉紧装置，原因是瓣叶处于关闭的位置时，它们必须能够经受住全部心室收缩压力的冲击。瓣膜任何部分的病变均可以导致反流。因此房室交界具有正常的尺寸，并且不能过度扩张是完全必要的。瓣叶之间必须紧密地贴合紧密（copat）。这就要求瓣叶之间具有重叠的区域。这种闭合点经常由一系列的小瘤斑（nodule）标记，尤其在衰老的瓣膜。闭合点远离游离边缘，留给扩张的瓣膜口一个安全的外沿。然而附着于游离边缘的支持瓣叶的腱索，对于瓣膜功能完整的意义也同样

重要。前文已经讨论过，这个特征对于瓣叶脱垂的机制有特别的意义。现在已经表明[15]，二尖瓣叶脱垂已经是最常见的先天性病变之一。但是对这种脱垂的发病机制尚未形成共识。形态的观察[11, 12]明确表明：瓣叶的游离边缘缺少腱索支持，连同留存的腱索延长是引起瓣叶脱垂的原因；瓣叶的游离边缘由腱索支持，它们形式协调一致，是正常瓣膜的一部分。还有乳头肌和心室、心肌正确的活动，对于维持瓣膜功能完整也同样重要。乳头肌不仅必须有活力，而且它们必须位于相对于瓣膜的轴向、机械效益合适的位置。总而言之，瓣膜联合体内的所有部分对于瓣膜的正常功能均有意义[1]。

二尖瓣

二尖瓣具有两片主要的瓣叶，它们由成对的乳头肌支持。两片瓣叶的外围长度存在较大差异（图3-25）。单独的对合区域末端位于两片瓣叶之间，传统地被标示为接合，两根乳头肌分别位于与间隔毗邻的前下方的位置，以及从后心室壁发出的

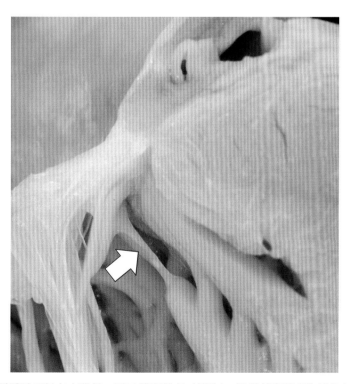

图 3-24　二尖瓣壁叶已经向上翻起，展示基底腱索（箭头）。这种基底腱索均具有自己的肌性胶质

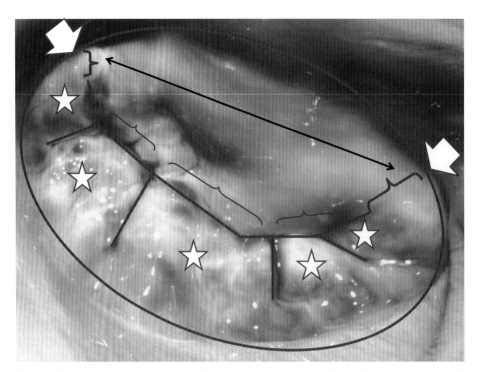

图 3-25　二尖瓣处于关闭位置，从上方视角观察，与外科医师所见一致。在两片主要瓣叶之间具有单独的对合区域，壁叶内的缝隙导致一些潜在的壁叶亚组成部分（五角星）。注意对合区域末端不延伸至房室交界（粗红括号）（此图由美国 Van S. Galstyan 博士拍摄，感谢他允许我们在此书中使用）

后上方的位置，尽管这两根乳头肌的位置通常被不正确地描述为后隔方和前侧方。随着 CT 成像的进步，将心脏的相对位置与身体坐标联系起来，显示出当前描述不对应的本质（图 3-26）。CT 图像还清晰地显示出瓣膜开口的轴与肌性室间隔的入口部的平面之间存在角度（图 3-26）。主动脉下流出道后部的范围楔入这个角度内。我们可以看见，这样的构型是排布房室传导组织轴的关键（见第 5 章）。二尖瓣的两片瓣叶自身频繁地被描述为"前方"和"后方"。严格地说，还是由于瓣膜开口的轴相对于人体解剖的轴之间存在倾斜，其实它们位于前上方和后下方（图 3-26）。我们倾向于将二尖瓣叶描述为主动脉叶（aortic leaflet）和壁叶（mural leaflet），这种描述可以同时说明它们的形态和通常在体内的位置。

主动脉叶的附着只占瓣环周长的 1/3。与壁叶相比，主动脉叶外形呈梯形（trapezoidal），或者更像半圆形（图 3-27）。壁叶的附着占瓣环周长的 2/3，壁叶是一个长的、矩形的结构，尽管它中

间的部分也能够一定程度呈半圆形。在与主动脉叶对合区域末端毗邻的壁叶的节段，在形态上的变异最多。这些节段经常几乎完全地与中心部分分隔开，形成一些所谓的二尖瓣壁叶的扇贝形叶（scallop）。Carpentier[16] 已经将这些扇贝形叶连同主动脉叶的面向这些扇贝形叶的节段，用字母加数字的形式编号，并且这种常规已经被外科广泛地应用（图 3-28）。Yacoub[9] 提出：扇贝形叶是一种四叶瓣（quadrifoliate valve）的各自独立的四片瓣叶。还有学者[10] 指出：与对合区域的末端毗邻的瓣叶的部分，也有可能存在"扇贝形样"的外观（图 3-29）。所有这些分类都是人为的，因为在瓣膜会正常地发生显著的变异，壁叶有可能由四叶、五叶甚至更多部分组成。最好认识到在二尖瓣的壁叶内，存在着数量各异的缝隙（slit），这些缝隙作为褶皱（pleat），使正常瓣膜可以严密地关闭[17]。尽管如此，在瓣叶脱垂的条件下，划分的壁叶的独立部分也许会呈现出孤立的畸形结构，此时必须像前文那样认识这些孤立畸形。

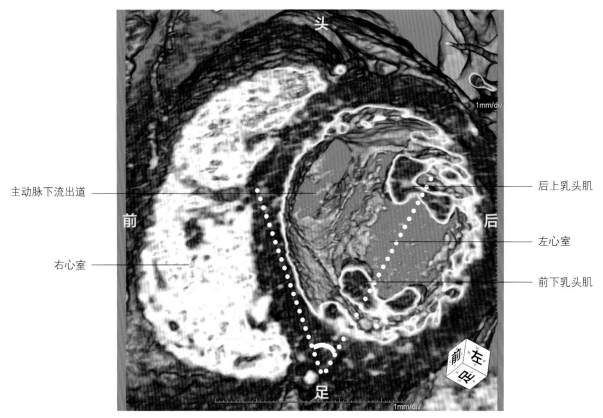

图 3-26　CT 图像清晰显示心室质短轴的方位与身体坐标系的相对关系，由图像右下角方块提示，在图像边沿的黄色缩写标记坐标头侧、足侧、前侧和后侧。成像切面清晰地展示二尖瓣叶之间对合区域线和肌性室间隔下部平面（白色点线）之间存在角度。注意：当以正确的方位剖析时，乳头肌位于前下方和后上方，与通常的描述相反

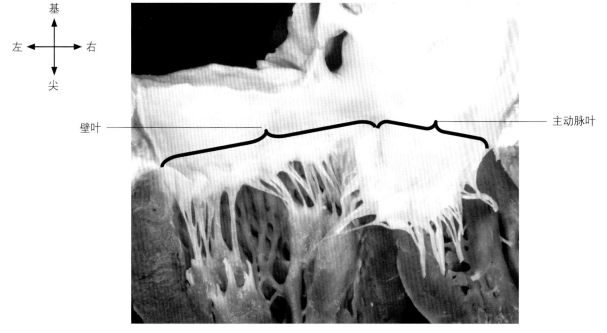

图 3-27　通过最接近间隔的瓣叶之间对合区域末端打开二尖瓣，展示在房室交界上的两片瓣叶铰链长度的巨大差异

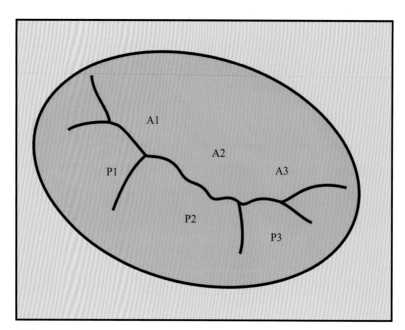

图 3-28   Carpentier 分类[16] 识别壁叶上的 3 片主要的扇贝形叶（P1～P3），还以字母数字的方式命名面对的主动脉叶节段（A1～A3）。尽管如此，这种分类忽略了在单独的对合区域末端的瓣叶亚组成部分（图 3-29）

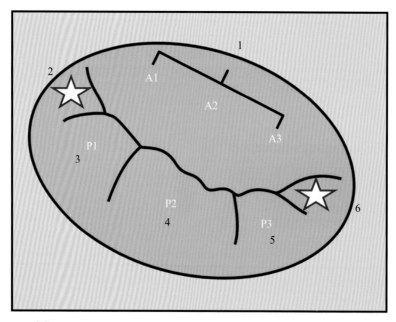

图 3-29   在 Kumar 及其同事[10] 的分类中，还考虑与瓣叶之间单独的对合区域末端毗邻的壁叶的组成部分（五角星），使用 6 个而不是 4 个数字描述潜在的完整瓣膜的裙摆亚组成部分（与图 3-28 比较）

　　附着于瓣叶的支持性腱索，既可以连至乳头肌（以连接游离边缘和粗糙区域的腱索的形式），又可以直接连至心室壁，与基底腱索一样。在对合区域末端，腱索使毗邻的两侧瓣叶附着至各自乳头肌尖端。两侧乳头肌补充性（supplementary）头部支持其他在游离边缘走行的腱索，这些腱索通常协调一致地在瓣叶最前缘附着。尽管这样，正如我们讨论过的，支持的程度能够存在很大的变异。支持壁叶的扇贝形叶之间的分隔腱索，还经常呈现出扇形的外观。当上述腱索附着于明显的乳头肌补充性头部时，它们有可能与支持接合的腱索特别相似。而支持粗糙区域的腱索从乳头肌发出，到达瓣叶的心室面。与已经强调过的一样，几根这样的腱索从乳头肌到主动脉叶的下表面，它们尤其明显，被称为支撑索（图 3-23）。基底腱索附着在壁叶的心室面，直接从心室腔壁上的小型乳头肌的头部发出（图 3-24）。

二尖瓣的乳头肌几乎都是明显的成对结构，位于心室腔壁的前下方和后上方（图 3-26）。虽然任何一根肌束的准确形态都存在相当可观的变异[13]，但是它们没有一根从间隔发出，这与右心室内三尖瓣的附着相反。当在左心室内原位地剖开二尖瓣时（图 3-30），在心室腔壁的心尖和中间 1/3 的交界处可以看到这些成对的乳头肌彼此相连。

就传导组织而言，在瓣口区域最容易遭受损伤，这片区域与右纤维三角和中心纤维体相关。房室结和穿透的房室束与这些区域毗邻（图 3-31 和图 3-32）。在两个纤维三角之间的瓣口区域，差不多是二尖瓣主动脉叶的中部，直接相对于主动脉瓣的无冠叶和左冠叶之间的接合处。这个点，主动脉根部向上凸起，穿过心房壁的切口将会延伸入主动脉下流出道。如果切口继续向上方延伸，会穿进心包腔的横窦内，横窦叠加在主动脉瓣 – 二尖瓣幕帘上（图 3-13）。心内屈曲叠加在幕帘上，并在幕的任何一侧走行，被横窦标出界线。旋支冠状动脉从二尖瓣壁叶的左侧和下方环绕壁叶；还有冠状动脉窦从二尖瓣壁叶的右侧和下方环绕壁叶（图 3-32）。房室结动脉也紧靠近二尖瓣口的右侧走行，尤其是它从优势性旋支动脉起源时。旋支与外沿直接相关的范围，这确实取决于冠状动脉的排布。左冠状动脉呈优势时，可在 1/10 的人群中发现这样的构型，整个二尖瓣壁叶的附着与冠状动脉密切相关，包括这根冠状动脉为房室结供血的分支（图 3-33）。

三尖瓣

以关闭形式为基础加以判断[8]，三尖瓣具有三片主要的瓣叶（图 3-34 和图 3-35）。它们分别位于隔侧、前上方和下方（图 3-36），尽管下方或者壁侧的瓣叶通常被描述为后侧，这是因为，在尸检或

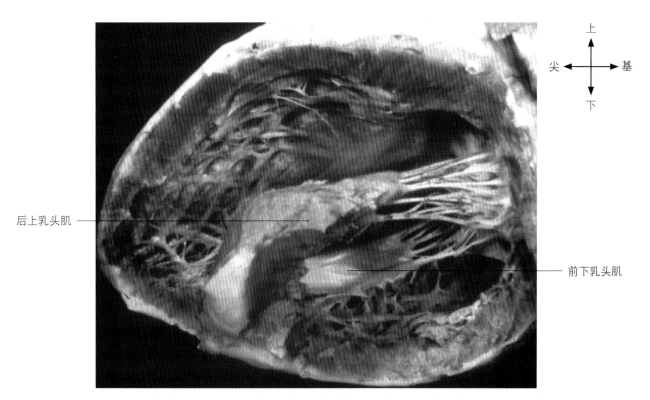

图 3-30　左心室腔壁已经被切除，心脏从后部和下部拍摄。两根乳头肌在心室的源头处是直接毗邻的

前
左 ←→ 右
后

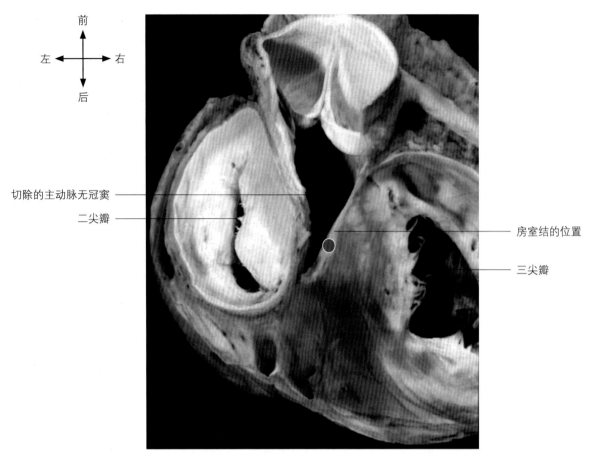

切除的主动脉无冠窦
二尖瓣
房室结的位置
三尖瓣

图 3-31　心房腔已经沿着主动脉瓣的无毗邻窦和无毗邻叶被去除，显露左心室流出道后下方深处的憩室。
注意相对于二尖瓣的房室结（红色圆形）的位置

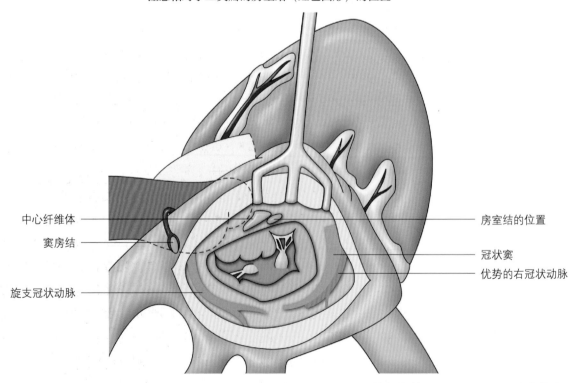

中心纤维体
窦房结
旋支冠状动脉
房室结的位置
冠状窦
优势的右冠状动脉

图 3-32　此示意图展示当右冠状动脉呈优势时，二尖瓣的各个部分相对于手术结构的意义。这存在于 90% 的个体中

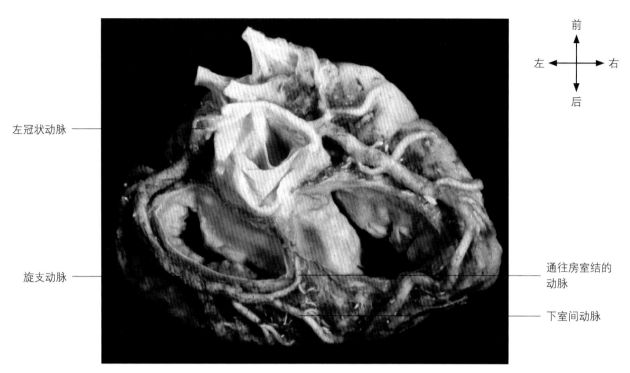

左冠状动脉

旋支动脉

通往房室结的
动脉

下室间动脉

前

左　　　右

后

图 3-33　以解剖学视角从上方和后方拍摄这颗心脏，展示当左冠状动脉为优势时，旋支动脉与二尖瓣壁叶的关系。注意下室间动脉和通往房室结的动脉，它们均从旋支起源

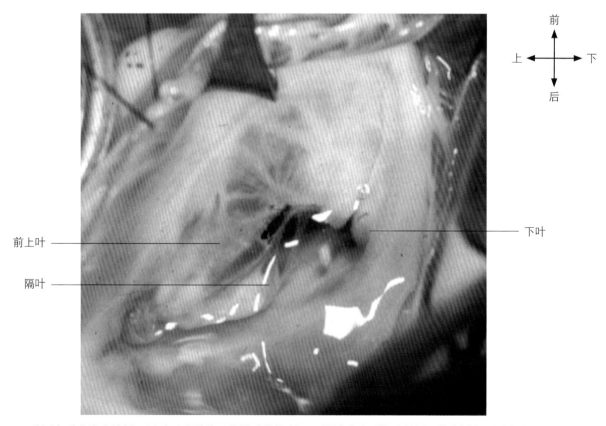

前上叶

隔叶

下叶

前

上　　　下

后

图 3-34　此图在手术室中拍摄，展示三尖瓣的三片瓣叶的构型。三片瓣叶分别位于隔侧、前上侧和下侧或壁侧。下叶经常被错误地描述为位于后侧

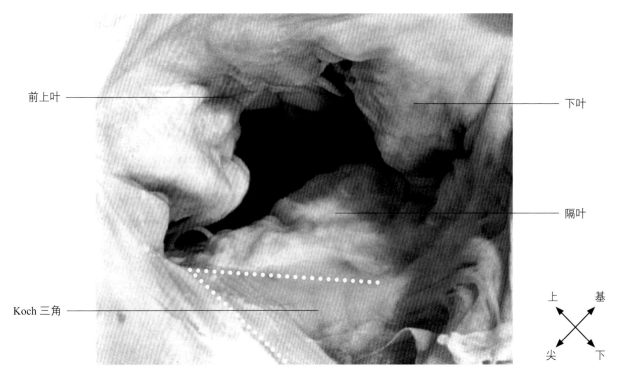

图 3-35   解剖标本已经被拍摄，复制如手术室所见的构型，如图 3-34 所示，证实瓣叶位于隔侧、前上侧和下侧。注意隔瓣叶与 Koch 三角（白色点线）解剖标志的关系

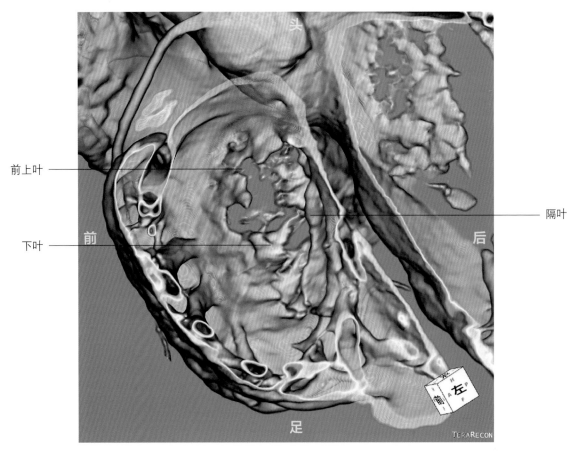

图 3-36   CT 图像显示三尖瓣的三片瓣叶，证实当其处于合适的角度时，它们位于隔侧、前上侧和下侧。注意 CT 软件给出的方向标识

者解剖室中还有另一种描述心脏结构的实例，心脏已经被完全切除下来，而不是使用身体坐标系作为参照。隔叶由相对不恒定的下乳头肌和相对恒定的内乳头肌支持。内乳头肌又是为人熟知的 Lancisi 肌（muscle of Lancisi）或者圆锥乳头肌，从间隔外沿小梁的后侧肢发出（图 3-37）。隔叶的附着越过膜性间隔，隔叶将膜性间隔分为房室部和室间部（图 3-38）。隔叶远侧的范围由多个腱索附着，这些腱索从游离边缘直接到间隔（图 3-39）。而二尖瓣叶缺少任何隔侧的附着，这个特征可以区分支持三尖瓣的腱索与二尖瓣的腱索。隔叶横越过膜性间隔的区域，隔叶也许被划分开，导致产生裂缺，不连续地向中心纤维体延伸。

前上叶由心室漏斗折叠的下边垂下，如广阔的幕，挂落在心室的出口部和入口部之间。前上瓣叶的内侧和上方末端由内乳头肌发出的腱索支持（图 3-37）。前上瓣叶的外侧和下方的构型存在更多变异。前上叶与下叶的对合区域偶尔由明显的前乳头肌支持，此时，前乳头肌从间隔外沿小梁的心尖部

起源。更多的时候，前乳头肌支持前上叶的中部。前上叶不仅通过腱索支持它的游离边缘，而且还通过粗糙区域的腱索和支撑索支持，形式与二尖瓣主动脉叶类似。当前乳头肌支持前上叶的中点时，它与支持下瓣叶的对合区域的乳头肌相对难以区分。肌肉的范围既可以从乳头肌，又可以从心室漏斗折叠（ventriculoinfundibular fold）直接进入前上叶。三尖瓣的第三片瓣叶是下叶或者壁叶，与其他两片瓣叶相比更加不恒定，因为下乳头肌经常难以区分或者存在变异。下瓣叶附着于房室交界的腔壁部，远侧由几根到瓣叶的游离边缘的腱索支持，腱索既可以附着于小的乳头肌头部，又可以直接进入心室壁。下叶通常还有一些基底腱索的支持（图 3-40）。

整个三尖瓣叶的腔壁侧附着被在房室沟内走行的右冠状动脉环绕（图 3-41）。很少能发现形成完整的胶原性三尖瓣"瓣环"。取而代之的是，房室沟内的脂肪组织几乎完全且唯一地分隔开心房肌质和心室肌质，同时瓣叶被铰链在心室壁的心内膜表面（图 3-20）。

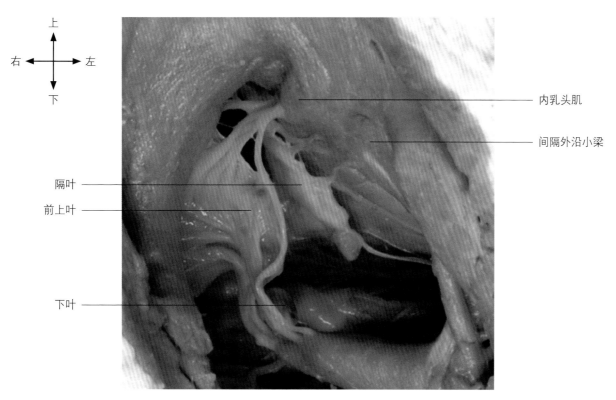

图 3-37　以解剖学方位从漏斗面拍摄右心室，展示内乳头肌，即为人熟知的 Lancisi 肌，它支持隔叶和前上叶之间的对合区域

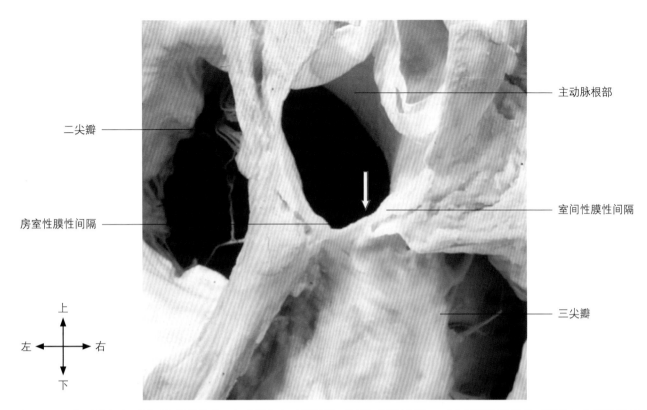

二尖瓣

主动脉根部

房室性膜性间隔

室间性膜性间隔

三尖瓣

上
左 右
下

图 3-38   此图从心房面展示心脏的基底，心房肌和主动脉瓣的无冠窦已经被切除。三尖瓣隔叶的附着（箭头）将膜性室间隔划分为房室部和室间部

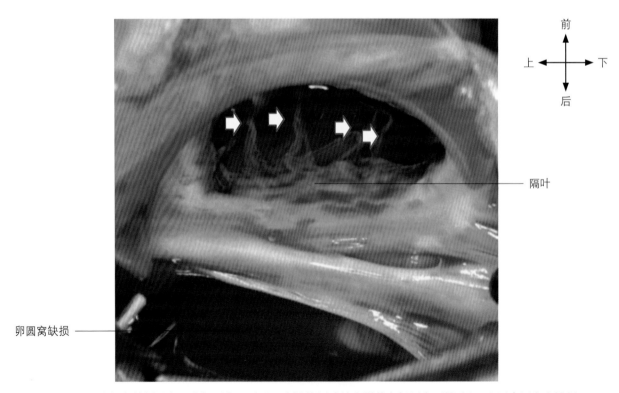

前
上 下
后

隔叶

卵圆窝缺损

图 3-39   此手术视角拍摄于右心房切开术，展示三尖瓣的隔叶腱索附着在间隔上（箭头）。卵圆窝还存在缺损

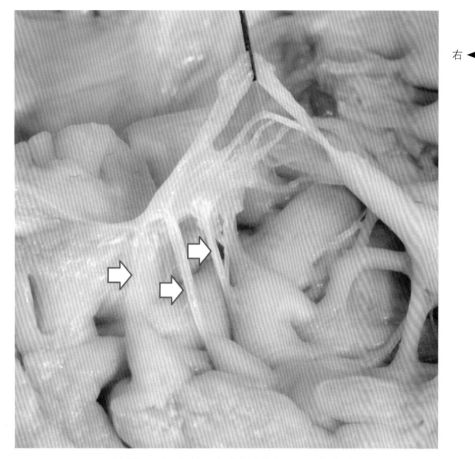

图 3-40　三尖瓣的下叶已经从心室壁上被挑起，展示基底腱索（箭头）

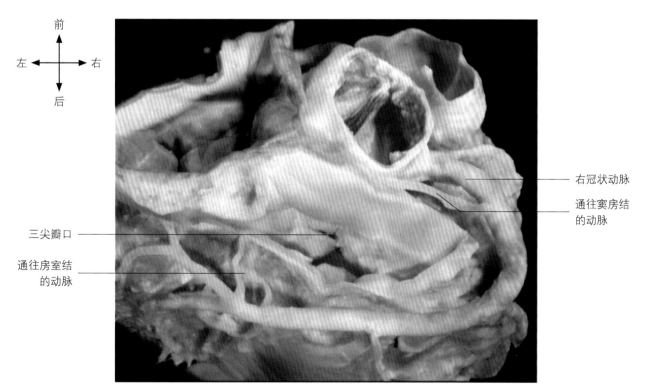

图 3-41　此图的视角与图 3-66 一致，右冠状动脉呈优势，以解剖学方位从后上方拍摄，展示右冠状动脉与三尖瓣口的密切关系

动脉瓣的基本构型

动脉瓣的结构比房室瓣简单得多，因为动脉瓣不需要复杂精细构型的拉紧装置以保证它们的功能完整，但是最好仍然以瓣膜复合体的形式对动脉瓣加以分析（图 3-3）。动脉瓣自身设计得很简单。在心室收缩时，三片半月形的瓣叶向支持性的动脉窦内开放，而在舒张时它们一起塌落。通过支持的血液静压，三片瓣叶保持在关闭的位置（图 3-42）。以组织学结构而言，动脉瓣叶含有纤维核和内皮的内衬（图 3-43）。纤维核在游离边缘增厚，尤其是在缺少游离边缘的中心部分，此处会随着衰老而出现特有的纤维性增厚，证据是 Arantius 结（nodule of Arantius）。主动脉瓣叶不在它们的游离边缘闭合。闭合线距离游离边缘一些距离，偏向半月形的附着。主动脉瓣叶也许有穿孔，位于超过闭合线更外侧部分，但并不频繁出现。这种穿孔正常地出现，不影响瓣膜功能。各片瓣叶的铰链线呈半月形或者月牙形（图 3-4 和图 3-5）。在完整结构的层面，剖析 3 个半月形的铰链时，瓣叶的基座呈现皇冠形（图 3-44）。瓣叶间的附着在它们的对合区域的顶点明显比它们的中部高。依据这些构型，用瓣环描述瓣叶的铰链是不尽理想的，尽管许多外科医师仍旧认为这是一个适合的术语[3]。在主动脉根部范围内有两个真性环，然而矛盾的是，它们之中没有一个被描述为瓣环，这引起了外科医师的重视。窦管交界也许是最明显的，它是瓣膜接合的附着平面（图 3-45）。动脉干的纤维壁附着于支持性心室结构之上，这是最明显的解剖性环，由此延续成解剖性心室动脉交界，在右心室流出道，瓣叶被去除后最容易观察（图 3-4）。环形样的解剖性交界和血流动力交界之间存在显著的偏差，后者由瓣叶的半月形附着标记出来。这种构型的优点是：与血流动力学有关的那部分动脉壁是心室的结构；在每个窦基底的那部分心室相反地在动脉干内（图 3-46）。因此瓣膜结构的本质虽然简单，但是整个动脉根部是复杂

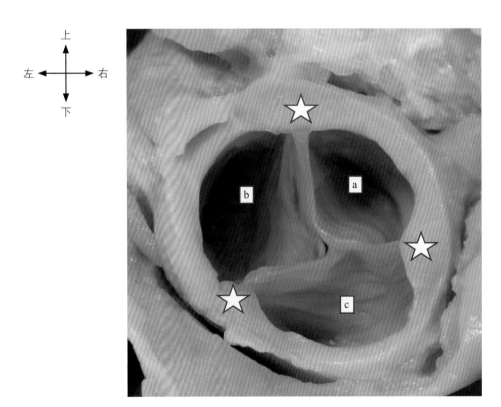

图 3-42　主动脉瓣关闭时从上方拍摄，展示主动脉瓣的三片瓣叶（a，b，c）对合紧密，被它们支持的血容量的舒张压保持在一起。五角星标明接合，接合是对合区域至窦管连接的外周附着

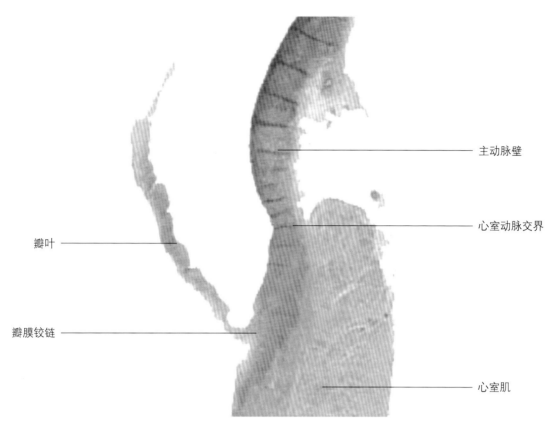

主动脉壁

心室动脉交界

瓣叶

瓣膜铰链

心室肌

图 3-43　该组织学切面展示主动脉瓣的一片瓣叶的纤维核，以及它的动脉面和心室面的内皮内衬。注意瓣膜铰链在解剖性心室动脉交界以下

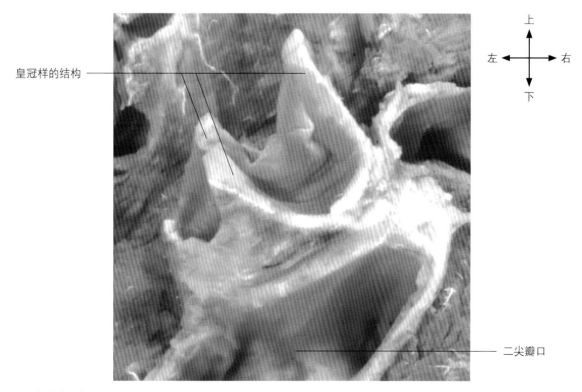

皇冠样的结构

二尖瓣口

图 3-44　主动脉根部在这例标本中已经被切开，去除了瓣窦，留下半月形的瓣叶附着。此图展示整体构型如何呈皇冠样

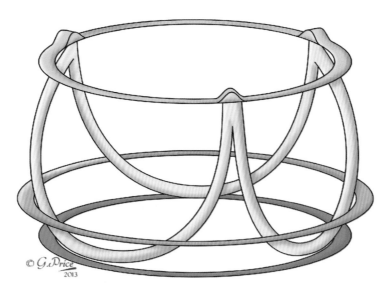

图 3-45　此示意图展示主动脉瓣叶的半月形铰链（黄色）与主动脉根部内其他环的相对关系。位于上方的绿色环是窦管交界。蓝色环展示心室动脉交界，而红色环是虚拟的结构，由瓣叶铰链的近侧附着聚在一起而形成

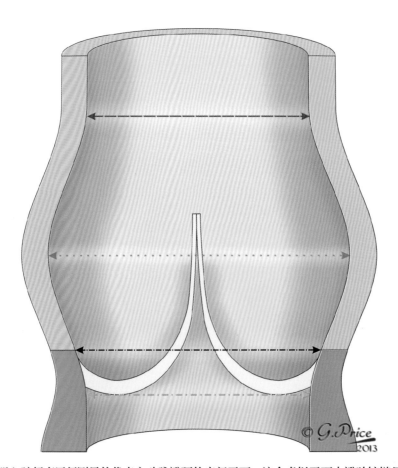

图 3-46　此示意图表明心脏超声医师测量的代表主动脉瓣环的空间平面。这个虚拟平面由瓣叶铰链最低点聚在一起而构成（蓝色双箭头）。这是一个虚拟的解剖性环，而不是一个真正的解剖性入口。主动脉根部真正的解剖性环由窦管交界（红色双箭头）和解剖性心室动脉交界（黑色点线所示平面）形成。注意根部最宽的部分在窦的中部水平（绿色双箭头）

的结构。动脉窦自身以三叶草样的形式构型，允许瓣叶以奔驰汽车标志（Mercedes-Benz®）的形式关闭（图 3-42）。尽管如此，各片瓣叶附着的最低点被用作超声的瓣环测定点（图 3-46）。虽然这个平面没有对应任何解剖结构，但是现在外科医师达成了共识，倾向于接受瓣叶附着的最低点代表动脉瓣的瓣环[3]。实际上，没有比两根动脉根部入口的直径更大的环了。

主动脉瓣

主动脉瓣的半月形的瓣叶一部分附着在与二尖瓣主动脉叶的纤维连续上，另一部分附着在左心室肌性出口部（图 3-47）。当命名瓣叶时，实际可以利用的是几乎没有例外的现象：主要的冠状动脉从其中两个主动脉窦起源，而不是第三个。因此主动脉瓣叶能够被准确地描述为左冠叶（left coronary leaflet）、右冠叶（right coronary leaflet）和无冠叶（non-coronary leaflet）（图 3-48）。但是所谓的无冠窦极少发出其中一根冠状动脉，因此可将无冠窦更

精确地描述为无毗邻窦（non-adjacent sinus）。主动脉左冠叶和主动脉右冠叶具有主导的肌性起源，它们来自左心室壁，心肌的基部混入支持性的主动脉窦内（图 3-49）。左冠叶和右冠叶均与肺动脉干毗邻。这两片瓣叶更远侧的毗邻部分从游离主动脉壁起源。左冠叶和右冠叶更远侧的毗邻部分，连同这两片冠叶之间的小的瓣叶间纤维三角一起，从主动脉根部和肺动脉下漏斗之间的组织平面中分隔出流出道腔（图 3-15 和图 3-50）。

右冠叶的附着可以从它与左冠叶的对合区域追溯。在膜性间隔区域，右冠叶落向间隔的肌性部分的嵴。然后再次上升至与无毗邻叶的对合区域的顶点（图 3-51）。右冠叶后半部的附着是纤维骨架的重要组成部分。全部无毗邻叶有一个纤维性源头，也混入纤维骨架。无毗邻叶的一半通过与右冠叶对合区域的范围，附着在膜性间隔区域（图 3-51）。无毗邻叶和右冠叶之间的纤维三角与右心房和右心室均有重要的关系（图 3-52）。左心室流出道的广泛的后部范围，或者憩室（diverticulum），位于无毗邻叶底下，这个憩室的前外侧的界线是膜性间隔

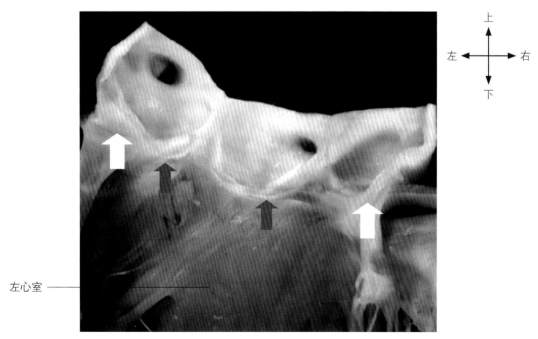

图 3-47　主动脉根部的瓣叶已经被切除，主动脉瓣左冠叶和无冠叶之间的流出道已经被打开。两个窦发出冠状动脉，在它们的基底存在间隔肌肉组织（红色箭头），而部分左冠窦，连同无冠窦，由二尖瓣的主动脉叶的纤维连续支持（白色箭头）

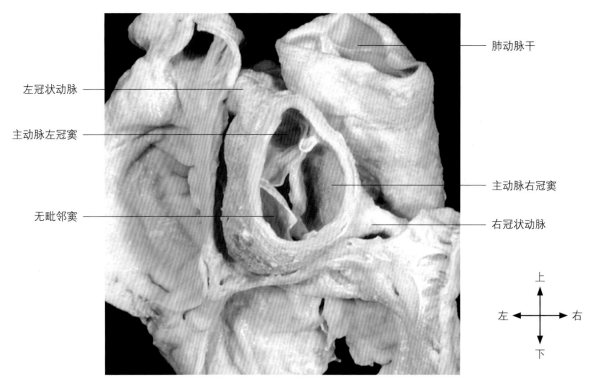

左冠状动脉

主动脉左冠窦

无毗邻窦

肺动脉干

主动脉右冠窦

右冠状动脉

上

左　右

下

图 3-48　从上方拍摄这颗心脏，管状的主动脉已经被去除，显露出瓣窦。考虑冠状动脉的源头，可以将这两个窦命名为主动脉左冠窦和主动脉右冠窦。第三个窦相对于肺动脉干是无毗邻窦。在几乎所有病例中，无毗邻窦不发出冠状动脉。在这种情况下，它还能被称为无冠窦

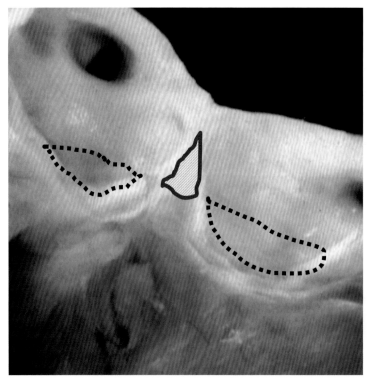

图 3-49　此图是图 3-47 中心脏的放大图，展示支持主动脉瓣冠叶的窦基底是如何由肌性室间隔组成的（黑色点线），因为半月形铰链向心尖延伸，超过解剖性心室动脉连接。红色三角围成的白色阴影区域展示主动脉壁形成流出道的远侧范围，它位于主动脉冠叶之间，向窦管交界水平走行

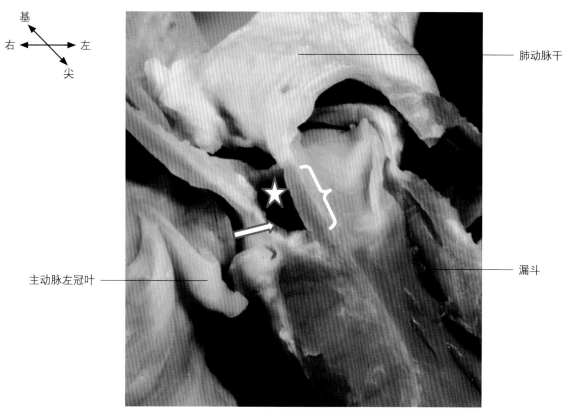

基

右　　　左

尖

肺动脉干

漏斗

主动脉左冠叶

图 3-50　这颗心脏的主动脉根部已经从右侧切开，展示主动脉根部与独立式的肌性肺动脉下漏斗（白色括号）的关系。主动脉根部沿着分隔开两片冠叶（白色箭头）的纤维三角切开，展示这个纤维三角如何将主动脉流出道从主动脉根部和漏斗（五角星）之间的组织平面分隔开

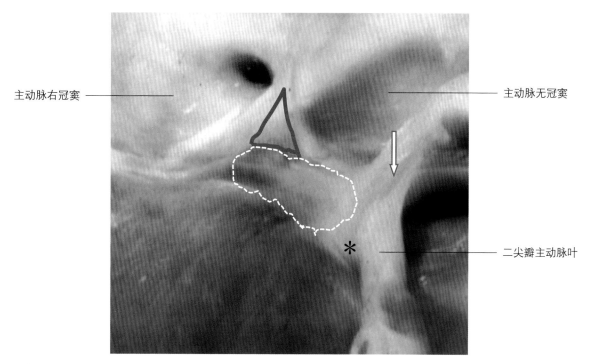

主动脉右冠窦

主动脉无冠窦

二尖瓣主动脉叶

图 3-51　在图 3-50 中的主动脉根部已经被放大，展示右冠叶和无冠叶之间的三角。这个三角的基底部由膜性间隔组成（白色卵圆形短横线），而三角尖部起自窦管交界（红色三角）。白色箭头标明与二尖瓣的主动脉叶的连续，黑色星形标明右纤维三角

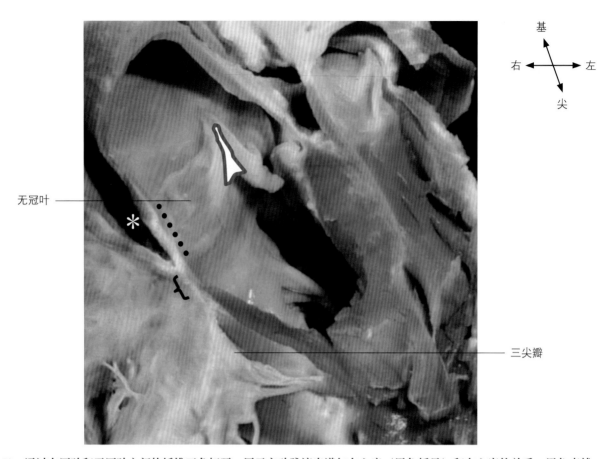

基

右 ←—→ 左

尖

无冠叶

*

三尖瓣

图 3-52   通过右冠叶和无冠叶之间的纤维三角切开，展示主动脉流出道与右心房（黑色括号）和右心室的关系。黑色点线标明这个三角的尖端，它将左心室流出道与横窦（白色星形）分隔开。白色三角位于主动脉无毗邻窦和左冠窦之间

的房室部。无毗邻叶与右纤维三角附着，无毗邻叶到达它的最低点，无毗邻叶接着上升至与左冠叶的对合区域的顶点。在这片区域，无毗邻叶与左冠叶毗邻的部分均附着于主动脉游离壁远侧，近侧是与二尖瓣主动脉叶的延续。它们以这样的方式形成主动脉瓣－二尖瓣幕帘，这条幕帘将左心室流出道与心包横窦分隔开，而不是左心房（图 3-53）。超越过这个区域，左冠叶紧接一短节段的腔壁心肌，之后向前延伸到达与右冠叶的对合区域。在不同心脏之间，主动脉瓣叶准确附着存在差异，尤其是与主动脉瓣－二尖瓣幕帘有关的无冠叶和左冠叶之间的对合区域。在不同的心脏之间，主动脉下纤幕帘的长度也存在差异。在一小部分正常心脏中，主动脉瓣在这片区域完全由肌性漏斗或肌袖支持[18]。这些个体变异不会影响前文描述过的基本的解剖关系。

理解瓣膜铰链的解剖将关注转移至与主动脉瓣相关的重要外科危险区域。无冠叶的上升部分直接位于包含有房室结的心房壁之上，而无冠叶与右冠叶的对合区域直接位于穿透的房室束和膜性间隔之上（图 3-54 和图 3-55）。右冠叶与左冠叶的对合区域通常与相对应的面对的两片肺动脉瓣叶间的对合区域位置相反。因此对于上述主动脉的左冠叶和右冠叶之间毗邻的部分，直接与右心室的漏斗相关，尽管有不相关的心外组织平面介于它们之间（图 3-50）。在此处穿过右心室流出道的切口，可以直接进入主动脉下的区域（图 3-56）。这是在 Konno 手术（Konno procedure）或者改良 Konno 手术（modified Konno procedure）中，通过右心室入路解除主动脉下梗阻（subaortic obstruction）的基础。超越这点，左冠叶外侧的部分是主动脉瓣中唯一没有与其他心腔紧密接触的部分。这部分瓣叶从心内屈曲的外侧外延起源，关系上与外部的心包腔空间相关。

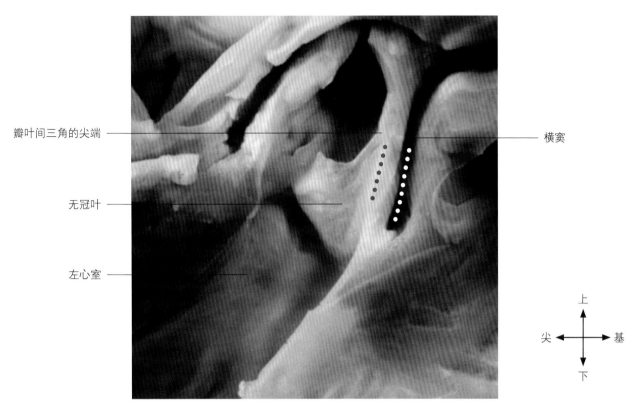

瓣叶间三角的尖端

无冠叶

左心室

横窦

上

尖　基

下

图 3-53　这颗心脏中的左心室流出道已经通过无冠叶和左冠叶之间的纤维三角被切开。纤维壁（红色点线）将流出道与横窦（白色点线）分隔开

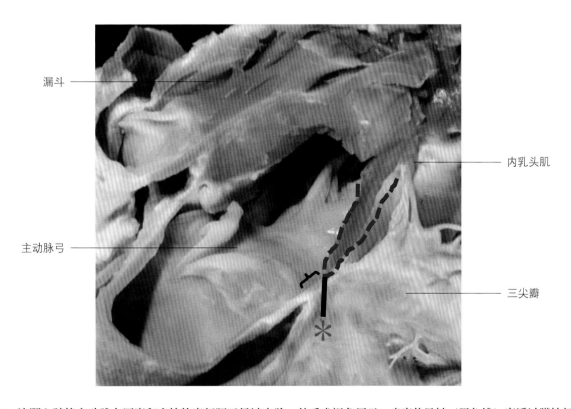

漏斗

主动脉弓

内乳头肌

三尖瓣

图 3-54　这颗心脏的主动脉右冠窦和支持的室间隔已经被去除。从手术视角展示，房室传导轴（黑色线）穿透过膜性间隔（黑色括号），从房室结（红色星形）延伸至肌性室间隔上再分叉（蓝色短横线）

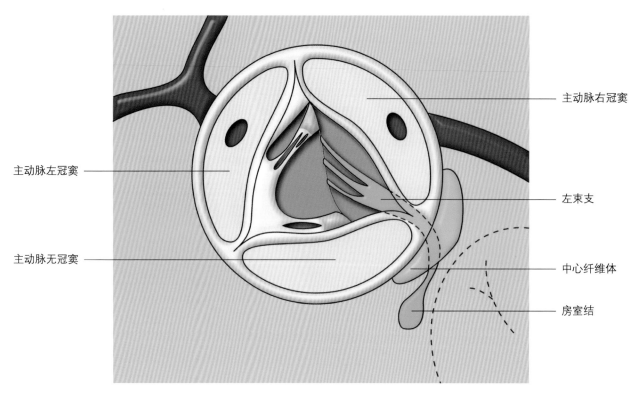

主动脉右冠窦

主动脉左冠窦

左束支

主动脉无冠窦

中心纤维体

房室结

图 3-55　此示意图展示房室结与穿支束的关系，与外科医师通过主动脉瓣所见一致

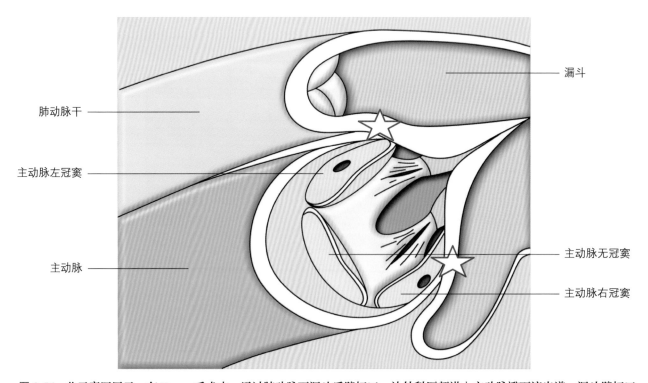

漏斗

肺动脉干

主动脉左冠窦

主动脉

主动脉无冠窦

主动脉右冠窦

图 3-56　此示意图展示，在 Konno 手术中，通过肺动脉下漏斗后壁切口，让外科医师进入主动脉瓣下流出道。漏斗壁切口在肌性室间隔内，并且进入发出冠状动脉的两个主动脉瓣窦之间的左心室流出道。两颗五角星标明漏斗壁如何被拉开

肺动脉瓣

在正常心脏中，肺动脉瓣具有完全且唯一的肌性附着，附着于右心室漏斗（图 3-57）。因为肺动脉瓣的位置是倾斜的，依据身体坐标系命名肺动脉瓣叶是有困难的。最好依据肺动脉瓣与主动脉瓣的位置关系描述肺动脉瓣叶（图 3-58）。与间隔附着的两片主动脉瓣叶总是与两片肺动脉瓣叶毗邻。因此这两片肺动脉瓣叶，能够被简单地称为左毗邻叶（left adjacent leaflet）和右毗邻叶（right adjacent leaflet）。那么第三片瓣叶可以适合地被描述为无毗邻叶（non-adjacent leaflet）。当以观察者的角度位于无毗邻窦内观察时，两个毗邻窦在他或她的左手侧和右手侧[19]。尽管如此，从肺动脉干观察右手侧的瓣叶，在空间上位于左侧和后方的位置，而左手侧的瓣叶与右冠状动脉毗邻。因此，我们倾向于说明肺动脉瓣叶的解剖方位。两片毗邻叶之间的对合区域，传统地被认为附着于肌性出口间隔（muscular outlet septum），就在间隔外沿小梁的前侧肢上方。实际上，这两片毗邻叶之间的对合区域

附着于独立式的漏斗肌性组织袖上（图 3-50）。右毗邻叶从它与其他毗邻叶对合区域的最高点落下，右毗邻叶由心内屈曲支持，心内屈曲将右毗邻叶与三尖瓣分开。这个肌质是右心室的室上嵴。心室漏斗折叠（ventriculoinfundibular fold）这个特殊部分，分隔开房室瓣铰链和动脉瓣铰链，因此右毗邻叶和无毗邻叶之间的对合区域朝向这个折叠的腔壁范围，而无毗邻叶由漏斗的前腔壁支持。无毗邻叶和左毗邻叶之间的对合区域，从背向间隔的腔壁附着延伸。因此左毗邻叶从腔壁走行到间隔区域。从整体剖析，肺动脉瓣可以与它的漏斗袖一起，自由地从右心室游离下来（图 3-59），而不损伤任何重要结构，尽管左毗邻叶与第一间隔穿支动脉（first septal perforating artery）关系紧密（图 3-60）。保护这根动脉是 Ross 手术（Ross procedure）成功强调的特征之一[20]。

瓣膜与其他重要心脏结构的关系

三尖瓣、二尖瓣和主动脉瓣位于心室的基底，

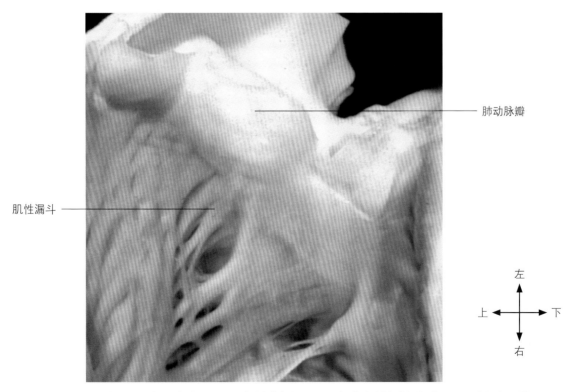

图 3-57　这颗心脏沿右心室腔壁被打开，以解剖学方位展示所有肺动脉瓣叶如何由漏斗肌肉组织支持

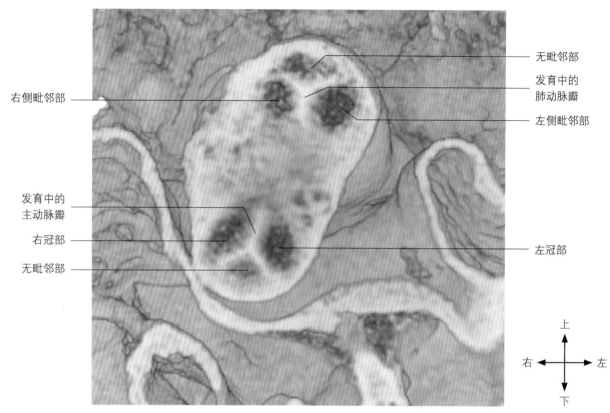

右侧毗邻部

无毗邻部

发育中的
肺动脉瓣

左侧毗邻部

发育中的
主动脉瓣

右冠部

无毗邻部

左冠部

上

右　左

下

图 3-58　这幅小鼠胚胎 12.5 天时的图像，展示了发育中的主动脉根部和肺动脉根部的各个组成部分。心内膜垫将分开发出瓣叶和支持这些瓣叶的瓣窦。各个组成部分仍然保留它们的关系，所以两个肺动脉瓣窦总是与最终发出冠状动脉的两个主动脉瓣窦毗邻。其他窦是无毗邻窦。这些提供了描述瓣窦和瓣叶的逻辑意义，如图标识所示

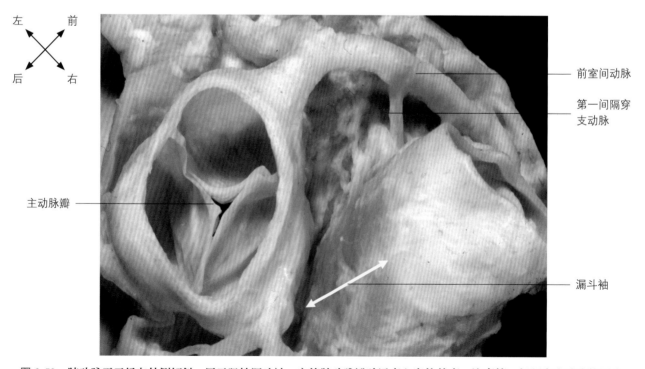

左　前

后　右

前室间动脉

第一间隔穿
支动脉

主动脉瓣

漏斗袖

图 3-59　肺动脉干已经向外侧倾斜，展示肌性漏斗袖，它使肺动脉瓣叶远离心室的基底。注意第一间隔穿支动脉的源头

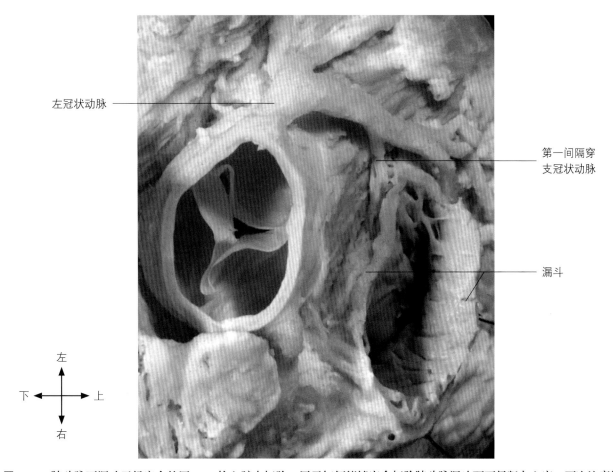

左冠状动脉

第一间隔穿
支冠状动脉

漏斗

左

下　　上

右

图 3-60　肺动脉下漏斗已经完全从图 3-59 的心脏中切除，展示如何能够完全切除肺动脉漏斗而不侵犯左心室。再次注意第
一间隔穿支冠状动脉的位置

这些瓣膜与房室传导系统和冠脉循环系统关系紧密。在手术中必须避免损伤房室传导系统和冠脉循环系统，因而知道这些结构的准确位置十分重要。必须学习瓣膜自身内部相对的解剖标志，因为传导组织基本上不可见，而外科医师抵近瓣膜时，冠状血管的路径有可能被遮蔽。虽然我们在讨论各个瓣膜时提到过这些解剖标志，但是它们的重要性仍有必要被全面地回顾。

房室传导的特异性肌性轴

在正常心脏，穿透的房室束（penetrating atrio-ventricular bundle）是心房肌质和心室肌质之间唯一的肌性交通。房室束穿透过中心纤维体的膜性间隔部，因此房室束与二尖瓣叶、三尖瓣叶和主动脉瓣叶等关系密切。传导轴从房室结和心房的过渡细胞（transitional cell）区域起源。这些传导轴的心房部分完全且唯一地被包含在 Koch 三角内。Koch 三角的下方范围是三尖瓣隔叶的交界性附着。一旦传导轴穿透过间隔，传导轴立即进入左心室的主动脉下区域（图 3-61）。穿透过的点相对位于二尖瓣叶间对合区域的前下方末端。在这片区域，房室结位于壁叶的内侧扇贝形叶房性附着内的 5～10mm（图 3-32）。到达左心室流出道后，传导轴就开始发出分支，既可以在肌性室间隔嵴上，像三明治一样被夹在肌性室间隔和心室间膜性间隔之间（图 3-52），也可以在间隔的左心室面上。这片区域位于主动脉瓣的无毗邻叶和右冠叶之间的对合区域的底下（图 3-54），但是，瓣叶间纤维三角的高度将瓣叶的附着与传导轴分隔开。从左心室观察，在瓣叶之间对

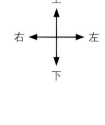

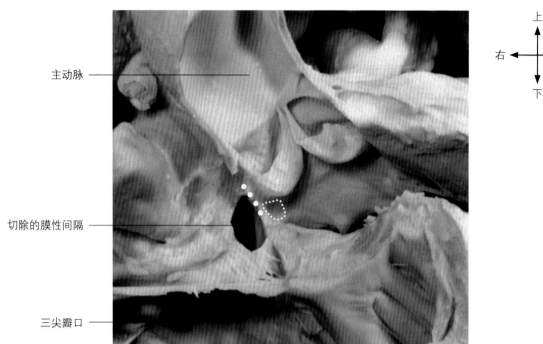

主动脉

切除的膜性间隔

三尖瓣口

图 3-61　该切面通过膜性间隔（白色点线）。房室传导轴穿透过这个膜性间隔到达肌性室间隔嵴。我们可以看见：穿透过的点直接与主动脉瓣和二尖瓣连续区域的右侧末端毗邻。在连续区域右侧末端增厚形成右纤维三角（白点区域）

合区域的底下，左束支呈扇形展开，铺开在间隔光滑的左侧表面，并且在接近心尖部途中分为三个部分。传导轴先发出右束支，之后发出左束支。右束支如同薄的绝缘的索，向后横越过间隔，在右心室面的内乳头肌区域汇聚。右束支接下来的路径通常是在心肌内，在间隔外沿小梁结构内，在心尖部分叉。当从右侧剖析，传导轴分叉的这一段的位置可以被想象成一条线，连接 Koch 三角顶点与内乳头肌（图 3-62）。在右心室这个区域缝合时必须谨慎，因为整个轴就位于右心室表面下 5 mm 以内。

容易受损伤的冠状循环

在冠状循环的静脉端，冠状窦是唯一值得注意的与瓣膜相关的结构。心大静脉（great cardiac vein）在左房室沟内走行，心大静脉转入左房室沟下部，收集斜静脉（oblique vein）（图 3-63 和图 3-64）。心大静脉与斜静脉的汇合标志着冠状窦的起始。冠状窦在下房室沟的脂肪组织内继续向前，注入右心房

（图 3-65）。在成年人中冠状窦的路径，接近二尖瓣壁叶的内侧附着内 5～15 mm。置换二尖瓣时，在此处深缝，也许会导致损伤冠状静脉窦，这有可能引起特别棘手的出血。此外，移除之前植入的二尖瓣时，必须注意手术刀和缝线均不能进入此窦，因为正常的解剖也许已经被既往的手术扰乱。

因为冠状动脉的路径的大部分在房室沟内，所以它们与二尖瓣和三尖瓣均有紧密的关系。左冠状动脉主干在心室漏斗折叠左侧外沿的转角上开始发出分支，也就是在左纤维三角之上。虽然前室间动脉远离瓣膜，但是它的间隔穿支延伸入间隔内，就在肺动脉瓣的面向左手侧叶（left-facing leaflet）的底下。在这片区域广泛地被解剖时，有可能损伤这根重要的动脉。左冠状动脉的旋支与二尖瓣的关系最密切，尤其当左冠状动脉呈优势时。当右冠状动脉呈优势时，也就是右冠状动脉发出下室间动脉（inferior interventricular artery），这确实发生在约 90% 病例中，旋支动脉只与环绕二尖瓣壁叶的扇贝形叶外侧的区域相关（图 3-66）。当旋支动脉变成

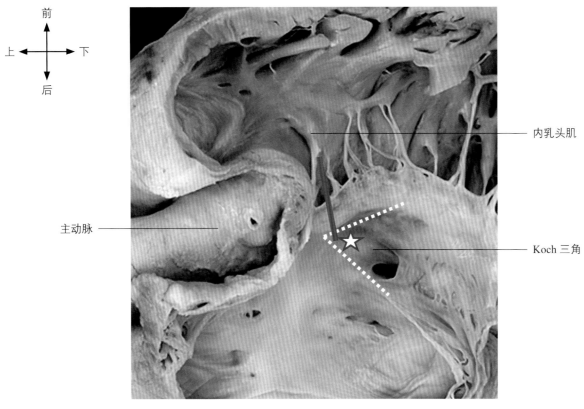

前
上　下
后

主动脉

内乳头肌

Koch 三角

图 3-62　这颗心脏以手术方位展示，右心房腔壁和右心室腔壁已经被切除。红色线标明房室传导轴的路径，房室传导轴穿透过膜性间隔，从房室结（五角星）到达左心室流出道。右束支在右侧的内乳头肌底下重新聚集

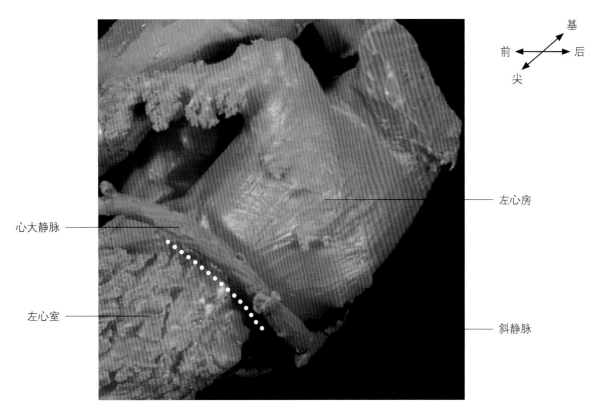

基
前　后
尖

左心房

心大静脉

左心室

斜静脉

图 3-63　此图展示在左房室沟（白色点线）内的心大静脉。心大静脉直到接收左心房的斜静脉后才成为冠状窦

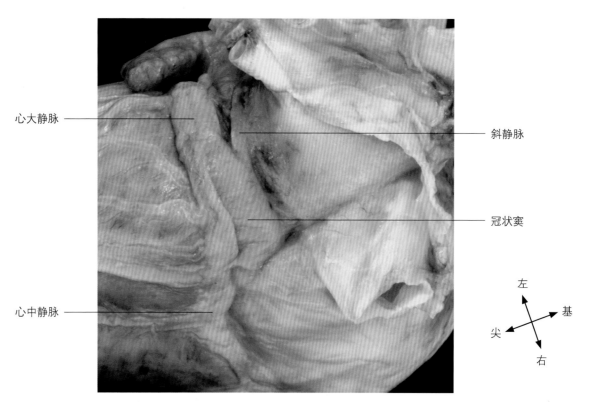

心大静脉

斜静脉

冠状窦

心中静脉

左

基

尖

右

图 3-64 这颗心脏已经从体内被切下，从膈表面拍摄，展示左下房室沟内的冠状窦的路径。心大静脉变为冠状窦的点是心大静脉接收左心房的斜静脉的位置

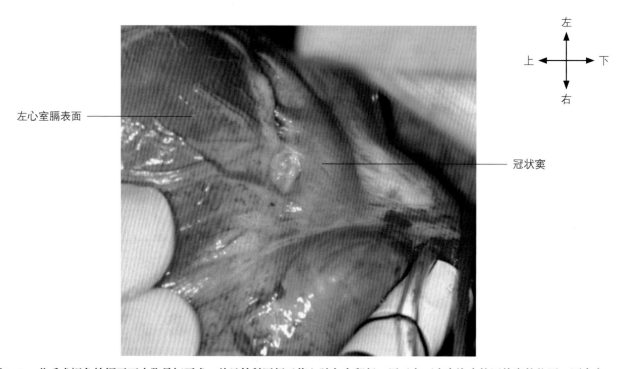

左

上   下

右

左心室膈表面

冠状窦

图 3-65 此手术视角拍摄于正中胸骨切开术，并且外科医师已将心脏向上翻起，展示在下房室沟内的冠状窦的位置。圈套在下腔静脉

前
左　　右
后

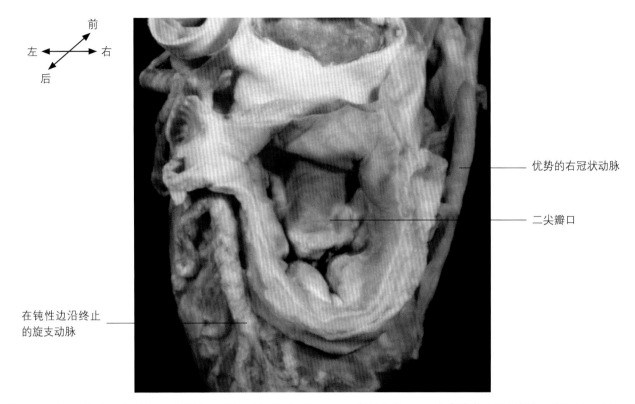

优势的右冠状动脉

二尖瓣口

在钝性边沿终止
的旋支动脉

图 3-66　此图的心脏也在图 3-41 中展示。优势的右冠状动脉发出下心室间动脉，并且发出动脉通往房室结。我们可以看见，在这样的条件下，旋支动脉是唯一与二尖瓣壁叶的外沿相关的冠状动脉

下室间动脉时，旋支动脉的全部路径与整个二尖瓣壁叶的关系紧密（图 3-33）。

右冠状动脉总是以圆周形的路径，围绕三尖瓣的壁侧附着走行。右冠状动脉起始段穿过右房室沟（图 3-41），此处右冠状动脉位于心室漏斗折叠的心外膜面上。在此处深缝时可能会损伤右冠状动脉的起始段[21]。对于大多数人，右冠状动脉在环绕三尖瓣壁叶的附着之后，变为下室间动脉。当右冠状动脉呈优势时，就在右冠状动脉下降之前，在冠状窦底面的底下形成明显的 U 形环（U-loop），在环的尖端发出分支，通往房室结。一些病例中，旋支动脉发出下室间动脉，房室结动脉从旋支动脉起源（图 3-33）。不论从优势的左冠状动脉还是右冠状动脉起源，寸辖制轮的房室结动脉与三尖瓣隔叶的瓣环附着的下面有关。

参考文献

[1] Perloff JK, Roberts WC. The mitral apparatus. Functional anatomy of mitral regurgitation. *Circulation* 1972; 46: 227–239.

[2] Frater RWM, Anderson RH. How can we logically describe the components of the arterial valves? *J Heart Valve Dis* 2010; 19: 438–440.

[3] Sievers HH, Hemmer G, Beyersdorf F, et al. The everyday used nomenclature of the aortic root components: the Tower of Babel? *Eur J Cardiothorac Surg* 2012; 41: 478–482.

[4] Anderson RH. Demolishing the Tower of Babel. *Eur J Cardiothorac Surg* 2012; 41: 483–484.

[5] Sutton JP 3rd, Ho SY, Anderson RH. The forgotten interleaflet triangles: a review of the surgical anatomy of the aortic valve. *Ann Thorac Surg* 1995; 59: 419–427.

[6] Angelini A, Ho SY, Anderson RH, Davies MJ, Becker AE. A histological study of the atrioventricular junction in hearts with normal and prolapsed leaflets of the mitral

valve. *Br Heart J* 1988; 59: 712–716.

[7] Victor S, Nayak VM. The tricuspid valve is bicuspid. *J Heart Valve Dis* 1994; 3: 27–36.

[8] Sutton JP 3rd, Ho Sy, Vogel M, Anderson RH. Is the morphologically right atrioventricular valve tricuspid? *J Heart Valve Dis* 1995; 4: 571–575.

[9] Yacoub M. Anatomy of the mitral valve chordae and cusps. In: Kalmason D (ed). *The Mitral Valve. A Pluridisciplinary Approach.* London: Edward Arnold, 1976; pp 15–20.

[10] Kumar N, Kumar M, Duran CM. A revised terminology for recording surgical findings of the mitral valve. *J Heart Valve Dis* 1995; 4: 76–77.

[11] Frater R. Anatomy and physiology of the normal mitral valve. (Discussion) In: Kalmanson D (ed). *The Mitral Valve. A Pluridisciplinary Approach.* London: Edward Arnold, 1976; p 41.

[12] Lam JHC, Ranganathan N, Wigle ED, Silver MD. Morphology of the human mitral valve. I. Chordae tendineae: a new classification. *Circulation* 1970; 41: 449–458.

[13] Becker AE, de Wit APM. Mitral valve apparatus. A spectrum of normality relevant to mitral valve prolapse. *Br Heart J* 1979; 42: 680–689.

[14] Van der Bel-Kahn J, Duren DR, Becker AE. Isolated mitral valve prolapse: chordal architecture as an anatomic basis in older patients. *J Am Coll Cardiol* 1985; 5: 1335–1340.

[15] Roberts WC. The 2 most common congenital heart diseases. (Editorial) *Am J Cardiol* 1984; 53: 1198.

[16] Carpentier A, Branchini B, Cour JC, et al. Congenital malformations of the mitral valve in children. Pathology and surgical treatment. *J Thorac Cardiovasc Surg* 1976; 72: 854–866.

[17] Victor S, Nayak VM. Definition and function of commissures, slits and scallops of the mitral valve: analysis in 100 hearts. *Asia Pacific J Thorac Cardiovasc Surg* 1994; 3: 10–16.

[18] Rosenquist GC, Clark EB, Sweeny LJ, McAllister HA. The normal spectrum of mitral and aortic valve discontinuity. *Circulation* 1976; 54: 298–301.

[19] Dodge-Khatami A, Mavroudis C, Backer CL. Congenital heart surgery nomenclature and database project: anomalies of the coronary arteries. *Ann Thorac Surg* 2000; 69: S270–279.

[20] Merrick AF, Yacoub MH, Ho SY, Anderson RH. Anatomy of the muscular subpulmonary infundibulum with regard to the Ross procedure. *Ann Thorac Surg* 2000; 69: 556–561.

[21] McFadden PM, Culpepper WS 3rd, Ochsner JL. Iatrogenic right ventricular failure in tetralogy of Fallot repairs: reappraisal of a distressing problem. *Ann Thorac Surg* 1982; 33: 400–402.

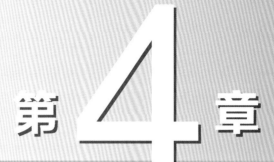

第4章

冠状循环的外科解剖

Surgical anatomy of the coronary circulation

冠状循环由冠状动脉、冠状静脉和心脏淋巴系统等部分组成。心脏淋巴系统的手术解剖意义有限，除了胸导管以外，淋巴系统将不会在本章讨论。而冠状静脉相对而言也同样令人兴味索然。因此在本章，我们关注那些与外科医师相关的解剖方面，例如冠状动脉的分布等。本章最后简要地讨论心脏的静脉引流和心脏的淋巴系统。

冠状动脉

冠状动脉是主动脉升部的第一个分支。冠状动脉从主动脉根部内的窦起源，立即附着于心脏之上（图 4-1）。主动脉根部内具有三个窦，但只有两根冠状动脉。因此可以根据这些窦是否发出动脉命名它们。正常的构型是主动脉左冠窦（left coronary aortic sinus）、主动脉右冠窦（right coronary aortic sinus）和主动脉无冠窦（non-coronary aortic sinus）（图 4-2）。当以这种形式描述时，术语中的"左"

和"右"是指这两个主动脉窦分别发出左冠状动脉和右冠状动脉，而不是指这些主动脉窦相对于身体坐标系的左、右方位（图 4-3）。在正常心脏，主动脉根部的位置是倾斜的，而在畸形心脏，主动脉根部的位置常常是异常的。但是无论主动脉根部的位置如何，当两根冠状动脉都存在的时候，它们几乎总是从那些与肺动脉干毗邻的主动脉窦起源。因此，以观察者的左手侧和右手侧为基准，对这些窦加以剖析，更加方便和准确。形象地说，在无毗邻窦内并且朝肺动脉干的方向观察（图 4-4）。来自 Leiden 的团队介绍的这种方法[1]：以发出的冠状动脉区分主动脉窦，符合实际而且不用考虑动脉干之间的关系。目前常规地描述右手侧的窦为"1 号"，而左手侧的窦为"2 号"。对于畸形心脏中冠状动脉的源头，这种常规描述变得尤其有价值（见第 8 章）。

无论冠状动脉从哪一个特异性的窦发出，冠状动脉通常从窦管交界的下方起源（图 4-5）。窦管交界是主动脉根部和升主动脉管状部分之间的过渡

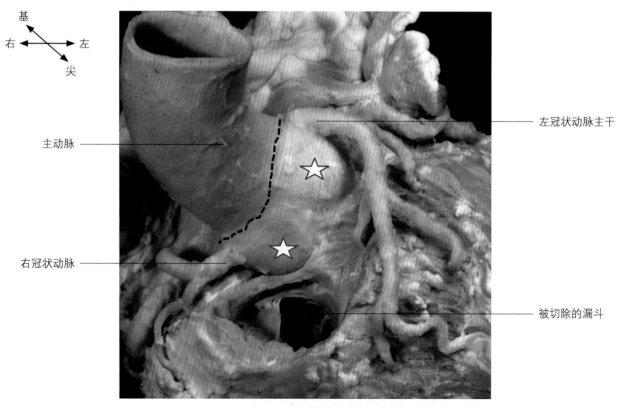

图 4-1　这颗心脏已经被切除肺动脉下漏斗，以解剖学方位从上方拍摄，展示两根冠状动脉的源头，它们来自从主动脉根部的两个窦（五角星），这些瓣窦与肺动脉根部毗邻。黑色短横线标明窦管交界

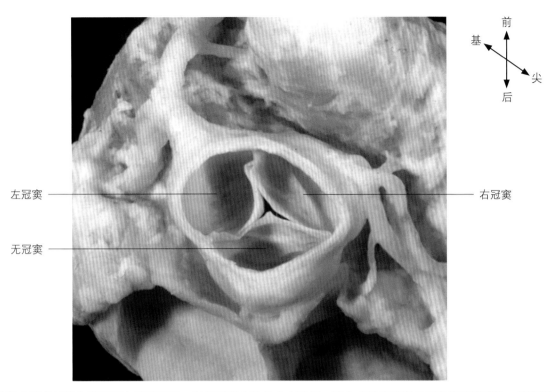

图 4-2 这颗心脏在切除心房肌和主动脉干后,以解剖学方位从上方拍摄。两个主动脉瓣窦分别发出冠状动脉,使它们被命名为主动脉左冠窦和主动脉右冠窦。另一个窦是无冠窦,又称为无毗邻窦,它不与肺动脉干毗邻

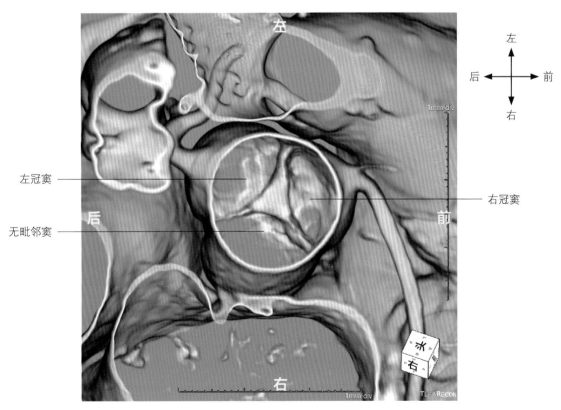

图 4-3 此图为软件合成的 CT 图像,制作了标识,标明结构的方位相对于解剖的位置。这些标识标明所谓的主动脉左冠窦和右冠窦不是严格地位于左侧和右侧

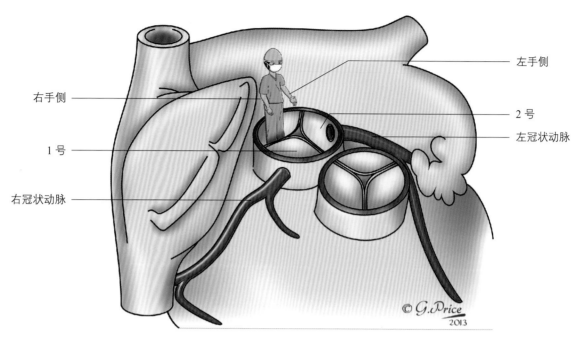

右手侧

1 号

右冠状动脉

左手侧

2 号

左冠状动脉

图 4-4　此示意图展示所谓的 Leiden 常规的基础。以结构而言，外科医师站在无冠窦内，并且向肺动脉干看去。与肺动脉干毗邻的两个窦，一个在左手侧，是 2 号窦；另一个在右手侧，是 1 号窦。冠状动脉起源于上述两个窦中的一个或两个，几乎没有例外。在通常性构型中，右冠状动脉从 1 号窦发出，左冠状动脉主干从 2 号窦发出

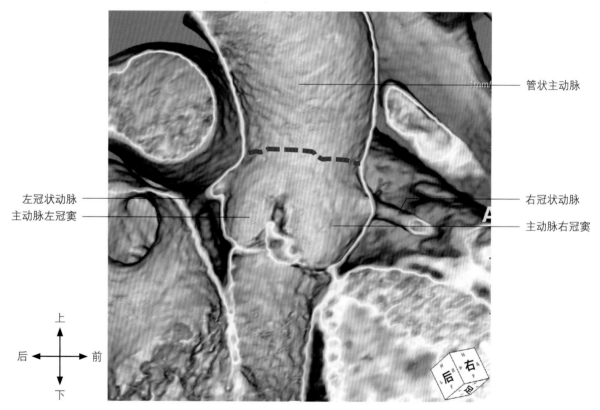

管状主动脉

左冠状动脉
主动脉左冠窦

右冠状动脉
主动脉右冠窦

图 4-5　后方视角的 CT 图像显示主动脉左冠窦和右冠窦，表明通常条件下，冠状动脉在窦内窦管交界（红色短横线）近侧的位置发出

区，这两部分是截然不同的。窦管交界是在主动脉根部内最明显的环状结构。偏离窦管交界的冠状动脉源头并不罕见[2]。在成年人中，当冠状动脉的源头超过窦管交界远侧 1 cm 时被认为是异常的，据说几乎在 1/20 的正常心脏内存在这种特征[3]。冠状动脉既可能偏向心室开口，从主动脉窦内的深处起源；又可能偏向主动脉弓开口，从窦的外侧起源（图 4-6）。当偏移的冠状动脉开口与冠状动脉斜向穿过主动脉壁的路径联合，并且从动脉窦的上方起源或者从不对应的动脉窦内起源时，移位的冠状动脉开口更加有意义，这种构型现在被公认为冠状动脉异位主动脉起源（anomalous aortic origin of a coronary artery）[4]，它往往与冠状动脉的近侧有关，这段冠状动脉越过毗邻的瓣叶之间对合区域的附着；它还被认为是壁内性（intramural）构型变异的表现（图 4-7）。冠状动脉异位主动脉起源还可能涉及右冠状动脉从主动脉左冠窦发出（图 4-7 和图 4-8），在个体中的发生率为 1/500，或者左冠状动脉从主动脉右冠窦发出，在个体中的发生率为 1/2 000[5]。上述

两种变异均可能引起潜在的管腔狭窄，导致心肌灌注紊乱[6]。

左冠状动脉几乎总是从面向左手侧窦（left-hand facing sinus）内的单一的开口起源。相反地，在大约一半的心脏，主动脉右冠窦内具有两个开口（图 4-9）。在这样的例子中，开口的大小不等，较大的开口发出右冠状动脉主干，而相对较小的第二个开口通常发出漏斗动脉（infundibular artery），或者罕见地发出动脉为窦房结供血。一项大规模调查显示[7]：几乎在一半的病例中，面向右手侧窦（right-hand facing sinus）内存在 2 个开口，3 个开口的发生率为 7%，4 个开口的发生率为 2%。而主动脉左冠窦口内存在多个口（图 4-10）却相当罕见[7]。如果不能识别出来，它们可能在冠状动脉血管造影中（coronary angiogram）引发问题。同一个窦内存在两个口，其中一个开口发出一根冠状动脉，并且这根冠状动脉在主动脉内或者主动脉壁内走行，这当然在冠状动脉异位主动脉起源中更加有意义，如图 4-7 和图 4-8 所示。

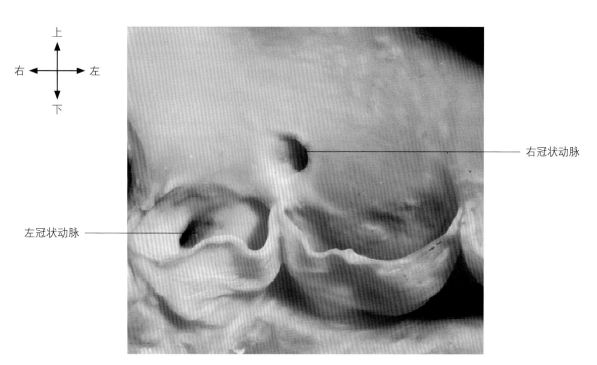

图 4-6　在这颗心脏中，主动脉瓣已经被打开，并且从后方拍摄，展示主动脉左冠窦和右冠窦。右冠状动脉完全地从窦管交界上方发出（感谢阿姆斯特丹大学的 Anton Becker 教授授权使用图片）

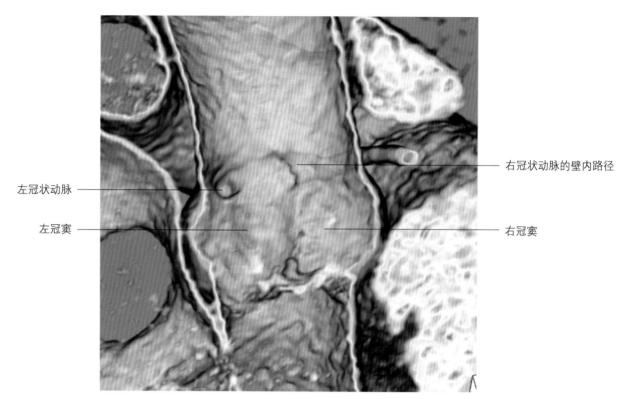

左冠状动脉

左冠窦

右冠状动脉的壁内路径

右冠窦

图 4-7　CT 图像，方位与图 4-5 一致，显示右冠状动脉的壁内路径。右冠状动脉穿过据守主动脉左冠窦和右冠窦的瓣叶之间对合区域的外周附着，并且与左冠状动脉一起，从主动脉左冠窦（2 号窦）起源

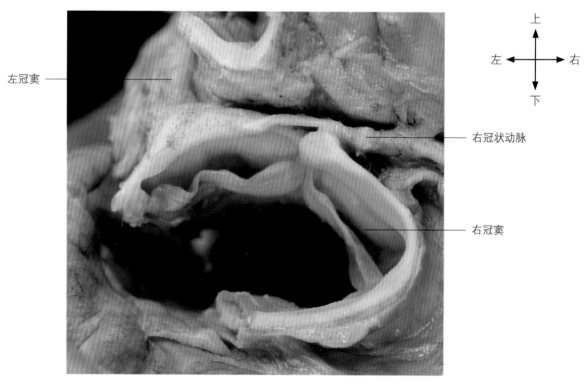

左冠窦

上

左　　右

下

右冠状动脉

右冠窦

图 4-8　管状的主动脉已经从窦管交界水平被切除，展示从主动脉瓣左冠窦异位起源的右冠状动脉。注意右冠状动脉穿过的点。这些点是左、右瓣叶附着于窦管交界的点。这是主动脉壁内构型的本质

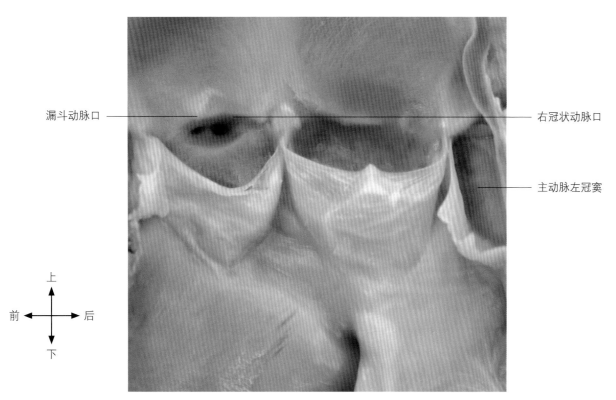

上
前 ←→ 后
下

漏斗动脉口　　　　　　　　　　　　　　　　　右冠状动脉口

主动脉左冠窦

图 4-9　在这颗心脏中，相对于漏斗动脉，右冠状动脉具有从主动脉右冠窦分隔开的源头

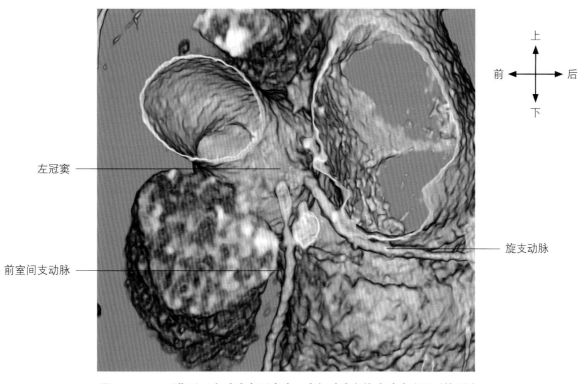

上
前 ←→ 后
下

左冠窦

旋支动脉

前室间支动脉

图 4-10　CT 图像显示主动脉左冠窦内，室间动脉和旋支动脉分隔开的源头

尽管少见，冠状动脉偶尔还有可能从主动脉根部内单独的开口发出。这通常位于主动脉右冠窦内。从单独的开口发出冠状动脉有两种模式。单独冠状动脉（solitary artery）有可能立即分为左冠状动脉和右冠状动脉。左冠状动脉在分出前室间支和旋支之前，左冠状动脉既可以从肺动脉干的前面经过（图 4-11），也可以从肺动脉干和主动脉干之间经过，还可以从动脉蒂的后侧经过。单独冠状动脉还有可能从主动脉左冠窦发出，分支出右冠状动脉，这根右冠状动脉从肺动脉干前方经过（图 4-12），或者在动脉干之间走行，或者延伸至动脉蒂后方，走行穿过横窦。单独冠状动脉的路径中，涉及大动脉干之间的路径的变异最有意义，因为这种走行方式有可能是心源性猝死的先兆[6, 8]。经过两根动脉干之间的单独冠状动脉还存在着一些细微的变异[9]。这里存在三种走行的可能性（图 4-13）：第一种，单独冠状动脉在主动脉和肺动脉干之间的主动脉的窦管交界水平，如图 4-7 和图 4-8。第二

种，单独冠状动脉深深地延伸进室间隔的肌肉组织内（图 4-14）。第三种，单独冠状动脉在肺动脉漏斗袖和主动脉根部的组织平面内（图 4-15）。第三种，单独冠状动脉在肺动脉瓣叶铰链的水平之下，但并不埋藏在肌性室间隔之内。实际上冠状动脉即使不在间隔内，从外侧面也不容易看到（图 4-16）。当冠状动脉埋藏在间隔的肌肉组织内，评估是否需要外科矫治异位路径时，对动脉管腔加压可能是最佳方法，这是一项重要的考虑因素。单独冠状动脉的路径还可以更进一步地改变，尽管发生频率更低，最初这根单一的冠状动脉遵循正常的右冠状动脉的路径，接下来它继续超越房室交点（crux），环绕左房室交界，穿过通常由旋支供血的区域，之后终止为前室间冠状动脉。

右冠状动脉和左冠状动脉一旦从主动脉根部起源，就分别在房室间沟和室间沟内的心外膜下延续，左侧的动脉发出两根主要分支。右冠状动脉从主动脉右冠窦显现，立即进入右房室沟内（图 4-17）。

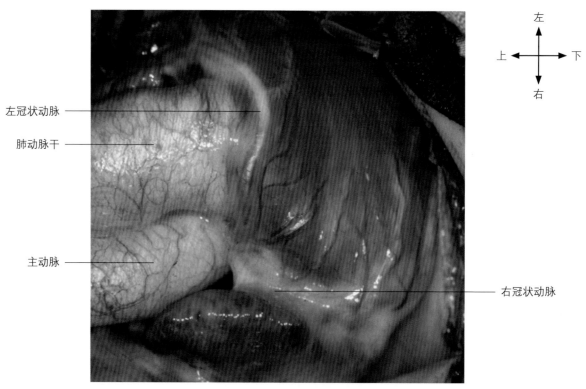

图 4-11 此手术视角拍摄于正中胸骨切开术，展示从主动脉右冠窦起源的单独冠状动脉。这根单独冠状动脉立即分为左和右分支，左冠状动脉主干穿过肺动脉下漏斗，之后左冠状动脉分为旋支动脉和前室间动脉

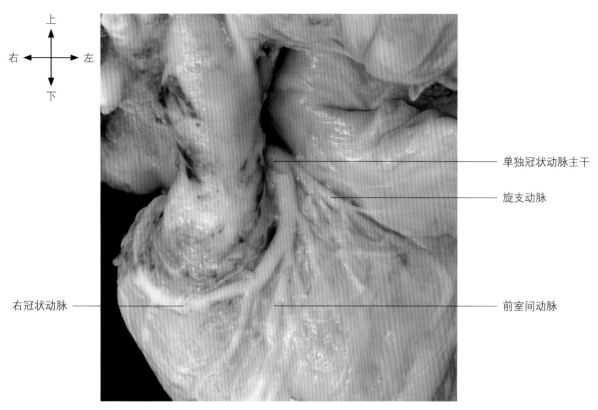

图 4-12　在这颗心脏中，从主动脉左冠窦发出单独冠状动脉。这根单独冠状动脉分为旋支和前室间动脉，但是还发出右冠状动脉，右冠状动脉横穿过肺动脉下漏斗，抵达右房室沟

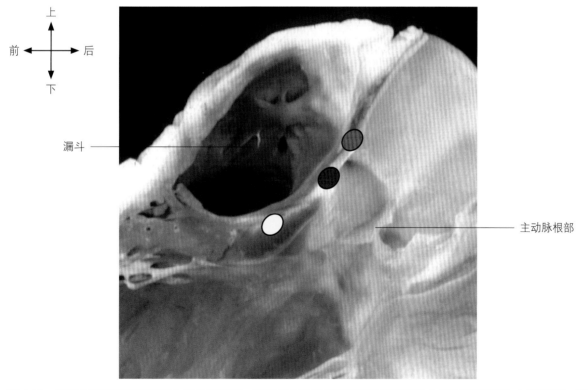

图 4-13　复制心脏超声胸骨旁切入的长轴切面，展示在主动脉根部和肺动脉下漏斗之间的组织平面。如图所示，冠状动脉的路径可以在窦管交界水平的两根动脉干之间（红色椭圆形）、肺动脉下漏斗和主动脉根部之间的组织平面内（蓝色椭圆形）或者室间隔实质内（黄色椭圆形）

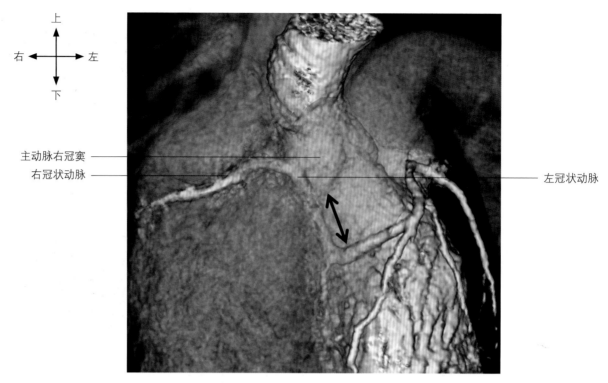

图 4-14   CT 图像显示左冠状动脉主干从单独冠状动脉发出，而单独冠状动脉自身从主动脉右冠窦发出。左冠状动脉在室间隔嵴（黑色双箭头）深部延伸，之后分为前降支和旋支

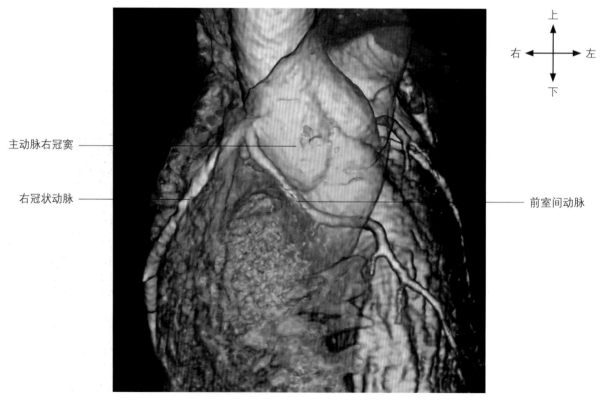

图 4-15   重建 CT 图像显示前室间动脉从主动脉右冠窦发出，并且在主动脉根部和肺动脉下漏斗间延伸。与图 4-14 内的情况不同，尽管如此，前室间支动脉不埋入肌性间隔嵴内，而是在将主动脉根部与独立式的漏斗肌肉组织分隔开的组织平面内走行

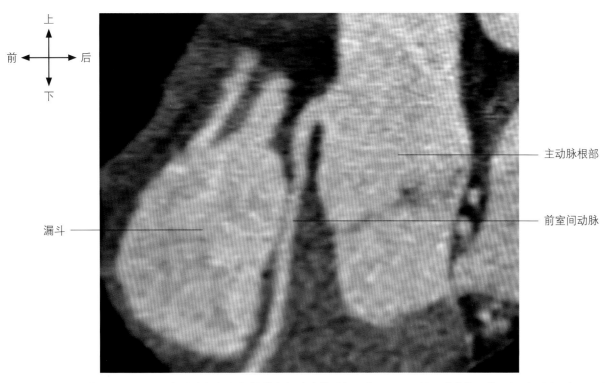

图 4-16　CT 图像显示在漏斗和主动脉根部之间的前室间动脉的路径，如图 4-15 所示重建的图像。很难从侧面得知这根前室间动脉在漏斗和主动脉根部内的脂肪组织平面内走行，而不是在室间隔肌肉组织内走行（图 4-14）

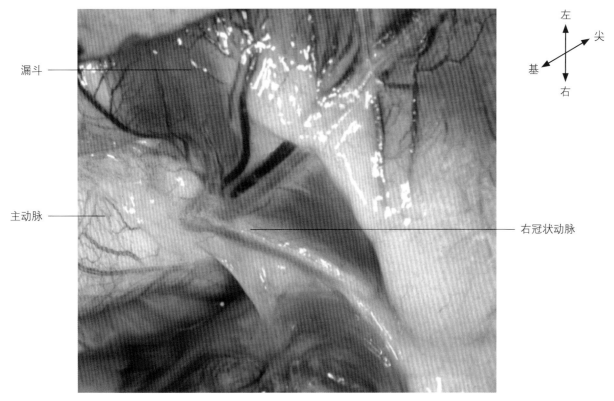

图 4-17　此手术视角拍摄于正中胸骨切开术，展示右冠状动脉从它对应的窦出现，进入右房室沟内

接着右冠状动脉环绕三尖瓣口，在右房室沟内走行（图 4-18）。在大约 9/10 的病例中，右冠状动脉在房室交点发出下室间动脉（inferior interventricular artery），尽管这根动脉通常被说成后室间动脉（posterior interventricular artery）。现在 CT 图像证明这根动脉毫无疑问地是在下方的和心室之间的（图 4-19）。这些病例中相当比例的右冠状动脉继续超越房室交点，此处为继续下降的分支供血，到达左心室的膈表面（图 4-20）。这种冠状动脉分布是右冠状动脉优势。当右冠状动脉环绕三尖瓣口时，在它发出锐性外沿支（acute marginal branch）的附近，右冠状动脉与三尖瓣叶的源头关系最紧密。其他重要的分支也从右冠状动脉的环绕三尖瓣的节段起源。这些重要的分支的源头之后，右冠状动脉就位于横窦右侧的范围内，与表现为室上嵴的心室漏斗折叠的肌性壁毗邻。在这段路径中，右冠状动脉发出下降的漏斗支，这根漏斗支也许还能从主动脉右冠窦内分隔开的开口起源。在刚超过半数的病例中，右冠状动脉发出动脉为窦房结供血（图 4-21）。

窦房结动脉典型地从右冠状动脉的近侧部分起源，偶尔从右冠状动脉的更远侧起源，在越过心耳的外侧外沿到达终末沟。这些是主要的外科意义（图 4-22）[10]。

左冠状动脉有一段短的汇合干，通常被外科医师称为左主动脉（left main artery）。左主干从主动脉左冠窦显现，进入横窦的左外沿，位于肺动脉干的后侧和左心耳的底下。左主干是一段非常短的结构，长度极少超过 1 cm，之后的两个分叉分别为前室间支和旋支（图 4-23）。在一些心脏中，左主干具有三个分叉，存在中间支，介于上述两个主要分支之间（图 4-24）。中间支为肺动脉表面（pulmonary surface）和左心室的钝性外沿供血。前室间动脉（anterior interventricular artery）或者前降动脉（anterior descending artery）在前上室间沟内向下走行，同时发出一些对角支（diagonal branch），到达左心室的肺表面（图 4-25）；还有一些重要的穿支向下进入间隔内（图 4-26 和图 4-27）。第一间隔穿支（图 4-26）尤其重要，因为在取下肺动脉瓣作为

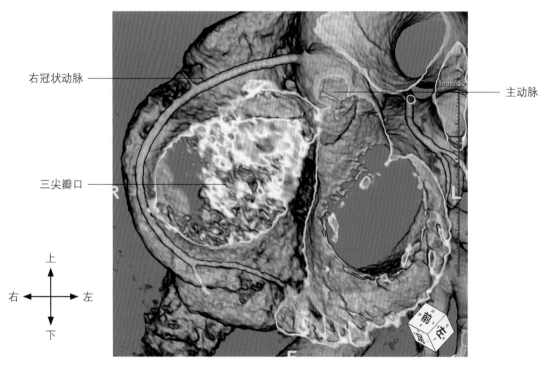

右冠状动脉

三尖瓣口

主动脉

上
右 ← → 左
下

图 4-18　CT 图像显示右冠状动脉。一旦右冠状动脉从主动脉瓣右冠窦出现，它就环绕三尖瓣口

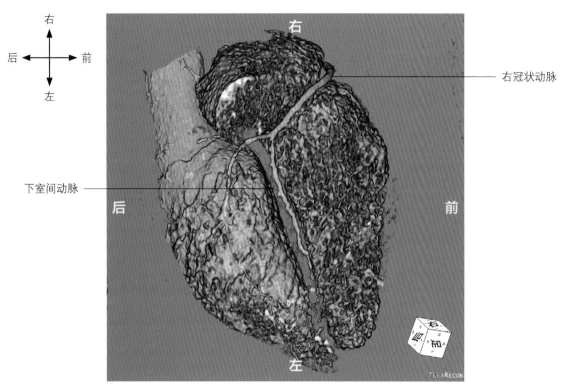

右冠状动脉

下室间动脉

图 4-19　CT 图像显示，为心脏膈表面供血的动脉无疑是下方的和心室间的（注意在右下角的方位标识）

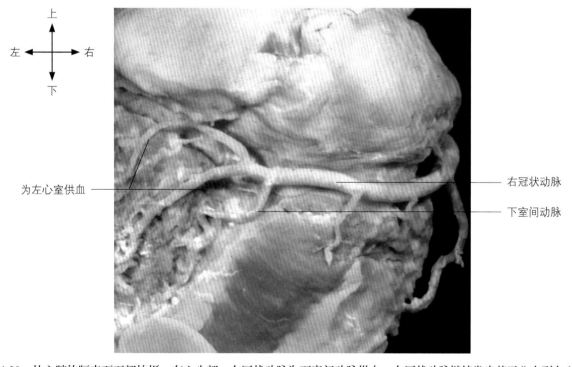

为左心室供血

右冠状动脉

下室间动脉

图 4-20　从心脏的膈表面下部拍摄，在心尖部。右冠状动脉为下室间动脉供血。右冠状动脉继续发出若干分支到左心室的膈表面。这是右冠状动脉优势

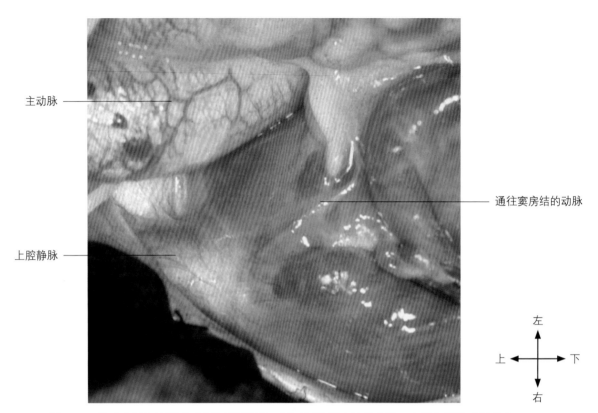

主动脉

通往窦房结的动脉

上腔静脉

左
上 ← → 下
右

图 4-21　此手术视角拍摄于正中胸骨切开术，展示通往窦房结的动脉，它从右冠状动脉发出

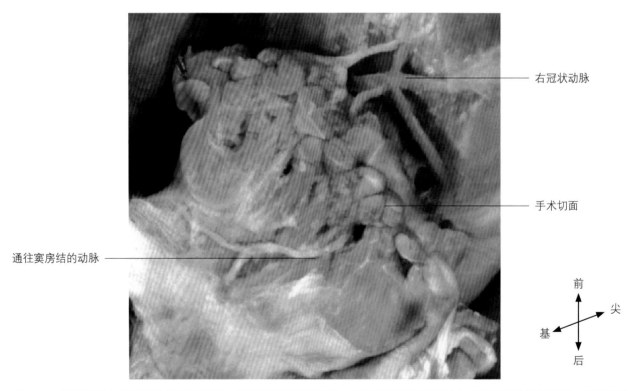

右冠状动脉

手术切面

通往窦房结的动脉

前
基 ← → 尖
后

图 4-22　这例标本拍摄于正中胸骨切开术，复制了外科医师所见，通往窦房结的动脉从右冠状动脉的外侧起源。窦房结动脉穿过右心耳的外侧沿到达终末沟。终末沟已经被标准心房切口分割开

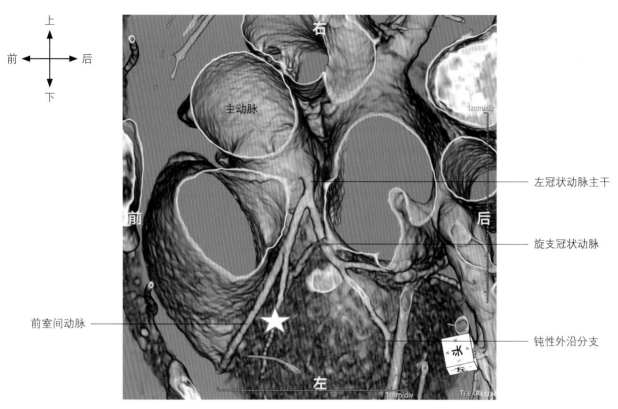

图 4-23　CT 图像显示左冠状动脉分为前室间支和旋支。注意对角支（五角星），它从前室间动脉发出

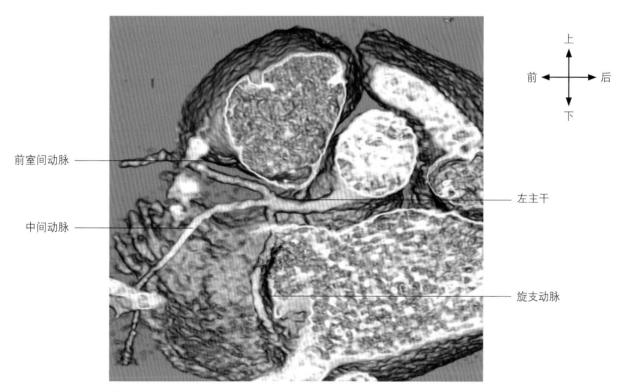

图 4-24　CT 图像显示左冠状动脉主干发出 3 根分支，而不是 2 根分支。中间支为左心室的钝性边沿供血

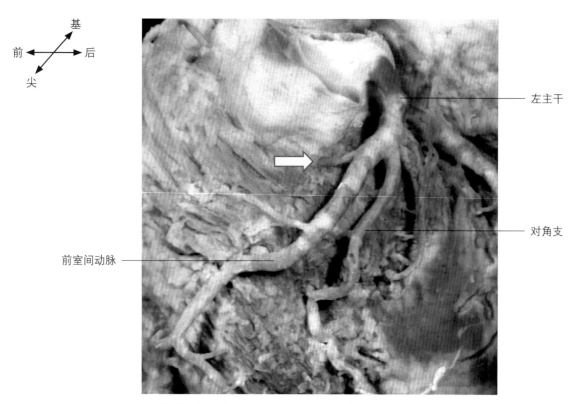

基
前 ← → 后
尖

左主干

对角支

前室间动脉

图 4-25　该切面以解剖学方位从前面拍摄，展示前室间动脉的路径和分支。注意第一间隔穿支（箭头）

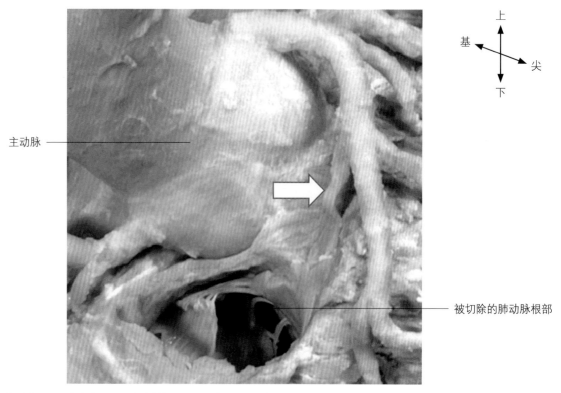

上
基 ← → 尖
下

主动脉

被切除的肺动脉根部

图 4-26　这例标本切除了肺动脉瓣，以解剖学方位近距离地展示第一间隔穿支的源头（箭头）。注意第一间隔穿支邻近肺动脉下漏斗区域，当切除瓣膜作为移植物时存在隐患

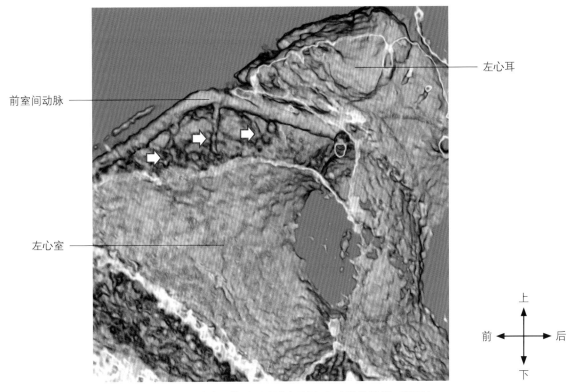

前室间动脉

左心耳

左心室

上
前　后
下

图 4-27　CT 重建图像显示那些间隔穿支动脉的路径（箭头）

移植物时，第一间隔穿支面临主要风险。室间动脉接着继续向心尖延续，在心尖下面常常弯曲至心室的膈表面。

左冠状动脉的旋支转向后方，路径与二尖瓣口相关。当旋支在房室交点发出下室间动脉时，旋支与二尖瓣开口的关系最广泛。在这样的情况下，认为左冠状动脉优势（图 4-28 和图 4-29）。但是优势的左冠状动脉，只出现在 1/10 的病例中。当左冠状动脉非优势时，旋支通常在一些为左心室的钝性外沿供血的分支终止。几乎在一半的正常个体，旋支动脉还发出为窦房结供血的动脉。

动脉和与之伴行的静脉在心外膜的大部分路径被心外膜的脂肪组织包裹。在一些心脏内，心肌自身也许会形成心肌桥（myocardial bridge），越过冠状动脉的某些节段（图 4-30）。这些心肌桥在冠状动脉疾病发展过程中的作用尚不清楚。但心肌桥肯定会妨碍外科医师分离冠状动脉。

为窦房结供血的动脉的源头的重要意义，我们

已经强调过了。在刚超过半数的个体中，这根最大的心房动脉从右冠状动脉起源，剩余的从旋支起源（图 4-31）。尽管如此，一旦窦房结动脉出现罕见变异时，还是必须能够被识别出来[10]。窦房结动脉从右冠状动脉的外侧起源，有一段横越过心耳的路径，这对于标准心房切口是明显的隐患（图 4-22）。为窦房结供血的动脉也许还会罕见地从旋支动脉的外侧或者终末处起源（图 4-31）。虽然在正常个体上述变异是罕见的，但是我们的经验表明，在先天性畸形心脏中，这些变异发生的频率更高[11]。此外，窦房结动脉的路径相对于腔房交界（cavoatrial junction）多变，有三种可能性（图 4-31），第一，窦房结动脉通常在腔静脉前方走行，横越过心耳崤到达窦房结。第二，窦房结动脉或者在 Waterston 沟内的深处走行，并且从腔静脉后方经过。因此窦房结动脉与卵圆窝上外缘关系紧密。第三，窦房结动脉分叉，形成环绕腔房交界的血管环。

为心室传导组织供血的动脉也有外科意义。房

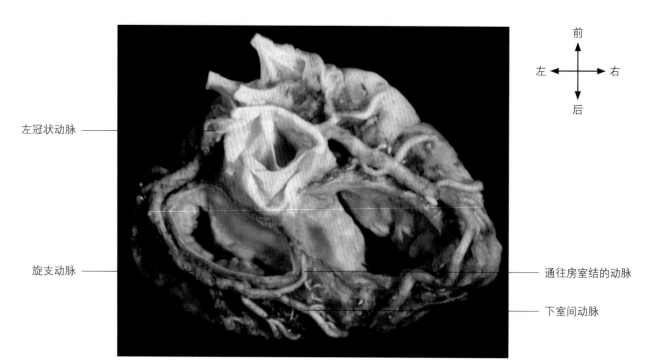

图 4-28　这例标本被切开并且拍摄，以解剖学方位展示心脏的基底，优势性旋支动脉在二尖瓣口后经过，并且在房室交点
发出下室间动脉

左冠状动脉

旋支动脉

通往房室结的动脉

下室间动脉

前
左　右
后

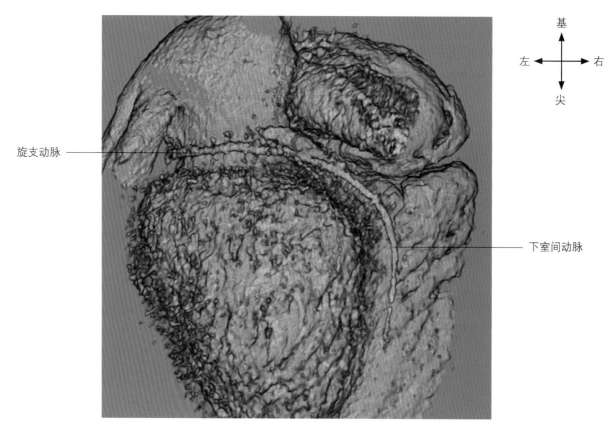

图 4-29　CT 重建图像显示优势性旋支动脉，它发出下室间动脉

旋支动脉

下室间动脉

基
左　右
尖

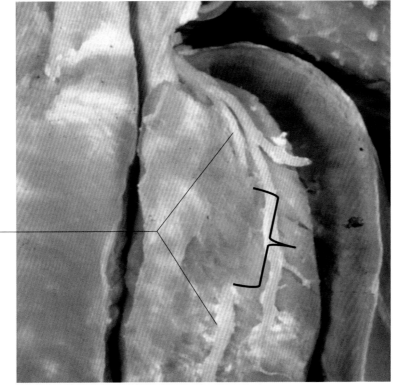

图 4-30　这例标本以心脏心尖部位置拍摄，广泛的心肌桥（黑色括号）越过前室间动脉

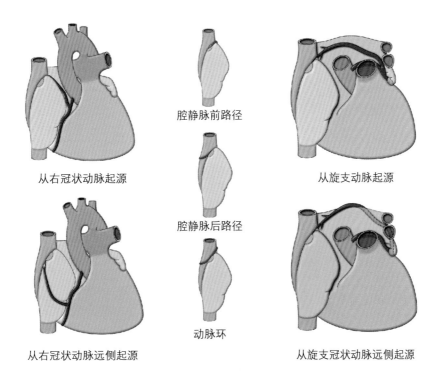

图 4-31　此图以解剖学方位绘制，展示通往窦房结的动脉源头的变异，以及相对于腔房交界的变化。左手组展示通常性构型，从右冠状动脉起源，可见于 55% 的人群，罕见变异的远侧源头，穿过心耳（左手组下方）。右手组显示从旋支的近侧起源，可见于大约 45% 的人群，还有罕见变异的远侧源头，穿过左心房穹窿。中间组展示通往窦房结的动脉相对于上腔房交界的变异。窦房结标明为绿色

室结动脉从房室交点处的优势冠状动脉起源，通常来自这根优势动脉在冠状窦底面的底下形成的 U 形弯（U-turn）。房室结动脉穿过中心纤维体，在纤维脂肪水平内走行，这个纤维脂肪组织形成了房室肌三明治中的"肉"。房室结动脉在一些心脏中一旦横穿过房室结后，房室结动脉穿过纤维性房室交界，为分叉的房室束的大部分供血。间隔穿支动脉来自前室间动脉（图 4-26 和图 4-27），总是为室束分支的前部供血。间隔穿支动脉偶尔也为下心室传导组织的绝大部分供血。

冠状静脉

冠状静脉将血液从心肌引流到右心房。较小的前静脉和最小心静脉（smallest cardiac vein）直接引流入心房腔。它们没有外科意义。更大的静脉与主要的冠状动脉伴行，引流入冠状窦内（图 4-32）。心大静脉沿着前室间动脉一侧走行。心大静脉环绕二尖瓣口，进入房室沟的下方和左侧外沿后变为冠状窦。冠状窦在房室沟内走行（图 4-33），位于左心房壁和心室肌之间（图 4-34），之后在窦隔（sinus septum）和下 Eustachian 窦之间，引流至右心房内。在心脏的房室交点，冠状窦分别接受心中静脉（middle cardiac vein）和心小静脉（small cardiac vein）心中静脉伴随下室间动脉上升；心小静脉与右冠状动脉伴行，并且环绕三尖瓣口。偶尔心中静脉和心小静脉也直接引流入右心房。冠状窦口由 Thebesian 瓣据守（图 4-35），在极罕见的情况下，冠状窦口也许会未开孔（imperforate）。在转向左心室的钝性外沿的心大静脉内还可以发现一个明显的瓣膜，这就是 Vieussens 瓣（valve of Vieussens）[12]。一些学者认为这个瓣膜标记出心大静脉移行为冠状窦。另一种观点是冠状窦起始于引流左心房的斜静脉的位置（图 4-36）。

心脏淋巴系统

虽然在心肌表面、心肌内和心内膜下存在淋巴网络结构，但是对心脏自身淋巴引流的外科意义知之甚少[13]。胸导管是胸腔内最重要的淋巴管道，却既容易识别，又尤其重要。这是因为在患者转变为 Fontan 循环后偶尔遭遇淋巴引流问题时，外科医师也许需要结扎胸导管。众所周知，胸导管起自乳糜池（cysterna chyli），这个结构是腹腔内若干淋巴管的交汇，位于第二腰椎（lumbar vertebra）。胸导管穿过膈肌的主动脉开口，进入胸腔的右脊柱旁沟（paravertebral gutter），沿沟内走行至第四胸椎水平。在胸腔下部，胸导管横卧在降主动脉和奇静脉

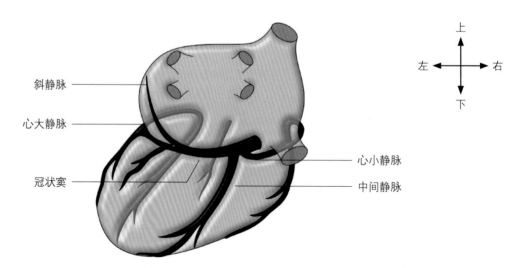

图 4-32 此示意图以解剖学方位从后方观察心脏的膈表面，展示若干冠状静脉的构型，它们均引流至冠状窦

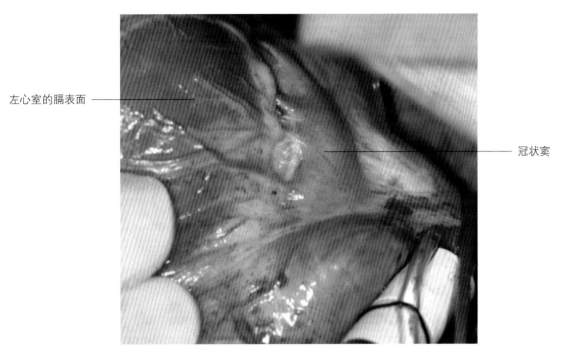

左心室的膈表面

冠状窦

图 4-33 此手术视角拍摄于正中胸骨切开术，并已将心尖抬起，展示穿过房室沟的冠状窦

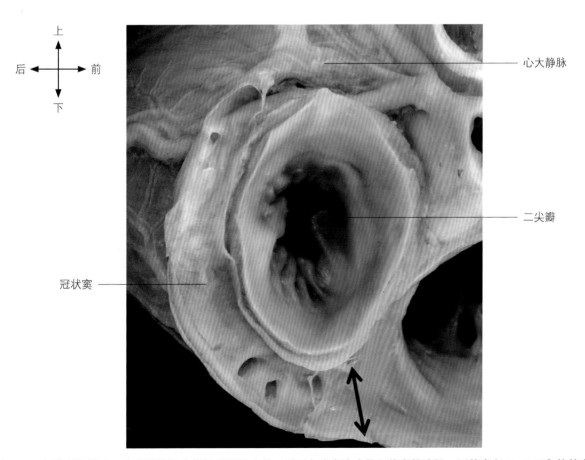

上

后 前

下

心大静脉

二尖瓣

冠状窦

图 4-34 在这颗心脏中，心房壁的肌肉组织已经被去除，展示左房室沟内的冠状窦的路径。冠状窦在 Koch 三角的基底（黑色双箭头）向右心房内开口

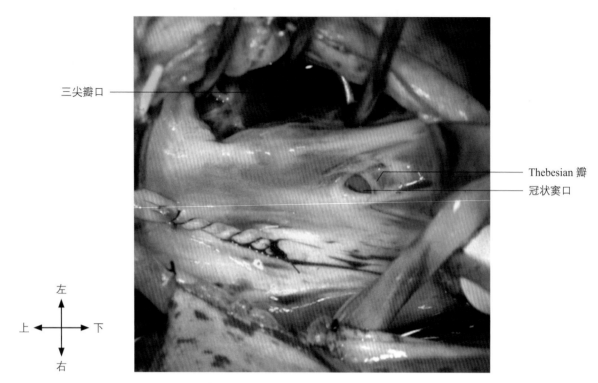

三尖瓣口

Thebesian 瓣
冠状窦口

左
上 下
右

图 4-35　此手术视角拍摄于右心房切开术，展示据守冠状窦口的 Thebesian 瓣

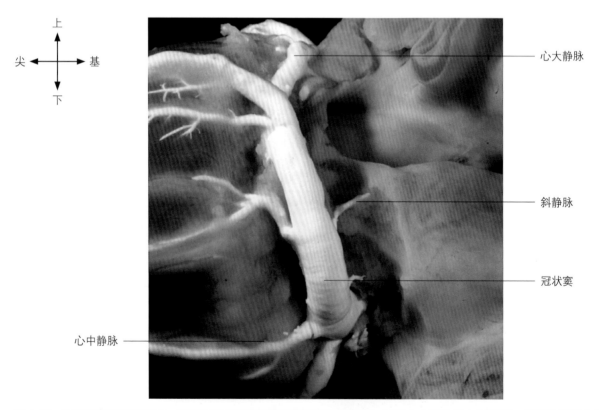

上
尖 基
下

心大静脉

斜静脉

冠状窦

心中静脉

图 4-36　向冠状窦内灌注塑胶，接着从后方以解剖学方位拍摄这颗心脏。可见心大静脉进入冠状窦。斜静脉引流入心大静脉的位置，标志着心大静脉变为冠状窦

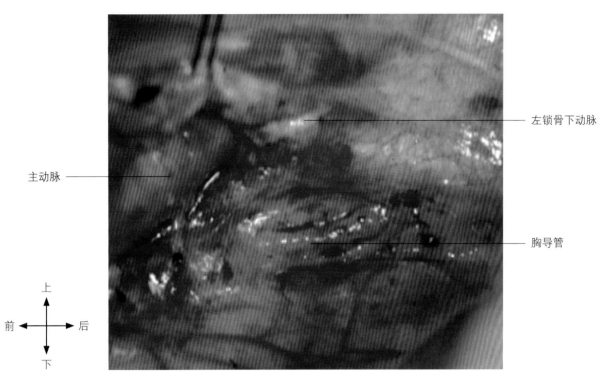

主动脉

左锁骨下动脉

胸导管

上
前　　后
下

图 4-37　此手术视角拍摄于左侧胸廓切开术，展示胸导管在左锁骨下动脉和胸降主动脉的周围区域

之间的椎体上。胸导管在第四胸椎水平倾斜地越过中线，进入左脊柱旁沟，在主动脉弓底下走行（图4-37）。之后胸导管向上方和前方延续，在左颈总动脉和左锁骨下动脉之间，弯曲地越过主动脉弓，终

止于左锁骨下静脉或者肋间静脉，由于这些结构的加入，形成左头臂静脉。胸导管有纤维肌性套，并且在走行过程中含有若干个瓣膜。胸导管终止于头臂静脉时，这种瓣膜呈现出双叶瓣的特点。

参考文献

[1] Gittenberger-de Groot AC, Sauer U, Oppenheimer-Dekker A, Quaegebeur J. Coronary arterial anatomy in transposition of the great arteries: a morphologic study. *Pediatr Cardiol* 1983; 4(Suppl 1): 15–24.

[2] Neufeld HN, Schneeweiss A. *Coronary Artery Disease in Infants and Children*. Philadelphia, PA: Lea & Febiger 1983; pp 73–75.

[3] Bader G. Beitrag zur Systematik und Haufigkeit der Anomalien der Coronararterien des Menschen. *Virch Arch Path Anat* 1963; 337: 88–96.

[4] Kaushal S, Backer CL, Popescu AR, et al. Intramural coronary length correlates with symptoms in patients with anomalous aortic origin of the coronary artery. *Ann Thorac Surg* 2011; 92: 986–992.

[5] Yamanaka O, Hobbs RE. Coronary artery anomalies in 126,595 patients undergoing coronary arteriography. *Cathet Cardiovasc Diagn* 1990; 21: 28–40.

[6] Taylor AJ, Rogan KM, Virmani R. Sudden cardiac death associated with isolated congenital coronary artery disease. *J Am Coll Cardiol* 1992; 20: 640–647.

[7] Engel HJ, Torres C, Page HL Jr. Major variations in anatomical origin of the coronary arteries: angiographic observations in 4,250 patients without associated congenital heart disease. *Cathet Cardiovasc Diagn* 1975; 1: 157–169.

[8] Sharbaugh AH, White RS. Single coronary artery. Analysis of the anatomic variation, clinical importance, and report of five cases. *JAMA* 1974; 230: 242–246.

[9] Torres FS, Nguyen ET, Dennie CJ, et al. Role of MDCT coronary angiography in the evaluation of septal vs

interarterial course of anomalous left coronary arteries. *J Cardiovasc Comput Tomogr* 2010; 4: 246–254.

[10] Busquet J, Fontan F, Anderson RH, Ho SY, Davies MJ. The surgical significance of the atrial branches of the coronary arteries. *Int J Cardiol* 1984; 6: 223–234.

[11] Barra Rossi M, Ho SY, Anderson RH, Rossi Filho RI, Lincoln C. Coronary arteries in complete transposition: the significance of the sinus node artery. *Ann Thorac Surg* 1986; 42: 573–577.

[12] Zawadzki M, Pietrasik A, Pietrasik K, Marchel M, Ciszek B. Endoscopic study of the morphology of Vieussen's valve. *Clin Anat* 2004; 17: 318–321.

[13] Walmsley T. The Heart. In: Sharpey-Schafer E, Symington J, Bryce TH (eds). *Quain's Elements of Anatomy*. Eleventh edition Vol IV, Part III. London: Longmans, Green and Co., 1929; p 110.

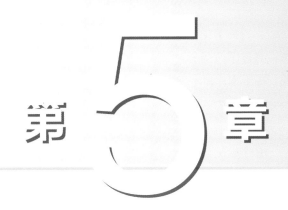

传导系统的外科解剖

Surgical anatomy of the conduction system

关于正常心脏内的传导系统的排布我们已经强调过了（见第 2 章）。在之前的内容中，我们指出在手术中的重要原则是避免损伤心脏的窦房结、房室结和心室束的分支，还要谨慎地保护为这些结构供血的血管。我们将在本章剖析传导组织的解剖与治疗难治性心律失常的关系。在先天性畸形的心脏中可以发现异常排布的传导组织，而那些对于先天性心脏病外科医师有明显意义的特征，将会在随后的各章中与病变对应的相关内容加以讨论。我们还将在本章中讨论外科治疗由 Fontan 循环发展而来的心律失常。

房室传导轴的解剖标志

对于难治性心动过速（intractable tachycardia）的患者，也许有必要消融房室束，尽管这种消融治疗有时要冒风险。刻意划分房室束这个结构是极其困难的。Koch 三角的顶点是房室传导轴穿透纤维性绝缘平面的解剖标志（图 5-1）。Todaro 腱插入中心纤维体的点标记出 Koch 三角的顶点（图 5-2）。就在 Koch 三角顶点的下方，房室传导轴的房室结的部分自身聚拢，进入绝缘的纤维体组织中（图 5-3 和图 5-4）。一旦与心房肌质隔绝，传导轴就成为穿透过的房室束（penetrating atrioventricular bundle），更为人熟知的是 His 束（bundle of His）。房室传导轴的这个部分的全长虽然短，但是向左侧延伸穿入纤维体。房室传导轴穿过纤维组织后分出分支；而纤维组织形成了膜性间隔，三尖瓣隔叶越过膜性间隔，将膜性间隔分为房室部和室间部。膜性间隔的室间部经常被传导轴的无分支部（non-branching component）占据。更前方，传导轴到达肌性间隔嵴，立即走行于纤维膜性间隔的底下（图 5-5）。房室轴在肌性室间隔嵴发出分支，那些左束支的分支在肌性室间隔光滑的左侧表面如瀑布般地下降。当从左侧观察时，分支束与主动脉下流出道关系紧密，分隔开主动脉瓣无冠叶和右冠叶的纤维三角是

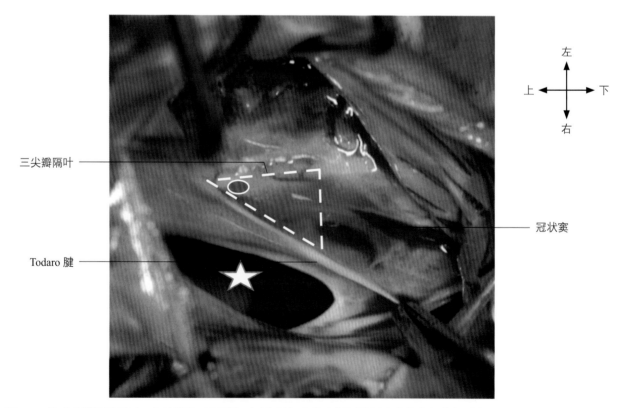

图 5-1　此手术视角拍摄于一名缺损位于卵圆窝（五角星）内的房间隔缺损患者的右心房切开术，以外科医师视角展示。Koch 三角（白色短横线；红色圆形标明它的顶端）的解剖标志很明显。在 Eustachian 瓣上的张力使 Todaro 腱更加明显

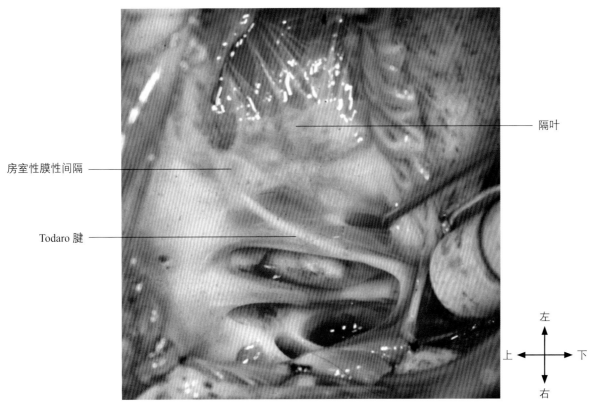

隔叶

房室性膜性间隔

Todaro 腱

左

上　　下

右

图 5-2　此图与图 5-1 中的方位一致，展示 Todaro 腱。Todaro 腱插进膜性间隔的房室部内

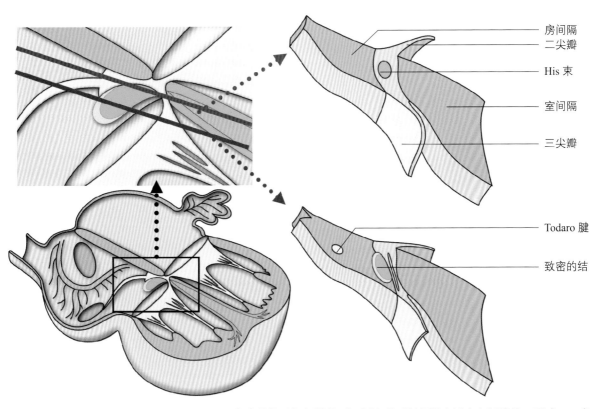

房间隔

二尖瓣

His 束

室间隔

三尖瓣

Todaro 腱

致密的结

图 5-3　此示意图以解剖学方位绘制，展示 Koch 三角内的传导组织的位置，还有传导组织轴穿透中心纤维体，形成 His 束的机制，穿透过的点限定了房室结与穿支束的交界

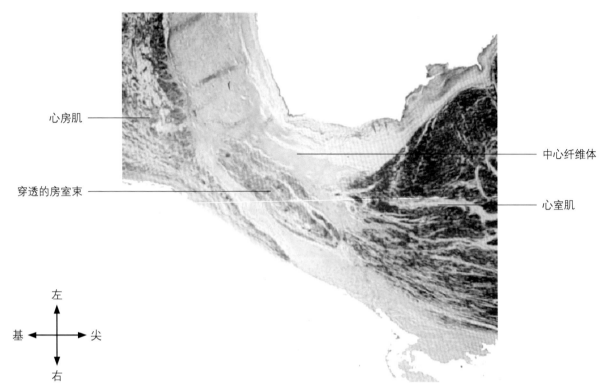

图 5-4   该组织学切面展示在中心纤维体内穿透过的房室束的位置。房室束作为一种绝缘结构。该切面与图 5-3 中右上侧的图一致

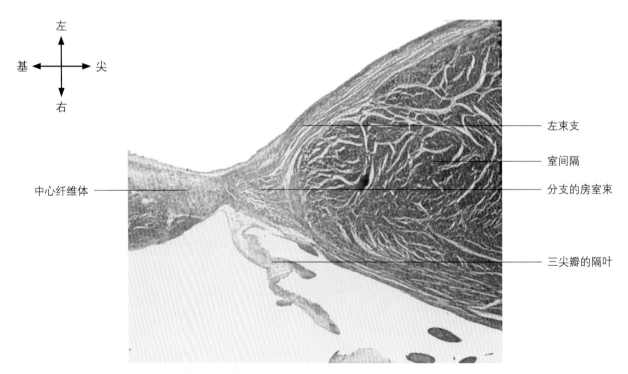

图 5-5   该组织学切面与图 5-4 内解剖学方位相同，展示房室传导轴的分支部。分支部跨在肌性室间隔嵴上，如三明治一样夹在间隔和中心纤维体之间（感谢阿姆斯特丹大学的 Anton Becker 教授）

房室轴发出左束支的标记（图 5-6）。有些时候分支的束位于间隔嵴的下方，在间隔的左心室面继续走行[1]。房室轴一旦发出左束支之后，房室轴接着分出右束支，右束支钻入心肌内到达间隔右侧，位于内乳头肌的表面的底下。房室轴自身继续延伸，超越过右束支的源头，进入盲端似的主动脉根部[2]。这个残留的结构经常不能被识别出来，也许可以证明对于流出道心动过速的基本原因有意义。综上所述，右房室传导轴的路径能够通过从 Koch 三角的顶点到内乳头肌的连线来确定（图 5-7）。就房室传导轴的心房组成部分而言，小巧的房室结位于 Koch 三角内，距离三尖瓣隔叶附着的后方有一段距离，恰好位于冠状窦口的上方。

室性预激

室性预激（ventricular pre-excitation）是一种常见的心律问题，对于制订最适合它的治疗需要相应的解剖知识。如果全部或者部分的心室肌被激动，比预期通过正常房室传导系统路径到达心肌的冲动更早，就会发生室性预激[3]。有各种解剖性通路可以产生这种现象，它们有的已经被证明，有的是假设的。这些解剖性通路本质上是房室传导轴内的正常的短回路（short circuit），这些短回路部分性延迟或者完全性延迟诱发室性预激。这种延迟大多数发生在房室结和它的过渡细胞区域内，而延迟的增加反映了冲动在心室束支内传导所用的时间，因为这些结构与间隔的心肌绝缘。附加通路（accessory pathway）既有可能在心房和房室束之间存在，形成心房 – 希氏通道（atrio-Hisian tract），又有可能位于传导轴和室间隔嵴之间，这种构型被 Mahaim 首次描述为副特异性连接（paraspecific connection）[4]。但是这些构型不适用于外科治疗。房室附加通路引起 Wolff-Parkinson-White 综合征（Wolff-Parkinson-White syndrome），这也许是最常见的预激形式，相反地更适用于外科治疗[5]。但是现在如果有必要外科治疗，这条房室附加通路在心导管室将几乎肯定会被消融。外科治疗这种心律失常却是心脏外科发展中的重要一步。当第一次提出治疗的设想时，这些传导束被不恰当地称为 Kent 束（bundle of

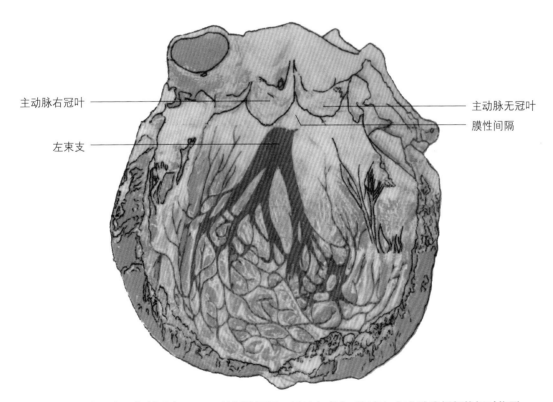

图 5-6 该示意图复制了由 Tawara 绘制的原图，展示左束支（红色）与主动脉根部的相对位置

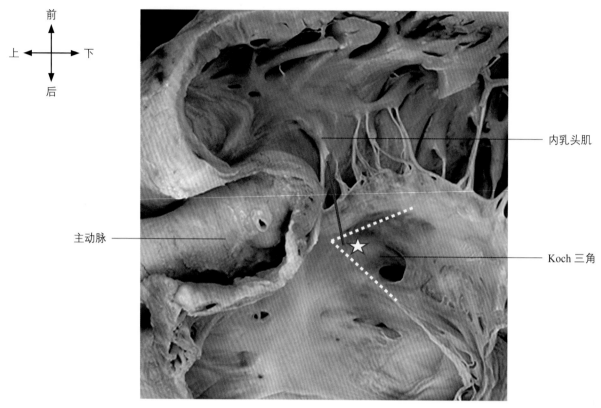

前
上 ← → 下
后

内乳头肌

主动脉

Koch 三角

图 5-7　该切面已去除右心房和右心室的腔壁。以手术方位观察，展示房室传导轴（红色线）的位置。五角星标明
房室结的位置

Kent)[5]。位于特异性的传导组织区域以外的几股房室肌束（atrioventricular muscular strand）是回路的一部分，这几股房室肌将心房肌质和心室肌质连接在一起引起异常节律（图 5-8）。Ohnell 是最初对这几股肌束描述的人之一，他的描述是最好的[6]。Ohnell 的示意图（图 5-9）显示出这个结构，往往延伸穿过瓣环的心外膜面上的脂肪垫（fat pad），这与 Kent 描述的结样残存迥然不同，Kent 不恰当地认为这几股房室肌束是正常传导系统的一部分（图5-10）。实际上这几股房室肌束是一个异化的传导组织环的残存，这个异化的传导组织环原来在发育的心脏内环绕房室通道（atrioventricular canal）。发现这些肌房室肌束在动物中是完整的环，诸如小鼠或者大鼠[7]，并且在人类心脏中仔细检查，也可以发现这个环的残存[8]。但是（见后文）只有在异常情况下，结样残存发出异位的肌性房室连接（anomalous muscular atrioventricular connection）。这些异常的附加肌束（accessory muscular bundle）是

Wolff-Parkinson-White 综合征的基本原因（图 5-8），它们可以出现在环绕房室交界的任何部位。这些附加通路最好被分别描述为左侧房室附加通路、右侧房室附加通路和间隔旁（paraseptal）房室附加通路等。它们每组之间都显示出显著的解剖差异。

可以发现左侧房室附加通路沿着二尖瓣口的腔壁部的任何点。这条通路有可能延伸穿过主动脉瓣 – 二尖瓣的纤维连续区域，但是这极其罕见。在完整的纤维瓣环之外，左侧房室附加通路几乎总是由心房肌质穿越到心室肌质，以及穿越支持二尖瓣壁叶铰链的纤维结构（图 5-8）。左侧房室附加通路连接的心房源头紧靠纤维交界[9]。传导束自身通常十分接近纤维组织，经常分叉成若干根，接着插入心室肌中。这些传导束由普通工作心肌组织构成，直径很少超过 1～2 mm。在同一名患者中偶尔也许有不止一根这样的异常传导束[9]。如果从心房内入路，离断心房心肌的切口，或者二尖瓣叶源头之上的消融灶，不大可能离断附加通路肌束自身。为了

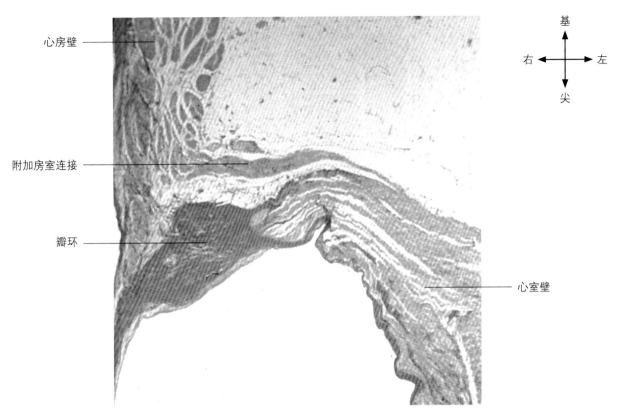

心房壁

附加房室连接

瓣环

心室壁

基

右　　左

尖

图 5-8　穿过房室交界的组织学切面，展示典型的左侧附加肌性房室连接的构型（感谢阿姆斯特丹大学的 Anton Becker 教授）

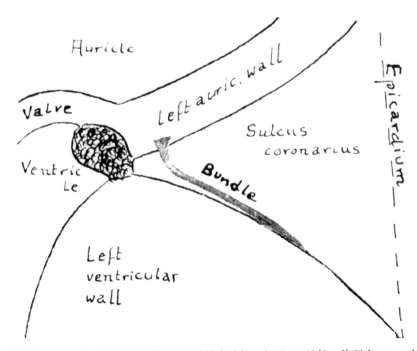

图 5-9　由 Ohnell 绘制的原图，展示典型的左侧附加肌性房室连接。与图 5-8 比较，体现出 Ohnell 绘制此图的准确性

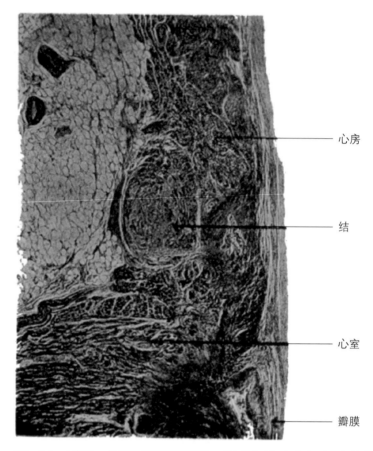

心房

结

心室

瓣膜

图 5-10　此图从 Kent 的 *Society of Physiology* 摘录，并且被我们重新标注。此图展示与右房交界毗邻的传导组织残存结构。结样结构与导致 Wolff-Parkinson-White 综合征的附加连接无相似性（图 5-8 和图 5-9），但是可能罕见地发出异位的连接（图 5-16）

外科消融附加连接，通常有必要在二尖瓣瓣环的心外膜面的脂肪垫内解剖，或者从心外膜入路抵近通路。如果从心内膜入路，有必要牵拉冠状血管以便显露附加肌束。在心导管室治疗时，消融灶通常设置在二尖瓣的铰链点的心室面上。

右侧房室附加通路也许也能穿过脂肪垫，连接心房肌质和心室肌质。右侧传导束常常距三尖瓣叶的附着有一段距离，三尖瓣极少有牢固而完整的纤维交界，而在左侧的二尖瓣，牢固、完整的纤维交界是通常存在的。右侧房室附加通路可能存在多个，并且有可能与左侧的共存。它们常常与 Ebstein 畸形关联，在修补或置换异常三尖瓣之后，也许需要治疗。右侧房室附加通路可以出现在三尖瓣口腔壁面内的任何点，从膜性间隔到冠状窦口内（图 5-11）。消融右侧房室附加通路的应用规则已经在左侧连接中讨论过了。

在间隔旁位置的连接是临床最大的挑战[10]。当从右心房观察时，间隔旁的连接可以从冠状窦口到室上嵴之间的任何点穿过，由心房肌质到达心室肌质（图 5-12）。消融间隔旁附加通路的困难表现在：第一，因为从右心房观察，那些间隔旁附加通路也许在 Koch 三角底面的深处走行。第二，在 Koch 三角这片区域内也同时存在房室结和房室束。而从心室质基部去除心房壁，是展示这片区域解剖的最好方式（图 5-13）。这样的解剖显露出下房室沟的头侧连续，它在心房肌质和心室肌质之间延伸成为一片纤维脂肪组织层，当向头侧追溯时，下房室沟的头侧连续到达中心纤维体。房室结动脉在这个组织平面内向前走行（图 5-13）。房室结自身占据这个三角形三明治的心房层的上部，而代表的"肉"的纤维脂肪组织，位于三明治的肌肉层之间。肌性附加连接可能在肌性室间隔任何一侧、从二尖瓣或者

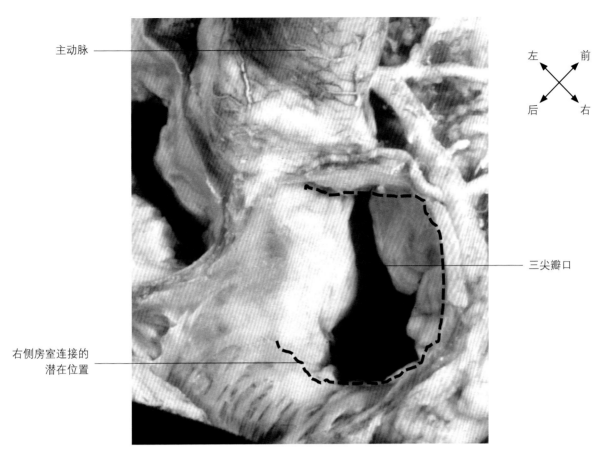

左　前
后　右

主动脉

三尖瓣口

右侧房室连接的
潜在位置

图 5-11　该切面以解剖学方位从上方和后方拍摄，展示在右房室交界的腔壁面的潜在房室连接的位置（黑色短横线）

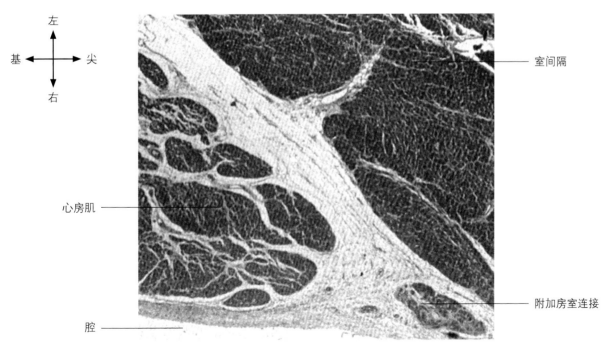

左
基　尖
右

室间隔

心房肌

附加房室连接

腔

图 5-12　该组织学切面以解剖学方位展示肌性附加房室连接穿过右房室交界的纤维脂肪绝缘面。这股束从心房肌远侧插入
三尖瓣隔叶附着的区域起源，穿过房室沟，附着于心室肌（感谢阿姆斯特丹大学的 Anton Becker 教授）

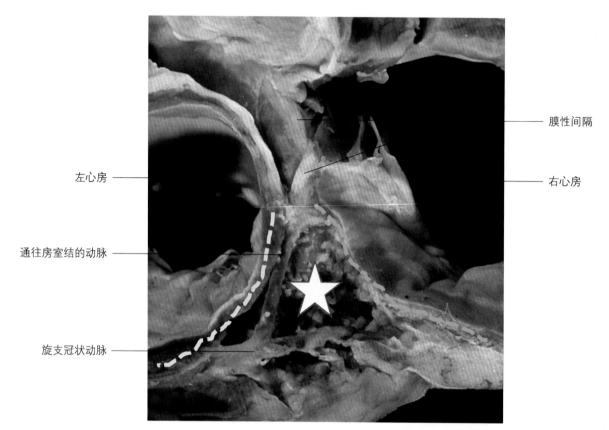

左心房

通往房室结的动脉

旋支冠状动脉

膜性间隔

右心房

图 5-13　该切面以解剖学方位展示，表明占据在冠状窦口底下的脂肪组织平面。这些脂肪组织向上方和前方走行。左心房和右心房已经被去除（黄色短横线和绿色短横线）。五角星标明脂肪组织占满下房室沟。通往房室结的动脉在脂肪组织内走行。在这个病例中，房室结动脉来自优势的左冠状动脉

三尖瓣附着的任何一点穿过这片绝缘层。这片区域内的唯一的能从形态学上识别出来的连接，位于三尖瓣插入的位置（图 5-12）[9]。如果有必要，可以用外科途径从右心房腔，或者通过切开心外膜层，进入纤维脂肪组织平面。这个房室三明治的心房部分内的切口，中断了到达房室结的肌性通道，还显示出中断折返性房室结性心动过速（reciprocating atrioventricular nodal tachycardias）[11]。现在也可以使用导管消融的方法，有效和安全地治疗这种心律失常（图 5-14）。当治疗这些心律失常时，不论外科或者导管消融，都应该牢记：Koch 三角包含房室结和它的营养血管。除非小心操作，否则介入治疗在这里总是存在可能导致完全性房室分离（complete atrioventricular dissociation）的隐患。

当试图治疗心律失常时，外科医师或者介入消融医师都已经常规地将 Koch 三角的底面当作间隔，还将前间隔描述为位于膜性间隔头侧区域[12]。由此，他们的意思是右房室交界的区域与室上嵴毗邻。右侧房室交界中 Koch 三角的底面被描述为间隔是错误的，正如错误地认为 Koch 三角的心房面代表了间隔结构一样。所谓的前间隔实际上是心室漏斗折叠的内侧外沿。如果在这片膜性间隔的前方区域存在肌性房室连接，它们将会连接心房壁到右心室的室上嵴（图 5-15）。经验也显示，在右心室锐性外沿，向室上嵴的最外侧沿走行的肌性连接能够导致最初认为是所谓的 Mahaim 连接的心电图模式[13]。当从锐性外沿通过外科途径去除上述肌性连接时，可以在组织学上显示出类似于房室结的组织。我们之前已经确认过存在横穿过右房室交界的通路（图 5-16）[9]。这些异常连接的心房部特别让人回想起 Kent 的图片（图 5-10）。Kent 错误地认为，对于正常的房室传导，结样的残存是正常房室传导

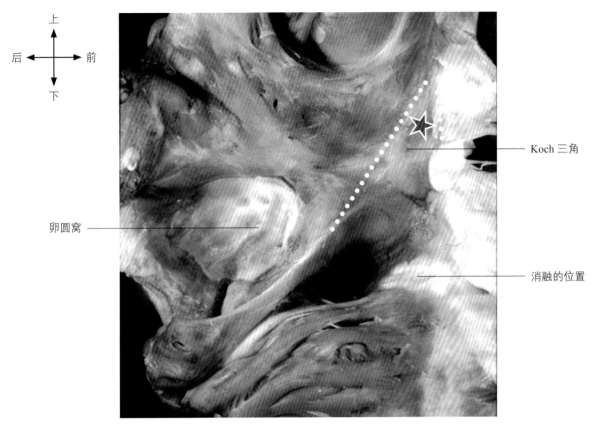

图 5-14　此图展示在 Koch 三角基底消融的位置，以治疗一名房室结折返性心动过速患者。在这片区域的外侧，由房室结
　　　　（五角星）特异性的组织和它的过渡细胞占据（由伦敦圣玛丽医院的 Wyn Davies 博士授权使用）

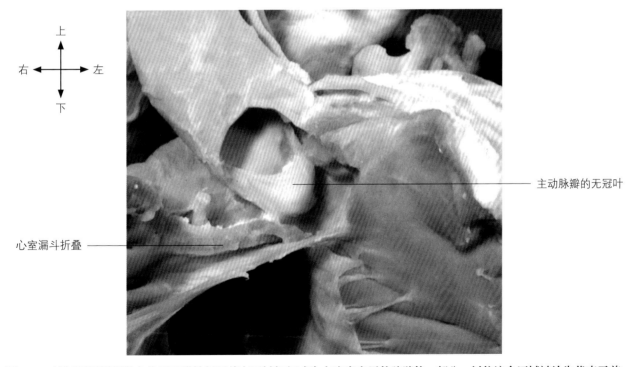

图 5-15　该切面以解剖学方位展示膜性间隔前方区域如何成为右房室交界的腔壁的一部分。以往这个区域被认为代表了前
　　　　间隔

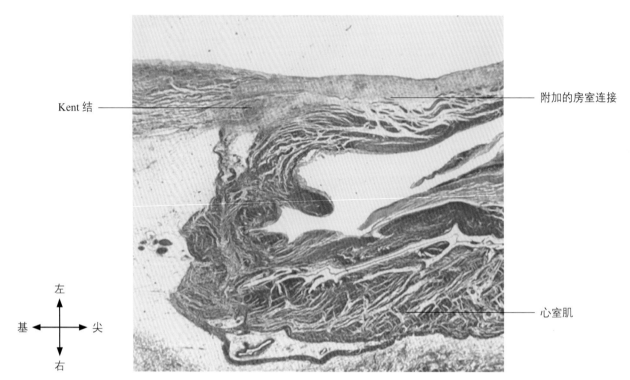

Kent 结

附加的房室连接

心室肌

左
基 ←→ 尖
右

图 5-16 该切面横穿过右房室交界，来自一名室性预激的患者。三尖瓣有 Ebstein 畸形。肌性附加连接从被 Kent 认作是结样残存起源，穿过绝缘平面，走行至三尖瓣肌性化的瓣叶内（感谢阿姆斯特丹大学 Anton Becker 教授）

的通路[14]。但是在异常情况下，这些结样的残存在功能上却是特异性肌性附加连接的心房源头[15]。这些连接导致了现在为人熟知的 Mahaim 型室性预激。

其他室上性心动过速的根本原因

外科医师和介入科医师还都关注其他室上性心动过速的根本原因，尤其是房扑（atrial flutter）和房颤（atrial fibrillation）。房扑是室上性心动过速最常见的类型，它自身特别适合进行介入治疗。通常扑动环路以逆时针的方式传导（图 5-17），扑动沿终末嵴向下走行，之后上升穿过三尖瓣前庭（vestibule）的间隔峡（isthmus）[16]。环路的最下方部分经过另一个肌性峡，这次是局限于下腔静脉口和三尖瓣隔叶的铰链（图 5-18）。间隔峡具有三个截然不同的区域，包括各种纤维性组织和肌性组织的组合（图 5-19）[17]。介入科医师现在能容易地建立阻断线（block line）将回路中断。应该小心前庭区域，避免损伤右冠状动脉（图 5-19）。显

而易见，由外科医师来完成这样的阻断线也同样方便。这也是手术操作作为 Fontan 循环患者综合治疗的组成部分的原因，这些患者经历了众所周知的 Fontan 转变[18]。更多的细节将在后文中讨论。

房颤现在是另一种越来越适用于介入治疗的心律失常。长久以来就知道创建各类迷宫（maze）[19] 和走廊（corridor）[20] 能够确切地改善房颤，但是如果不能治愈，这就是一个棘手的问题。手术操作复杂并且耗时。例如迷宫手术（maze procedure），这种术式已经经历过许多改良[21]，尽管我们描述的是由 Cox 设计的第三代迷宫手术，用来治疗术后心律失常（见后文），然而细节部分已经超出我们描述的范围。最近，在左心房和右心房内，介入科医师已经展示了便捷地建立消融阻断线的可行性，消融灶能够成功地治疗房颤[22, 23]。通过在肺静脉口制造局部消融灶，能够治愈一部分房颤病例[24]。这是因为心房肌从静脉心房交界（venoatrial junction）沿着肺静脉延伸了不同的距离（图 5-20）。这些心肌袖包含的心肌细胞束，连同分隔开的纤维组织鞘

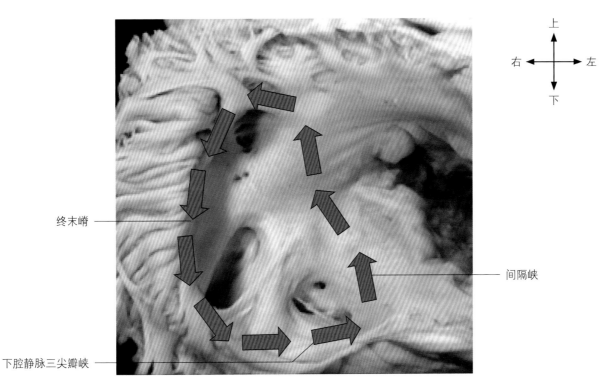

上
右 ← → 左
下

终末嵴 ———

间隔峡

下腔静脉三尖瓣峡 ———

图 5-17　右心房已经被打开，以解剖学方位拍摄，展示环路（箭头），这是为人熟知的形成心房扑动常见变异的原因。扑动从波终末嵴下降，穿过下腔静脉三尖瓣峡，接着穿过间隔峡，到达终末嵴的上面，再进入环路

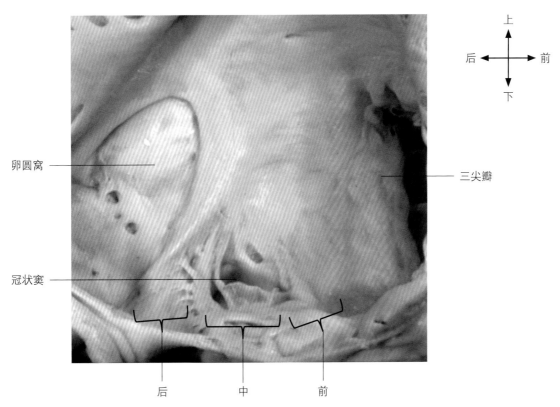

上
后 ← → 前
下

卵圆窝 ———

三尖瓣

冠状窦 ———

后　　　　中　　　　前

图 5-18　右心房通过腔壁已经被打开，以解剖学方位拍摄，展示下腔静脉三尖瓣峡的结构，它有后部、中部和前部等三个组成部分（黑色括号）

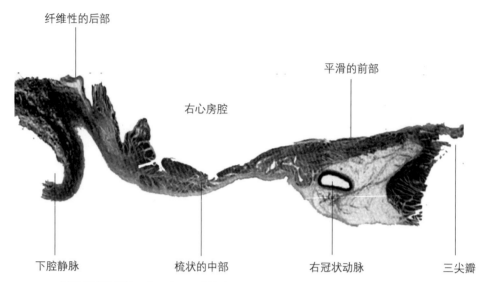

纤维性的后部　　　　　　　　　　　　　平滑的前部

右心房腔

下腔静脉　　　　梳状的中部　　　　右冠状动脉　　　三尖瓣

图 5-19　由 Siew Yen Ho 制作的组织学切面，展示下腔静脉三尖瓣峡的三个部分。注意右冠状动脉与前方的前庭肌组织毗邻

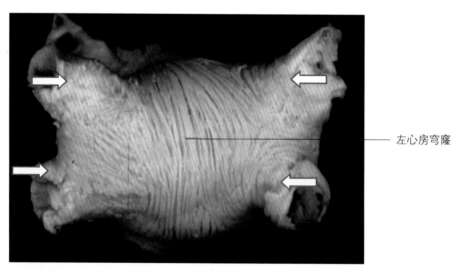

左心房穹窿

图 5-20　该切面由 Damien Sanchez-Quintana 制作，展示左心房穹窿。心外膜已经被去除，展示心肌纤维的组织形式。可以观察到心肌袖（箭头）以不同的距离延伸至肺静脉。现在已知这些肌袖是心房颤动的一些变异的触发活动的来源

(sheath)，向不同方向走行，这是房颤的局部触发病灶的基础[25, 26]。已经有研究提示袖内的心肌细胞在组织学上存在特异性[27]，然而上述的观点是不正确的。心肌细胞都从工作心肌细胞起源，肺静脉的心肌从未有过传导组织的特征[28]。

流出道心动过速的根本原因

经验表明，通过在动脉瓣窦的基底区域设置消融灶，能够治愈一部分室性心动过速[29]。这样

的消融灶常常设置在与主动脉干和肺动脉干毗邻的窦内。正如我们在第 3 章描述过的，这些窦的基底包含有新月形的心室肌，这是因为半月形的瓣叶铰链越过解剖性心室动脉交界（图 5-21 和图 5-22）。流出道心律失常的异常节律极有可能是从这些月牙形的心肌起源的。尽管如此，为人知晓的是在主动脉根部的无毗邻窦设置消融灶，罕见地能够治疗异常节律[29]。在这个无毗邻窦基部内罕见地能发现心肌。有时主动脉瓣与肺动脉瓣一样，由完全的肌性的漏斗支持[30]。这样完全的漏斗

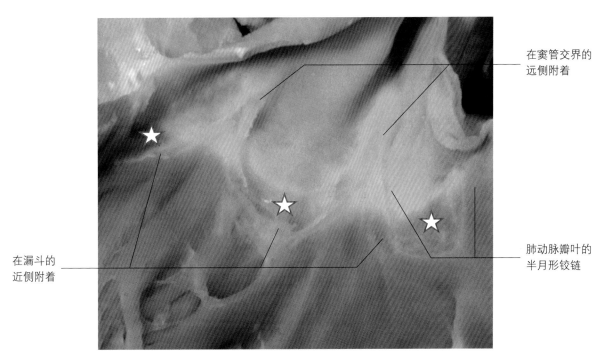

在窦管交界的
远侧附着

在漏斗的
近侧附着

肺动脉瓣叶的
半月形铰链

图 5-21　肺动脉根部已经被打开，瓣叶已经被去除，展示肌性新月体（五角星）混入三个肺动脉瓣窦的基部。这些肌性新月体能成为流出道心动过速的基体部位

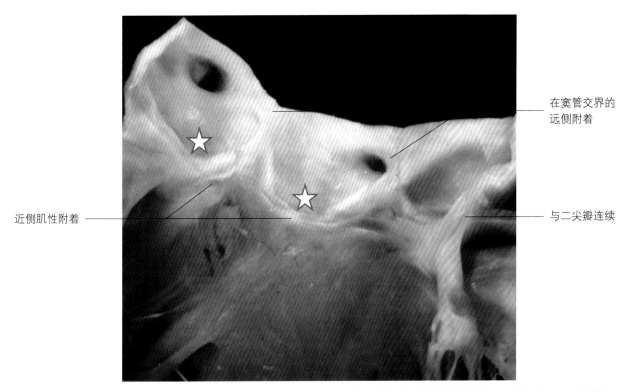

在窦管交界的
远侧附着

近侧肌性附着

与二尖瓣连续

图 5-22　主动脉根部已经被打开，瓣叶已经被去除。在两个发出冠状动脉的主动脉瓣窦的基部底内存在肌肉（五角星），但是无毗邻窦中没有

肌肉组织如果出现，它会在无毗邻窦内形成一个月牙形心肌。但是当这样的肌肉组织缺乏时，必须假设异常节律还可能从心室外起源。众所周知，有时可以在心室动脉交界的远侧设置消融灶，治疗流出道心动过速[31]。在动脉干的发育过程中，动脉的根部被包围在流出道心肌的"城墙垛"（turret）内，这种结构被认为是正常心脏发育过程的一部分[32]。这种流出道心肌袖的部分持续存在，很好地解释了那些从心室动脉交界远侧起源的心律失常。

先天性心脏病患者的心律失常手术

手术矫治先天性心脏病变后，随着患者年龄增大，出现心律失常问题的患者数量逐渐增多[33]。深入理解引起异常心律的大折返性回路（macro-re-entrant circuit），促进了手术技术改进。起搏器和植入式心脏除颤器的设计进步也促进了治疗的进步[33]，但是这些细节超出了我们当前讨论的范围。尽管如此，治疗性阻断线的解剖背景知识现在仍变得越来越重要。大折返性房性心动过速、房颤和室性心动过速等，是最常见的需要治疗的心律失常。这些心律失常自身大多数出现在经历过手术治疗的患者中，例如功能性单心室、法洛四联症和调转手术等。治疗手段背后的原理是使慢传导区域转变为无传导区域[34]。完成这些操作包括：中断位于阻碍结构或者瘢痕之间的心肌走廊或者心肌峡，同时保护窦性节律和正常房室传导等。

治疗大折返性心动过速的右心房迷宫手术（right atrial maze procedure）和治疗房颤的 Cox 迷宫Ⅲ手术（Cox maze Ⅲ procedure）是最常见的手术。如果心耳明显增大，右心房迷宫手术包括切除右心耳顶端和部分的前表面，因为右心耳增大经常在 Fontan 循环衰竭的患者中出现。阻断线设置在从心耳的切缘到卵圆窝，从卵圆窝横穿过终末嵴，还有一系列阻断线，划分腔静脉三尖瓣峡（cavotricuspid isthmus）（图 5-23）。划分三尖瓣峡的阻断线从卵圆窝的边缘到冠状窦口外沿（图 5-24），从冠状窦口到下腔静脉口，从下腔静脉到三尖瓣隔叶铰链。三尖瓣闭锁（tricuspid atresia）由于缺乏右房室连接，明显不可能出现最后的那一步消融灶，但是在这种情况下其他阻断线还是能容易完成的（图 5-25）。

由 Cox 设计的用于治疗房颤患者的迷宫Ⅲ手术（图 5-26）[21]，既可以通过外科切断设置阻断线，也可以通过冷冻消融（cryoablation）设置阻断线。在左房顶内设置广泛的线，环绕所有的肺静脉口。

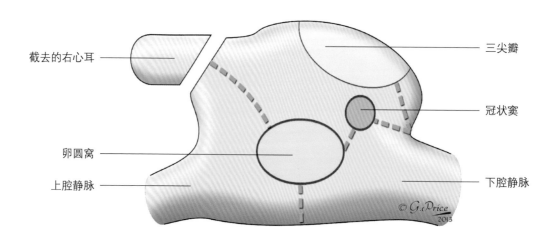

图 5-23　此示意图展示在 Fontan 转换中右心房内的消融灶，以避免术后心律失常

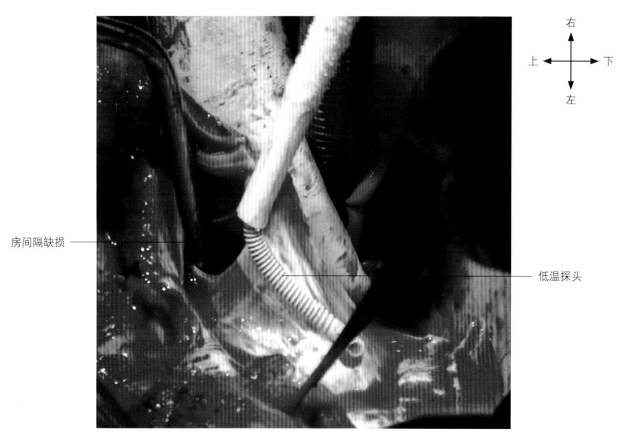

右

上 ← → 下

左

房间隔缺损 —

— 低温探头

图 5-24 在三尖瓣闭锁患者的 Fontan 转换的过程中，冷冻探头正在做从房间隔缺损到冠状动脉窦的消融灶

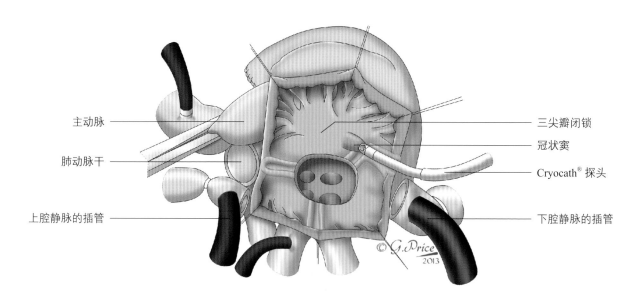

主动脉 —

— 三尖瓣闭锁

— 冠状窦

肺动脉干 —

— Cryocath® 探头

上腔静脉的插管 —

— 下腔静脉的插管

图 5-25 此示意图展示右心房迷宫手术的消融，这种迷宫手术是 Fontan 转换的一部分

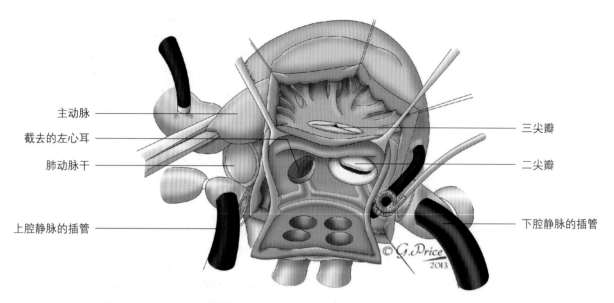

主动脉

截去的左心耳

肺动脉干

上腔静脉的插管

三尖瓣

二尖瓣

下腔静脉的插管

图 5-26　此示意图展示治疗心房颤动的第三代 Cox 迷宫手术中进行的消融

另一根阻断线设置在左心耳口，也可以通过切除或者用另一条阻断线环绕。接下来，在从环绕肺静脉的阻断线到二尖瓣的瓣环，二尖瓣壁叶的第三扇贝形叶的区域，设置线性消融灶。最后的消融线设置在横越过冠状窦的心外膜，因为冠状窦在左房室沟内走行。

参考文献

[1] Massing GK, James TN. Anatomical configuration of the His bundle and bundle branches in the human heart. *Circulation* 1976; 53: 609–621.

[2] Kurosawa H, Becker AE. Dead-end tract of the conduction axis. *Int J Cardiol* 1985; 7: 13–20.

[3] Durrer D, Schuilenburg RM, Wellens HJJ. Pre-excitation revisited. *Am J Cardiol* 1970; 25: 690–698.

[4] Mahaim I. *Maladies Organiques du Faisceau de His-Tawara*. Paris: Masson et Cie., 1931.

[5] Sealy WC, Gallagher JJ, Pritchett ELC. The surgical anatomy of Kent bundles based on electrophysiological mapping and surgical exploration. *J Thorac Cardiovasc Surg* 1978; 76: 804–815.

[6] Ohnell RF. Preexcitation, a cardiac abnormality. Pathophysiological, pathoanatomical and clinical studies of an excitatory spread phenomenon. *Acta Med Scand* 1944; 152: 14–167.

[7] Yanni J, Boyett MR, Anderson RH, Dobrzynski H. The extent of the specialized atrioventricular ring tissues. *Heart Rhythm* 2009; 6: 672–680.

[8] Anderson RH, Davies MJ, Becker AE. Atrioventricular ring specialized tissue in the normal heart. *Eur J Cardiol* 1974; 2: 219–230.

[9] Becker AE, Anderson RH, Durrer D, Wellens HJJ. The anatomical substrates of Wolff-Parkinson-White syndrome. A clinicopathologic correlation in seven patients. *Circulation* 1978; 57: 870–879.

[10] Sealy WC, Gallagher JJ. The surgical approach to the septal area of the heart based on experience with 45 patients with Kent bundles. *J Thorac Cardiovasc Surg* 1980; 79: 542–551.

[11] Johnson DC, Ross DL, Uther JB. The surgical cure of atrioventricular junctional reentrant tachycardia. In: Zipes DP, Jalife J(eds). *Cardiac Electrophysiology from Cell to Bedside*. London: W.B. Saunders, 1990; pp 921–923.

[12] Guiraudon GM, Klein GJ, Sharma AD, et al. Surgical approach to anterior septal accessory pathways in 20 patients with the Wolff-Parkinson-White syndrome. *Eur J Cardiothorac Surg* 1988; 2: 201–206.

[13] Guiraudon CM, Guiraudon GM, Klein GJ. "Nodal ventricular" Mahaim pathway: histologic evidence for an accessory atrioventricular pathway with an AV node-like morphology. *Circulation* 1988; 78(Suppl 2): 40.

[14] Kent AFS. The structure of the cardiac tissues at the auriculo-ventricular junction. *J Physiol* 1913; 47: 17–18.

[15] Anderson RH, Ho SY, Gillette PC, Becker AE. Mahaim,

Kent and abnormal atrioventricular conduction. *Cardiovasc Res* 1996; 31: 480–491.

[16] Cosio FG, Lopez-Gil M, Giocolea A, Arribas F, Barroso JL. Radiofrequency ablation of the inferior vena cava-tricuspid valve isthmus in common atrial flutter. *Am J Cardiol* 1993; 71: 705–709.

[17] Cabrera JA, Sanchez-Quintana D, Ho SY, Medina A, Anderson RH. The architecture of the atrial musculature between the orifice of the inferior caval vein and the tricuspid valve: the anatomy of the isthmus. *J Cardiovasc Electrophysiol* 1998; 9: 1186–1195.

[18] Mavroudis C, Backer CL, Deal BJ, Johnsrude C, Strasburger J. Total cavopulmonary conversion and maze procedure for patients with failure of the Fontan operation. *J Thorac Cardiovasc Surg* 2001; 122: 863–871.

[19] Cox JL, Boineau JP, Schuessler RB, Jaquiss RD, Lappas DG.Modification of the maze procedure for atrial flutter and atrial fibrillation. I. Rationale and surgical results. *J Thorac Cardiovasc Surg* 1995; 110: 473–484.

[20] Defauw JJ,Guiraudon GM, van Hemel NM, et al. Surgical therapy of paraoxysmal atrial fibrillation with the "corridor" operation. *Ann Thorac Surg* 1992; 53: 564–570.

[21] Cox JL, Ad N. New surgical and catheterbased modifications of the Maze procedure. *Semin Thorac Cardiovasc Surg* 2000; 12: 68–73.

[22] Goya M, Ouyang F, Ernst S, et al. Electroanatomic mapping and catheter ablation of breakthroughs from the right atrium to the superior vena cava in patients with atrial fibrillation. *Circulation* 2002; 106: 1317–1320.

[23] Pappone C, Oreto G, Rosanio S, et al. Atrial electroanatomic remodelling after circumferential radiofrequency pulmonary vein ablation: efficacy of an anatomic approach in a large cohort of patients with atrial fibrillation. *Circulation* 2001; 104: 2539–2544.

[24] Shah DC, Haissaguerre M, Jais P. Catheter ablation of pulmonary vein foci for atrial fibrillation. PV foci ablation for atrial fibrillation. *Thorac Cardiovasc Surg* 1999; 47(Suppl 3): 352–356.

[25] Ho SY, Cabrera JA, Tran VH, et al. Architecture of the pulmonary veins: relevance to radiofrequency ablation. *Heart* 2001; 86: 265–270.

[26] Hocini M, Ho SY, Kawara T, et al. Electrical conduction in canine pulmonary veins. Electrophysiological and anatomical correlation. *Circulation* 2002; 105: 2442–2448.

[27] Perez-Lugones A, McMahan JT, Ratliff NB, et al. Evidence of specialized conduction cells in human pulmonary veins of patients with atrial fibrillation. *J Cardiovasc Electrophysiol* 2003; 14: 803–809.

[28] Mommersteeg MT, Christoffels VM, Anderson RH, Moorman AF. Atrial fibrillation: a developmental point of view. *Heart Rhythm* 2009; 6: 1818–1824.

[29] Asirvatham SJ. Correlative anatomy for the invasive electrophysiologist: outflow tract and supravalvar arrhythmia. *J Cardiovasc Electrophysiol* 2009; 8: 955–968.

[30] Rosenquist GC, Clark EB, Sweeney LJ, McAllister HA. The normal spectrum of mitral and aortic valve discontinuity. *Circulation* 1976; 54: 298–301.

[31] Timmermans C, Rodriguez LM, Crijns HJ, Moorman AF, Wellens HJ. Idiopathic left bundle-branch block-shaped ventricular tachycardia may originate above the pulmonary valve. *Circulation* 2003; 108: 1960–1967.

[32] Sizarov A, Lamers WH, Mohun TJ, et al. Three-dimensional and molecular analysis of the arterial pole of the developing human heart. *J Anat* 2012; 220: 336–349.

[33] Karamlou T, Silber I, Lao R, et al. Outcomes after late reoperation in patients with repaired tetralogy of Fallot: the impact of arrhythmia and arrhythmia surgery. *Ann Thorac Surg* 2006; 81: 1786–1793.

[34] Mavroudis C, Deal BJ, Backer CL, Tsao S. Arrhythmia surgery in patients with and without congenital heart disease. *Ann Thorac Surg* 2008; 86: 857–868.

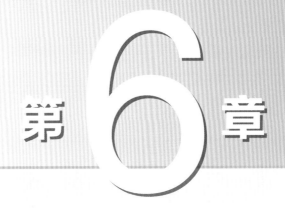

先天性畸形心脏的分析性描述

Analytical description of congenitally malformed hearts

描述先天性心脏畸形的系统常常建立在胚胎学的概念和理论上。这些系统具有两面性：一方面很有用；另一方面却使临床医师困惑不已，因为它们没有阐明特定病变的基础解剖。外科医师关注的是某个特殊形态基本解剖的本质，而不是它们假定的形态学发生。实用的系统必须以观察到的形态为基础，对那些解剖加以描述。同时这套系统还必须能够说明所有的先天性心脏病的状态，甚至是那些或许还没有遇到过的。为了能在临床有用，这套系统必须既广泛、精确，又清晰、前后一致。因此使用的术语不仅不能模棱两可，而且应该尽可能简单。顺序节段的方法（sequential segmental approach）提供了这样一套系统[1]，尤其是当需要强调它的外科应用时[2]。这套系统的基础是，首先分别地分析构建成完整心脏的心房腔节段、心室质节段和动脉节段[3]，由此强调交界构型（junctional arrangement）的特性（图6-1）。然后进一步关注每一个节段内心脏结构之间的相互关系，这样就提供了一套基本的框架，可以对所有其他的相关畸形进行分类[4]。

心房构型

分析任何畸形的心脏，第一步是确定心房质内心房腔的构型。心耳是与心房关系最恒定的部分。当以心耳的解剖为基础，尤其是相对于心房前庭（atrial vestibule）的梳状肌的范围[5]，区分心房的构型时，心房腔的类型只能是形态学左型（morphologically left type）或者形态学右型（morphologically right type）。形态学右心耳宽阔并呈三角形（图6-2），而形态学左心耳如指样，并且具有更窄的颈（图6-3）。在大多数病例中依据心耳的外形，有可能进行简单识别（图6-4），只有在不能确定外形的情况下，有必要检查梳状肌的范围（图6-5 和图6-6）。当然对于外科医师而言，一旦打开心房就会轻而易举地看出这个特征。

当判断梳状肌的范围时，心房质内心耳的构型只有可能存在有四种局部解剖方式（图6-7）。心耳内具有梳状肌延伸至房室交点的心房，几乎总是右侧的；而心耳内具有平滑的后下前庭的心房，几乎

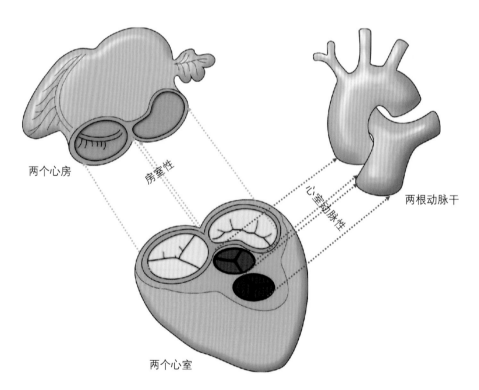

图6-1 此示意图展示心脏的三个节段，分别是两个心房、两个心室和两根动脉干。这些节段分别在房室交界和心室动脉交界结合在一起

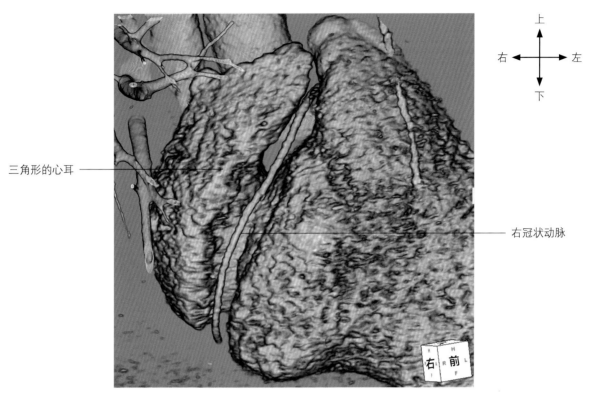

图 6-2　CT 图像显示形态学右心耳呈典型的三角形

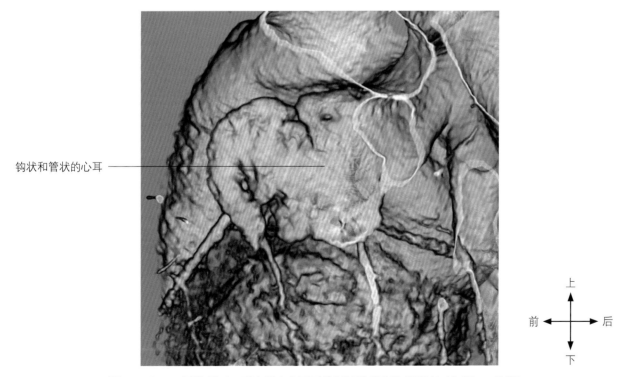

图 6-3　如 CT 图像所示，形态学左心耳呈特征性狭窄和钩状形态（与图 6-2 比较）

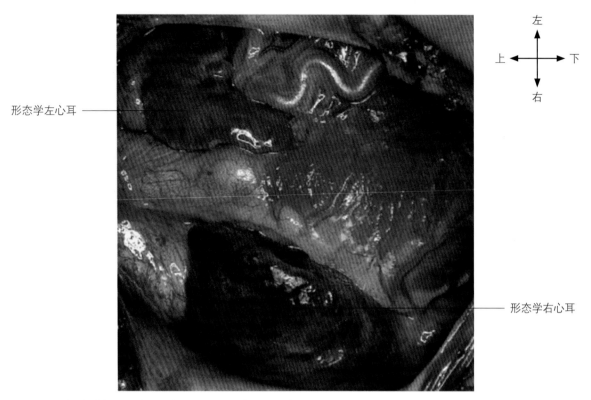

左
上 ← → 下
右

形态学左心耳

形态学右心耳

图 6-4　此手术视角拍摄于正中胸骨切开术，展示宽阔的三角形的形态学右心耳和狭窄的指样的形态学左心耳之间的差异

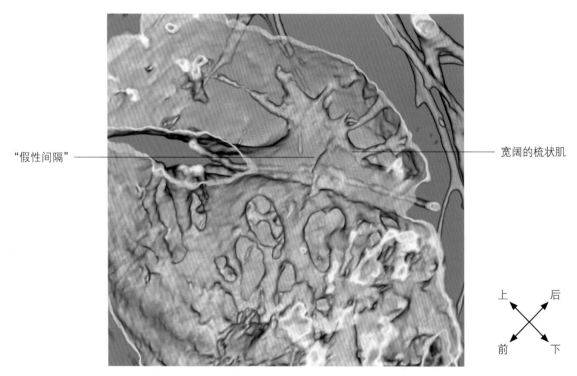

"假性间隔"

宽阔的梳状肌

上　后
前　下

图 6-5　CT 图像显示形态学右心房顶内宽阔的梳状肌。当进入心房时，相对于房室交界的前庭，这些梳状肌延伸至房室交点

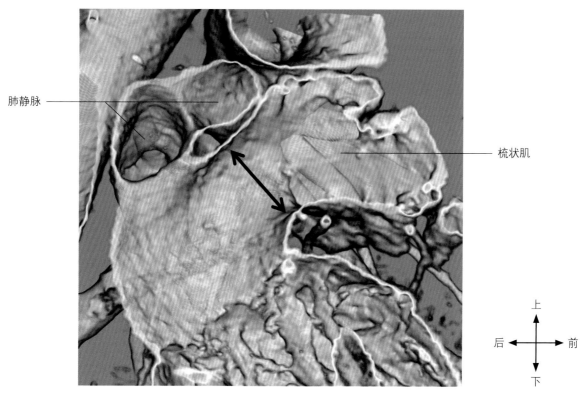

肺静脉

梳状肌

上
后　前
下

图 6-6　如 CT 图像所示，形态学左心耳的梳状肌限于管部内，管部与心房体部有十分狭窄的连接（黑色双箭头）

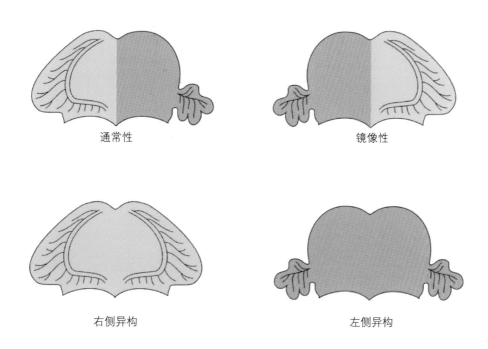

通常性　镜像性

右侧异构　左侧异构

图 6-7　该示意图显示心耳构型的四种可能性，不能总是依据它们的基本形状区分。梳状肌范围是区别心耳构型的最佳方法。梳状肌在形态学右心房内以各种方向延伸至房室交点，而在形态学左心房内限于心耳口的周内，留下光滑的后前庭。使用这种标准，所有的先天性畸形心脏的心耳均符合示意图内所示的四种构型之一

总是左侧的。这种通常性构型形式经常被称为"正位"（situs solitus）。心耳有可能罕见地以镜像的形式排布，形成所谓的"反位"（situs inversus）。在心房质内的两个腔的心耳具有相同的形态，这种情况虽然比镜像构型更常见，但仍然是相对罕见的构型。这种情况可以形成两种形式之一，在两侧既可以是形态学右心房（图 6-8），又可以是形态学左心房（图 6-9）。这些双侧对称的局部解剖模式（topological pattern）或者异构（isomeric）的构型，已经依据腹部脏器，尤其是脾的构型，用传统的命名方式命名了。这是由于它们经常与混乱的腹腔器官构型共存，那是一种又被称为内脏异位（visceral heterotaxy）的构型[6]。对那些心房自身固有的形态加以描述，更加便捷也更加精确[8]，尤其是在手术室中外科医师能够容易地确定。通常发现右心耳异构与脾缺乏相关性，但也不总是这样。往往发现左心耳异构与多脾共存，但也仍然不总是这样。左心耳异构与左支气管异构的关系更恒定。

通过研究腹部大血管之间的关系，可以在术前非常准确地预测预期的心耳局部解剖构型，正如用超声横切面图像确定的一样[10]。一旦识别后，心耳异构的知识还有另外两个方面的价值。心耳异构使外科医师警惕窦房结的不正常排布[11]，这是认出异构心耳的第一个益处。在右侧异构，窦房结是形态学右心房的结构，并且是双重的。可发现这两个窦房结分别位于每一条终末沟的外侧[12]。在左侧异构中，没有终末沟（图 6-9）。在这种情况下，窦房结是一个形成不充分的结构，没有恒定位置。通常可以在前房间沟内紧靠房室交界处发现窦房结[12]。

异构心耳构型预示着复杂的心内病变，这是认出异构心耳的第二个益处。虽然有两个异构的心耳和一个共同房室瓣，但是只要心耳发生任何一种类型的异构，心脏均倾向于具有双侧上腔静脉和一个有效的共同心房腔。右侧异构总是与完全性肺静脉异位连接（totally anomalous pulmonary venous connection）相关，甚至若干肺静脉连接至

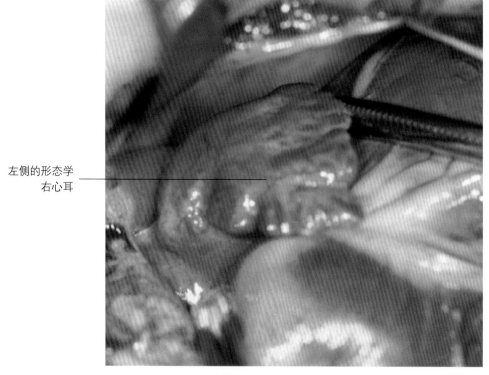

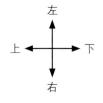

左侧的形态学
右心耳

图 6-8　此手术视角拍摄于正中胸骨切开术，展示形态学右侧模式的左侧心耳。右侧心耳也是右侧形态，所以患者存在右心耳异构。注意心耳嵴与左上腔静脉和终末沟的相对关系。当心内检查时，梳状肌均环绕两房室交界

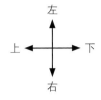

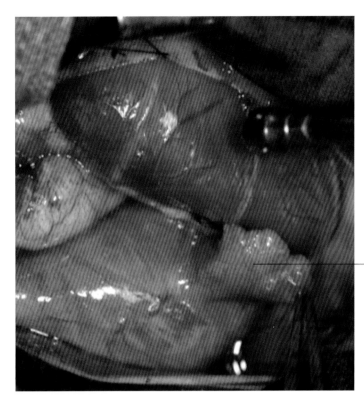

右侧的形态学左心耳

图 6-9　此手术视角拍摄于正中胸骨切开术，展示形态学左侧模式的右侧心耳。左侧的心耳也是左侧形态，所以患者存在左心耳异构。注意无任何终末沟。心内检查证实存在光滑的双外侧后前庭

一个或其他心房。右侧异构还最常见于肺动脉狭窄或闭锁，并且与单心室性房室连接（univentricular atrioventricular connection）有关，往往具有通过一个共同瓣的双入口性心室（double-inlet ventricle）。在大多数病例中，左侧异构与下腔静脉中断有关，下腔静脉与来自腹部的奇静脉系统的静脉引流相延续。

房室交界

心耳构型已经建立之后，顺序分析的下一步是确定房室交界的形态。对于这个问题，外科医师需要知道，心房腔是如何与心室质内存在的心室腔连接或不连接的。这样两种心室腔是最常见的，它们只能是右侧形态或者左侧形态。区分两种心室腔的形态是基于心尖小梁的固有特征。形态学右心室内，心尖小梁是粗糙的，而形态学左心室与形态学右心室相反，形态学左心室以纵横交错的纤细的心尖小梁为特点（图 6-10）。两心室间的相互关系可

以用心室的局部解剖描述。依据手掌面置于形态学右心室间隔表面，拇指在入口部，其余四指在心室出口加以分析，这些模式反映出局部解剖结构既可为左手性的，也可以为右手性的（图 6-11）。评估心室形态之后，就有可能确定心房腔与心室质连接或不连接的方式。在大多数病例中，有两种房室交界，尽管其中一种连接可以缺乏。据守房室交界的瓣膜形态也是同样重要的，因为成对的交界可以由一个共同的房室瓣据守。这显示出交界与瓣膜形态的特点是各自分离和独立的。

心房腔与心室质的连接形式有五种截然不同的类型，最后一种类型包含两种亚型，连同更进一步的变异。最常见地，心房腔连接至与它们对应的形态学心室。这种模式被称为一致性房室连接（concordant atrioventricular connection）。当心房以上述方式各自连接至属于它们的心室时，就不难区分形态学心室，甚至一个心室自身相较于另一个心室不是正常的关系。第二种模式表现为不一致性房

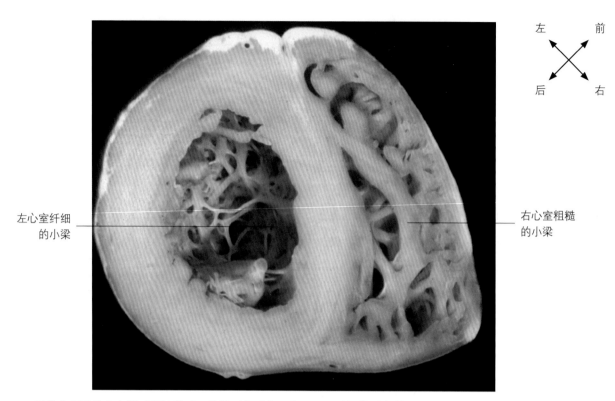

左心室纤细
的小梁

右心室粗糙
的小梁

左　　　前

后　　　右

图 6-10　正常心室质的心尖部已经被截开，并从下方观察。此图展示纤细的形态学左心室心尖小梁与粗糙的形态学右心室
心尖小梁，差异明显

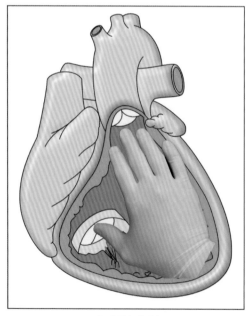

右手局部解剖

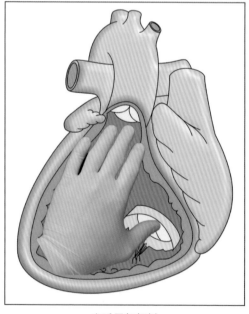

左手局部解剖

图 6-11　此示意图展示如何描述心室的局部解剖模式——以手的掌面放在形态学右心室的隔表面的方法。手指向上指向出
口，而拇指放在入口，形成右手性模式和左手性模式。构型显示：房室连接是一致性的，但是心室动脉连接还可能不一致，
主动脉从形态学右心室发出（图 6-29）

室连接（discordant atrioventricular connection），每一个心房连接至与它们不相对应的心室。

　　一致性连接和不一致性连接既有可能在通常性心耳构型中存在，也有可能在镜像性心耳构型中存在（图 6-12），但是它们均不与异构的心耳共存。当心耳异构时，每一个心房与属于它的心室连接，那么必然一个交界是一致性连接，而另一个交界是不一致性连接（图 6-13）。这些情况与心室的局部解剖模式无关（见后文）。这种构型形成第三种截然不同的模式，被称为双心室性混合性房室连接（biventricular and mixed atrioventricular connection）。

　　目前为止描述的三种连接中，每一个心房都与属于它的心室连接。这意味着房室连接它们自身是双心室性的。剩余两种房室连接的本质特征是两个心房腔连接至唯一的心室，并且还有一个例外。其中一种形式是两个心房均与相同的心室相连接。这是一种双入口性房室连接（double-inlet atrioventricular connection）（图 6-14）。另一种变异，其中一个心房与心室连接，但是另一个心房与心室质没有连接。后者可以依据是否缺乏右侧的连接（图 6-15）或者左侧的连接（图 6-16），划分成两个亚型。还可看到一种有趣的变异，当其中一侧房室连接缺乏，可为左侧或右侧，据守单独连接的房室瓣骑跨（straddle）在间隔，与两个心室均有附着。最终结果是单心房但是双心室性房室连接（图 6-17）。

　　在描述两个心房腔与唯一的心室连接的问题上，一直持续存在众多争议。把它们描述为单一心室（single ventricle）、共同心室（common ventricle）或单心室（univentricle）等，这些描述正变得越来越普遍。然而极少能找到一名存在单独心室（solitary ventricle）的患者。在被描述成具有单心室心脏的患者中，心室质内几乎总是包含不止一个心腔。通过关注这个事实，房室连接实际上连接唯一的心室，我们可以圆满地解决这个矛盾。这类心脏因此可以在逻辑上被精确地描述为功能性单心室性心脏（functionally univentricular heart）。这种命名遵循的事实是，某些患者中存在的双心室性房室连接，

心室之间的不平衡还是能够形成一种功能性单心室构型[13]。但是在那些单心室性房室连接中，一个心室肯定是不完整的（incomplete），而另一个心室是主导的（dominant）。主导心室支持一个或两个房室交界，这些主导心室能够被分成右心室性、左心室性和不确定性等三种心室形态之一（图 6-18），根据主导心室的心尖小梁部的模式来判断，形态学左心室是最常见的主导心室。这里还存在一个互补的右心室。这个右心室表现出不完整性，因为它缺少房室连接和入口部。无论是否存在双入口，或者缺乏左侧或右侧的房室连接，这种不完整右心室总是相对位于主导左心室的前上方。但是相对主导心室，这些不完整心室既可以位于主导心室的右侧（图 6-19），也可以位于主导心室的左侧（图 6-20）。

　　心房腔有可能更罕见地与主导右心室连接。这种情况最常发生在缺乏左侧房室连接的状态下（图 6-21），但是有可能发现有双入口，或者罕见地合并缺乏右侧房室连接。当只有右心室与各心房腔连接，并且由此成为主导心室时，此时左心室就是不完整的，并缺少它的房室连接和它的入口部。不完整左心室总是位于主导右心室的后下方的位置。不完整左心室通常位于主导右心室的左侧，罕见地位于主导右心室的右侧。

　　第三种形态学结构是两心房腔与单独的心室连接，合并双入口，或者极其罕见地缺乏任何一侧的房室连接。这种单独心室有不确定性心尖小梁形态（图 6-22）。在这种单心室性房室连接的变异中，永远不存在不完整的第二个心室，只有心室内的间隔结构将两条流出道分隔开。

瓣膜的形态

　　在心房腔与心室连接中，房室瓣的形态是独立的形式。因此房室瓣的形态构成了房室交界的一个独立特征。当存在一致性、不一致性、混合性或者双入口性连接时，两个心房与实际上或潜在的心室质连接。两个房室连接能够分别由两个分隔开的房室瓣据守（图 6-23），或者由一个共同瓣据守（图

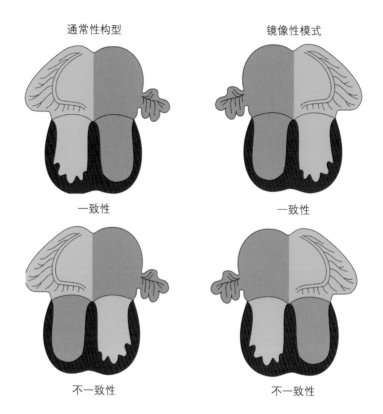

图 6-12   此示意图展示心房腔如何以一致性和不一致性的形式与心室连接，而每种模式存在通常性和镜像性的变异

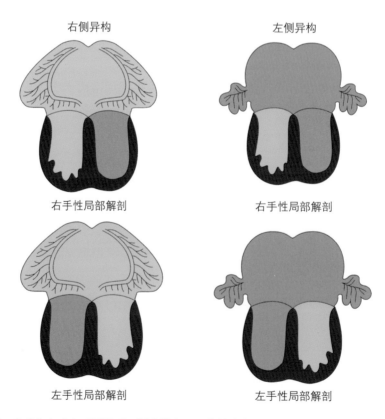

图 6-13   此示意图展示，当存在心房心耳异构时，混合性和双心室性房室连接，每一个心房都与它对应的心室连接。在每一种模式中，心脏的一半是连接一致性的，而另一半是连接不一致性的，这是这些心耳异构条件下的本质，因此描述异构类型和特殊的心室局部解剖

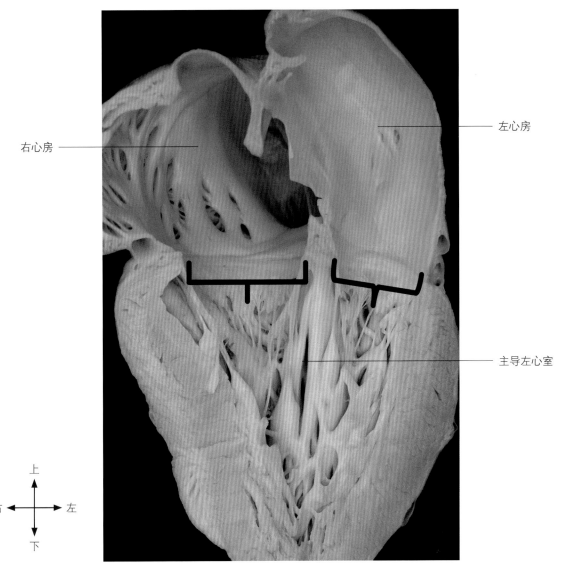

右心房

左心房

主导左心室

上
右 ← → 左
下

图 6-14　当两个心房均与唯一的心室连接时，房室连接是单心室性的。在这颗心脏中，以解剖学方位展示四腔心切面，心脏具有通往主导左心室的双入口。黑色括号展示心房前庭心肌节段，通过分隔开的房室瓣与主导左心室连接

6-24)。当存在两个瓣膜时，它们中任何一个可以是未开孔的，被潜在的房室连接阻挡。因此一个未开孔的瓣膜需要与房室连接缺乏鉴别，它们均能造成房室瓣闭锁。未开孔瓣膜的本质是房室连接已经形成，但是房室连接被结合在一起的瓣叶阻挡（图6-25)。而在缺乏连接的条件下，房室沟的纤维脂肪组织将涉及的心房底面与心室质完全分隔开（图6-15 和图 6-16)。

两个瓣膜中的任意一个或者共同瓣能够骑跨在心室质内的间隔上。瓣膜的拉紧装置的骑跨应该与支持这些瓣膜的房室交界的跨越（override）鉴别。

骑跨存在于瓣的紧张装置同时附着至心室间隔的两侧（图 6-26)。当瓣膜同时与双心室连接时，跨越出现在交界。跨越通常与骑跨共存，跨越的程度决定了房室连接的准确表现。所以评判以跨越为表现的连接，跨越的瓣膜将被分配给这个瓣膜自身大部分连接的那个心室（图 6-27)。

一侧房室连接缺乏时，构型方式的可能性会更加有限。在这样的情况下，单独房室瓣既有可能成为一个心室的入口，又有可能骑跨或者跨越。在这样的条件下的瓣膜骑跨或者跨越，房室连接自身不仅是单心房性的，而且是双心室性的（图 6-17)。

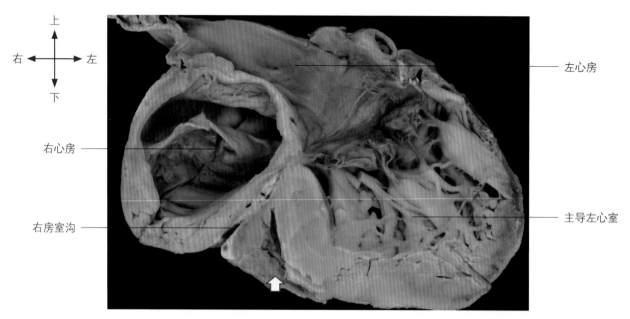

上
右 ← → 左
下

左心房

右心房

右房室沟

主导左心室

图 6-15　这例四腔心方位的解剖标本，表明缺乏右房室连接，右房室沟的纤维沉积组织介于右心房的底面（floor）和心室质的基底（base）。这种构型方式造成另一种形式的单心室性房室连接。在这例病例中，形态是三尖瓣闭锁，合并左心房与主导左心室连接。注意不完整的右心室（箭头）的基底，它没有与心房连接

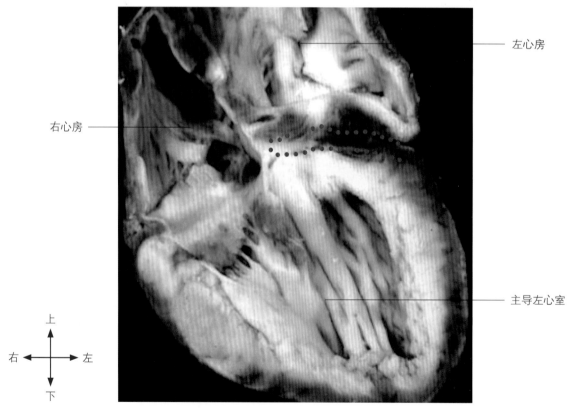

左心房

右心房

主导左心室

上
右 ← → 左
下

图 6-16　这例解剖标本仍然以四腔心方位观察（与图 6-14 和图 6-15 比较），表明缺乏左房室连接（红色点线），展示第三种单心室性房室连接的变异。在这例病例中，右心房通过右侧房室瓣与主导左心室连接

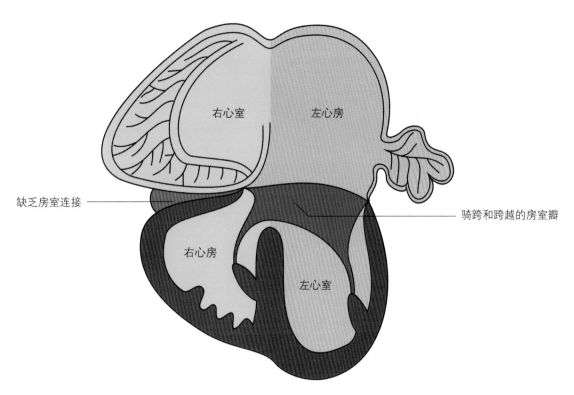

图 6-17 此示意图展示右房室连接缺乏时的构型，但合并单独房室瓣，骑跨在室间隔上。这形成单心房但双心室性房室连接，这里展示通常性心房构型、右手性心室局部解剖

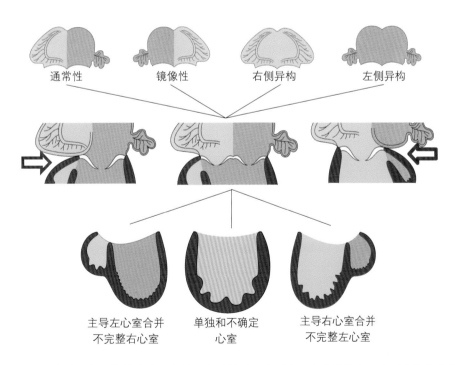

图 6-18 此示意图展示单心室性房室连接的多种可能性，它可能是心房形态、房室连接和心室形态等多种变异的组合。未考虑心室间相互关系、心室主动脉连接等更进一步的变异。在中间一排的箭头强调缺少某一种房室连接

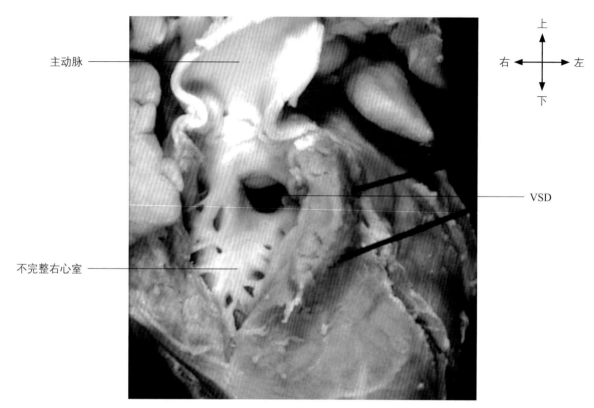

主动脉

VSD

不完整右心室

上
右 ← → 左
下

图 6-19　在这例双入口性左心室的解剖标本中，不完整右心室位于前上方，毗邻主导左心室的右侧。VSD，室间隔缺损

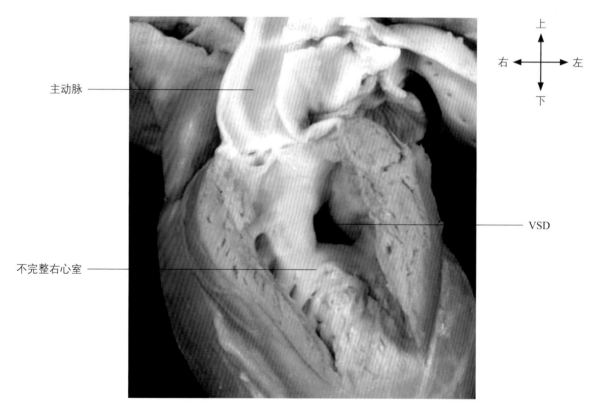

主动脉

VSD

不完整右心室

上
右 ← → 左
下

图 6-20　这例解剖标本仍然来自双入口性左心室，存在一个不完整右心室，这个不完整右心室相对于主导左心室的前上方和左侧的位置。VSD，室间隔缺损

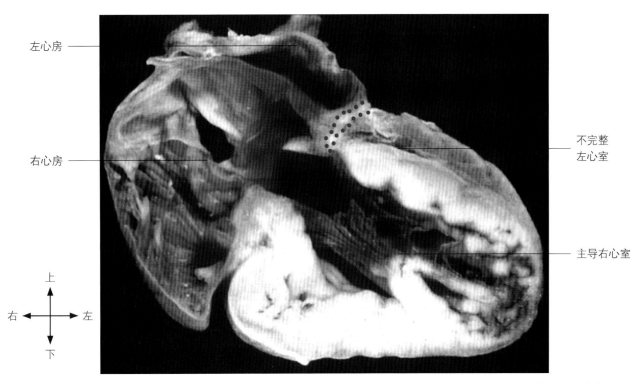

左心房

右心房

上
右 ←→ 左
下

不完整
左心室

主导右心室

图 6-21　这例标本以四腔心方位切面，展示缺乏左房室连接（红色点线），合并右心房与主导右心室连接。这造成左心发育不良综合征的其中一种变异

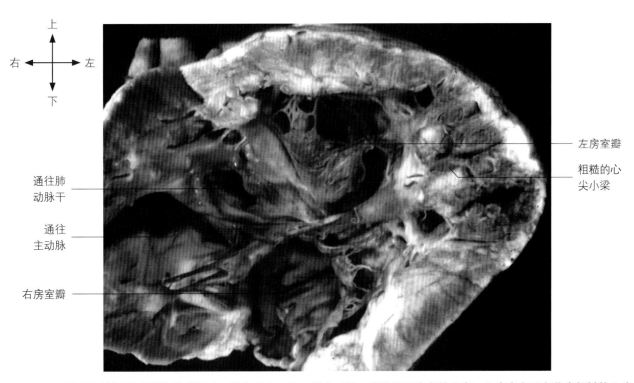

上
右 ←→ 左
下

通往肺
动脉干

通往
主动脉

右房室瓣

左房室瓣

粗糙的心
尖小梁

图 6-22　这颗心脏以贝壳样的形式打开，具有双入口性、双出口性、单独和不确定性心室，心室自身具有非常粗糙的心尖小梁

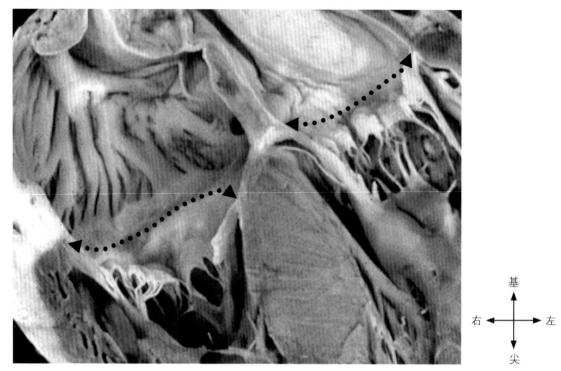

基
右 ←→ 左
尖

图 6-23　这颗正常心脏以四腔心方位切开，展示左房室交界和右房室交界（双箭头连接黑色点线）分别被左、右房室瓣据守。这两个房室瓣是分隔开的

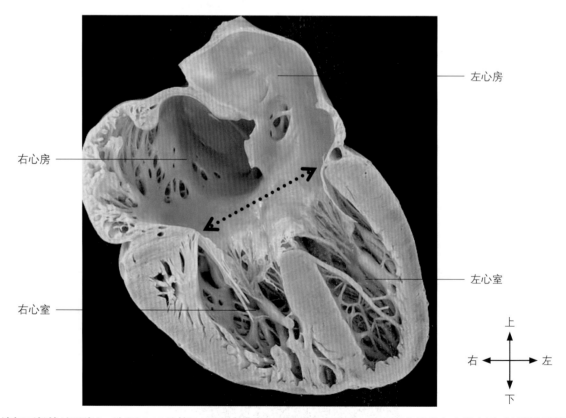

左心房

右心房

左心室

右心室

上
右 ←→ 左
下

图 6-24　该切面仍然是四腔心（与图 6-23 比较），展示在房室间隔缺损的条件下，左房室交界和右房室交界（双箭头连接黑色点线）由一个共同房室瓣据守

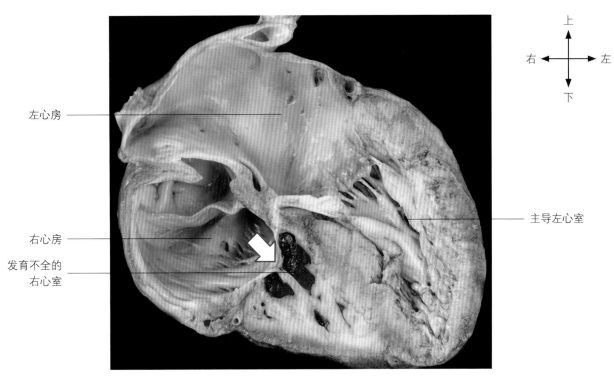

图 6-25　这颗心脏以四腔心方位切开，展示未开孔的右房室瓣与发育不全的右心室连接。房室连接仍然是一致性的，尽管右侧瓣（箭头）未开孔

左心房

主导左心室

右心房

发育不全的
右心室

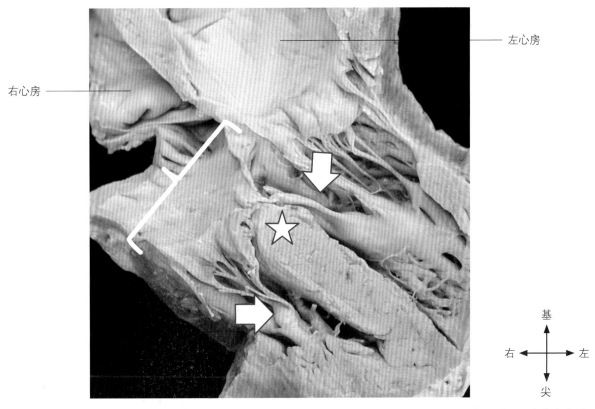

图 6-26　这颗心脏以四腔心方位切开，展示右房室瓣（箭头）的拉紧装置附着至室间隔（五角星）的两侧，而右房室交界口（白色括号）跨越间隔嵴（五角星）

左心房

右心房

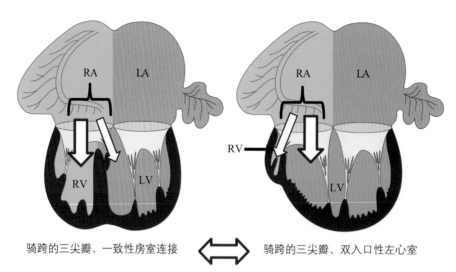

骑跨的三尖瓣、一致性房室连接　⟷　骑跨的三尖瓣、双入口性左心室

图 6-27　跨越交界的表现，无论是三尖瓣骑跨的交界（图 6-26）或者心室动脉跨越的交界，跨越的交界（黑色括号）都被归属于支持瓣膜和动脉的大部分的那个心室。在骑跨的三尖瓣的情况下，房室连接依据上文定义。此示意图显示疾病谱两个极端（双箭头）。左手侧的图片表明：交界主要与右心室（大箭头）连接，少部分与左心室（小箭头）连接。因此房室连接可以认为是一致性的。右手侧的图片表明：跨越的交界的绝大部分接于左心室，所以连接被认为是双入口性的。这就是50%法则。RA，右心房；LA，左心房；RV，右心室；LV，左心室

心室的形态和局部解剖

　　房室连接的固有特性与心室质的建筑构型形影不离。比如没有心室形态的知识，双心室性房室连接是无法得出诊断的。在未提及心室形态时，虽然能识别出双入口性连接和缺乏连接，但是在这种条件下，总是需要有给出更多的心室质构型的信息。在混合性和双心室性房室连接中，相对于形态学左心室，描述形态学右心室的结构模式是十分重要的。这种特征只能是两种局部解剖构型之一。这是因为，当连接为混合性时，右侧的心房有可能与形态学左心室或者形态学右心室任何之一连接，这时右侧的心房可有形态学左心耳或者形态学右心耳任何表现之一（图 6-13）。当存在右侧异构时，右侧的心房与形态学右心室连接，往往可见心室质如同一致性房室连接和通常性心房构型的心脏一样。而当存在右侧异构时，右侧的心房相反地与形态学左心室连接，这种心室质可见于不一致性房室连接和正常心房构型的心脏中。

　　我们已经讨论过了，两种基本的心室的局部解剖模式能够用双手的方式便捷地描述。形象地说，将手掌面向下放置在形态学右心室的隔表面。这时另一只手以相似的形式符合形态学左心室，但是这是为了描述的目的而挑选的形态学右心室的构型（图 6-11）。在有双心室性和混合性房室连接的心脏中，正是这种心室的局部解剖决定了房室传导组织的排布[11]。当心房腔与唯一的心室连接时，必须描述这种心室的形态。这是因为主导心室的模式有可能是左心室、右心室或者是单独和不确定心室的形式等。还必须描述主导心室与不完整心室的相互关系。

心室之间的关系

　　与心室的局部解剖相反，心室之间的相互关系一般应该描述为心脏的独立特征。当每一个心房与属于它自己的心室连接时，在连接和局部解剖表现方面，心室之间关系总是最和谐的。当心房腔位于它们正常的位置，并且存在房室连接一致时，在这种条件下描述胸腔中心脏，几乎总是形态学右心室位于形态学左心室的右侧、前方和下方。在镜像性心房构型合并一致性房室连接时，形态学右心室几乎不变地在左侧和相对前方，但是与相邻的心室并排（side-by-side）的频率更高。

当心房腔在它们的通常性构型中，并且不一致性房室连接时，心室的局部解剖几乎总是左手模式的。通常的心室之间的关系是形态学右心室在左侧（图 6-28）。当不一致性房室连接伴随镜像性心房构型时，通常呈右手模式的局部解剖（图 6-29）。因此心室间的关系与正常心脏相似，尽管两个腔更倾向于并排关系。如果这种关系可以预期，就没有必要描述它们。对于连接的形态，心室间的关系非常偶然地与预期不同。十字交叉心（criss-cross heart）以房室连接与心室之间关系的不协调而为人熟知[14]。在这些心脏以及那些上下性心室的心脏中，房室连接和心室间关系必须分别仔细地描述，用尽可能多的细节来澄清混淆的分类。十字交叉心，以及那些上、下性心室的心脏的本质是，这些心脏的心室之间的关系与预期的房室连接呈现的心室之间的关系不同。甚至更加罕见地，心室的局部解剖也许会与房室连接不协调[15]。这时，所有这些特征必须加以描述。

单心室性房室连接的心脏中，必须描述不完整心室与主导心室的相互关系。当主导心室是左心室时，不完整右心室总是位于主导左心室的前上方，而且还有可能位于主导左心室的左侧或者右侧。这些心脏中，不完整心室在侧面的方位不影响房室传导组织的基本排布。当存在主导心室是右心室时，不完整和发育不完全的（rudimentary）左心室如果出现，总是在主导右心室的后下方，然而还是有可能位于主导右心室的左侧或者右侧。在此情况下，在某一侧面的不完整心室会影响房室传导组织的排布。

因此剖析房室交界时，可以说明四种不同的特征。第一，心房肌与心室质连接的方式。第二，据守房室交界的房室瓣形态。第三，心室形态和局部解剖。第四，心室之间的关系。上述这些特征对于外科医师而言都非常重要，因为它们影响房室传导轴的排布。

心室动脉交界

分析心室动脉交界与描述房室交界一样，包含

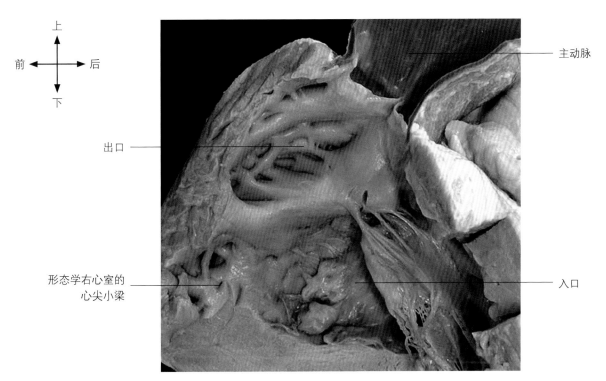

图 6-28　此图显示不一致性房室连接和心室动脉连接患者的心脏左侧，也就是说，先天性矫正性转位。只有左手掌面可以放置在形态学右心室的隔表面，手指指向心室出口，拇指指向入口部的三尖瓣

（图中标注：上、前、后、下；主动脉；出口；入口；形态学右心室的心尖小梁）

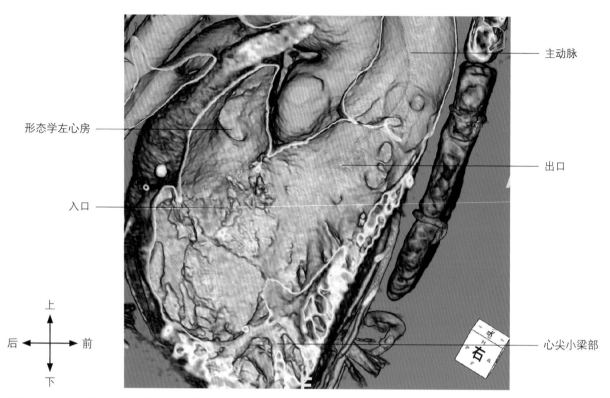

形态学左心房

入口

主动脉

出口

心尖小梁部

上
后　前
下

右

图 6-29　CT 图像显示在镜像性心房构型中先天性矫正性转位患者的右侧心脏。形态学左心房在右侧，但是与形态学右心室连接，并且呈右手性局部解剖，右手掌面在隔面，手指指向主动脉下流出部，拇指指向流入部

连接的形态、瓣膜的形态和动脉干之间的关系等不同方面，要求以相互区别的专属术语分别地描述。还有必要说明漏斗形态。

心室动脉连接

　　动脉干从心室质起源存在四种截然不同的方式，分别命名为一致性心室动脉连接 (concordant ventricu loarterial connection)、不一致性心室动脉连接 (discordant ventricu loarterial connection)、双出口性心室动脉连接 (double-outlet ventricu loarterial connection) 和单一出口性心室动脉连接 (single-outlet ventricu loarterial connection) 等。一致性心室动脉连接存在于两根动脉干从对应的两个形态学心室发出。不一致性心室动脉连接说明两根动脉干与两个形态学不对应的心室连接。双出口性心室动脉连接存在于两根大动脉干，均从相同心室起源，这个心室也许是左心室、右心室或者不确定心室等。单一出口性心室动脉连接可以看到只有唯一的动脉

干与心脏连接。这根唯一的动脉干也许是共同干，直接为体动脉、肺动脉和冠状动脉等供血；也许是一根主动脉干或一根肺动脉干，此时互补的动脉干是闭锁的，它不能与已知心室建立连接 (图 6-30)。当心包内罕见地缺少两根肺动脉时，也许描述这根唯一的动脉干为单独动脉干 (solitary arterial trunk) 而不是共同动脉干更加精确 (图 6-30)。

动脉瓣的形态

　　因为动脉瓣没有拉紧装置，所以它们的形态构型有限。而且共同动脉瓣只能够存在于共同干中。因此不同动脉瓣形态的模式涉及一个或两个动脉瓣。通常两个瓣膜均开孔 (perforate)，但是其中任何一个或者两个瓣都有可能跨越室间隔。当瓣口跨越时，这个瓣膜被归属于支持它大部分的那个心室，由此避免存在中间类型。另一种动脉瓣形态的模式是其中一个动脉瓣未开孔。与房室连接相同，未开孔的动脉瓣必须与一侧心室动脉连接缺乏区

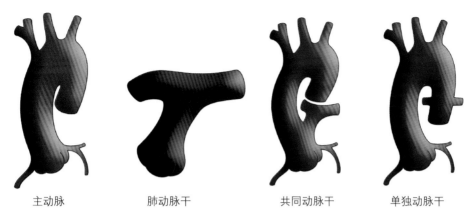

主动脉　　　　肺动脉干　　　　共同动脉干　　　　单独动脉干

图 6-30　此示意图展示识别的各种动脉干的形态。当心包内缺乏肺动脉时，就无法得知是否存在闭锁的肺动脉干，肺动脉干本来应该从心脏的基底起源，或者从主动脉发出。这种心包内缺乏肺动脉的模式，最好被描述为单独动脉干

分，因为两者均能够造成动脉瓣闭锁。

漏斗的形态

描述心室动脉交界形态还涉及漏斗形态，这是两条心室流出道内肌肉组织的构型。出口区域事实上是心室质的组成部分，尽管传统地认为心室出口区域与大动脉一致。两条流出道共同地组成了完整的肌肉组织圆锥，这个肌性漏斗分为腔壁部（parietal component）和间隔部（septal component），连同与房室交界毗邻的部分（图 6-31）。腔壁部组成流出道前方的游离壁。间隔部是出口间隔或漏斗间隔。这里有一个体（body），有间隔插入物和腔壁插入物，这些在法洛四联症的条件下最容易看到（图 6-32）。心室漏斗折叠是与房室交界毗邻的部分，它分隔开动脉瓣叶和房室瓣叶（图 6-33），也就是心内屈曲[16]。这个折叠可能减弱了动脉瓣－房室瓣的纤维连续（图 6-34）。

漏斗结构内外均没有传导组织[17]。漏斗结构应该与另一个结构区分开，叫作间隔外沿小梁（septomarginal trabeculation），或隔带（septal band）。间隔外沿小梁是室间隔的一部分，加固室间隔的右心室面。间隔外沿小梁有一个体部，体部向心尖部延续，称为调节带（moderator band），并且还有两个肢（图 6-35）。在正常心脏，前头侧肢（anterocephalad limb）延伸至肺动脉瓣，横卧在出口间隔上。后尾侧肢（posterocaudal limb）通常行

走于室间性膜性间隔的底下，这个后尾侧肢通常横卧在房室束的分支部之上。在间隔外沿小梁的体部内，右束支向下经过，到达右心室的心尖。

虽然每一条流出道都是一个潜在的完全肌性结构，但是对于大多数心脏，只有右心室流出道是一个完全肌性的圆锥。这是因为，在左心室内部，心室漏斗折叠的一部分通常消退，退让给动脉瓣叶和房室瓣叶之间的纤维连续。因此，在正常心脏，在右心室内有肌性的肺动脉下漏斗，在左心室顶有纤维性瓣性连续。在先天性畸形的心脏中，可以发现其他三种模式：第一，肌性主动脉下漏斗合并肺动脉瓣－房室瓣连续；第二，双侧肌性漏斗；第三，双侧漏斗缺失。在共同动脉共干中，也许存在完全肌性的干下漏斗，然而更常见的是共同动脉干瓣－房室瓣连续。

动脉瓣与动脉干的关系

在心室动脉交界，动脉瓣与动脉干的关系是最后剖析的特征。动脉瓣之间的相互关系同时独立于心室动脉连接和漏斗形态。在许多的描述方法中，我们倾向的描述是，以左右和前后坐标系，从下方观察主动脉瓣相对于肺动脉瓣的方位，如果有必要，加入上、下的坐标系。这样能够尽可能地做到准确。以我们的经验，外侧和前方到后方的位置组合，8 个坐标就足够了（图 6-36）。描述动脉干之间的相互关系时，说明它们在上升中相互旋绕就足

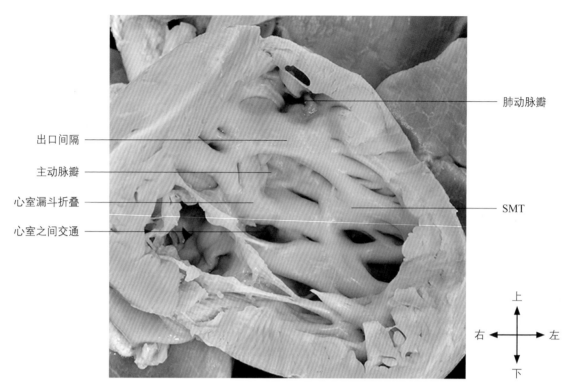

图 6-31　此图以解剖学方位从双出口性右心室视角拍摄，合并非动脉下心室之间交通，展示心室流出道肌性组成部分。两个动脉瓣铰链均完全地被流出道肌性组织环绕。SMT，间隔外沿小梁

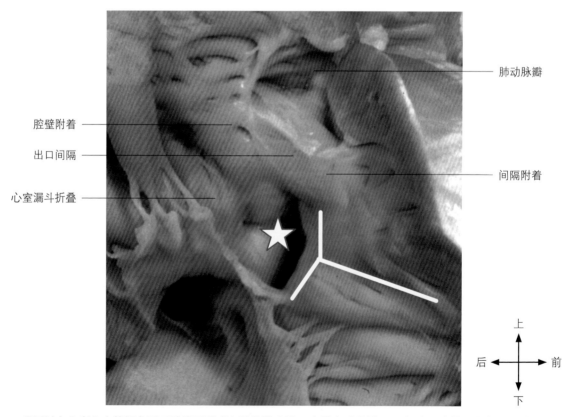

图 6-32　此图以右心室心尖的视角展示法洛四联症心脏的流出道，合并主动脉瓣（五角星）跨越肌性室间隔嵴，肌性间隔嵴自身被间隔外沿小梁或者隔带（白色 Y）加固。可以观察到肌性出口间隔的间隔附着和腔壁的附着

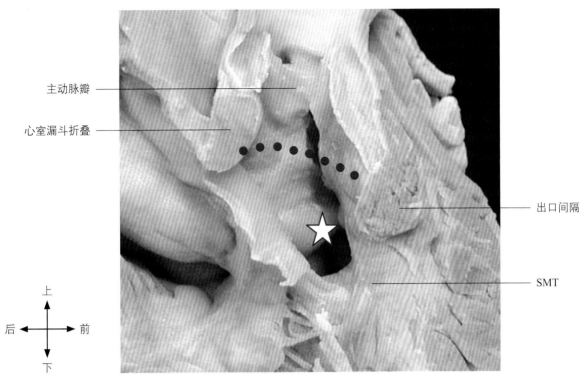

图 6-33　在这例法洛四联症的心脏标本中，在心室之间交通（五角星）顶部，心室漏斗折叠（红色点线）介于主动脉瓣叶和二尖瓣叶间，形成完整的肌性主动脉下漏斗。SMT，间隔外沿小梁

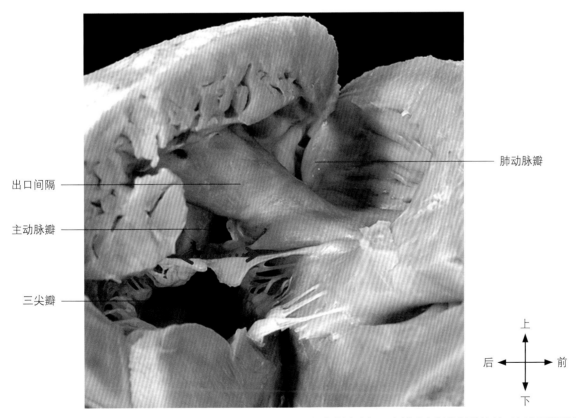

图 6-34　这颗心脏存在双出口性右心室性心室动脉连接，但是存在主动脉瓣叶和三尖瓣叶之间的纤维连续（红色双箭头）

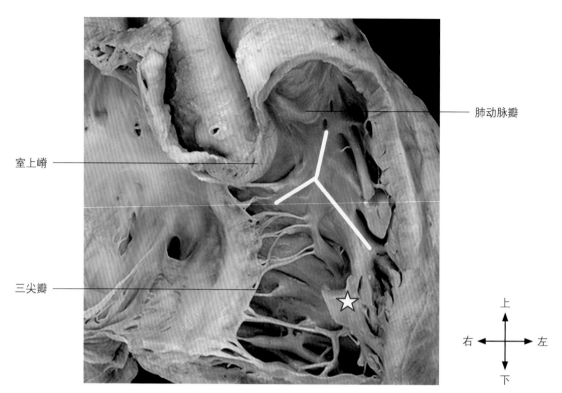

肺动脉瓣

室上嵴

三尖瓣

上
右　左
下

图 6-35　从正常右心室隔表面拍摄，展示间隔外沿小梁或者隔带的范围，以白色 Y 标明。在正常心脏，室上嵴插入间隔外沿小梁的分肢之间。五角星标明调节带，调节带是一系列的间隔腔壁小梁之一，这些间隔腔壁小梁从间隔外沿小梁的前表面起源

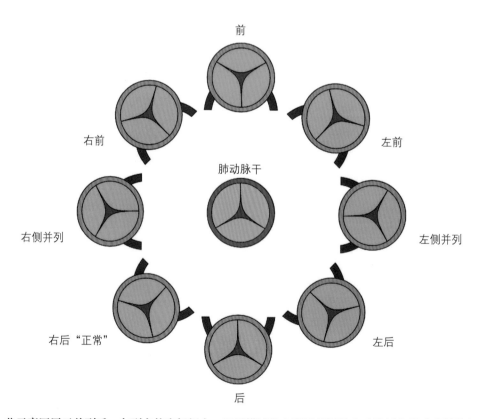

前

右前　　　　　左前

肺动脉干

右侧并列　　　　　左侧并列

右后"正常"　　　　　左后

后

图 6-36　此示意图展示前到后、左到右的坐标组合，用以描述从心室质起源的主动脉瓣和肺动脉瓣的相互关系

够了，用以区分两根动脉干以平行的形式上升[18]。

述为向左、居中或向右等。

心脏的位置

在本章讨论的系统建立了心脏的模板。众所周知，除了心内的构型，心脏自身能够占据许多不同的位置（见第 10 章），尤其是存在复杂性心内畸形时。为了明确地描述心脏的位置，应该分别地说明心脏在胸腔内的位置和心尖的方位。我们描述心脏位于胸腔的左侧、右侧或者中线等。心尖的方位描

畸形的分类

描述了心脏的模板和它的位置之后，最后有必要对所有的心内畸形进行分类。这些病变在大多数病例中引起外科关注。但是在确认其余各部分是正常的之前，不能假设心脏只表现出唯一的病变。这些相关的病变将会在随后的各章中强调，还会像前文一样，特别注意描述有手术意义的特征。

参考文献

[1] Shinebourne EA, Macartney FJ, Anderson RH. Sequential chamber localization: the logical approach to diagnosis in congenital heart disease. *Br Heart J* 1976; 38: 327–340.

[2] Anderson RH, Wilcox BR. Understanding cardiac anatomy: the prerequisite for optimal cardiac surgery. *Ann Thorac Surg* 1995; 59: 1366–1375.

[3] Van Praagh R. The segmental approach to diagnosis in congenital heart disease. In: Bergsma D (ed). Birth defects original article series, Vol. VIII, No. 5. *The Fourth Conference on the Clinical Delineation of Birth Defects. Part XV The Cardiovascular System.* The National Foundation March of Dimes. Baltimore, MD: Williams and Wilkins, 1972; pp 4–23.

[4] Anderson RH, Ho SY. Continuing Medical Education. Sequential segmental analysis-description and categorization for the millennium. *Cardiol Young* 1997; 7: 98–116.

[5] Uemura H, Ho SY, Devine WA, Kilpatrick LL, Anderson RH. Atrial appendages and venoatrial connections in hearts with patients with visceral heterotaxy. *Ann Thorac Surg* 1995; 60: 561–569.

[6] Van Mierop LHS, Gessner IH, Schiebler GL. Asplenia and polysplenia syndromes. In: Bergsma D (ed). Birth Defects: Original Article Series, Vol VIII, No 5. *The Fourth Conference on the Clinical Delineation of Birth Defects. Part XV The Cardiovascular System.* The National Foundation March of Dimes. Baltimore, MD: Williams and Wilkins, 1972: 36–44.

[7] Ivemark BI. Implications of agenesis of the spleen on the pathogenesis of conotruncus anomalies in childhood. An analysis of the heart; malformations in the splenic agenesis syndrome, with 14 new cases. *Acta Paediatr Suppl* 1955; 44: 7–110.

[8] Macartney FJ, Zuberbuhler JR, Anderson RH. Morphological considerations pertaining to recognition of atrial isomerism. Consequences for sequential chamber localisation. *Br Heart J* 1980; 44: 657–667.

[9] Sharma S, Devine W, Anderson RH, Zuberbuhler JR. The determination of atrial arrangement by examination of appendage morphology in 1842 heart specimens. *Br Heart J* 1988; 60: 227–231.

[10] Huhta JC, Smallhorn JF, Macartney FJ. Two dimensional echocardiographic diagnosis of situs. *Br Heart J* 1982; 48: 97–108.

[11] Smith A, Ho SY, Anderson RH, et al. The diverse cardiac morphology seen in hearts with isomerism of the atrial appendages with reference to the disposition of the specialized conduction system. *Cardiol Young* 2006; 16: 437–454.

[12] Ho SY, Seo J-W, Brown NA, et al. Morphology of the sinus node in human and mouse hearts with isomerism of the atrial appendages. *Br Heart J* 1995; 74: 437–442.

[13] Jacobs ML, Anderson RH. Nomenclature of the functionally univentricular heart. *Cardiol Young* 2006; 16(Suppl 1): 3–8.

[14] Anderson RH. Criss-cross hearts revisited. *Pediatr Cardiol* 1982; 3: 305–313.

[15] Anderson RH, Smith A, Wilkinson JL. Disharmony between atrioventricular connections and segmental combinations-unusual variants of "criss-cross" hearts. *J Am Coll Cardiol* 1987; 10: 1274–1277.

[16] Anderson RH, Becker AE, Van Mierop LHS. What should we call the "crista"? *Br Heart J* 1977; 39: 856–859.

[17] Hosseinpour A-R, Jones TJ, Barron DJ, Brawn WJ,

Anderson RH. An appreciation of the structural variability in the components of the ventricular outlets in congenitally malformed hearts. *Eur J Cardiothorac Surg* 2007; 31: 888–893.

[18] Cavalle-Garrido T, Bernasconi A, Perrin D, Anderson RH. Hearts with concordant ventriculoarterial connections but parallel arterial trunks. *Heart* 2007; 93: 100–106.

第 7 章

正常节段连接心脏中的病变

Lesions with normal segmental connections

间隔缺损

如果认为心脏具有三种截然不同的间隔结构：房间隔（atrial septum）、房室间隔（atrioventricular septum）和室间隔（ventricular septum），那么对于理解间隔缺损的解剖会有极大的促进作用（图7-1）。正常的房间隔相对较小，大部分由卵圆窝的底面构成。当从右心房面观察时，卵圆窝的底面被外缘环绕。卵圆窝的这个底面其实起源于原发房间隔（primary atrial septum）或者第一间隔（septum primum）。虽然卵圆窝的外缘经常被当作继发房间隔（secondary atrial septum）或者第二间隔（septum secundum），但是卵圆窝的外缘的绝大部分，特别是上外缘、前上外缘和后外缘等部分，由毗邻的左、右心房壁向内折叠而形成。相反地，卵圆窝的前下外缘是真正的肌性间隔（图7-2），前下外缘

与房室间隔相延续。而房室间隔是纤维膜性间隔的上部。在正常心脏中，这个纤维间隔还与 Koch 三角的心房壁相延续（图7-3）。心房壁的 Koch 三角部与三尖瓣叶、二尖瓣叶附着之间的心室肌肉组织的上部重叠，在过去我们将 Koch 三角部分的心房壁当作肌性房室间隔（muscular atrioventricular septum）。我们已经在第2章讨论过，现在我们最好将它们看作成一种三明治结构[1]。这是因为在整个 Koch 三角的底面，下房室沟（inferior atrioventricular groove）的纤维脂肪组织将心房肌层与心室肌层分隔开（图7-4）。尽管如此，将由纤维性间隔和肌性三明治组成的整个区域，当作房室性分隔结构（atrioventricular separating stucture），这对理解间隔缺损而言是有帮助的，因为这个结构在我们描述的存在房室间隔缺损（atrioventricular septal defect）的心脏内是缺乏的。

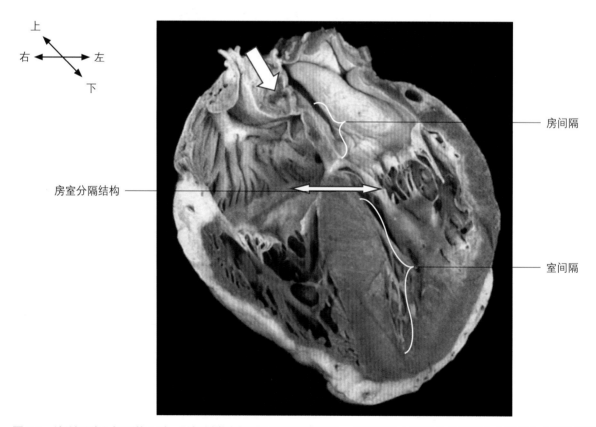

图7-1   这颗四腔心切面的心脏，以解剖学方位展示房间隔各部分，室间隔各个部分及分隔开右心房和左心室的肌性结构的位置（双箭头）。我们之前认为，后者的区域是房室肌性间隔。我们现在已经将分隔开右心房和左心室的结构认作是位于右心房肌组织层和左心室肌组织层之间的纤维脂肪组织三明治（图7-3）。这个区域在共同房室连接的条件下缺失。还要注意卵圆窝的上缘（箭头）是右心房壁和左心房壁之间向内折叠

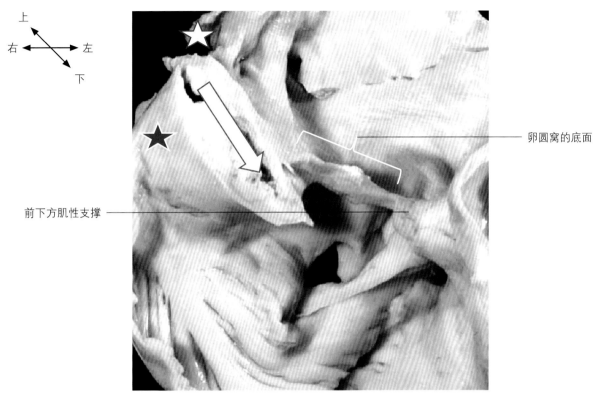

上
右　　左
下

卵圆窝的底面

前下方肌性支撑

图 7-2　这颗心脏已经以四腔心切面切开，展示卵圆窝上外缘是深深地向内折叠（箭头），在上腔静脉的右心房源头（红色五角星）和右上肺静脉进入左心房（白色五角星）的入口之间。卵圆窝的底面及前下方的肌性支撑，均是心房间隔的部分

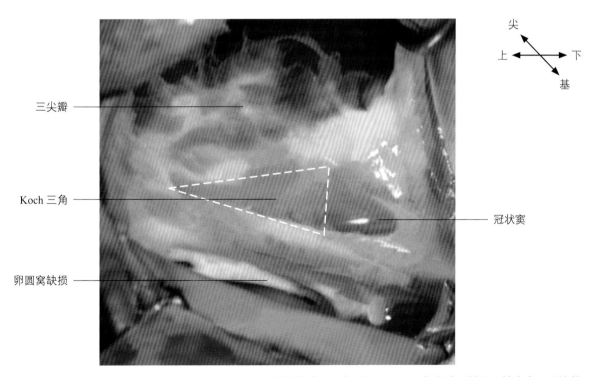

尖
上　　下
基

三尖瓣

Koch 三角

冠状窦

卵圆窝缺损

图 7-3　此手术视角拍摄于右心房切开术，展示 Koch 三角的解剖标志（三角形）。Koch 三角这片区域是肌性房室三明治的心房面。注意这名患者的卵圆窝内还存在缺损

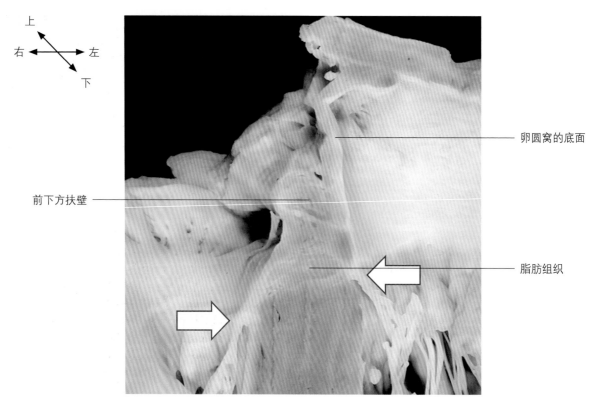

上
右　左
下

卵圆窝的底面

前下方扶壁

脂肪组织

图 7-4　这是正常心脏的四腔心切面，横穿过 Koch 三角的底面，展示两侧房室瓣附着的差异（箭头）。注意介于右心房壁和室间隔嵴之间的脂肪组织，这些脂肪组织形成房室肌性三明治中的"肉"

外科医师通常只能从右心室面观察室间隔。由于这个原因和某些其他原因，我们接下来的讨论，最好利用右心室的解剖标志，剖析这些心室间的孔。总而言之，室间隔由较小的纤维部分，尤其是膜性间隔的室间部，以及更大的肌性部组成。室间隔的肌部明显弯曲，几何形态上比其他间隔结构更加复杂，它几乎完全地处在冠状面（coronal plane）。乍看起来，有可能将肌性间隔分成入口部、心尖小梁部和出口部；每一部分看上去与右心室的各个组成部分相互对应，并且向心性地紧靠在膜性室间隔上（图 7-5）。但是仔细检查过后，发现这样的分析过于简单化了。由于室间隔深深地楔入主动脉下流出道的位置，在右心室面，三尖瓣隔叶划定出大部分的室间隔的边界，这部分室间隔将右心室入口与左心室出口分隔开（图 7-6）。乍看起来，形成肺动脉下漏斗后部的肌性壁是出口间隔。然而肺动脉下漏斗后部肌性壁其实只有一小部分介于右心室腔和左心室腔之间。这是因为肺动脉下漏斗的大部分是独立式的肌袖，这个肌袖形成了室上嵴的一部分（图 7-7）。小的间隔部介于两个心室的出口之间，它与更广阔的嵴部无法分开，广阔的嵴部是心室漏斗折叠或心内屈曲（图 7-8）。肌性壁分隔开了两个心室的心尖小梁部，因此这些肌性壁形成了肌性室间隔的绝大部分，并以曲线的形式延伸至心尖，这反映了香蕉形的右心室与圆锥形的左心室之间的相互关系。间隔外沿小梁或者隔带是加固间隔的肌性右心室面的室间隔部分。这条肌肉带（strap）具有一个体部和两个肢部，两个肢部延伸至心脏的基底，环抱室上嵴。一系列间隔腔壁小梁从间隔外沿小梁的前头侧表面发出，并且延伸至心室腔壁。调节带是间隔腔壁小梁其中的一支，尤其明显。调节带横越过间隔外沿小梁，加入前乳头肌（图 7-9）。

心房之间交通

有几种病变可能发生心房间的分流（图 7-10）。虽然心房间的分流被统称为房间隔缺损（atrial

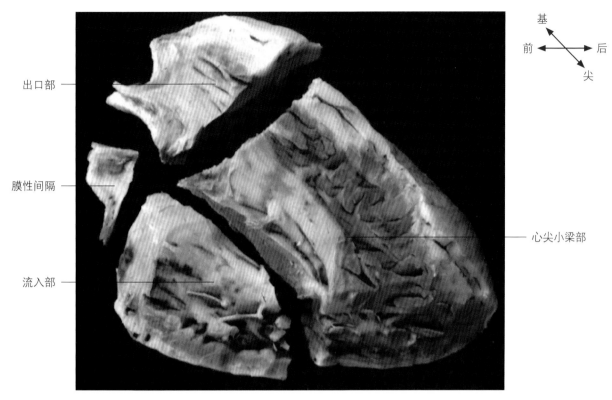

基
前　　后
尖

出口部

膜性间隔

流入部

心尖小梁部

图 7-5　该切面以解剖学方位观察，展示心室间隔如何从心脏的剩余部分分开，并且划分为纤维部和肌性部。肌性部更进一步地划分为与右心室的各个组成部分相关的节段。除了心尖部，右心室的这些部分与左侧心脏的组成部分没有关联

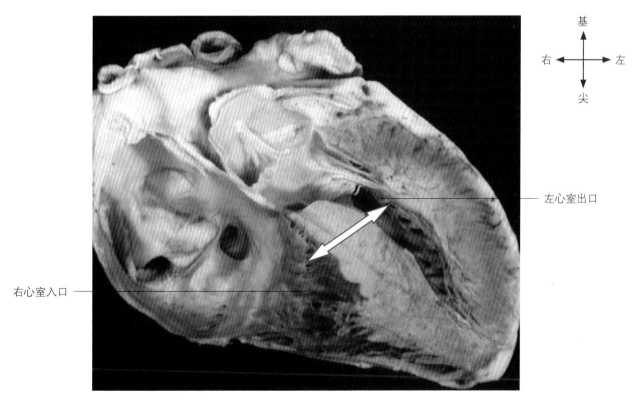

基
右　　左
尖

左心室出口

右心室入口

图 7-6　该截面模仿心脏超声肋间斜面切面，展示肌性间隔的后下部分如何将右心室的入口与左心室的出口分隔开（双箭头）

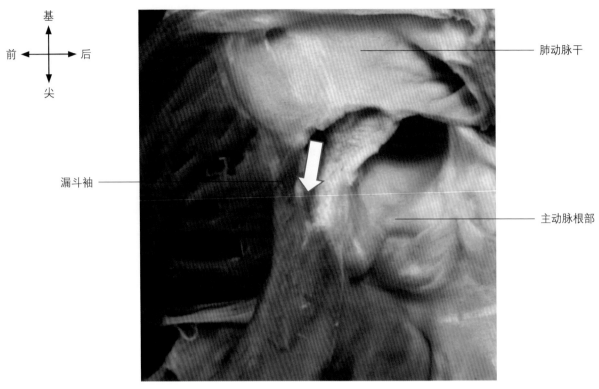

基
前 ← → 后
尖

肺动脉干

漏斗袖

主动脉根部

图 7-7 该心室流出道的切面，以解剖学方位展示支持肺动脉瓣叶的独立式的漏斗袖。注意广泛的组织平面将漏斗袖与主动脉根部分隔开（箭头）

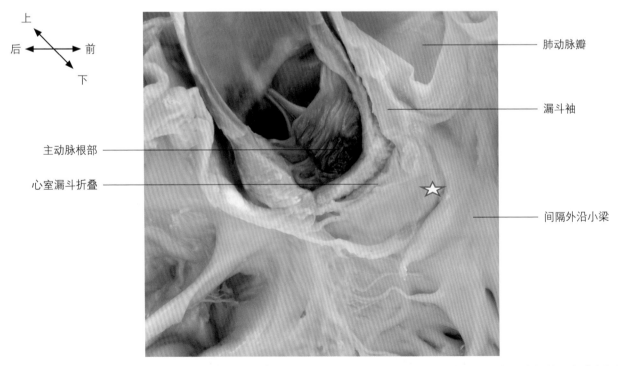

上
后 ← → 前
下

肺动脉瓣

漏斗袖

主动脉根部

心室漏斗折叠

间隔外沿小梁

图 7-8 该切面以解剖方位观察，展示室上嵴的大部分如何由心室漏斗折叠形成。只有位于间隔外沿小梁的两个肢之间的室上嵴的小部分（五角星）可以被切除，形成与左心室的交通。这个区域没有明显的解剖边界。注意室上嵴的远侧部分与独立式的肌性漏斗袖连续

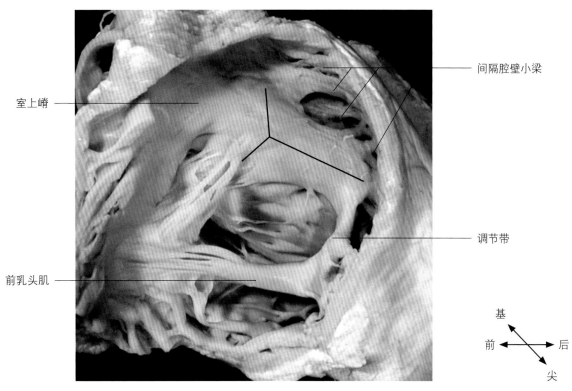

图 7-9　通过前壁开窗显示右心室的间隔表面，展示间隔外沿小梁或者隔带（黑色 Y）。室上嵴插入间隔外沿小梁基底的两肢之间。调节带从间隔外沿小梁体的心尖部发出，穿过心室腔，与前乳头肌连续。调节带是一系列间隔腔壁小梁之一，这些间隔腔壁小梁从重要的间隔外沿小梁的前外沿起源

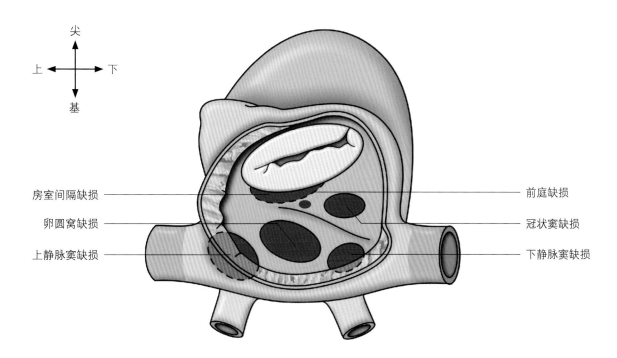

图 7-10　此示意图展示各种使心房间分流的孔。只有在卵圆窝内的孔和罕见的前庭部缺损是真正的房间隔结构缺失

septal defect)，但是它们并不全都位于正常的房间隔的界限范围以内[1]。只有在卵圆窝底面范围以内的那些孔[2]，以及更罕见的前下方肌性扶壁（anteroinferior muscular buttress）范围内的前庭缺损（vestibular defect）[3]，才是真正的间隔部缺失（图 7-2）。原发孔缺损（ostium primum defect）是房室分隔缺失的结果。原发孔缺损的最主要特征是共同性房室交界[4]，我们将会在下文中剖析这种畸形。我们可以在腔静脉口发现静脉窦缺损（sinus venosus defect）[5-8]，它代表了一种肺静脉异位连接，肺静脉仍然保持与左心房连接[5]。可在冠状窦口发现罕见的缺损，这种缺损是肌性壁消失的结果，肌性壁通常分隔开左心房腔壁和冠状窦壁走行穿过左房室交界的那一部分[9]。

在卵圆窝范围内的缺损经常被称为继发缺损（secundum defect）。因为继发缺损代表了继发房孔（secondary atrial foramen）持续存在，而不是继发房间隔（secondary atrial septum）缺失，所以它们应该被恰当地称为继发孔缺损（ostium secundum defect）。我们倾向于将继发孔的缺损当作卵圆窝内的缺损。目前，继发孔缺损是心房之间交通中最常见的一种类型。继发孔缺损有可能是卵圆窝底面的缺失（deficiency）（图 7-11）、开孔（perforation）（图 7-12）或缺乏（absence）（图 7-13）。卵圆窝的底面由卵圆孔（oval foramen）的片状瓣（flap valve）形成，阀瓣自身从原发房间隔（primary atrial septum）起源。当分流的血流动态地横穿过这样的一个缺损时，提示需要手术关闭。这个孔罕见地小到可以允许直接缝合。现在除了非常大的缺损，所有在卵圆窝范围以内的缺损，几乎都可以由心脏介入科医师关闭。如果这种缺损特别大，表明需要外科介入，但是试图直接关闭缺损，也许结果会扰乱心房的解剖，导致心房破裂。无论间隔缺失的大小，总是有可能用一片补片缝在卵圆窝的外缘。当设置缝线时，相对于外缘四周，为窦房结供血的动脉是最有可能的隐患（图 7-14）。这根动脉能够在心肌内潜

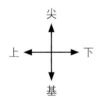

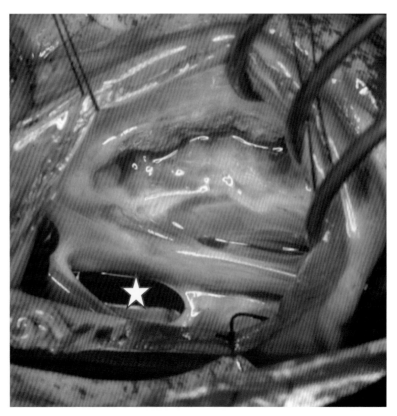

图 7-11　此手术视角拍摄于右心房切开术，展示卵圆窝的片状瓣的缺失（五角星）

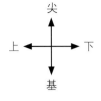

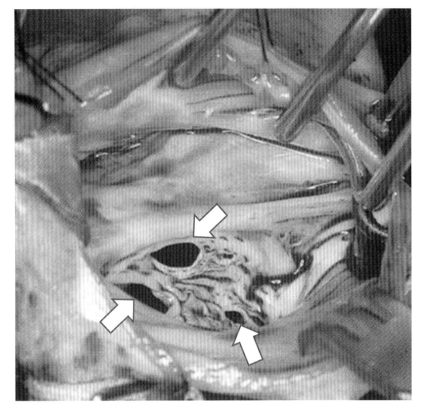

图 7-12　此手术视角拍摄于右心房切开术，展示卵圆窝片状瓣内的 3 个穿孔（箭头）

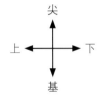

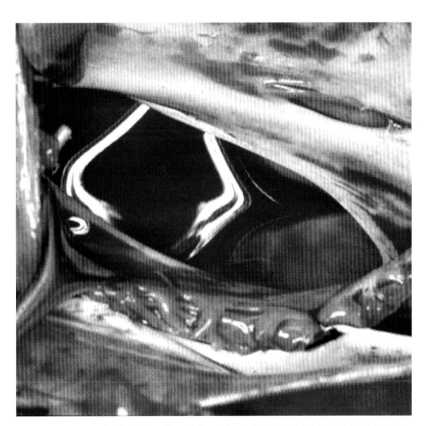

图 7-13　此手术视角拍摄于右心房切开术，展示整个卵圆窝的片状瓣的缺乏

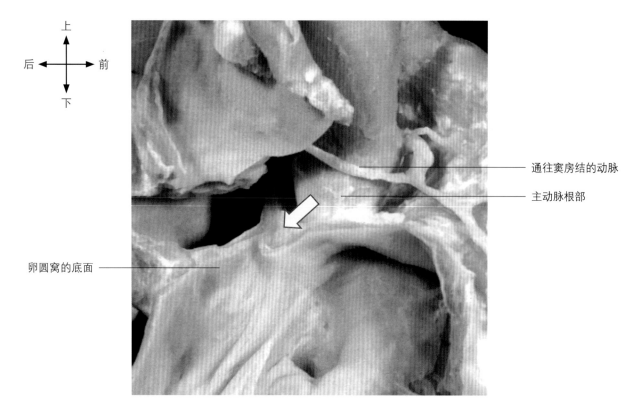

上
后 ← → 前
下

通往窦房结的动脉

主动脉根部

卵圆窝的底面

图 7-14 该切面以解剖学方位穿过心房腔，展示供应窦房结的动脉与卵圆窝前上外缘的关系。注意主动脉根部到卵圆窝前上外缘的距离。箭头标明向内折叠的卵圆窝的前外缘

行，穿过卵圆窝的前外沿，或者位于上心房间折叠内的深处。当向前方设置缝线时，还有很小的可能性会损伤主动脉，因为外缘的这一部分的心外膜面与主动脉根部有关（图 7-14 和图 7-15）。卵圆窝的后下外缘偶尔缺失，使窝内的孔延伸入下腔静脉口内（图 7-16）。在这些情况下必须小心，不要将完好的 Eustachian 瓣错误地当作缺损的后下外沿。补在 Eustachian 瓣上的补片会将下腔静脉与左心房连接。因此放置补片关闭卵圆窝底面的缺失以后，总是要谨慎地确保下腔静脉与右心房的连续性。

静脉窦缺损比卵圆窝内的缺损更加罕见，并且在修补过程中会表现出更严重的问题。毗邻下腔静脉的静脉窦缺损（图 7-17）相对罕见[5]，它在卵圆窝界限的后方，向下腔静脉口内开口。卵圆窝自身通常是完整的，但是也可以呈缺失或者针孔状开放。这类毗邻下腔静脉的静脉窦缺损的本质是右下肺静脉异位地与下腔静脉连接，但是右下肺静脉仍保持与左心房连接[5]。静脉窦缺损与上腔静脉口毗邻更常见[6, 8]。这类毗邻上腔静脉的缺损仍然是因

为一根或多根右侧的肺静脉异位地与上腔静脉连接，但是这些肺静脉仍然保留与左心房连接[6]。这些静脉窦缺损位于卵圆窝的界限之外，因此属于心房之间交通，而不是房间隔缺损（图 7-18）[1, 2]。

当发现静脉窦缺损与上腔静脉有关时，静脉口通常跨越卵圆窝的上外缘（图 7-19 和图 7-20）。更罕见地，当腔静脉完全且唯一地与右心房承接时，也能发现这样的缺损（图 7-21）[6]。所有与右上肺静脉异位连接有关的缺损，它们将右上肺静脉引流至上腔静脉（图 7-22 和图 7-23），经常通过不止一个孔（图 7-19），但是右上肺静脉仍然保留与左心房连接。外科修补过程中遇到的困难表现在需要重建解剖，使静脉回流改道，同时关闭心房之间交通。必须在不阻碍静脉血流的情况下，以及在上部缺损的病例中必须在不损伤窦房结的情况下，完成这些步骤。窦房结与腔房交界（cavoatrial junction）的前外侧象限有关，窦房结就位于终末沟内的心外膜下（图 7-23）。当做心房切口和在心房壁设置缝线时，均应该仔细考虑窦房结的位置。在肺静脉回流改道

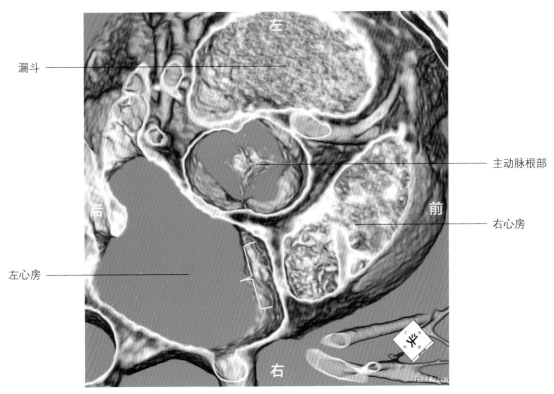

图 7-15　CT 图像显示卵圆窝前上外沿（黄色括号）的毗邻和与主动脉根部毗邻的左、右心房壁

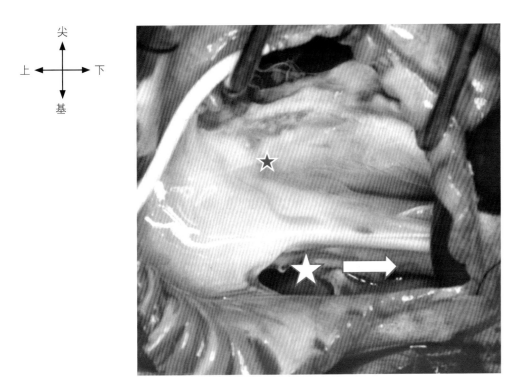

图 7-16　此手术视角拍摄于右心房切开术，展示卵圆窝内的缺损（大五角星）延伸入下腔静脉口内（箭头）。注意 Koch 三角的位置（小五角星）

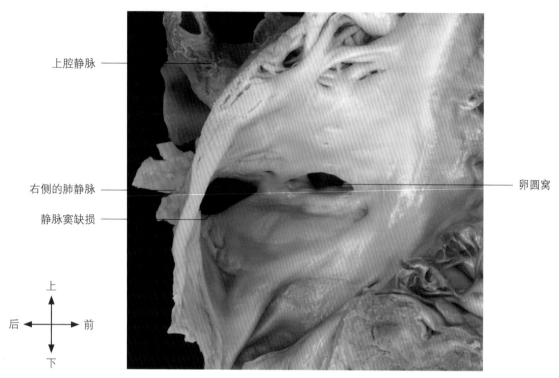

上腔静脉 ——

右侧的肺静脉 ——

静脉窦缺损 ——

—— 卵圆窝

上
后 ← → 前
下

图 7-17   这例标本以解剖学方位展示下静脉窦的缺损特征。卵圆窝的外沿是完整的，下静脉窦缺损是由于右中肺静脉和右下肺静脉与下腔静脉的异位连接引起的。异位连接的静脉仍保留它们与左心房的连接

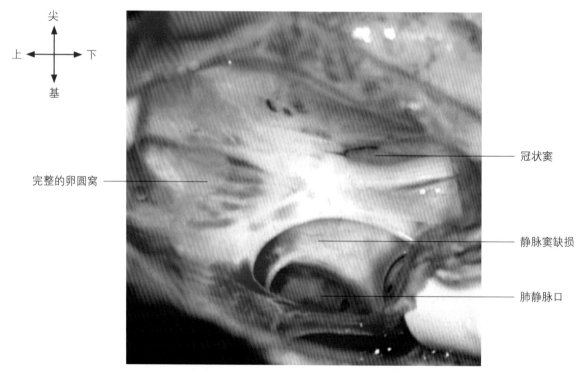

尖
上 ← → 下
基

完整的卵圆窝 ——

—— 冠状窦

—— 静脉窦缺损

—— 肺静脉口

图 7-18   此手术视角拍摄于右心房切开术，展示一个位于下腔静脉口的缺损。存在右下肺静脉的异位引流，右下肺静脉仍然保留与左心房连接。卵圆窝是完整的。这是典型的下静脉窦缺损的例子

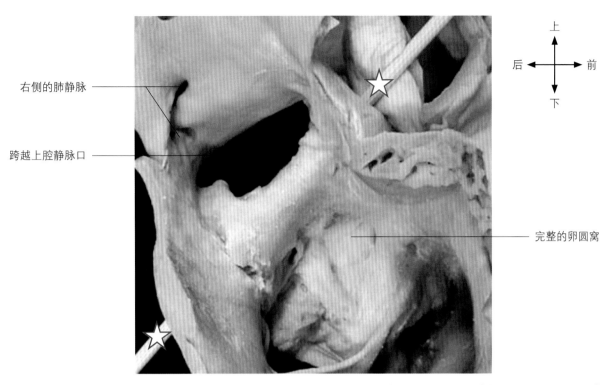

右侧的肺静脉

跨越上腔静脉口

完整的卵圆窝

上
后　前
下

图 7-19　这例标本以解剖学方位展示上静脉窦缺损合并上腔静脉口跨越。探针（五角星）已经穿越过占据完整的卵圆窝上外沿的纤维脂肪组织。两根右上肺静脉异位引流，仍保留它们与左心房的连接

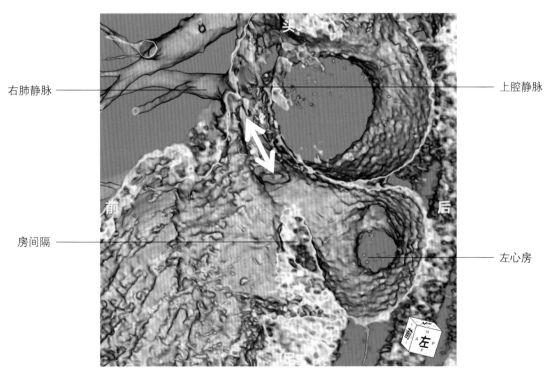

右肺静脉

房间隔

上腔静脉

左心房

图 7-20　CT 图像显示，在上静脉窦缺损的条件下，上腔静脉口跨越房间隔嵴。注意右侧的肺静脉异位引流至上腔静脉，而这些肺静脉仍保留它们与左心房的连接（白色双箭头）

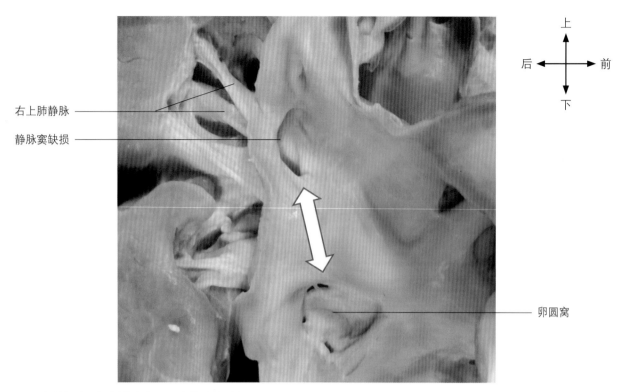

右上肺静脉

静脉窦缺损

上
后 ← → 前
下

卵圆窝

图 7-21　这例标本以解剖学方位展示上静脉窦缺损，而不存在上腔静脉口跨越。存在右上肺静脉异位引流，右上肺静脉保留它与左心房的连接（这与图 7-18 中所示的标本一致）。注意缺损与卵圆窝之间的距离（双箭头）。还要注意卵圆窝的完整的外缘

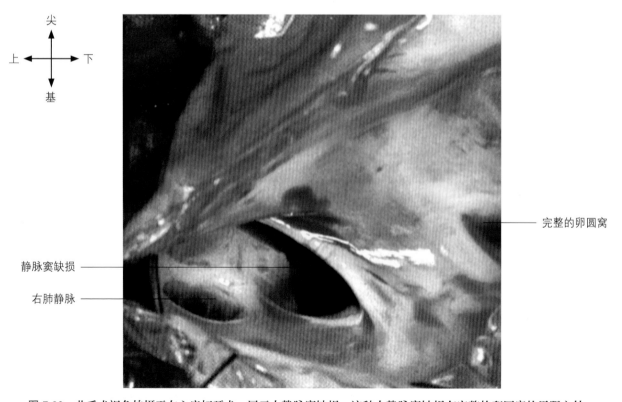

尖
上 ← → 下
基

完整的卵圆窝

静脉窦缺损

右肺静脉

图 7-22　此手术视角拍摄于右心房切开术，展示上静脉窦缺损，这种上静脉窦缺损在完整的卵圆窝的界限之外

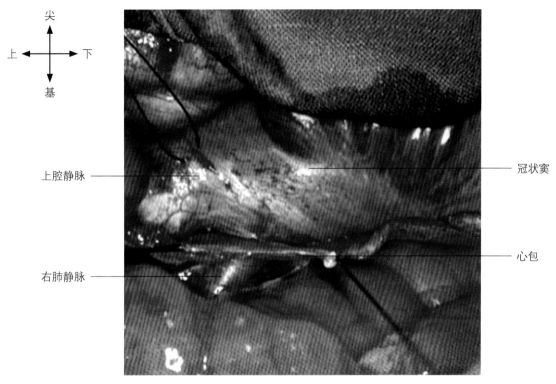

尖

上 — 下

基

上腔静脉

右肺静脉

冠状窦

心包

图 7-23　此手术视角拍摄于正中胸骨切开术，如图 7-20，展示异位连接的右上肺静脉。注意窦房结在终末沟内

过程中，当有必要在窦房结区域缝合时，或者如果这里需要扩大腔静脉口时，会遇到困难。对于前者，明智审慎地使用表浅缝合可以使风险降至最低。后者的问题更加严重，因为滋养窦房结的动脉既可以在腔静脉前经过，又可以在它的后侧经过，整片腔房交界区域都存在隐患。横越过腔房交界的切口会使损害这根动脉的风险加剧，甚至损伤窦房结自身。除非一定有必要横穿过这个交界切开，行 Warden 手术（Warden operation）是更好的选择[10]。这种术式是离断上腔静脉，再将上腔静脉接在去顶的右心耳上[11]。

　　还有一种缺损也可以发生心房间分流，但是分流超出了真正的房间隔的界线，它是被称为冠状窦无顶（unroofing of the coronary sinus）的一组病变的一部分（图 7-24）[9]。在这种条件下，持续存在的左上腔静脉通常直接引流至左房顶部（图 7-25），在左心耳和左侧的肺静脉之间进入心房腔。因为无顶的冠状窦进入左心房腔，所以冠状窦口的功能如同心房之间交通（图 7-26）。常见的迹象是冠状窦

壁和左心房壁，它们沿着预期的左上腔静脉的路径，穿过左房室沟并且进入左心房（图 7-24）。有时可以观察到冠状窦口正常地向右心房开口，但是冠状窦缺乏它通常占据左房室沟的那一部分，并且不存在向左心房顶引流的左上腔静脉。在这种条件下，左心室的冠状静脉直接引流入左心房腔。在这些情况下，冠状窦口再次成为功能性的心房之间交通。这些冠状窦无顶病变是一系列冠状窦壁开窗疾病谱的极端形式，形成了冠状窦与左心房腔的交通（见第 9 章）。

　　外科治疗通过冠状窦口的心房之间交通，取决于左上腔静脉是否存在、如何连接。如果存在左上腔静脉，并且左上腔静脉与右上腔静脉自由交通，或者不存在左侧的上腔静脉，可以简单地关闭冠状窦口。如果要关闭右心房的窦口，需要做处理左上腔静脉的决定。如果存在足够的静脉通道，与支气管静脉交通，可以结扎左上腔静脉。相反地，如果左侧通道没有与右侧吻合，应当考虑建立左侧腔肺吻合——Glenn 分流术（Glenn shunt）。或者可以沿

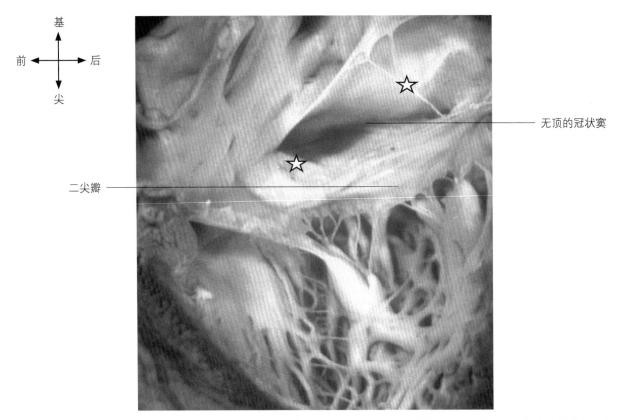

图 7-24   这颗心脏从左侧以解剖学方位展示，无顶的冠状窦在其穿过左房室沟的路径内引流持续存在的左上腔静脉，微细的残存（五角星）标明冠状窦壁和左心房壁最初分隔开静脉与左心房的位置

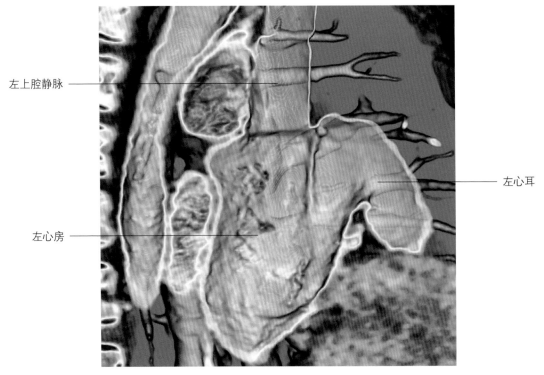

图 7-25   CT 图像显示持续存在的左上腔静脉向左心房顶引流。缺乏左上腔静脉壁和冠状窦壁，它通常将穿过左房室沟的静脉路径和冠状窦口分隔开

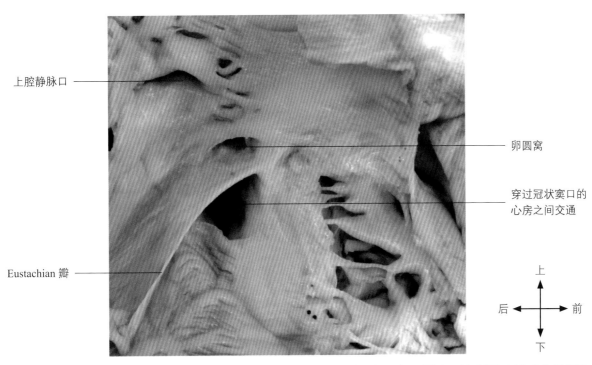

上腔静脉口

卵圆窝

穿过冠状窦口的
心房之间交通

Eustachian 瓣

上
后 ← → 前
下

图 7-26 图 7-24 内展示的心脏的右心房。因为持续存在的左上腔静脉的壁无顶，冠状窦口的功能如同心房之间交通

着左心房的后下壁建立一条通道，连接左侧静脉的左心房开口与冠状窦口。

房室间隔缺损

使用房室间隔缺损描述下文中各种异常正变得越来越常见，例如心内膜垫缺损（endocardial cushion defect）、房室通道缺损（atrioventricular canal defect）或者持续存在的房室通道（persistent atrioventricular canal）等[12]。这是完全适合的，因为在解剖学术语中，这种形态异常不仅缺乏膜性房室间隔（membranous atrioventricular septum），而且还缺乏心房肌肉组织与心室肌肉组织重叠的区域，它们正常地形成了 Koch 三角的底面。这些结构缺乏的原因是这组畸形的统一特征是共同性房室交界（图 7-27）[4]。因此房室间隔缺损合并共同房室交界（atrioventricular septal defect with common atrioventri-cular junction）是这组畸形最佳的名称。这是因为在罕见的情况下，还可能在左、右房室交界被分隔开的条件下，发现膜性房室间隔的缺损。这种缺损由 Gerbode 和他的同事们首次描述[13]，并

且经常被称为 Gerbode 缺损（Gerbode defect），它可以被分为两种形式。较常见的变异是分流横穿过室间隔缺损，穿过缺失的三尖瓣进入右心房（图 7-28）。较少见的变异是膜性间隔的房室部真正的缺失（图 7-29～图 7-32）[14]。在那些涉及通过缺失的室间隔的通道中，阐明三尖瓣的完整性是区分真正缺损的关键（图 7-32）。

在分隔出左、右房室交界的条件下，虽然房室间隔缺损确实能以 Gerbode 缺损的形式存在，但是在剖析缺失的房室分隔时，现在通常假设存在共同房室交界。与正常的分隔出左、右的房室交界相比，这种共同交界的出现，从根本上扰乱了整体的解剖（比较图 7-27 和图 7-33）。

因为缺乏膜性房室结构和肌性房室结构，所以不存在间隔性的房室交界；取而代之的是房间隔和室间隔的最前缘，它们在共同房室交界的上、下外沿相遇，室间隔的最前缘通常被房室瓣叶覆盖（图 7-34）。这些间隔结构的相遇的点往往将共同交界划分为左侧和右侧，两侧差不多相等。如果间隔结构相对偏离交界的位置，会形成心室间的不平衡或者

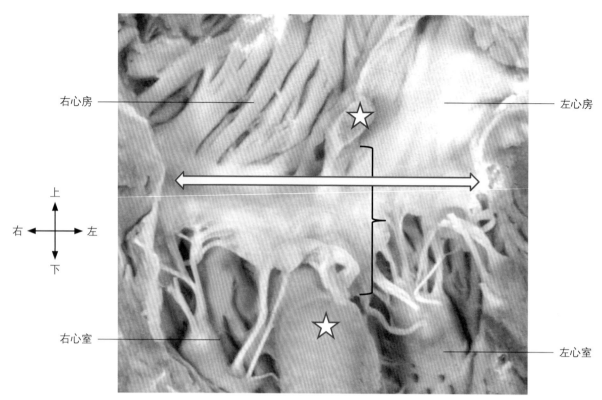

右心房

左心房

上

右　　　左

下

右心室

左心室

图 7-27 　这例标本的截面以四腔心方位切开，展示在房室间隔缺失（大括号）的心脏中，共同房室交界（双箭头）由共同房室瓣据守。黑色括号标明房室间隔缺损，此图内的房室间隔缺损在房间隔最前缘（上侧五角星）和肌性室间隔嵴之间（下侧五角星）

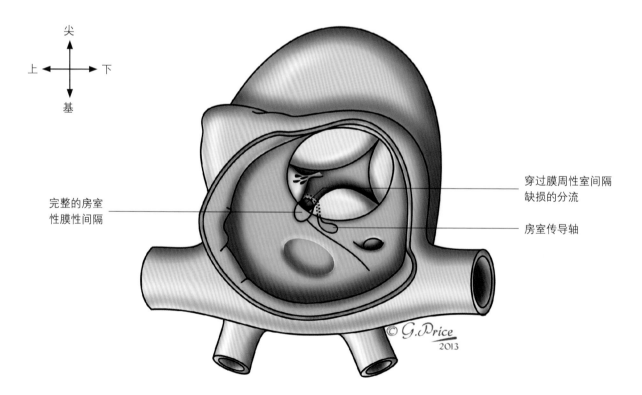

尖

上　　　下

基

完整的房室性膜性间隔

穿过膜周性室间隔缺损的分流

房室传导轴

© G.Price 2013

图 7-28 　此示意图展示，当三尖瓣隔叶缺失时，穿过室间隔缺损的分流也能导致左心室向右心房的分流。这是所谓的间接性 Gerbode 缺损

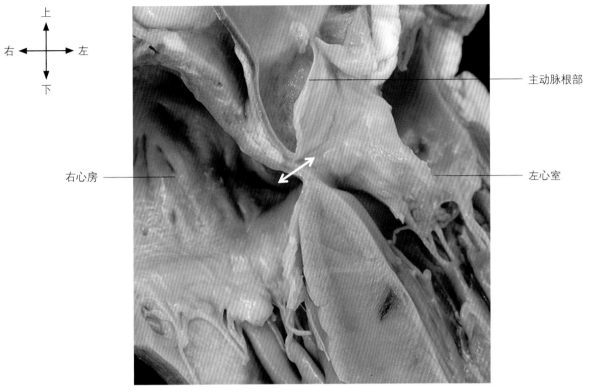

图 7-29 通过这颗心脏的截面复制了心脏超声的四腔心切面，展示三尖瓣隔叶如何将膜性间隔划分为室间部和房室部。房室部的缺失（白色双箭头）强调了存在直接性 Gerbode 缺损

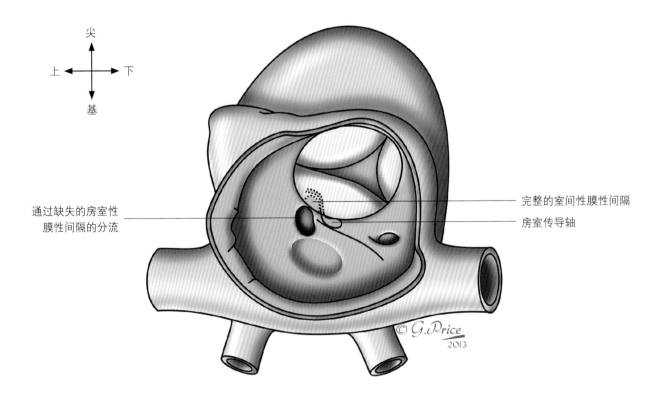

图 7-30 此示意图展示膜性间隔的房室部缺失，造成从左心室向右心房的分流。这是直接性 Gerbode 缺损

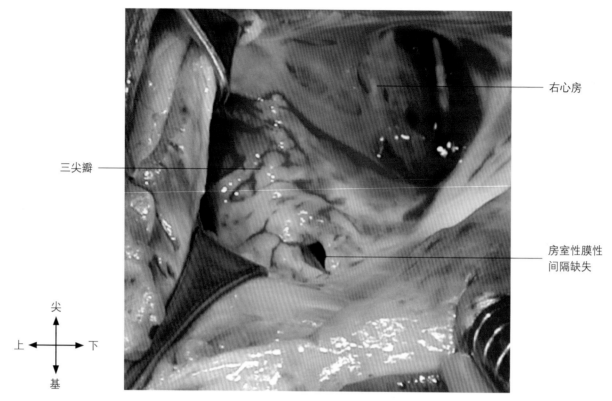

右心房

三尖瓣

房室性膜性
间隔缺失

尖
上 ← → 下
基

图 7-31　此图从手术室拍摄，展示膜性间隔的房室部缺失

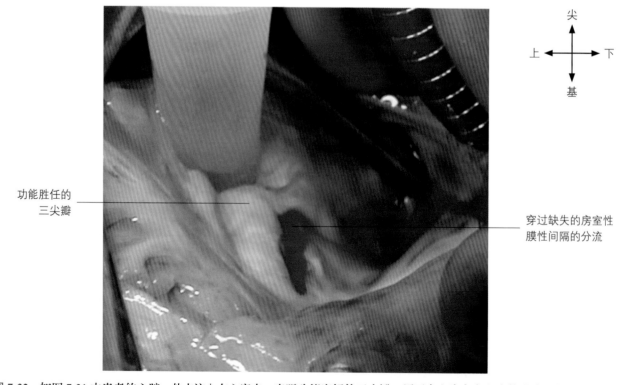

尖
上 ← → 下
基

功能胜任的
三尖瓣

穿过缺失的房室性
膜性间隔的分流

图 7-32　如图 7-31 中患者的心脏，盐水注入右心室内，表明功能完好的三尖瓣，展示左心室向右心房的分流，横穿膜性间
隔的房室部；换句话说，即为直接性 Gerbode 缺损

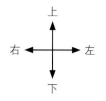

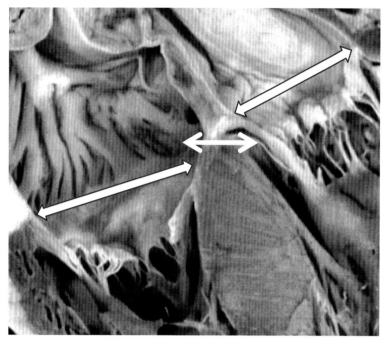

图 7-33　这颗正常心脏已经以四腔心方位切开，展示左房室交界和右房室交界（红边双箭头）由分隔开的房室瓣据守（与图 7-27 比较）。白色双箭头标明分隔开的房室结构

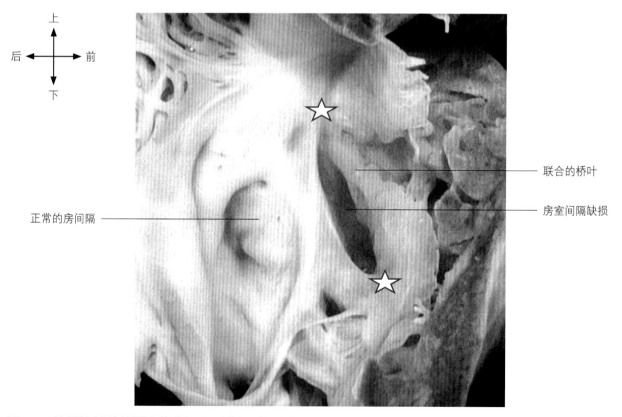

图 7-34　这例标本以解剖学方位准备展示右侧心脏的房室分隔缺失和分隔开的左房室口和右房室口，这种病变是为人熟知的原发孔缺损。联合的桥叶造成了分隔开的瓣口。间隔缺损占据了正常房室分隔结构的位置。注意房间隔自身看上去正常，并且卵圆窝是完整的，尽管间隔最前缘在间隔缺损的外沿偏离房室交界。五角星标明间隔结构的交汇点如何将共同房室交界划分为左侧和右侧

双出口性心房。

共同房室交界形成了整体解剖，并且扰乱了房室传导轴的排布。在房间隔的最前缘内，可以观察到一个与 Koch 三角类似的三角[15]。但是因为共同房室交界，房间隔心肌只从上方和下方与室间隔心肌相接触（图 7-34）。房室结通常被移位至下方，往往位于结三角（nodal triangle）内，而不是 Koch 三角。外科医师观察，结三角的基底为冠状窦，左手侧为房间隔，右手侧为事实上的共同房室瓣叶的附着（图 7-35 和图 7-36）。房室传导轴穿透过结三角的顶部，房室传导轴之后在肌性室间隔嵴上走行，被房室瓣的下桥叶覆盖（图 7-37）。冠状窦与结三角顶部的距离与外科关闭间隔缺损有关。理想状态下，外科医师放置补片，以便使冠状窦引流至体静脉心房。最佳的选择是在下桥叶与房间隔的交界上使用浅表外科缝合，使缝线偏向下桥叶的左手侧（图 7-35 中的绿色线）[15]。另一种选择是留在下

桥叶的右手侧，但是在冠状窦口内设置缝线，抵达房间隔边缘（图 7-35 中的黄色线）。这种处理的安全性取决于冠状窦口与结三角顶部之间的边距（比较图 7-35 和图 7-36）。还有一种选择是将缝线保持在冠状窦口的右侧，把冠状窦安排在心房补片的左侧（图 7-35 和图 7-36 中的蓝色线）。房间隔下部自身偶尔也可能缺失。冠状窦此时穿过左心房壁，向更后方、更内侧开口。但是传导轴遵循肌性室间隔的路径，并且在肌性室间隔与下房室交界联合的位置形成房室结（图 7-38）[16]。

据守共同房室交界的房室瓣叶的形态以及这些瓣叶形态与界定缺损的间隔结构之间的关系，是区分各种形式的房室间隔缺损的特征[17]。在任何缺乏分隔性房室结构的心脏中，共同房室瓣具有五片瓣叶。在房室瓣自身具有共同开口时，这种构型最容易被观察到（图 7-39）。其中两片瓣叶的范围横越过室间隔，并且它们的拉紧装置同时附着至两个

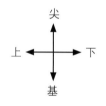

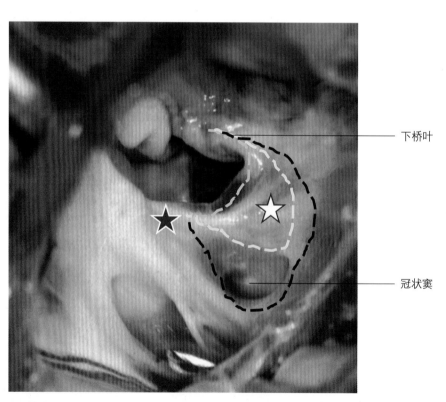

图 7-35　通过右心房切口展示外科医师房间隔表面视角，心脏具有房室间隔缺损和分隔开的左房室瓣口和右房室瓣口，也就是原发孔缺损。Koch 三角形成良好（红色五角星），但是不再包含房室结。房室结向后下方移位，位于新的结三角的尖端（白色五角星）。三条短横线说明缝线设置的选择，以避免损伤房室传导轴。绿线直接从下桥叶到房间隔最前缘的下外沿。黄线从下桥叶到房室结的右侧和冠状窦外沿的裙摆，保持冠状窦口在黄线的右侧。蓝线走行至房室结的右侧，但是蓝线的设置将冠状窦引流至左心房

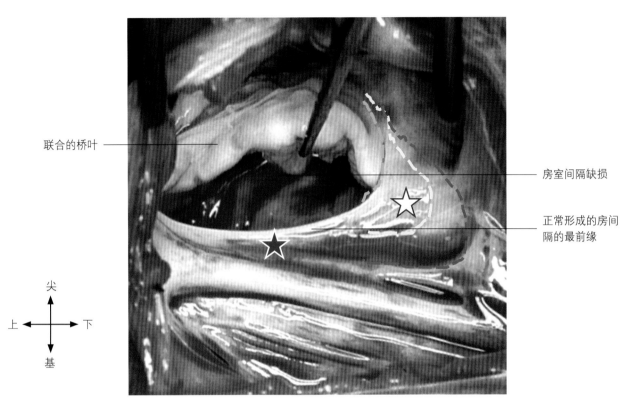

联合的桥叶

房室间隔缺损

正常形成的房间隔的最前缘

尖
上　下
基

图 7-36　在这颗心脏中再次展示外科医师通过右心房切口看见的结构，在冠状窦的周围放置补片的空间更小了，这使冠状窦引流至右侧（黄色短横线）。房室结的位置再次以白色五角星标明（与图 7-35 比较）。注意房室结不在完好形成的 Koch 三角内（红色五角星）。绿色线和蓝色线标明补片缝线的其他选择，如图 7-35 所示

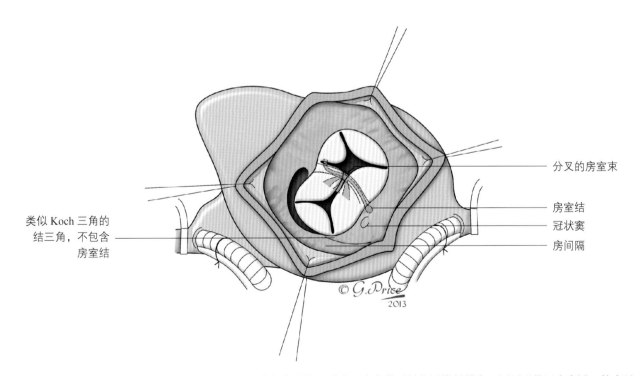

分叉的房室束

房室结

冠状窦

房间隔

类似 Koch 三角的结三角，不包含房室结

©G.Price
2013

图 7-37　此示意图展示，在房室间隔缺损和共同房室交界的心脏内，房室传导轴的通常性排布。还展示共同房室瓣口的变异

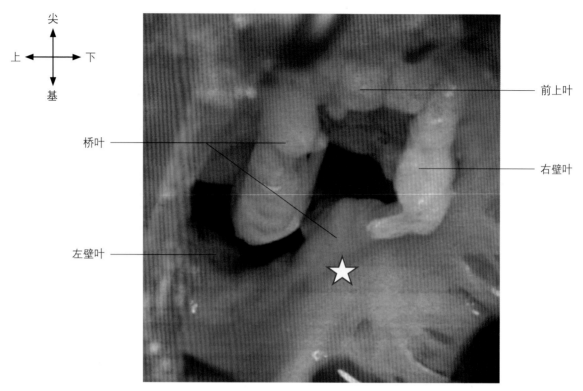

尖
上 ←→ 下
基

前上叶

桥叶

右壁叶

左壁叶

图 7-38   在这例房室间隔缺损与分隔开的左瓣口和右瓣口中，房间隔极度缺失。房室结位于肌性室间隔与下房室交界汇合
点（五角星）

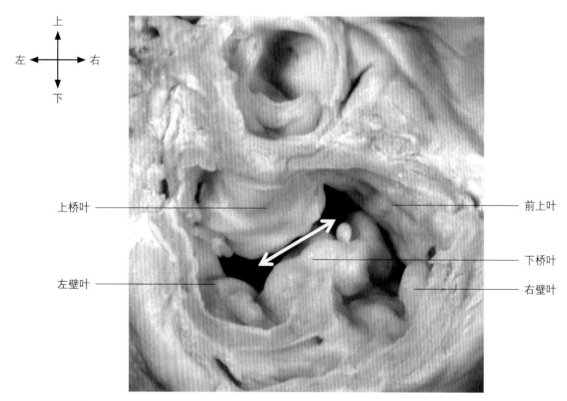

上
左 ←→ 右
下

上桥叶

前上叶

下桥叶

左壁叶

右壁叶

图 7-39   这例房室间隔缺损合并共同瓣口的标本，以解剖学方位从上方视角被切开，展示据守共同房室交界的五片瓣叶的
构型。白色双箭头标明两片桥叶之间的对合区域

心室。它们分别是上桥叶（superior bridging leaflet）和下桥叶（inferior bridging leaflet）。还有两片瓣叶被完全性地包含在右心室内，它们分别是前上叶（anterosuperior leaflet）和下壁叶（inferior mural leaflet）。第五片瓣叶被完全且唯一地包含在左心室内，并且也是壁叶（mural leaflet）。虽然在右心室内的两片瓣叶与正常心脏内见到的三尖瓣叶相似，但是共同房室瓣的左心室叶（图 7-40）与正常二尖瓣叶毫无相似之处。在正常二尖瓣，可以找到分隔开的房室交界，瓣叶之间单独对合区域的末端和支持瓣叶的乳头肌结构，两根乳头肌分别位于左心室内的前下方和后上方（图 7-41）。因为这样的构型，广阔的壁叶据守瓣口周长的 2/3。左心室流出道介于二尖瓣主动脉叶和室间隔的表面之间。与之相反，在房室间隔缺损合并共同房室交界中，左心室乳头肌向外侧偏离，分别位于上方和下方[12, 17]。因此，此时壁叶相对地不明显，据守左房室口的周长

远远不足 1/3。实际上，左房室口被拥有三片瓣叶的瓣膜据守，分别为小的壁叶、更广阔的上桥叶的左心室部和下桥叶的左心室部（图 7-42）。

Rastelli 和他的同事们最初提议共同瓣拥有四片瓣叶，而不是五片[18]。他们认为在共同瓣口的条件下发现的不同的形态，反映了前共同叶（anterior common leaflet）的形态，这片瓣叶现在通常被描述为上桥叶。在 Rastelli 和他的同事们描述为 A 型的共同瓣构型中，他们认为前共同叶被分割开，两个部分均附着在室间隔上。在他们剖析为 B 型的变异中，前共同叶再次被分割开，但是两部分均附着在右心室内异位的乳头肌上。在 C 型畸形中，他们介绍了未分割的前共同叶的构型，前共同叶自由地漂浮着，附着至右心室内的心尖乳头肌。所谓的分割前共同叶的界线，实际上是上桥叶的右心室部和右心室的前上叶之间的接合位置（图 7-43）。在 Rastelli A 型变异中，接合点由右心室的内侧乳头

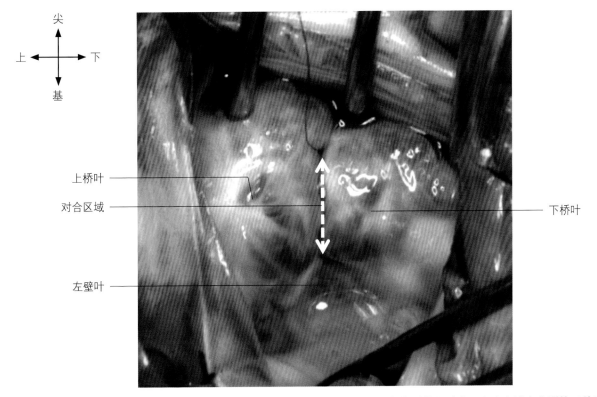

图 7-40　此手术视角拍摄于右心房切开术，展示在房室分隔缺失和共同房室交界的心脏内，左房室瓣由典型的三片叶组成。这种条件下，左房室瓣形成的瓣叶与正常二尖瓣没有相似之处。注意越过室间隔的两片桥叶之间的广泛的对合区域（白色短横线双箭头）

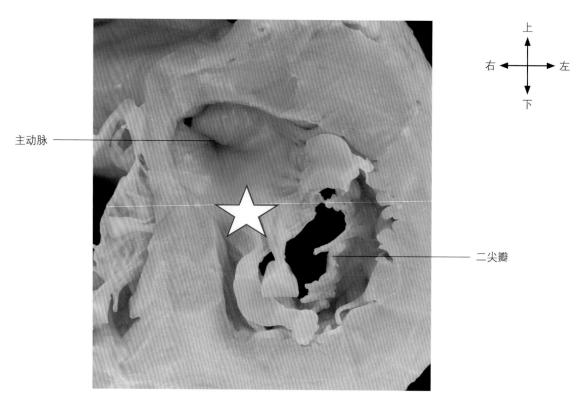

上
右 ← → 左
下

主动脉

二尖瓣

图 7-41 此短轴切开心室质的左心室视角，从心尖部拍摄，展示正常二尖瓣与主动脉流出道之间的关系。注意位置倾斜的乳头肌，它们支持单独的二尖瓣叶之间的对合区域，连同二尖瓣主动脉叶和左心室隔表面之间的广泛空间（五角星）

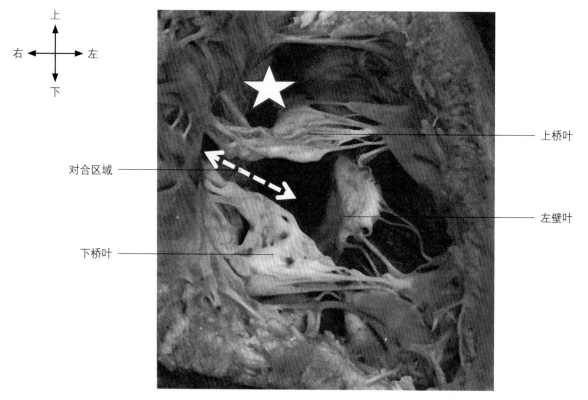

上
右 ← → 左
下

对合区域

下桥叶

上桥叶

左壁叶

图 7-42 这是在房室间隔缺损的心脏内左房室瓣和流出道的视角，与图 7-41 内所见的正常心脏的形态相比较，展示左心室短轴。注意缺失房室间隔的心脏的左侧瓣具三片瓣叶，乳头肌直接位于上方和下方，而不是在正常心脏中的倾斜位置。桥叶之间存在广泛的对合区域（白色短横线双箭头）。还要注意流出道被压缩在上桥叶和左心室的上外沿之间（五角星）

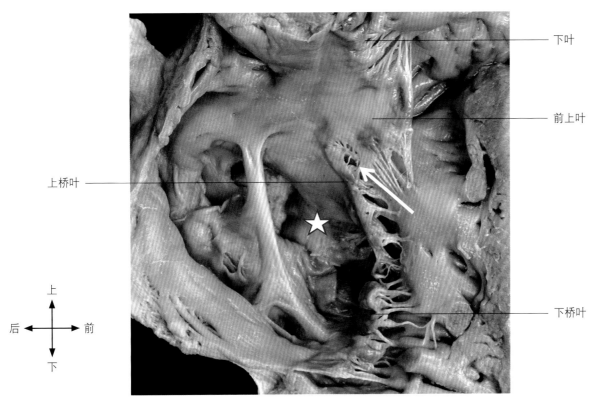

图 7-43　此图展示在房室间隔缺损合并共同瓣口的心脏中，共同房室瓣的上桥叶和前上叶之间的接合线的位置（白色箭头）。这种构型，与极小的上叶桥，造成所谓的 "Rastelli A 型" 畸形。五角星标明间隔缺损的心房部。注意在上桥叶底下的心室水平多条潜在分流，穿过腱索间的空间。还要注意右心室的前上叶和下桥叶的外形。白色箭头展示前上叶的左侧外沿和上桥叶的右心室部之间的对合区域。将这种构型认为是划分开的共同前叶是错误的

肌支持。这种被 Rastelli 和他的同事们注意到的变异[18]，基于右心室承担的上桥叶增多，伴随右心室的前上叶尺寸缩小等现象，被简单地解释了（图 7-44）。因为上桥叶被右心室承担得越多，它与前上叶接合的位置越移向右心室的心尖部（图 7-45 和图 7-46）[17]。最小的上桥叶被腱索拴系在室间隔嵴上（图 7-43），这是由 Rastelli 和他的同事们识别的在任何疾病谱末端的差异[18]。当支持性乳头极端地归属于右心室肌时，相反地，上桥叶总是自由漂浮的。Rastelli 和他的同事们特别提到的这些变异反映了上桥叶形态的变化。此外还有下桥叶的构型的变异。但是这些内容没有反映出承担瓣叶的两个心室，心室之间通常是平衡的。下桥叶经常被沿着室间隔的下边缘分割，两个部分的附着，提供了相对清晰的分隔区域。下桥叶的下边缘最常附着于间隔嵴，但是可能有缺损的心室部，穿过腱索之间的空间。在上桥叶自由地漂浮时，几乎总是能在下桥叶

底下发现这样的潜在分流。

在房室间隔缺损伴随共同性房室交界中，桥叶形态自身还代表了剩余变异的大部分。在所有这种特殊表型的心脏中，整体的瓣膜形态是可以比较的。变异取决于两片桥叶之间的相互关系，或者两片桥叶与间隔结构的解剖关系：一方面是两片桥叶与较低的房间隔的边缘；另一方面是两片桥叶与肌性室间隔嵴。如果分开描述这两个特征，就没有必要使用 "完全性（complete）""部分性（partial）" 和 "中间性（intermediate）" 等术语来寻求划分亚组。过去在描述上使用这些术语，已经制造了大量的混淆概念。从外科的角度，如果有可能在室间隔嵴的中部看到一块裸露区域，这就构成了完全性病变。如果室间隔嵴被由两片桥叶联合在一起的舌状组织覆盖，那么这种病变被当作部分性的或者中间性的。中间性变异的特征是同时存在心房水平和心室水平的分流，但是在共同房室交界内存在分隔开

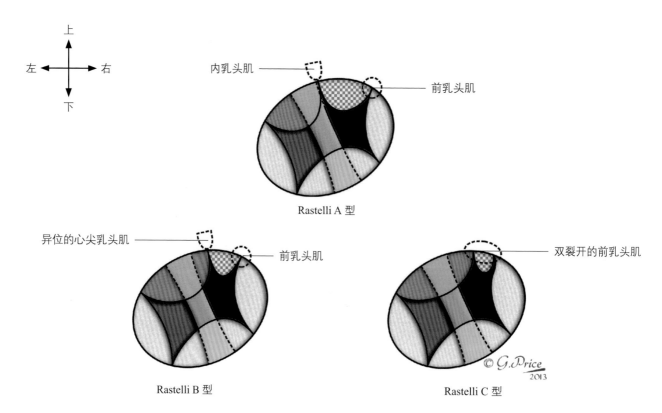

左 ← → 右
上
下

内乳头肌 —— 前乳头肌

Rastelli A 型

异位的心尖乳头肌 —— 前乳头肌

双裂开的前乳头肌

Rastelli B 型

Rastelli C 型

© G.Price 2013

图 7-44　此示意图以解剖学方位和从上方视角展示（与图 7-39 比较）。在 Rastelli 和同事们介绍的对于房室间隔缺损和共同房室瓣口的心脏的分类中，横越间隔的上叶的桥的谱征[18]。上桥叶（粉色）延伸入右心室内，同时伴随前上叶（粉色，格状）面积减小，右心室的前乳头肌和内乳头肌融合，它们逐渐向右心室尖部附着

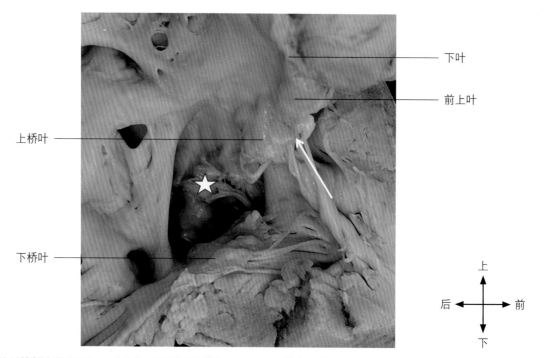

下叶

前上叶

上桥叶

下桥叶

上
后 ← → 前
下

图 7-45　此图拍摄方位与图 7-43 相同，表明在共同瓣口 Rastelli B 型变异中，上桥叶与右心室的前上叶接合线（白色箭头）移位进右心室内。支持接合区域的乳头肌已经在室间隔向下移，朝向右心室心尖。前上叶自身比 Rastelli A 型变异中的小，但在右心室也具有下叶，因为开放的右房室交界，下叶向上移位。五角星标明房室间隔缺损

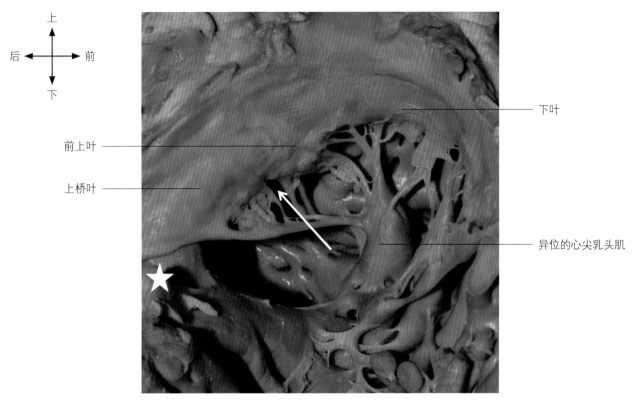

图 7-46　以平行视角拍摄图 7-43 和图 7-45，但是只展示上桥叶的右心室部，展示 Rastelli C 型构型。上桥叶与右心室的前上叶的接合线移入更远处的右心室内（白色箭头），同时伴随前上叶减小。支持接合的乳头肌移向更远处的右心室的心尖。五角星标明肌性室间隔的位置（感谢匹兹堡儿童医院的 Bill Devine 先生授权使用）

的瓣口。

　　部分性变异不存在室性分流时，也被恰当地描述为原发孔变异。沿着室间隔嵴，桥叶之间通过连接的舌状瓣叶组织彼此结合（图 7-47）。因此原发孔缺损的本质是在共同房室交界内，左心室和右心室之间出现分隔开的瓣膜口。因为心脏必然呈现出共同房室交界，所以左侧瓣膜具有三片瓣叶，上、下桥叶的左心室部之间存在广阔的对合区域。在过去，这片区域常常被描述为瓣叶裂缺（cleft）。在房室分隔正常，左、右房室交界分隔开的心脏内，二尖瓣主动脉叶的裂缺与那种共同房室交界的桥叶间的裂缺相比，在形态上没有相似性[19]。当外科修补原发孔缺损时，有必要部分地或者全部地关闭这片对合区域（图 7-48）。即使是缝合后创造出的瓣叶，也还是不能与正常的二尖瓣主动脉叶相提并论（图 7-49）。

　　横穿房室间隔缺损的分流的血流动力状况，取决于上、下桥叶与房间隔、室间隔结构的相互关系，这些分流在很大程度上影响临床特征[4]。在共同瓣口，桥叶直接附着在室间隔嵴上是极其罕见的，尽管拴系住桥叶的腱索范围可能够存在明显的变异。然而，当桥叶缺少直接与间隔结构的附着时，心房和心室水平均存在潜在分流，分流量主要取决于普遍的血流动力条件，还有腱索拴系的范围。如果两片桥叶牢固地附着在室间隔上，分流就被限定在心房水平。这种构型最常见于典型的原发孔缺损，在共同交界内有分隔开的左、右瓣口，然而两片桥叶均牢固地与室间隔嵴融合（图 7-50）。更加少见的是，两片桥叶能够牢固地附着在房间隔的下侧（图 7-51）。这种构型将潜在的分流限定在心室水平，造成了房室通道变异（atrioventricular canal variety）中真正的室间隔缺损，因为据守共同房室交界的瓣膜具有共同房室瓣的那些特征，而不是三尖瓣和二尖瓣（图 7-51～图 7-55）。尽管如此，

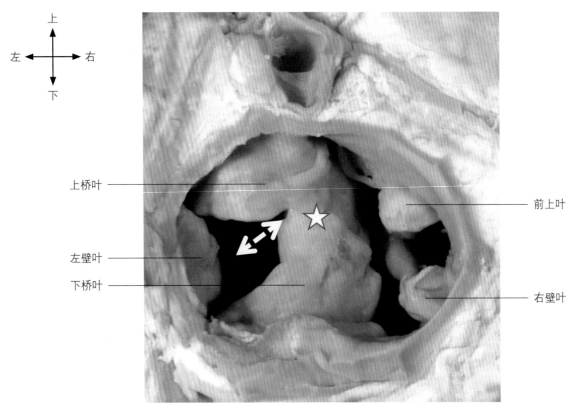

图 7-47　这颗房室间隔缺损并且左瓣口和右瓣口被分隔开的心脏，已去除心房腔和动脉干以解剖学方位从上方拍摄（与图 7-39 比较）。共同房室交界由将左心室和右心室分隔开的瓣口据守。这是因为瓣叶组织的舌部（五角星）与对面的桥叶接合在一起（与图 7-39 比较）。白色双箭头标明上、下桥叶的左心室部之间的对合区域

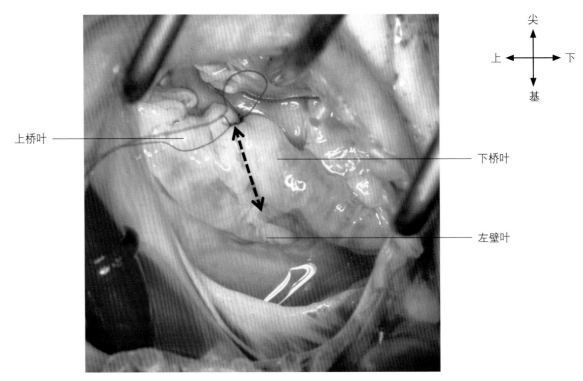

图 7-48　此手术视角拍摄于右心房切开术，展示在桥叶的左心室各个组成部分之间对合区域修补后，左房室瓣的三叶结构（黑色短横线双箭头）。甚至在手术修补之后，这个瓣膜与正常二尖瓣没有相似之处（图 7-49）

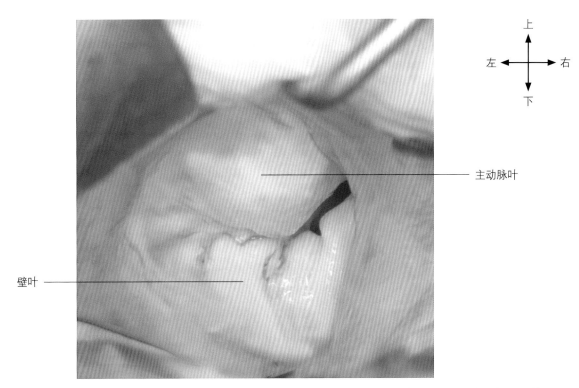

图 7-49 此手术视角拍摄于右心房切开术，展示正常的二尖瓣。这个结构与图 7-48 中的三叶瓣没有任何可比性

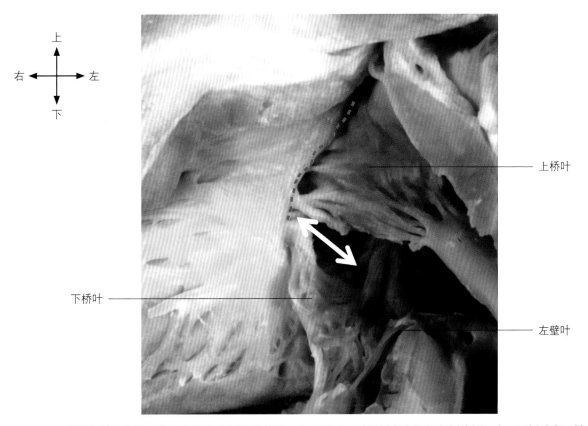

图 7-50 这颗心脏具有共同房室交界和分隔开的左瓣口和右瓣口，以解剖学方位从左侧拍摄。上、下桥叶牢固地与室间隔嵴（红色点线）融合，将通过房室间隔缺损的分流限制在心房水平。白色双箭头标明上、下桥叶的左心室组成部分之间的对合区域。这是原发孔缺损的本质

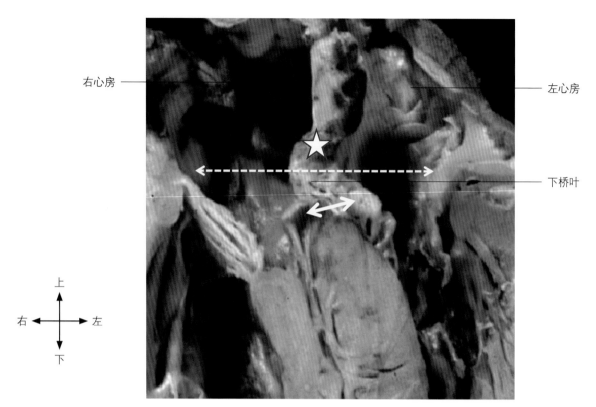

右心房

左心房

下桥叶

上
右　　左
下

图 7-51　这例解剖标本呈四腔心切面，来自一名缺失房室间隔合并共同房室交界（白色短横线双箭头）的患者。下桥叶牢固地与房间隔的下表面（五角星）融合，将通过房室间隔的分流限制在心室水平（白色实线双箭头）

甚至还有潜在的可能性，在分隔开的瓣口存在自由漂浮瓣叶（图 7-56）。图 7-56 中展示的病变最应该被当作一种中间性房室间隔缺损。如果描述出两片桥叶附着的变异，以及共同房室瓣口或者分隔出左、右瓣口的信息，就不需要介绍中间性或者过渡性变异的概念。然而，我们也认识到部分性、中间性和完全性变异等速记术语的价值，这为同一团队中工作的成员理解不同类型缺损的定义提供了方便。

因此，在许多所谓的部分性缺损，并且在共同交界内存在分隔开的左、右瓣膜口的患者中，多普勒超声检查显示出，在由桥叶结合的舌状组织底下，或者穿过拴系住桥叶的腱索自身的空间，存在潜在的心室间分流。这样的患者被恰当地描述为具有分隔开的瓣口，房性分流主导，但是存在潜在的极小的室性分流。因此，这种室间隔缺失的基本形态，可以与所有房室间隔缺损合并共同房室交界的患者比较[12]。与已经强调过的一样，这种排布决定了心室传导通路的路径（图 7-34）[13, 20]。虽然共同房室交界伴有房室肌性和膜性分隔结构缺乏是畸形的解剖标志，但是这里还有程度不等的肌性室间隔发育不全。这就导致与正常心脏相比，室间隔的入口与出口之间的维度不成比例（比较图 7-57 和图 7-58）。间隔发育不全的程度，就室间隔凹陷（scooping）的范围而言，也存在变异（图 7-58）。在存在共同房室瓣口的心脏中，凹陷的程度比分隔出左、右瓣口的心脏更大。虽然共同瓣口的心脏中室间隔的凹陷更大，增加了存在房室间隔缺损的心室部的可能性，但是在这些心脏中仍可发现变异。当存在的凹陷减小时，当然有可能性使桥叶通过直接固定在室间隔的右心室面上，关闭房室间隔缺损的心室部[21]。虽然实用性目前还没有令所有人信服，但是在所有存在共同瓣口的患者中，这种策略实际上都是可行的[22, 23]。因此对于使用改良单补片法（modified single patch），仍然存在争议。一些学者认为，这种技术会引起潜在的左心室流出道狭窄。这其中也许存在细微的技术差异，造成不同的

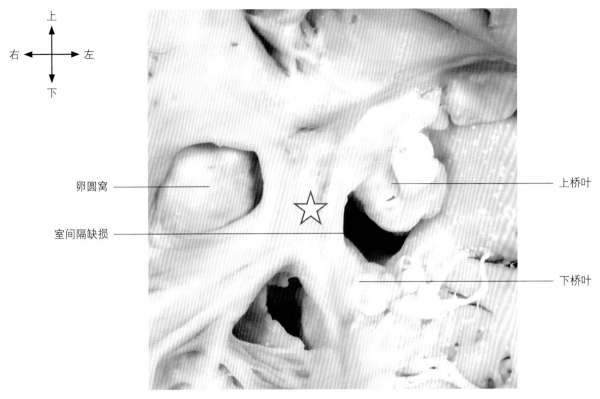

上
右　←　→　左
下

卵圆窝

室间隔缺损

上桥叶

下桥叶

图 7-52　这例标本以解剖学方位从右侧视角观察。缺损只允许分流处在心室水平，因为虽然房室瓣叶形成桥叶，横穿过室间隔嵴，进入左心室内，但是房间隔是完整的（五角星）

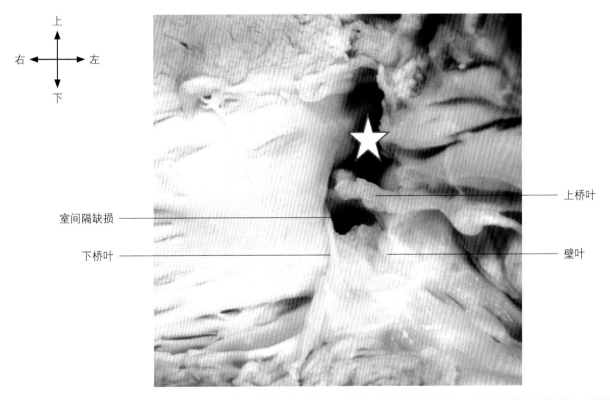

上
右　←　→　左
下

室间隔缺损

下桥叶

上桥叶

壁叶

图 7-53　此图展示另一颗心脏的左侧面，这颗心脏房室分隔缺失，并且存在共同房室交界。此图清晰地表明桥叶与心房间隔的最前缘附着，这将分流限制在心室水平。注意左心室流出道的典型结构（五角星）

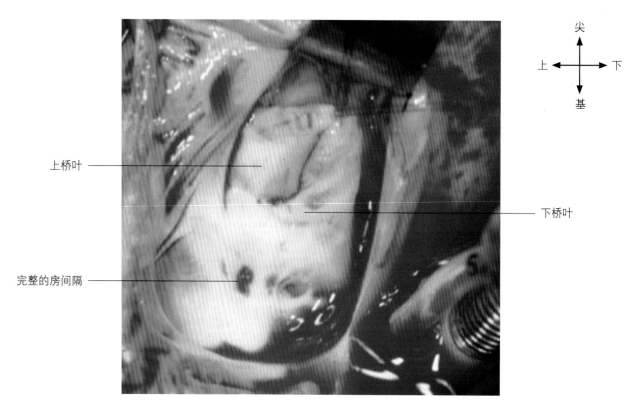

尖
上 — 下
基

上桥叶

下桥叶

完整的房间隔

图 7-54　此图在手术室拍摄，展示房室间隔缺损合并共同房室交界的心脏的右心房面，其中分流被限制在心室水平，因为上、下桥叶被牢固地附着在房间隔下侧。此图中间隔缺损自身不明显

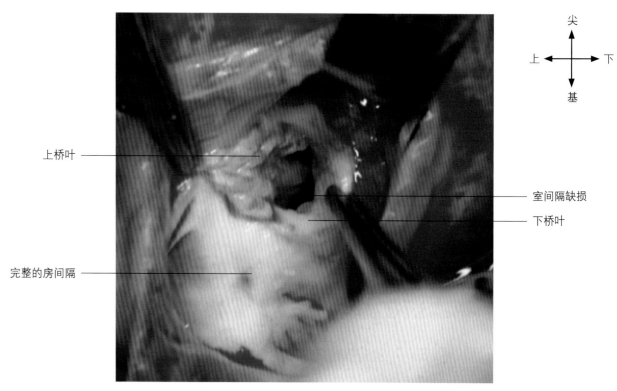

尖
上 — 下
基

上桥叶

室间隔缺损

下桥叶

完整的房间隔

图 7-55　此图展示，当外科医师分开图 7-54 中上、下桥叶的右心室组成部分时，可见共同房室交界，分流穿过房室间隔缺损的心室水平

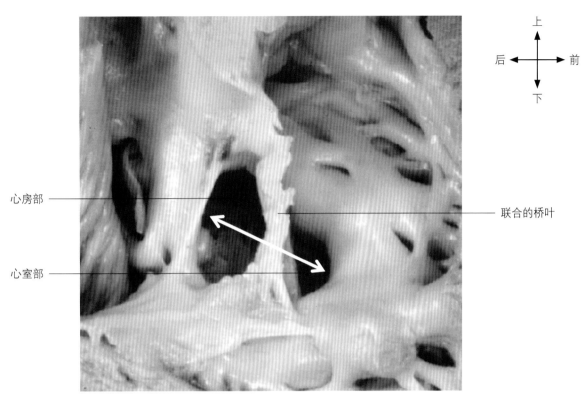

心房部

联合的桥叶

心室部

图 7-56　这颗房室间隔缺损患者的心脏（白色双箭头），合并分隔开的瓣口，以解剖学方位展示。心房和心室的间隔组织
　　　　　的桥叶和连接舌均自由漂浮，所以存在房间隔缺损和室间隔缺损

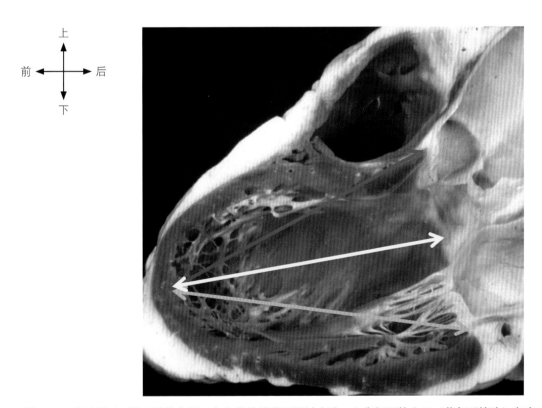

图 7-57　此图展示正常心脏的左侧，左心室的腔壁已经被去除。心室间隔的入口（蓝色双箭头）和出口（红色双箭头）连
　　　　　同中隔（黄色双箭头）的尺寸相同（与图 7-58 比较）

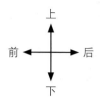

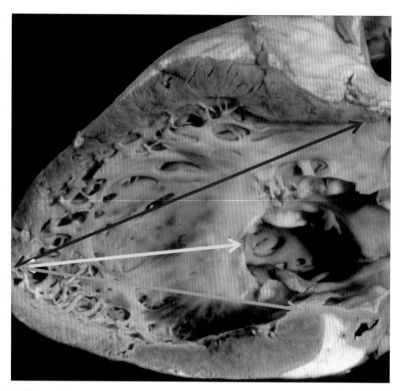

图 7-58　在这颗房室间隔缺损合并共同房室交界的心脏中，瓣叶已经从心室组织上被去除。心脏从左侧视角并且以解剖学方位展示。因为瓣叶已经被切除，无从知道是否最初存在共同房室口，或者对于左心室和右心室分隔开的瓣口。注意室间隔凹陷（黄色双箭头），还有心室质的入口（蓝色双箭头）和出口（红色双箭头）的尺寸成比例

结局。

　　如果使用上述技术，必须注意不要损伤沿着间隔嵴暴露的传导组织。无分支束从突起的间隔嵴向下走行，并且被下桥叶覆盖。下桥叶就位于易损伤的无分支束之上，它自身经常被中线缝分割开。可发现传导轴的分支部跨过间隔嵴的中部。在分隔出左、右瓣口的心脏内，室间隔嵴通常由连接的舌状组织和瓣叶组织遮盖。而在表现为共同开口和自由漂浮的瓣叶的心脏中，室间隔嵴显露出来。右束支向内乳头肌走行。在这个点的前方，间隔没有传导组织（图 7-59 和图 7-60）[15]。

　　对于外科医师而言，虽然在手术中没有显而易见的证据，但是在房室间隔缺损中，左心室流出道存在本质上的狭窄[24]。存在分隔的瓣膜口的心脏中，左心室流出道更长。这是因为上桥叶附着在室间隔嵴（比较图 7-61 与图 7-62）。这片区域在术后容易梗阻，也许有必要通过外科扩大。梗阻也许是由于自然发生的病变[25]，或者是由于替代左房室瓣

的人工瓣膜放置不当。如果必须使用人工瓣膜，解剖提示可以插入稍小一些的型号，否则要切除存在于上桥叶的铰链点和主动脉瓣附着之间的板[24]。上桥叶也可以从间隔嵴游离出来，插入一片三角补片用以扩大流出道（图 7-63 和图 7-64）。

　　在承担共同房室交界的心室质中可见更进一步的变异。通常两个心室平均分享共同房室交界，形成一种平衡的构型（图 7-27）。有时共同交界偏向某一个心室，形成所谓的左心室主导或者右心室主导，而另一个心室经常极度发育不全。这些心室腔之间的不平衡是可以影响外科结局的主要原因，所以要在术前评估。在右心室主导的条件下，房、室间隔结构之间通常在房室交点处对位良好。相反地，左心室主导的本质是房间隔与肌性室间隔之间对位不良（图 7-65），这形成类似三尖瓣骑跨的构型[26]。因为伴随骑跨的三尖瓣，主要后果是影响房室传导轴的排布[27]。因为间隔对位不良，连接的房室结不在房室交点处。此时在对位不良的肌性室间隔与房

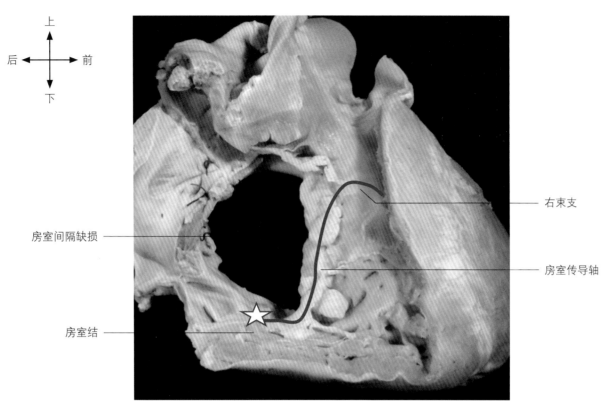

图 7-59　这颗来自房室间隔缺损合并共同房室交界的患者的心脏，分流被限制在心房水平；换句话说，即为原发孔缺损。房室传导轴的排布已经在图中用红色标明，并且从右侧观察

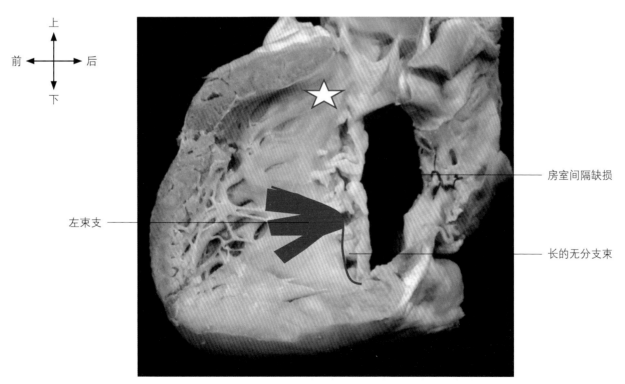

图 7-60　此图展示图 7-59 中的心脏的左心室面，仍然在图中标明房室传导轴的位置。注意左心室流出道（五角星）远离传导组织

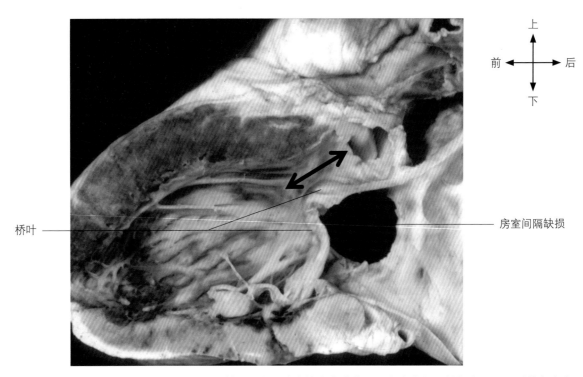

上
前 —— 后
下

桥叶 ——

—— 房室间隔缺损

图 7-61　这颗心脏以解剖学方位从左侧展示，已经被剖开以表明狭窄的流出道范围。在房室间隔缺损合并分隔开的左房室瓣和右房室瓣，并且只存在潜在的心房水平的分流。因为上桥叶牢固地附着在室间隔嵴上，流出道相当长（黑色双箭头）

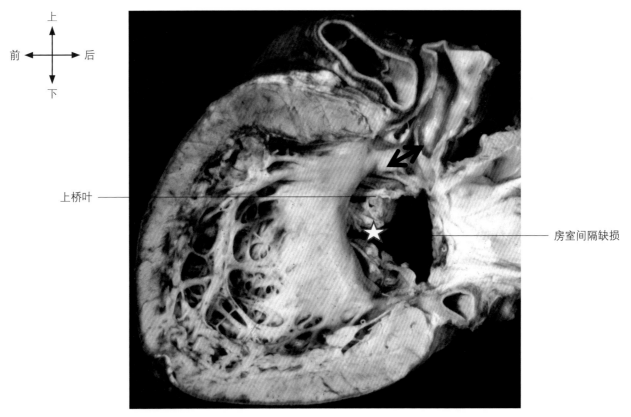

上
前 —— 后
下

上桥叶 ——

—— 房室间隔缺损

图 7-62　这颗心脏再次以解剖学方位从左侧展示（与图 7-61 比较），流出道（黑色双箭头）在共同房室瓣口中短得多。五角星标明上、下桥叶之间的对合区域

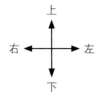

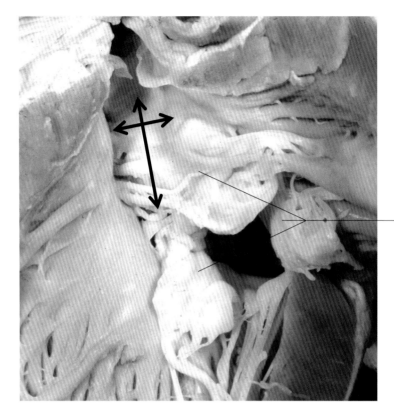

三片叶的左房室瓣

图 7-63　这颗心脏具有房室间隔缺损和共同房室口，但是被腱索拴系住的上桥叶穿过主动脉下流出道（黑色交叉箭头）。以解剖学方位从左侧拍摄

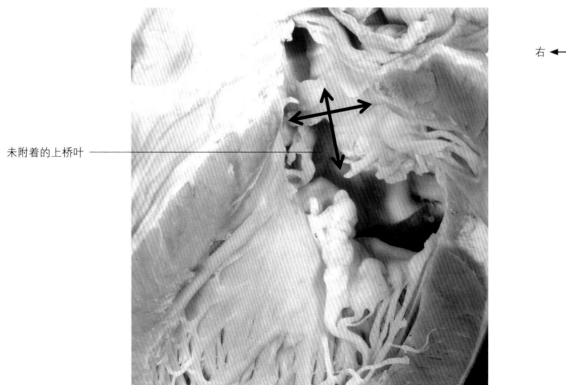

未附着的上桥叶

图 7-64　图 7-63 中心脏的上桥叶已经被切开，同时从室间隔嵴分离瓣叶。切开使插入补片以拓宽流出道成为可能（黑色交叉箭头）

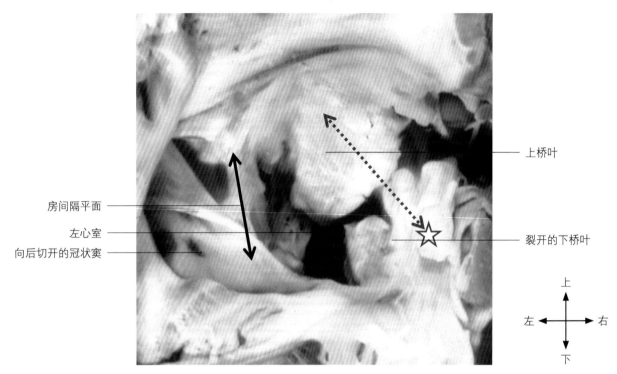

图 7-65 这例标本来自一名房室间隔缺损和共同房室交界的患者,以解剖学方位展示,肌性室间隔(红色点线双箭头)与房间隔(黑色双箭头)之间极度对位不良。结果,房室传导轴从右房室交界下面的异位的结(五角星)起源,而不是位于房室交点

室交界相遇的点继续形成房室结(图 7-66)。因为这种特殊的构型在手术中非常难以识别,所以必须在手术前确认。如果不能识别出来,标准的修补术有可能会损伤传导轴。因此应该将间隔对位不良排除在所有的房室间隔缺损合并左心室主导的构型之外。这种间隔对位不良的构型还应该与房间隔缺乏并且冠状窦在左心房终止相互区别[16]。

室间隔缺损

当外科医师被问及关闭有临床意义的心室之间的孔时,他们首要关注的是如何确保安全和可靠地完成这项工作。重要的解剖剖析反映了缺损的位置与右心室解剖标志的相对关系。这些特征决定了缺损与房室传导轴、房室瓣叶和动脉瓣叶等结构之间的距离。一种分类缺损的方法已经被设计出来[28],特别聚焦于外科医师关注的上述那些相关的特征。这套分类系统的本质是从形态学右心室观察,依据缺损外沿的解剖学特征,将所有的孔归于三组中的某一组。

第一组包含的是所有那些从右心室观察完全且唯一地含有肌性边界的孔(图 7-67)。第二组的表现型特征是孔的右心室边界的一部分由房室瓣叶和动脉瓣叶之间的纤维连续组成(图 7-68)。被统一地划入第三组的患者,由于孔的右心室边界的一部分由主动脉瓣叶和肺动脉瓣叶之间的纤维连续构成(图 7-69),第三组的孔还显示出额外变异,取决于延伸的纤维连续是否包含房室瓣叶。第三组患者的缺损必然在两个心室的流出道之间开口。但是在其他两组内的缺损,需要进一步描述它们,取决于这些缺损是否主要向右心室的入口、心尖或出口等部分开口。因此如果出现的间隔部分之间的对位不良,总是需要描述这个额外的特征。

当然还可用其他分类方法区分心室之间孔的类型。一种历史悠久的系统识别出四种变异,并且以数字的方式将它们分组[29]。另一种流行的系统是从发育的角度对不同的孔加以区分[30]。而我们更偏爱的这套系统的设计,尤其强调了外科的剖析(图 7-70)。尽管如此,当使用这套系统时,评估心室

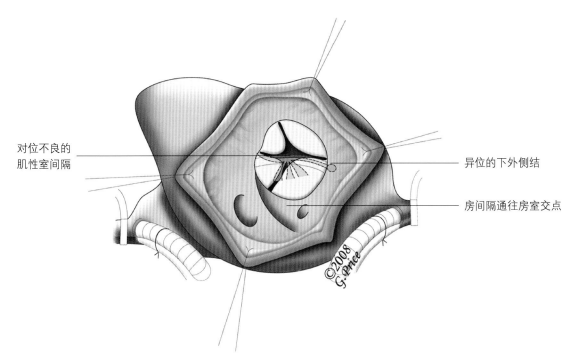

对位不良的
肌性室间隔

异位的下外侧结

房间隔通往房室交点

图 7-66　此示意图展示，当存在房间隔与肌性室间隔对位不良，左心室主导时，房室结形成于室间隔与下房室交界的
交汇点

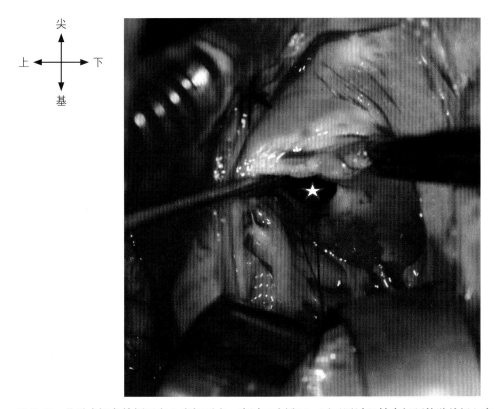

图 7-67　此手术视角拍摄于右心房切开术，穿过三尖瓣口，展示通过肌性室间隔的壁关闭心室之间的孔（五角星）

尖

上 — 下

基

纤维连续 ——

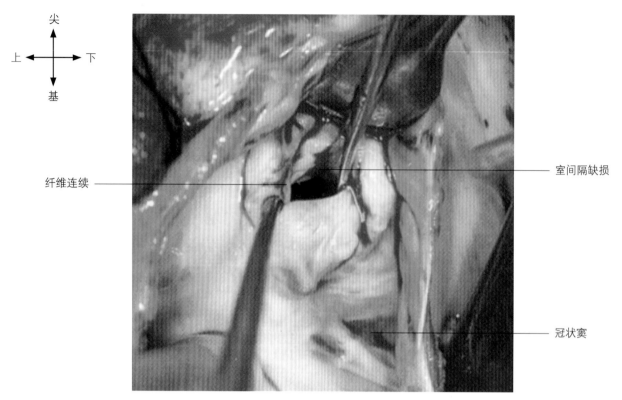

—— 室间隔缺损

—— 冠状窦

图 7-68 此手术视角仍然拍摄于右心房切开术，牵拉开三尖瓣的瓣叶，展示房室间隔的纤维组织形成右心室边界的一部分。这是将缺损分类为膜周性的标准

基

左 — 右

尖

肺动脉瓣 ——

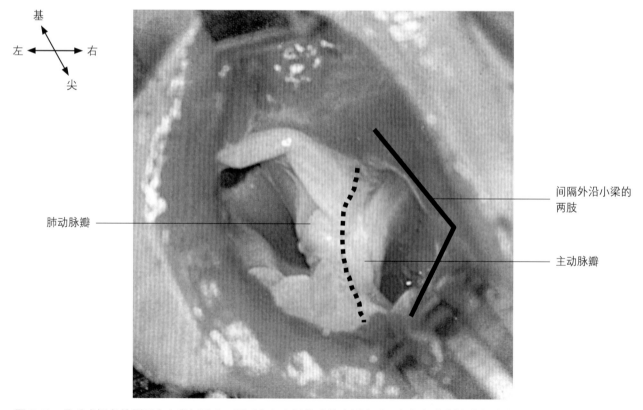

—— 间隔外沿小梁的两肢

—— 主动脉瓣

图 7-69 此手术视角拍摄于右心室切开术，展示在心室间的孔的头侧边界，存在主动脉瓣叶和肺动脉瓣叶之间的纤维连续（黑色点线）。这个缺损是双动脉下和直接近动脉性的，在心室出口内的间隔外沿小梁的两肢之间开口

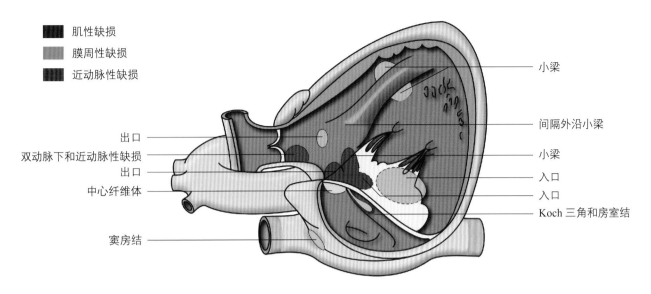

图 7-70　此示意图以手术方位展示，表明用于区分心室间孔表现型的变异。此示意图将图 7-67 和图 7-69 中展示的表型特征，以及孔相对于右心室各个组成部分的位置联合起来

之间的那些孔的边界，必须与进入形态学右心室内操作的外科医师观察到的一样（图 7-67～图 7-69）。

需要外科关闭缺损的最大一个组的本质是从右心室观察的中心纤维体的一部分，尤其是位于二尖瓣叶、主动脉瓣叶和三尖瓣叶之间的纤维连续的区域，直接形成了缺损外缘的一部分（图 7-68）。这片纤维区域将膜性间隔的房室部包括在内。膜性间隔作为中心纤维体的不可缺少的一部分，当心室的分隔不完整时，膜性间隔仍然保持它的完整性。因此这类缺损围绕在间隔的膜性部分的周围，无可非议地被描述为膜周性的（perimembranous）。在许多病例中，可以发现在缺损的后下外沿，膜性间隔的室间部是一个纤维组织折叠（图 7-71）。

膜周性缺损自身代表着胚胎的心室之间交通尚未关闭（图 7-72）。推测是由于缺失肌性室间隔形成了这种缺损，肌性室间隔形成了持续存在的孔的心尖侧外缘和头侧外缘。需要外科关闭的缺损心脏，与正常心脏的室间性膜性间隔的范围相比，缺损占据的室间性膜性间隔的范围总是大出许多。间隔缺失的程度对房室传导组织轴的排布有重要影响[31]。在正常形成的心脏内，房室轴穿透过房室性膜性间隔，到达肌性间隔嵴。一旦穿透过膜性间隔后，房

室轴就像三明治一样，被夹在肌性间隔和膜性间隔的室间部之间（图 7-73）。在那些膜周性缺损中，当房室连接一致时，为了到达肌性间隔嵴，房室轴穿透过主动脉瓣叶和三尖瓣叶之间的连续区域（图 7-74）。当室间性膜性间隔残存出现时，它就位于房室束的上方（图 7-74）。如果在手术中观察到这样的残存（图 7-71），并且大而坚固，也许可以用于在表面安全地设置缝线，以便固定外科补片。

对于几乎所有的膜周性孔，内乳头肌的位置，连同 Koch 三角的顶部，为预测传导轴的位置提供了指引；换句话说，这些孔的后下界由主动脉瓣叶和三尖瓣叶之间的纤维连续界定出来（图 7-75）。这个规律唯一的例外是缺损与三尖瓣的骑跨和跨越相关[27]。然而，传导组织通往主动脉瓣叶和房室瓣叶之间的距离存在变异，这段距离取决于肌性间隔缺失的准确区域。虽然好像所有的部分都缺失了一定程度，但是通常可以确定哪一部分受影响最大。当膜周性缺损延伸时，大部分在右心室入口内开口，穿过三尖瓣观察，这些缺损的心房侧外沿是主动脉瓣叶和三尖瓣叶之间的纤维连续区域，但是这个纤维连续的延伸还涉及二尖瓣叶（图 7-75）。Koch 三角的顶端通常向下偏离，朝向冠状窦。外科医师在

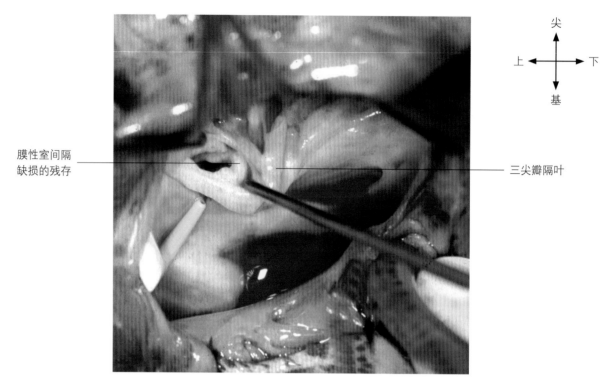

尖

上 —— 下

基

膜性室间隔
缺损的残存

三尖瓣隔叶

图 7-71   这颗心脏通过右心房切开术和三尖瓣口视角，展示室间性膜性间隔的残存呈现在膜周性缺损的后下外沿

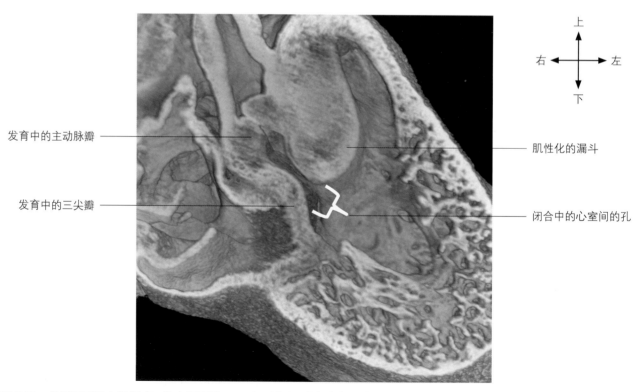

上

右 —— 左

下

发育中的主动脉瓣

肌性化的漏斗

发育中的三尖瓣

闭合中的心室间的孔

图 7-72   此图切面取自数据库，为小鼠胚胎 13.5 天，展示正在闭合的心室间孔（白色括号）的外沿，在形成主动脉瓣叶和房室瓣叶的内膜垫之间背侧延续。膜周性缺损反映了胚胎的心室之间交通的闭合失败

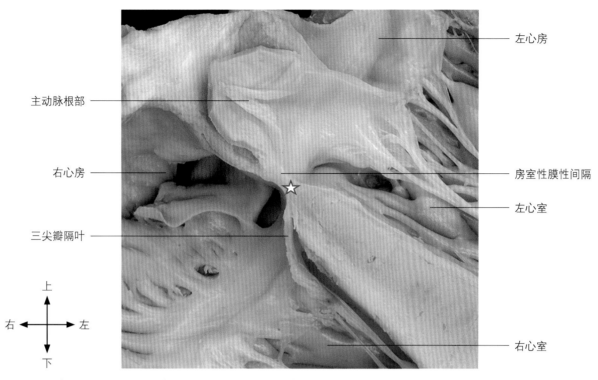

主动脉根部

右心房

三尖瓣隔叶

左心房

房室性膜性间隔

左心室

右心室

上
右　左
下

图 7-73　该四腔心切面以解剖学方位展示从正常心脏中穿透过的房室束（五角星）的位置。房室束如三明治一般，被夹在中心纤维体和肌性室间隔嵴间

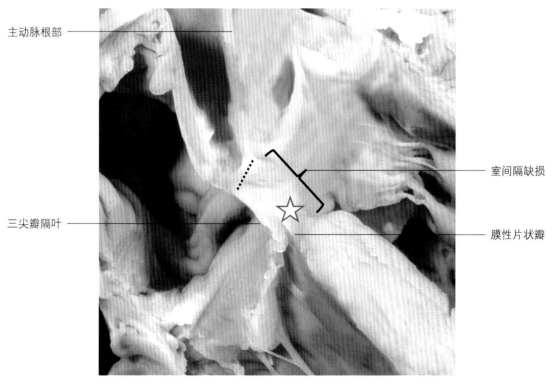

主动脉根部

三尖瓣隔叶

室间隔缺损

膜性片状瓣

图 7-74　该四腔心切面仍然以解剖学方位展示穿透过的房室束的位置（五角星）和一个膜周性室间隔缺损（黑色括号）。黑色点线标明主动脉瓣叶和三尖瓣叶之间的纤维连续区域

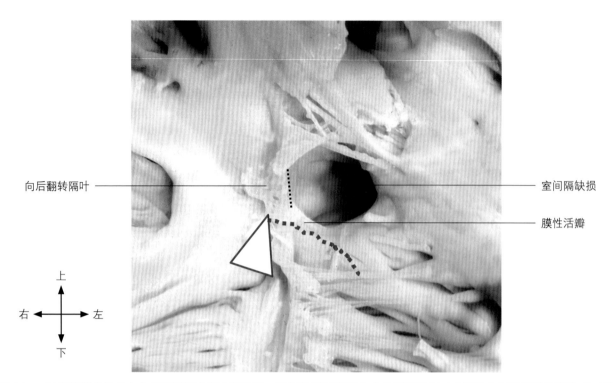

向后翻转隔叶

室间隔缺损

膜性活瓣

上
右　　左
下

图 7-75　以解剖学方位从右心室面观察心室之间的孔。缺损的后下外沿由主动脉瓣叶和三尖瓣叶之间的纤维连续构成（黑色点线）。在这样的条件下，缺损是膜周性的；以红色点线标明传导轴的路径，传导轴从 Koch 三角（白色三角）起源，总是位于后下方。注意传导轴直接位于膜性片状瓣底下。三尖瓣隔叶已经被牵拉开

通过心房操作时，Koch 三角的顶端因此偏向他的右手侧。房室传导组织轴穿透过缺损的这个角落。无分支束和分支束通常在肌性间隔的左心室面下降，它们在缺损的右手侧的外沿下降。右束支接着在心肌内走行，位于内乳头肌表面的底下，内乳头肌通常在缺损的左手侧的外沿。主动脉瓣无冠叶更偏向左侧，并且通常远离缺损的外缘，尽管主动脉瓣无冠叶经常与三尖瓣隔叶一起维持纤维连续（图7-76）。

需要外科关闭的膜周性缺损大多数向心室顶端开口，它们很大，往往额外地向入口部和出口部开口，因此是一种融合性缺损（confluent defect）。在这样的缺损中，Koch 三角没有像那些主要向右心室入口开口的缺损一样，向冠状窦偏离得那么远，但是右手侧的外沿依然是主要危险区域。内乳头肌倾向位于这类缺损的顶部，并且主动脉瓣无冠叶相对地更接近缺损的心房侧外沿。三尖瓣隔叶经常存在裂缺或者缺失，这种构型可发生从左心室向右心房

的分流，因此形成间接的 Gerbode 缺损（图7-28）[14]。如果需要手术关闭三尖瓣隔叶的裂缺，应该牢记穿透过的房室束位于三尖瓣隔叶的顶端。

第三类膜周性缺损的范围最大，因此在右心室的出口内开口。出口间隔，连同独立式的肺动脉下漏斗，可以被识别为分隔开主动脉瓣叶和肺动脉瓣叶的结构，它们相对于其余间隔对位不良（图7-77）。其他学者描述这类缺损为漏斗心室性（conoventricular）缺损[30]。肌性出口间隔呈现向前头侧对位不良，主动脉根部跨越肌性室间隔嵴（图7-78 和图7-79）。内乳头肌在缺损的右手侧外沿，房室传导组织轴距缺损的边缘更远，在室间隔的左侧表面完好地下行。主动脉的无冠叶和右冠叶相对地更加靠近缺损的左手侧外沿（图7-79），并且也许向右心室脱垂[32]。

肌性缺损的本质特征是当从右心室观察时，这类缺损完全且唯一地具有肌性边界（图7-67）。肌性缺损有可能向右心室的入口、心尖或者出口等部

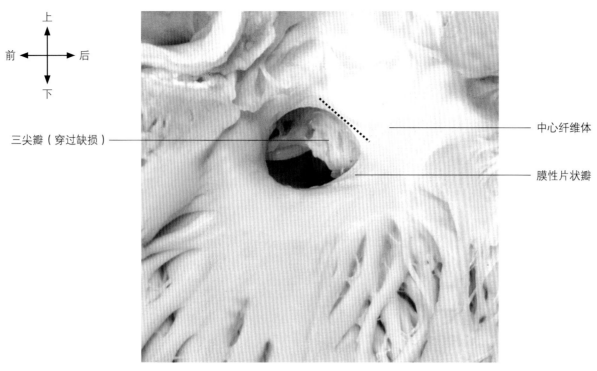

上
前 ←→ 后
下

三尖瓣（穿过缺损）

中心纤维体

膜性片状瓣

图 7-76　此图以解剖学方位观察，展示图 7-75 中那个膜周性室间隔缺损的左心室面，这个缺损主要向右心室入口开口。黑色点线标明主动脉瓣无冠叶和三尖瓣叶之间的纤维连续，它穿过膜性片状瓣

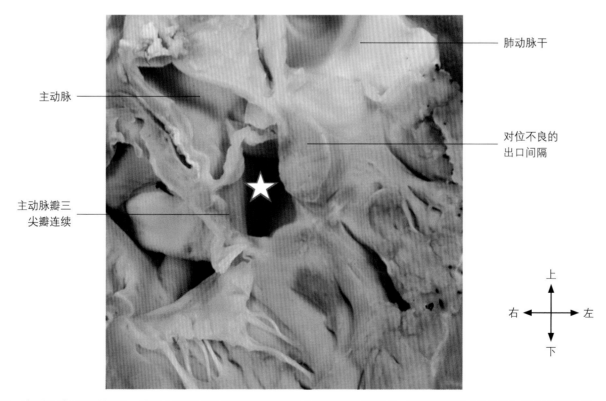

肺动脉干

主动脉

对位不良的
出口间隔

主动脉瓣三
尖瓣连续

上
右 ←→ 左
下

图 7-77　这颗心脏已经被切开。模仿心脏超声肋间斜长轴的投影以解剖学方位展示。膜周性缺损（五角星）向右心室出口开口。肌性出口间隔自身现在可以被识别。出口间隔相对于肌性室间隔对位不良，并且出口间隔相对附着于间隔外沿小梁的前头侧

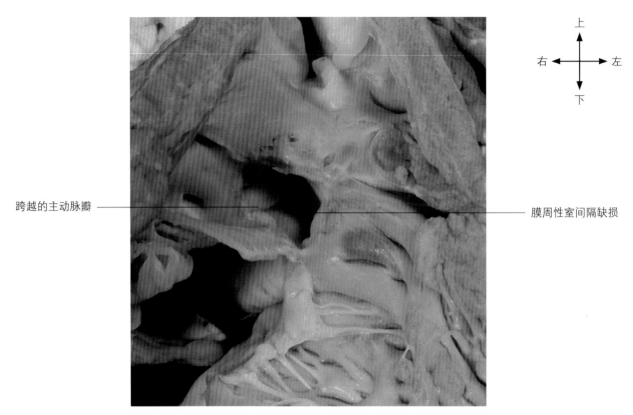

上
右 ← → 左
下

跨越的主动脉瓣 —————————— 膜周性室间隔缺损

图 7-78   此图拍摄于图 7-77 中心脏做成相关的心脏超声水平切面之前。室间隔缺损在右心室的出口内开口，主动脉瓣跨越室间隔嵴

尖
上 ← → 下
基

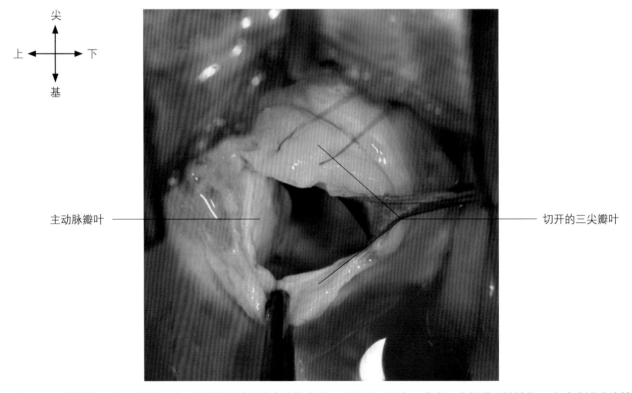

主动脉瓣叶 —————————— 切开的三尖瓣叶

图 7-79   通过右心房切开术切开三尖瓣的隔叶和前上叶的交界，展示开口在右心室出口内的膜周性缺损。主动脉瓣叶跨越室间隔嵴，位于缺损的左手侧

分开口。尽管如此，心室肌肉组织总是介于缺损的各个边缘和各瓣叶的附着之间。当肌性缺损在右心室入口内开口（图 7-80）时，它在传导组织的房室轴的下方。当外科医师穿过三尖瓣观察（图 7-81 和图 7-82），传导轴位于缺损的左手侧外沿。传导轴与缺损边缘的距离取决于缺损与完整的膜性间隔的邻接关系。肌性间隔的基底外沿、介于缺损的边缘和房间隔之间，它将三尖瓣隔叶与二尖瓣叶分隔开，并保留并置的瓣膜的铰链。肌性间隔的基部外沿的大小将决定是否适合安置缝线。

开口穿过间隔的心尖部的缺损有可能是单个（图 7-83）、两个或者多个（图 7-84）。虽然它们与传导组织轴的近侧的部分没有关系，但是也许与远侧束支的分岔（ramification）相关。这类缺损的右心室面常常被粗糙的心尖小梁遮蔽。如果多发缺损的直径较小，即使通过切开右心室，也许也难以看到。然而从左心室面更容易识别出这类间隔缺失。从左侧检视，缺损经常是一个单独的孔（图 7-85）。

多发右心室开口（图 7-84）简单地反映了被右心室心尖小梁交错的单独缺损[33]。尽管这样，多发的小缺损可以涉及整个心尖的室间隔，形成一种"瑞士奶酪"样间隔（"Swiss-cheese" septum），这种构型即使外科手术也难以关闭。

在一致性房室连接和一致性心室动脉连接的患者中，在右心室出口开口的肌性缺损相对罕见。如果这种缺损较小，心内膜也许会在缺损的四周边缘堆积，形成一个纤维性外缘（图 7-86）。在右心室出口内开口的更大的缺损，往往显示出肌性出口间隔的对位异常（图 7-87）。近距离检查，会显示间隔外沿小梁的后尾侧肢是否与心室漏斗折叠融合，形成缺损的肌性后下外缘，这样可与出口范围内的膜周性缺损区分。当融合出现时，这些融合的肌肉条（muscle bar）将缺损的边缘与房室传导组织轴分隔开。缺损的上外缘是肌性出口间隔，肌性出口间隔与独立式的肺动脉下漏斗组合。这些组织将肺动脉瓣叶与主动脉右冠叶分隔开，右冠叶附着于它

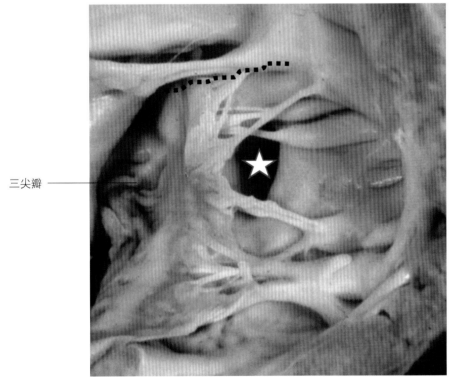

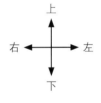

三尖瓣 ——

图 7-80　这颗心脏以解剖学方位从右侧拍摄，展示在右心室入口内开口的肌性室间隔缺损。房室传导轴（黑色点线）在相对于缺损的前头侧走行。在这个例子中，房室传导轴远离孔的上外沿（五角星）

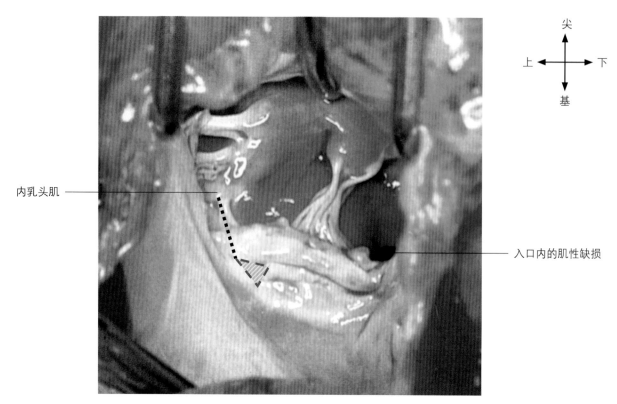

内乳头肌 ————

尖
上 —— 下
基

————— 入口内的肌性缺损

图 7-81　此手术视角展示在右心室入口内开口的肌性缺损，通过三尖瓣口观察。传导轴（黑色点线）从 Koch 三角顶端发出。在外科医师的左手侧穿过三尖瓣

尖
上 —— 下
基

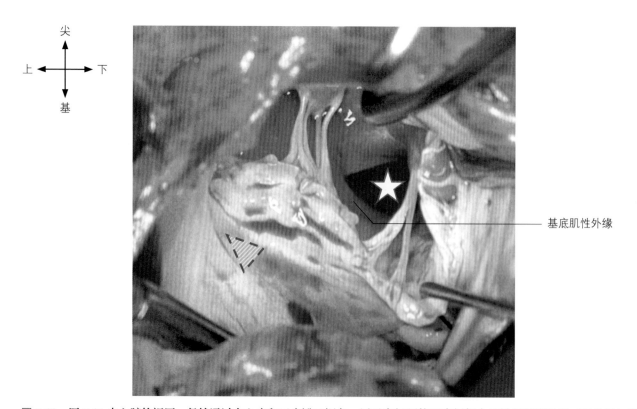

————— 基底肌性外缘

图 7-82　图 7-81 中心脏的视图，仍然通过右心房和三尖瓣口视角，展示室间隔的肌肉组织介于缺损基底外沿（五角星）和三尖瓣隔叶的铰链之间。相对于缺损，Koch 三角（交叉线三角）位于外科医师的左手侧

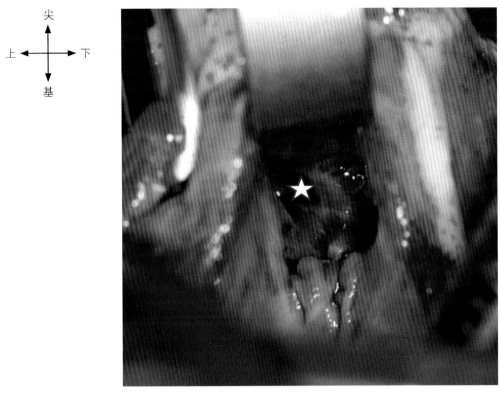

图 7-83　此手术视角拍摄于右心房切开术，牵拉开三尖瓣观察这个缺损，展示在右心室出口内开口的肌性缺损（五角星）

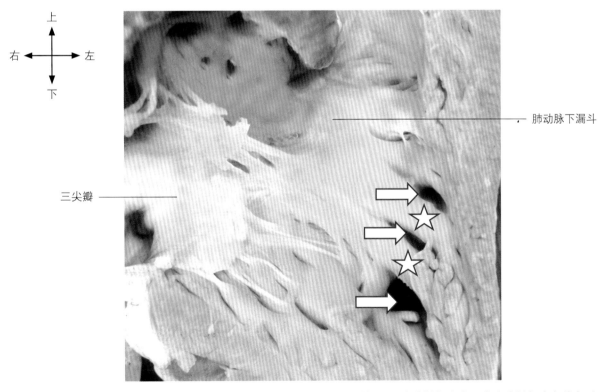

图 7-84　这颗心脏以解剖学方位视角观察，它看上去具有 3 个缺损（箭头），这些缺损在右心室尖小梁部内向前方开口。但是，注意间隔腔壁小梁（五角星）的外观

上
前 ← → 后
下

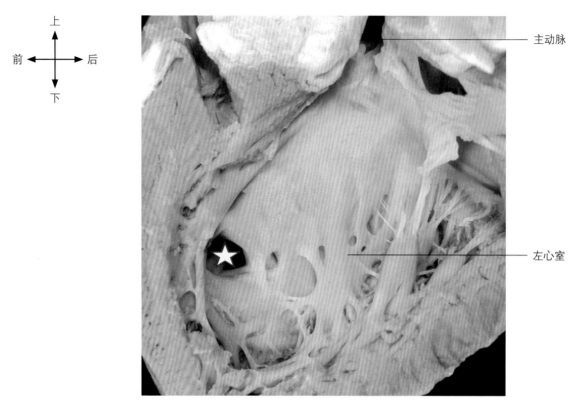

主动脉

左心室

图 7-85 这颗心脏的左心室视角，以解剖学方位观察，展示图 7-83 中心脏的左心室面。实际上，肌性间隔存在单独的缺损（五角星），但是在右侧被多个间隔腔壁小梁交错地分隔开，形成假性多发缺损的效果

肺动脉瓣

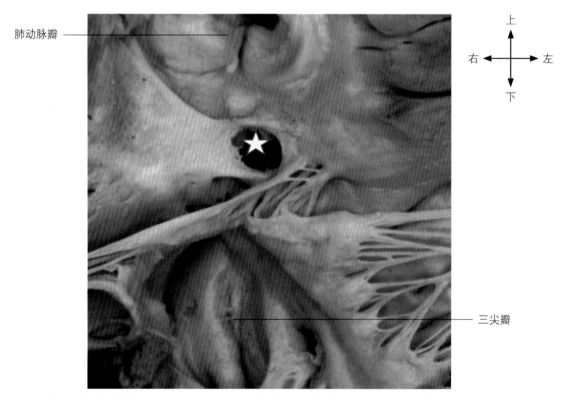

上
右 ← → 左
下

三尖瓣

图 7-86 这颗心脏以解剖学方位拍摄，展示在右心室出口内开口的肌性缺损（五角星）。注意堆积的纤维组织位于缺损的边缘，使缺损的尺寸减小

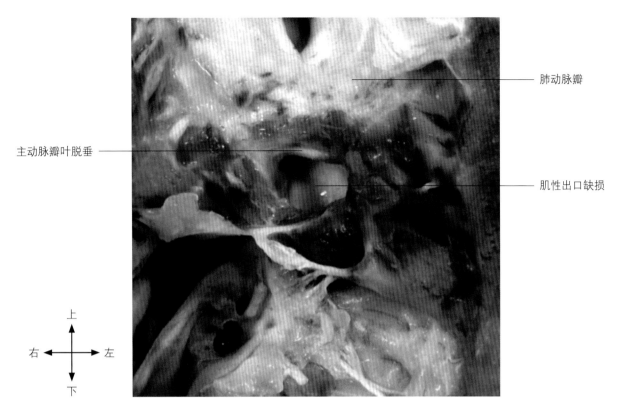

主动脉瓣叶脱垂

肺动脉瓣

肌性出口缺损

上　右 ←→ 左　下

图 7-87　这颗心脏以解剖学方位视角观察，主动脉瓣右冠叶轻微地脱垂，穿过肌性缺损。这个缺损在右心室出口内开口

的左心室表面。这个肌性上外缘如果减弱，主动脉瓣叶也许会脱垂，穿过这种缺损（图 7-87）。

第三种类型的室间隔缺损是双动脉下和近动脉性（doubly committed and juxta-arterial）的。这类缺损的表现型特征是同时缺乏肌性出口间隔和独立式的肺动脉下漏斗的后面。因为缺乏这些结构，相面对的主动脉瓣叶和肺动脉瓣叶处于纤维连续之中，形成一条纤维性缝，这条缝形成了缺损的上外缘（图 7-69 和图 7-88）。瓣叶能够在相同水平附着，尽管在一些心脏内，主动脉窦的一部分也许介于这些瓣叶之间形成瓣膜偏位。在任何一种情况，缝线能够缝进纤维连续的区域。还可以发现双动脉下缺损合并主动脉瓣口的跨越（图 7-89）。在大多数病例中，缺损的下外缘与那些在右心室出口部开口的肌性缺损相似，间隔外沿小梁的后尾侧肢与心室漏斗折叠融合（图 7-88）。当融合出现时，这个肌性外缘将房室传导组织轴与缺损的边缘分隔开。肌束偶尔不发生融合，此时主动脉瓣叶和三尖瓣叶之间的纤维连续界定了缺损延伸的范围，使缺损成为膜

周性和双动脉下的（图 7-90）。因此传导轴更接近缺损的下边角。双动脉下缺损变异更容易成为主动脉瓣叶脱垂的隐患[32]。东方人群中这种缺损比西方人群更加常见[34]。

目前，与室间隔缺损有关的描述，虽然都是在一致性房室连接和一致性心室动脉连接的患者中，但是这种局部解剖，以及对房室传导轴位置的指引，也同样在一致性房室连接但是异常心室动脉连接的患者中得到证实（见第 8 章）。我们已经描述过这个规律的唯一例外，是认出由三尖瓣的跨越和骑跨形成的房室传导轴的位置（见后文）。这种构型导致了特殊类型的缺损，它们在右心室入口内开口。与我们所描述过的一样，这类能够向解剖学右心室的入口开口，三尖瓣跨越和跨坐形成的缺损，具有明显不同的表现型特征，还有明显不同的房室传导轴的排布。这是这类缺损不能被简单地描述为入口缺损的原因[35]。最常见的在右心室入口开口的缺损很可能是膜周性缺损（图 7-74）。这些三尖瓣跨越和骑跨的缺损，以及那些与三尖瓣的骑跨或

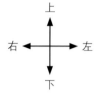

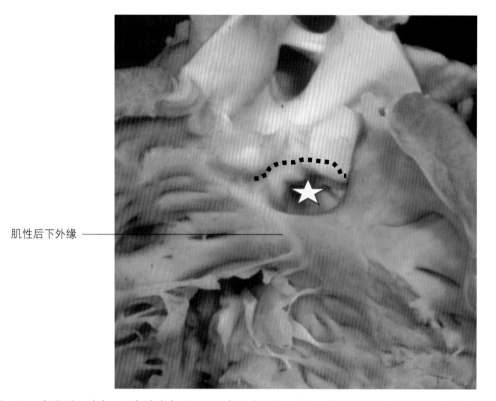

肌性后下外缘 ———

图 7-88   在这颗心脏中，因为肺动脉下漏斗肌肉形成失败，在右心室出口内开口的缺损为双动脉下和近动脉性的（五角星）。缺损的顶由主动脉瓣叶和肺动脉瓣叶之间的纤维连续（黑色点线）构成。注意缺损的广泛肌性后下外缘，它保护了房室传导轴

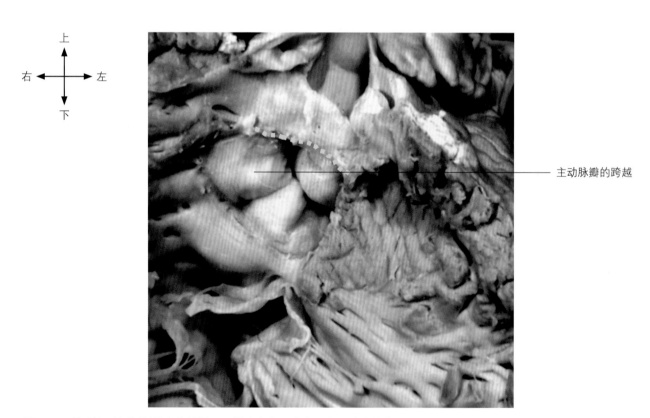

———— 主动脉瓣的跨越

图 7-89   这颗心脏以解剖学方位拍摄，同样也存在双动脉下和近动脉性室间隔缺损，这个缺损在右心室入口内开口，右心室的肌性肺动脉下漏斗肌肉化缺乏。在两个动脉瓣的瓣叶之间存在纤维连续（蓝色点线）。注意在主动脉瓣口的跨越程度大

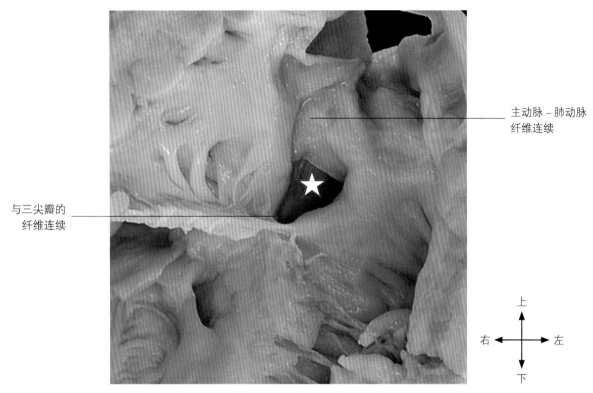

主动脉 – 肺动脉
纤维连续

与三尖瓣的
纤维连续

上
右　左
下

图 7-90　以解剖学方位展示双动脉下和近动脉性室间隔缺损（五角星），这类缺损的后下外沿由主动脉瓣叶和三尖瓣叶之间的纤维连续形成，使缺损还是膜周性的。主动脉瓣叶和肺动脉瓣叶之间的纤维连续是这类疾病的特异性特征

者跨越相关的缺损，已经被描述为房室通道型缺损（atrioventricular canal type）。在那些具有共同房室交界的病例中，确实有可能仅仅存在心室水平的分流（图 7-52）。具有这些共同房室交界形态缺损的患者，既需要与那些在右心室入口内开口的膜周性缺损区分，也需要与那些三尖瓣的骑跨或者跨越相关的缺损区分，因为在分隔的房室交界条件下均可观察到后两种变异。所有这些变异都必须与在右心室入口开口的肌性缺损相鉴别（图 7-80）。在右心室出口开口的缺损中也有相似的表现型变异，但是在肌性缺损的条件下，有手术意义的主要特征在于是否存在肌条（muscular bar），它介于缺损的尾侧外缘和房室传导轴之间（比较图 7-88 与图 7-90）。

房室瓣的畸形

影响房室瓣的病理性病变分为获得性和先天性，均数量众多。然而不是所有的房室瓣畸形病变

都需要外科修补。我们关注那些直接与外科有关的特征。

房室瓣的解剖预示着它们自身也许在房室交界，瓣环、瓣叶和拉紧装置等会遇见问题，房室交界与上述结构相邻。有时房室瓣的所有组成部分，连同整个房室连接，都完全缺乏，形成最常见的房室瓣闭锁（atrioventricular valvar atresia）变异，这将在第 8 章讨论。在本部分内容中剖析的病变既有可能涉及形态学三尖瓣，也有可能涉及形态学二尖瓣。三尖瓣通常在低压力的环境中执行功能，而二尖瓣在高压力的环境中受影响时，病变更常表现出来。我们将分别逐一剖析各个病变，表明它们倾向于某一个或其他瓣膜。

房室交界的跨越具有相当大的外科意义。房室交界的跨越意味着瓣口同时看向两心室内，瓣口位于跨过间隔缺损的位置（图 7-91）[27]。房室交界的跨越几乎总是与瓣膜拉紧装置的骑跨相关，腱索附着在肌性室间隔的两侧（图 7-91）[27]。拉紧装置横

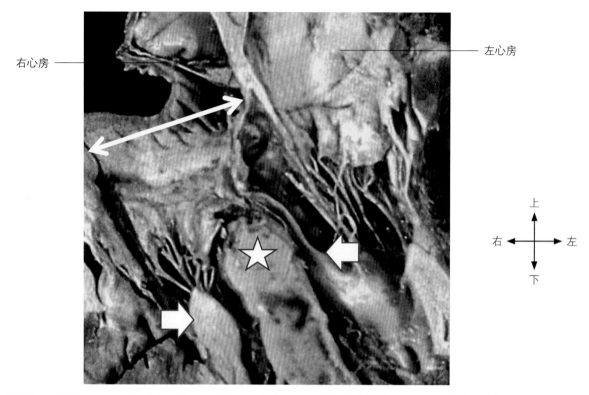

右心房

左心房

上
右 — 左
下

图 7-91　这颗心脏已经被切开，模仿心脏超声的"四腔心"视角，并以解剖学方位展示三尖瓣口跨越（白色双箭头）和三尖瓣的拉紧装置的骑跨（白色箭头）。注意心房间隔和心室间隔结构之间的极度对位不良，五角星标明肌性室间隔嵴

越间隔，它们的插入方式决定了外科选择，跨越的程度也同样重要。三尖瓣的跨越典型地与动脉间隔和心室间隔之间的对位不良有关，就传导组织的构型而言，这也是主要后果。尽管如此，跨越和骑跨均能够影响任何一个房室瓣，并且能够发生在各种节段的组合中[27]。在双入口性心室并且合并不一致性房室连接的条件下发生的房室瓣骑跨，将在第8章中剖析。本部分内容关注的是与一致性房室连接共存的骑跨的瓣膜。

　　当二尖瓣骑跨时，二尖瓣确实穿过一个心室之间交通，这个交通在右心室出口内开口（图7-92）[27]。这种构型不形成房室间隔的对位不良，所以在房室交点，肌性室间隔与房间隔关系正常，并且房室传导轴正常地排布。二尖瓣的上乳头肌异常地在右心室内附着。二尖瓣的上乳头肌典型地与间隔外沿小梁并排地发出，但是与三尖瓣的前乳头肌分隔开。这样的构型既可见于不一致性心室动脉连接，又可见于双出口性右心室合并肺动脉下缺

损。后者形成了 Taussig-Bing 畸形（Taussig-Bing malformation），使外科修补的效果大打折扣。我们将在第8章中更详细地讨论这些问题的细节。

　　在右心室入口内开口的室间隔缺损中可以发现三尖瓣的骑跨（图7-93）[27]。三尖瓣骑跨有可能以孤立性的病变存在，或者在法洛四联症内出现，或者在其他异常心室动脉连接内发现，诸如转位（transposition）等。三尖瓣骑跨的表现型的特征是肌性室间隔相对于房间隔对位不良，并且肌性室间隔不再向房室交点处插入（图7-91）。传导轴在肌性室间隔下行，从右房室交界侧下外侧边沿的异位的结起源[27]，可以在肌性间隔与房室交界的接触点，发现这个房室结（图7-94 和图7-95）。在规则的 Koch 三角内可以发现有残余的房室结，但是它与心室肌肉组织没有联系。三尖瓣隔叶通常被增大的二尖瓣的下隔侧乳头肌拴系住（图7-96）。完全性心室修补经常需要一个小的分隔步骤，而这也带来造成心脏传导阻滞的高风险[36]。尽管这样，通

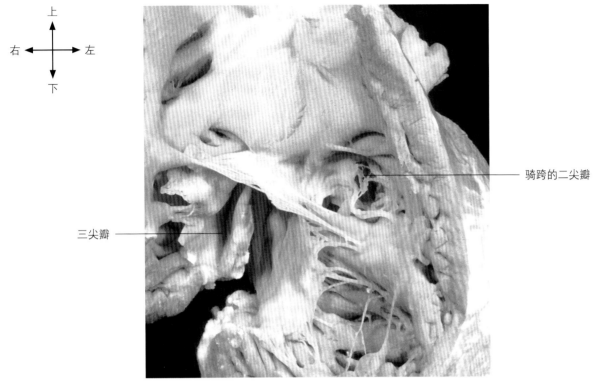

上
右　左
下

骑跨的二尖瓣

三尖瓣

图 7-92　这颗心脏具有一致性房室连接和不一致性心室动脉连接。它以解剖学方位展示二尖瓣拉紧装置的骑跨，拉紧装置穿过一个缺损，缺损在右心室的出口内开口

过用缝线完全地在骑跨的三尖瓣叶上缝合，有可能放置一块补片（图 7-97 和图 7-98）。这种方法可以确保避开传导组织。另一种选择是将患者转变成 Fontan 循环。

房室交界扩张几乎全部是获得性病变。二尖瓣口扩张最常继发于心肌炎。当有缩窄瓣口的手术指征时，能用各种瓣环成形的技术完成成形，而不诉诸置换瓣膜。三尖瓣口扩张，最常见于右心衰竭。

房室交界扩张伴随 Ebstein 畸形（Ebstein's malformation）对外科的挑战更加严峻[37]。这种异位畸形最基本的特征是三尖瓣的隔叶和壁叶的铰链点的附着，移向右心室的入口部与心尖乳头肌部的交界，而不在房室交界（图 7-99）[38]。这种移位通常被描述为下移。实际上，存在瓣口的旋转移位，围绕着中心纤维体区域。就交界性附着而言，前上叶较少受到影响，但是在前上叶的远侧附着表现出重要的变异[39]。这些变异也可能是病灶（图 7-100）。在更严重的病例中，瓣叶的最前缘以线性形式附

着，严重地限制了流入肺动脉干的前向血流（图 7-101）。最严重的形式是前上瓣叶完全地阻断这个交界，形成了在 Ebstein 畸形条件下的三尖瓣闭锁（tricuspid atresia）（还可见第 8 章）。

当真正的房室交界明显地扩张，并且右心室入口部的壁扩张和变薄时，需要外科治疗 Ebstein 畸形。修补手术经常需要在变薄的区域设置缝线。尤其需要小心地避开右冠状动脉和它的分支。在间隔区域，Koch 三角依然作为对房室传导轴的指引（图 7-102）。当房室连接不一致时，涉及左侧的形态学三尖瓣的 Ebstein 畸形，这将在第 8 章讨论。正常位置的形态学二尖瓣也可以罕见地表现出 Ebstein 畸形。二尖瓣壁叶的铰链移位，离开房室交界[40, 41]。

瓣叶的畸形能够被总结成发育不全（dysplasia）、脱垂（prolapse）和裂缺（clefting）等。发育不全的瓣膜显示出瓣叶物质的增厚和堆积，通常合并腱索之间的空间闭合。发育不全的瓣膜也许产生明显的外科问题。常见于伴随流出道闭锁，并且还是

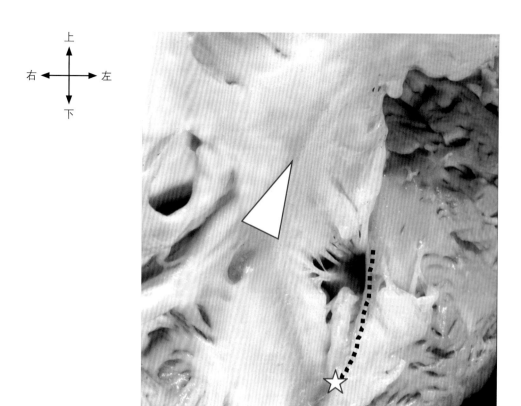

图 7-93 这颗心脏以解剖学方位拍摄，展示在一致性房室连接的条件下，跨越和骑跨的三尖瓣的右心房面。肌性室间隔与房间隔之间极度对位不良，肌性室间隔还含有房室传导轴（黑色点线）。因为这样，连接的房室结在房室交界内偏向下方地形成（五角星），而不在 Koch 三角中

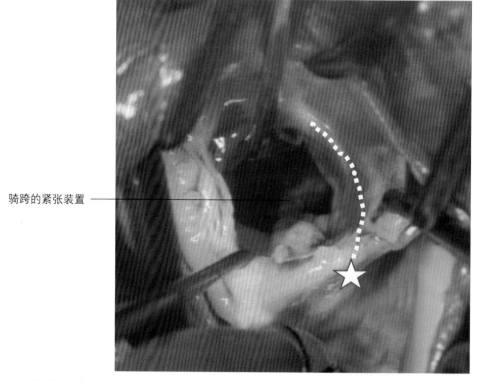

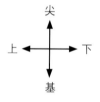

骑跨的紧张装置 ————

图 7-94 此手术视角拍摄于一名患者的右心房切开术，展示骑跨和跨越的三尖瓣和基本一致性房室连接，这使一致性房室连接复杂化。注意肌性室间隔的对位不良，肌性室间隔携带有房室传导轴（白色点线）。这个轴从后下方异位的房室结（五角星）发出

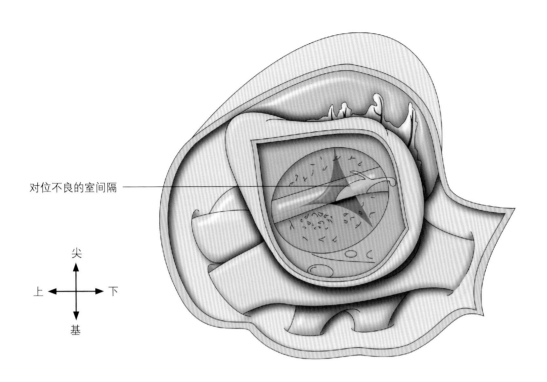

尖
上 　 下
基

对位不良的室间隔

图 7-95　此示意图展示异位的房室传导轴的位置，如外科医师手术中所见。通过右心房切开术，在三尖瓣骑跨和跨越的条件下，残余的结可在通常性的 Koch 三角的顶端被发现，与心室组织没有联系

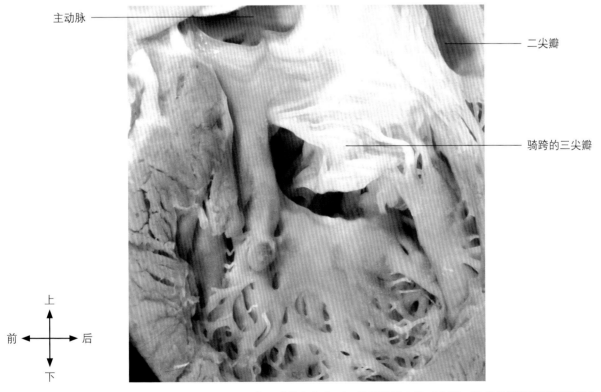

主动脉

二尖瓣

骑跨的三尖瓣

上
前 　 后
下

图 7-96　此图以解剖学方位拍摄，展示图 7-93 中心脏的左心室面。拉紧装置支持三尖瓣。注意拉紧装置骑跨的部分

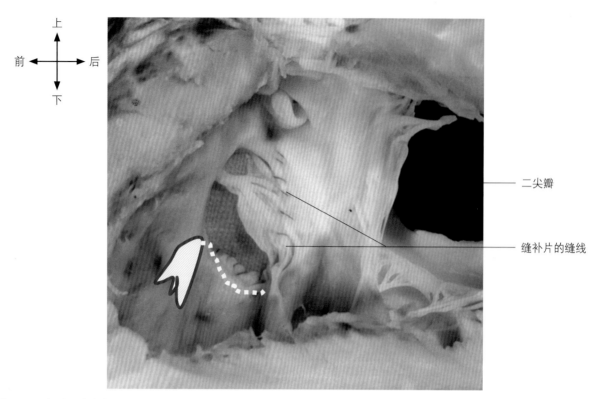

图 7-97　这颗心脏来自一名存在三尖瓣骑跨和跨越的患者，从左心室以解剖学方位展示，外科医师放置一块补片关闭对位不良的室间隔缺损，保持缝线在骑跨瓣膜的瓣叶上，避开异位的房室传导轴 [白色点线（轴）和交叉阴影区域（结）叠加在图片上]（与图 7-96 比较）

上二尖瓣

缝补片的缝线

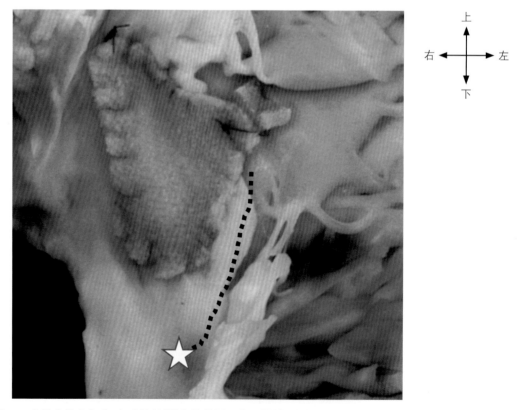

图 7-98　此图展示图 7-97 心脏中的右心房面。以解剖学方位拍摄，表明外科医师如何能够成功关闭室间隔缺损，同时又避开房室传导轴（黑色点线）。异常房室结的位置由五角星标明

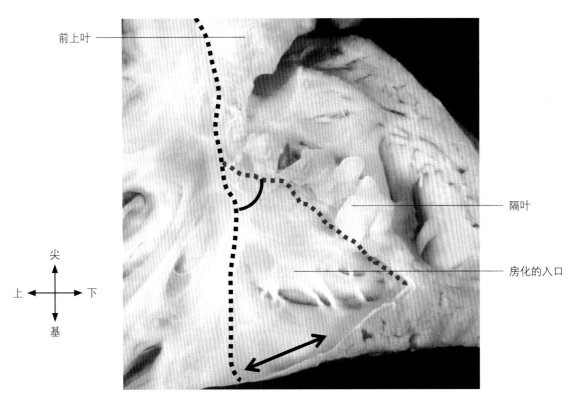

前上叶

隔叶

房化的入口

尖

上　下

基

图 7-99　这颗心脏以解剖学方位从右侧拍摄。三尖瓣隔叶的铰链线（红色点线）已经从房室交界旋转移位，以黑色点线显示房室交界。这个特征是 Ebstein 畸形的标志，被不正确地描述为"向下移位"（downwards displacement）。还要注意显著发育不全的隔叶。黑色双箭头表明右心室入口的心房化部的薄壁

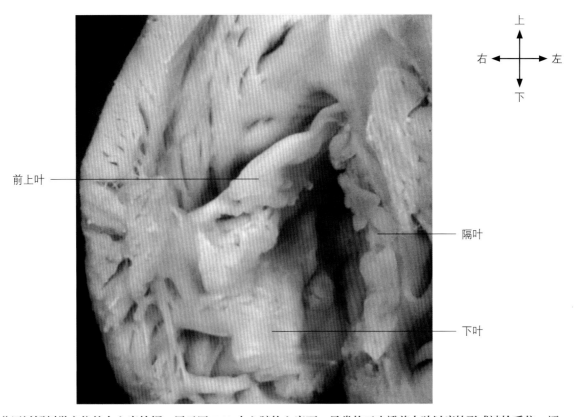

上

右　左

下

前上叶

隔叶

下叶

图 7-100　此图以解剖学方位从右心室拍摄，展示图 7-99 中心脏的心室面。异常的三尖瓣前上叶以病灶形式被拴系住，还存在正常的内乳头肌和前乳头肌的附着。旋转移位已经形成一个二叶瓣，铰链挂在右心室入口部与心尖小梁部的交界

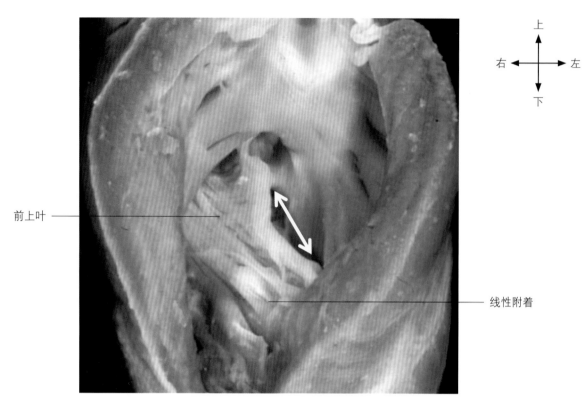

右 上 左 下

前上叶

线性附着

图 7-101　这颗心脏也存在 Ebstein 畸形，以解剖学方位拍摄，展示异常三尖瓣的心室面。在这个例子中，前上叶极度异常地向右心室的心尖附着。瓣口仅有锁孔大小（白色双箭头），直接在肺动脉下漏斗内开口

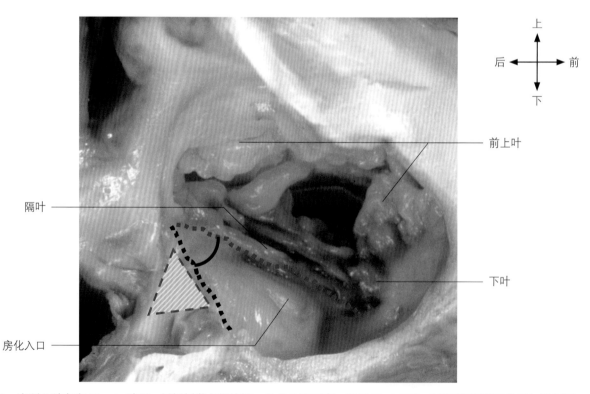

后 上 前 下

前上叶

隔叶

下叶

房化入口

图 7-102　这颗心脏存在 Ebstein 畸形，以解剖学方位拍摄，从右心房观察，展示 Koch 三角（交叉线阴影三角形）是如何仍然指引房室传导轴的心房部，尽管隔叶的附着是异常的。再次注意隔叶铰链的（红色点线）相对于房室交界（黑色点线）的旋转移位

Ebstein 畸形的一部分[42]。除非在新生儿时期，孤立的发育不全（图 7-103）极其罕见[43]，然而新生儿时期的孤立性瓣叶发育不全经常是致命性病变。

脱垂的发生更常见，并且通常涉及二尖瓣（图 7-104）。脱垂通常与拉紧装置的缺失相关[44]，尤其是与腱索延长相关（图 7-105）。二尖瓣脱垂也许严重到需要置换瓣膜，但还是能够通过各种技术修补脱垂的瓣叶，包括缩短腱索（图 7-106）、植入成形环等（图 7-107）。

对于二尖瓣主动脉叶真正的裂缺，能够通过重建裂缺边缘的连续性，简单地加以修补（图 7-108）。这样的孤立性主动脉叶裂缺已经被从房室间隔缺损的条件下经常描述为裂缺的病变中区分出来[19]。房室间隔缺损中瓣叶裂缺的整体（图 7-109）是在共同房室瓣的两片桥叶的左心室部之间的对合区域。两片桥叶连同短的壁叶，以三叶的形式据守左侧共同房室交界。

我们已经讨论过一些紧张装置的异常，它们与畸形的交界或者瓣叶相伴，诸如骑跨的拉紧装置等。剩余那些病变之中，除了罕见的畸形，诸如拱形病变（arcade lesion）[45]，所谓的降落伞畸形（parachute deformity），可能是最令人烦恼的病变。对于降落伞瓣膜的定义仍然存在一些混乱。这种畸形在逻辑上被认为是由于各组乳头肌融合而形成的（图 7-110），因此所有腱索插入一块共同的肌质内[46]。而对定义降落伞病变的最初描述，相反地建立在其中一个瓣叶间对合区域末端极度发育不全的基础上，连同瓣叶间对合区域末端的支持性乳头肌缺乏。无论如何定义这种病变，手术重建是困难的，瓣膜置换可能是必需的[48]。二尖瓣降落伞畸形也许合并其他病变，变得更加复杂，诸如瓣上左心房狭窄环（supravalvar left atrial stenosing ring）和主动脉缩窄（coarctation of the aorta）等。这种组合病变是已知的 Shone 综合征（Shone's syndrome）[47]。三尖瓣也能发生降落伞畸形，但是临床意义很小[49]。

动脉瓣和流出道畸形

在本部分内容中，我们将剖析心室流出道瓣下梗阻、瓣性狭窄和流出道闭锁等畸形的外科方

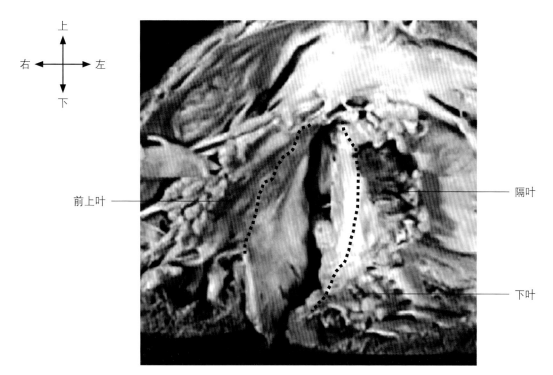

图 7-103　这颗心脏的右心室已经呈贝壳样的形式被打开，从右心室心尖部拍摄。虽然三尖瓣极度发育不全，但是三片瓣叶有正常的交界性附着（黑色点线）。这不是 Ebstein 畸形

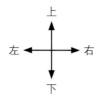

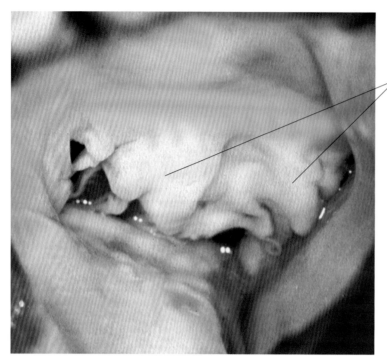

脱垂的主动脉叶

图 7-104　此二尖瓣的手术视角从左心房穹窿拍摄，展示主动脉叶的脱垂

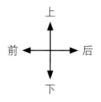

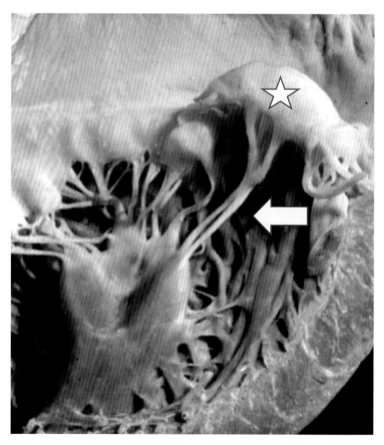

图 7-105　这例标本以解剖学方位拍摄，存在极度延长的腱索，这根延长的腱索支持二尖瓣壁叶（箭头）的中间扇贝形叶。
中间扇贝形叶已经脱垂（五角星）

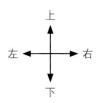

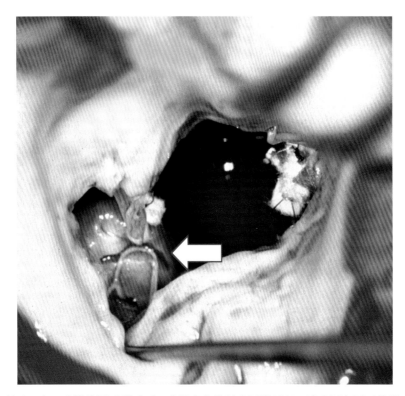

图 7-106 如图 7-105 所示，当二尖瓣的瓣叶脱垂时，支持它们的腱索通常延长。这个视角展示外科医师如何通过切开乳头肌将腱索缝在乳头肌内（箭头），以缩短延长的腱索

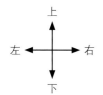

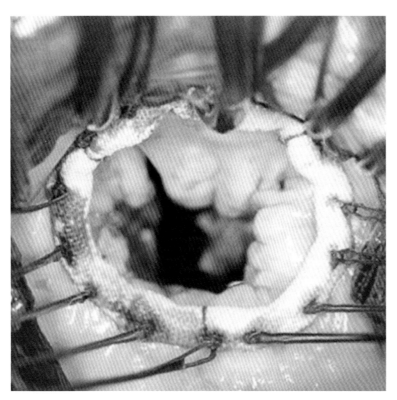

图 7-107 缩短脱垂的二尖瓣的腱索后，如图 7-106 所示，外科医师通过插入一个成形环完成修补，这个瓣环支持房室交界，房室交界已经被瓣环成形术缩小

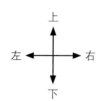

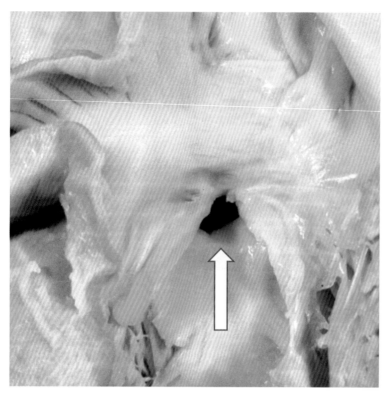

图 7-108　这例标本以解剖学方位从左心室入口面观察，在正常结构的二尖瓣主动脉叶上有个裂缺（箭头）。这种病变应该与左心室桥叶之间的空间区别，或者与在缺失房室间隔和共同房室交界的心脏中，左房室瓣上的所谓的"裂缺"区别（图 7-109）

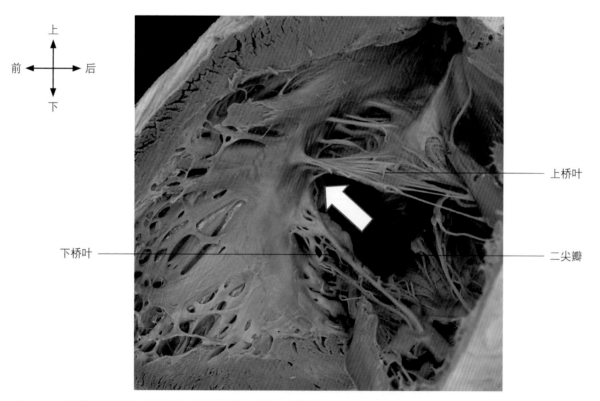

图 7-109　这颗心脏缺失房室间隔，以解剖学方位从左侧拍摄。这颗心脏存在共同房室交界，仅仅在心室水平的分流，是所谓的"原中隔孔"缺损。注意桥叶左心室部之间对合区域所谓的"裂缺"与图 7-108 中正常二尖瓣主动脉叶真性裂缺的区别

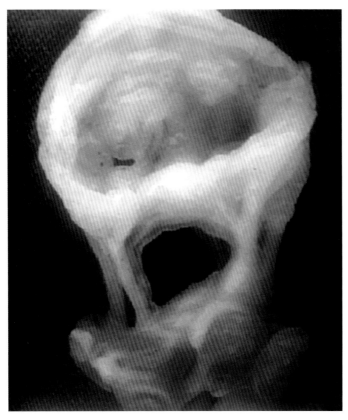

图 7-110　这例手术切除的标本展示所谓的二尖瓣的"降落伞"样构型。存在融合的乳头肌，连同增厚和融合的腱索

面。在正常连接的心脏，左心室流出道的梗阻形成主动脉下狭窄。还必须牢记同样的解剖病变，在不一致性心室动脉连接的患者中，会造成肺动脉下梗阻。与此相似的是，在正常节段连接的心脏中，右心室流出道梗阻形成肺动脉下梗阻，但是当心室动脉连接不一致时，形成主动脉下狭窄（subaortic stenosis）。当两条流出道都与相同的心室连接时，解剖的问题更截然不同。这些问题将在第 8 章逐一剖析。

主动脉瓣狭窄有可能发生在瓣水平、瓣下水平和瓣上水平。主动脉反流是瓣膜的终极问题，并且瓣周的解剖经常非常重要。为了充分理解贯穿于动脉瓣的狭窄和反流的根本原因，牢固地掌握心室动脉交界的瓣叶的构型是完全有必要的。与第 2 章和第 3 章描述过的一样，从以圆形的形式支持瓣叶的纤维圆环的层面上说，动脉瓣没有瓣环。除了窦管交界之外，瓣膜复合体内唯一的环是一片圆形区域，超过这片圆形区域，大动脉干的纤维壁由隐含

的心室结构支持[50]。外科医师没有定义此环，但是把这个环当作瓣环[51]。在左心室，心室动脉交界是部分肌性、部分纤维性的（图 7-111）[52]；而在右心室，心室动脉交界完全且唯一地是肌性的（图 7-112）[50]。瓣叶附着的构型如同半月形一样，瓣叶的基底附着在心室肌组织上，瓣叶附着的尖端附着在窦管交界处动脉干的纤维壁上。以关闭的位置观察，三片瓣叶沿着它们的对合区域紧密地贴合，对合区域从动脉壁的圆周外沿延伸至瓣膜的中心（图 7-113）。在舒张容量压力下这种瓣叶紧密贴合被扰乱的基础上，在瓣膜复合体内发生狭窄或反流。

主动脉瓣性狭窄也许发生在单叶（unicuspid）、二叶（bicuspid）、三叶（tricuspid），甚至罕见的四叶（quadricuspid）的结构中。发育不全的病变也可在主动脉瓣观察到，但是只有极少数能够接受外科治疗。单叶瓣中在发育不全的对合区域末端有两条缝（图 7-114）。瓣叶也异常地以线性的形式附着，而不是以半月形的形式附着（图 7-115）。外科打开结合的瓣

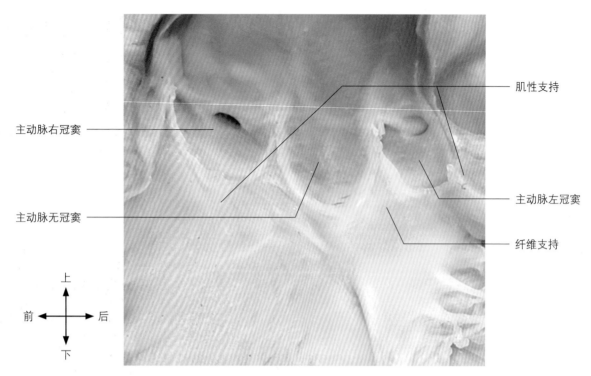

主动脉右冠窦

主动脉无冠窦

肌性支持

主动脉左冠窦

纤维支持

上
前　后
下

图 7-111　主动脉流出道被展开，以解剖学方位从心室面拍摄。主动脉瓣叶以半月形的形式附着，它们的一部分从纤维组织起源，一部分从肌性室间隔起源

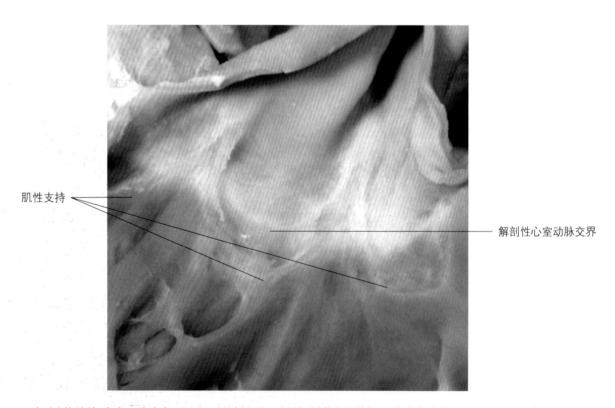

肌性支持

解剖性心室动脉交界

图 7-112　在这例解剖标本中，肺动脉下漏斗已经被打开，并以解剖学方位拍摄，肺动脉瓣叶已经被去除。注意瓣叶的半月形附着穿过环形的解剖性心室动脉交界。这种附着形式比主动脉下流出道更加明显（图 7-111），但是基本构型相当

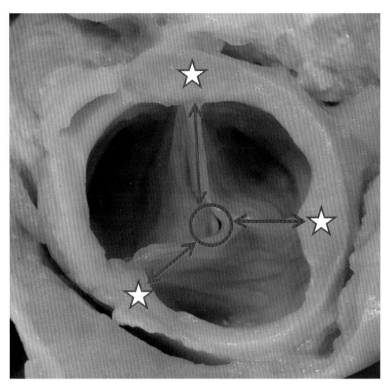

图 7-113　在这例标本中，从上方拍摄闭合时的主动脉瓣。三片瓣叶之间的对合区域（红色双箭头）从外周的窦管交界（五角星）延伸至瓣口中心（红色圆圈）。瓣叶由血容量支撑，并被血容量的流体静力压力关闭

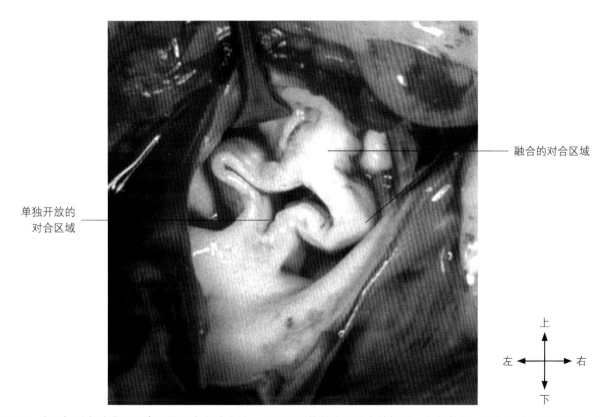

融合的对合区域

单独开放的
对合区域

上
左　　右
下

图 7-114　这是切开主动脉后观察到的异常主动脉瓣，展示所谓的单尖和单合缝构型。在发育中，原本的对合区域融合，留下持续存在的对合区域，作为偏心的瓣口

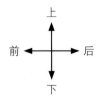

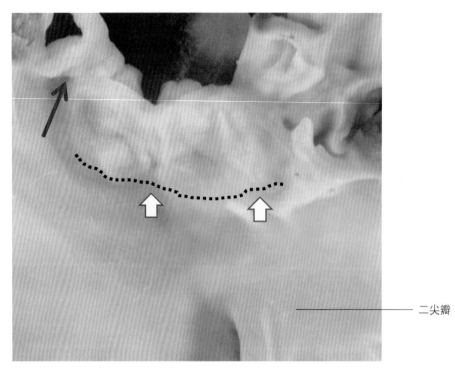

二尖瓣

图 7-115　此主动脉瓣图片从一例左心室流出道已经被打开的标本拍摄，展示如图 7-114 的单尖和单合缝构型。瓣叶失去了半月形悬挂（黑色点线），自相矛盾的是这些瓣叶以真性环形的形式附着。单独的对合区域（红色箭头）向后指向二尖瓣。注意剩余的瓣叶间三角的高度显著降低（白色箭头）

叶之间的缝，往往导致瓣膜功能丧失。创造出新的瓣叶间三角，补充瓣叶组织以创造新的半月形的铰链，或许能有更好的临床结局。

两片有效瓣叶的主动脉瓣在成人患者中是最常见的。也许因为这样的二叶瓣，它自身通常不会存在内在的狭窄。只是随着时间推移和涡流效应，二叶瓣逐渐显现出梗阻。如果瓣膜的形态尚未全部被钙沉积掩盖，在手术中将会观察到双叶瓣有两种形式。一种形式是两片瓣叶偶尔大小相同，单独的对合区域位于瓣叶之间，将主动脉根部一分为二（图7-116）。在主动脉缩窄的患者中常常看到这种类型的瓣膜。另一种形式是两片瓣叶大小不等，一片瓣叶巨大或者两片瓣叶相互联合，瓣叶通常展现出一条脊，它位于偏心的位置（图 7-117），或者脊位于相互联合的瓣叶中心（图 7-118）。如果联合的瓣叶由据守主动脉窦的瓣叶融合而形成，这些主动脉瓣窦又发出冠状动脉，那么两根冠状动脉将均从这个联合窦（conjoined sinus）起源。如果联合窦是由主动脉的右冠窦和无冠窦形成的，冠状动脉位置将

会是一根冠状动脉从联合窦起源，另一根冠状动脉从第三个窦起源[53]。我们在随访中越来越认识到，两种表型在可以预见的问题上存在着显著差异。当联合瓣叶（conjoined leaflet）由主动脉右冠叶和无冠叶组成时，可以发现普遍的主动脉壁的退行性病变。如果在两片有效瓣叶由于钙化而变得僵硬和扭曲之前，通过仔细地扩大单独的对合区域末端，可以缓解部分狭窄。必须仔细随访，尤其是对于趋向退行性病变的表型。

具有三叶主动脉瓣的患者也可以发生主动脉狭窄，但是通常直到老年时才可能被发现。主动脉瓣中有大小不均等的瓣叶是造成这种狭窄的一种可能的原因，即使主动脉瓣在其他方面是正常的。这样大小不均等的瓣叶再伴有主动脉根部内高压力，也许导致在老年时三叶主动脉瓣发展成钙化和狭窄（图 7-119）[54]。

主动脉瓣下狭窄也许是纤维性、纤维肌性或者肌性等，这些不同性质的狭窄反映了左心室流出道是部分肌性、部分纤维性的事实。肌性的部分组成

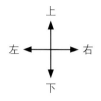

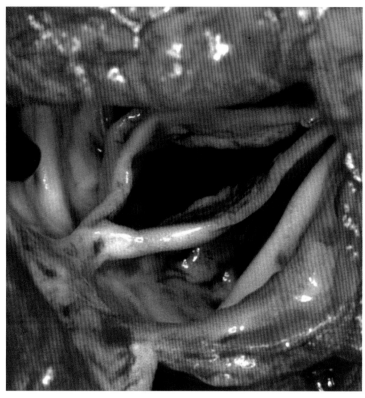

图 7-116　此图在手术室拍摄，通过主动脉切开术，展示主动脉瓣具有相似尺寸的二片瓣叶

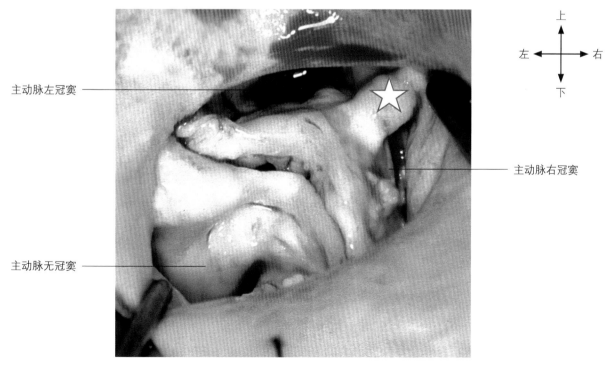

主动脉左冠窦

主动脉右冠窦

主动脉无冠窦

图 7-117　此图在手术室拍摄，通过切开的主动脉切开术，展示一片瓣叶上有脊的二叶主动脉瓣

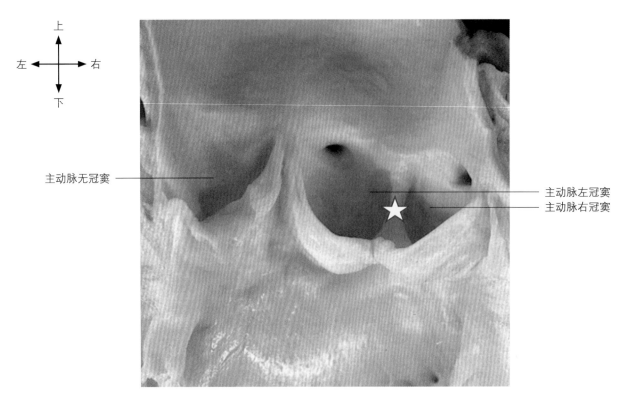

主动脉无冠窦

主动脉左冠窦
主动脉右冠窦

图 7-118 这例标本以解剖学方位从主动脉瓣后方拍摄，通过二尖瓣，左心室流出道已经被打开。它们从发出冠状动脉的瓣窦起源。这两片瓣叶已经融合，还存在呈脊样的融合线（五角星）

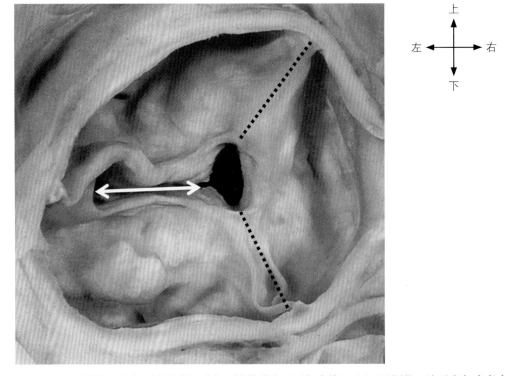

图 7-119 该异常主动脉瓣从主动脉侧拍摄，存在两个瓣叶间对合区域的融合（黑色点线），还可见钙化。这是老年患者中主动脉狭窄的典型原因

心室漏斗折叠的前外侧、肌性间隔前方的一小部分出口部和肌性间隔后方的心尖部的上边缘。纤维部分组成了中心纤维体、主动脉瓣叶与二尖瓣叶之间的连续区域和左纤维三角。瓣下狭窄的特性既可能是静态的，又可能是动态的。

在各种形成静态狭窄的原因中，瓣下纤维板（subvalvar fibrous shelf）也许是最容易通过外科处理的。穿过正常主动脉瓣观察，瓣下纤维板通常呈环形（图 7-120）。瓣下纤维板确实可以是环形的，但也并不总是这样。相对薄的组织板有时在主动脉无冠叶底下走行，起源越过穿支束（penetrating bundle）的位置，接着延伸至间隔肌肉组织，最终走行越过心室漏斗折叠。这个纤维板还能够向外侧延伸，涉及二尖瓣主动脉叶（图 7-121）。如果仔细解剖[55]，还必须尤其注意纤维板紧密覆盖传导组织的部分，这样可以完整地去除圆周形的病变（图 7-122）。在二尖瓣一侧粗暴地分离，也许会导致二尖瓣结构撕脱。万一室间隔参与此处的狭窄，也许需要慎重地去除一节肌肉（图 7-123）。

万一完整移除被证明是有困难的，在越过心室漏斗折叠上方的安全区域离断纤维板，可以达到安全和满意的缓解狭窄的结果。切除各种主动脉狭窄变异形成的纤维肌性隧道也适用同样的规律。但是与简单的纤维板相比，缓解纤维肌性隧道的狭窄的成功率也许较低，因为隧道向更远侧延伸，进入左心室内，由此形成的梗阻更加难以缓解。

通常由不起眼的前外侧肌束肥大形成了静态主动脉瓣下梗阻，这是一种更加罕见的情况[56]。这条肌束由心室漏斗折叠起始，经流出道向下走行，至室间隔。在前外侧肌束越过腔壁的路径中，预计不会涉及传导组织。

左房室瓣异位附着也能够引起静态梗阻，与肌性出口间隔偏离也能引起梗阻一样。前者通常见于合并房室间隔缺损，后者只见于室间隔缺损（图 7-124）。

还可以由所谓的组织赘生物（tissue tag）引起静态型的主动脉瓣下梗阻。组织赘生物可以从任何

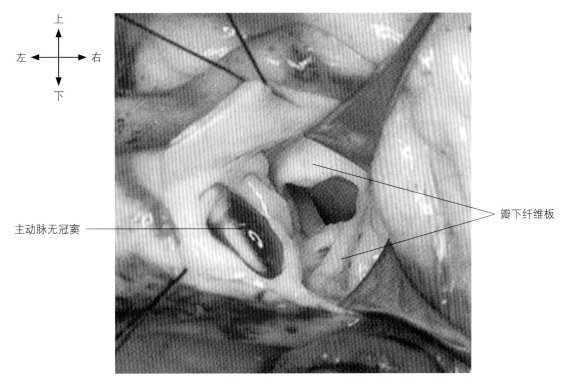

上
左 ← → 右
下

主动脉无冠窦

瓣下纤维板

图 7-120　在手术室以主动脉瓣视角拍摄，展示环形纤维板造成的主动脉下狭窄

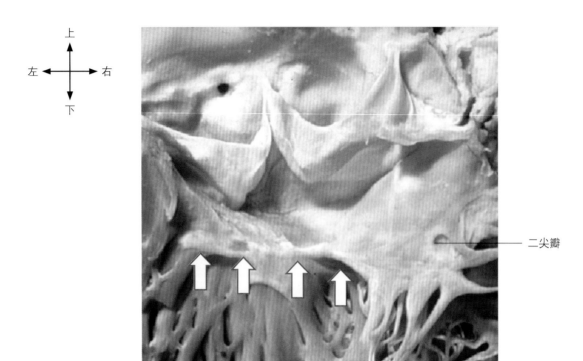

图 7-121　这例标本穿过主动脉下流出道从前方被打开，并以解剖学方位拍摄。注意广泛的板样的病变，造成瓣下狭窄，并且延伸至二尖瓣主动脉叶上（箭头）

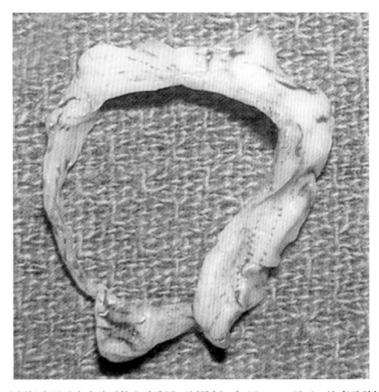

图 7-122　这例标本是手术去除后的主动脉瓣下纤维板，如图 7-120 显示。注意马蹄铁形的结构

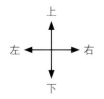

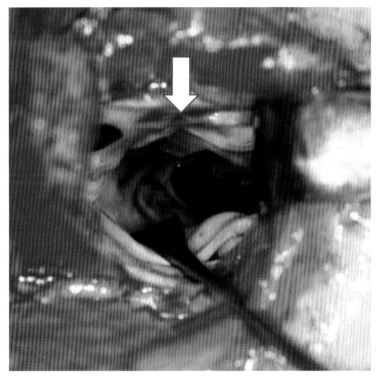

图 7-123　在手术室以主动脉视角拍摄，展示一段可以安全去除的心室肌，缓解左心室流出道的板样纤维梗阻

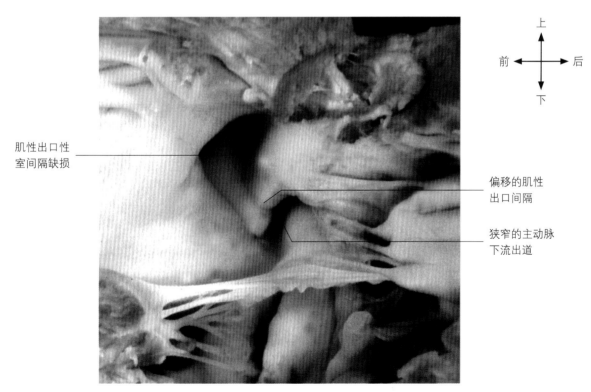

图 7-124　这例解剖学标本的左心室以贝壳样的形式打开，从左心室心尖视角。这里存在固定的主动脉下梗阻，由穿过室间隔缺损的肌性出口间隔向后偏移造成

毗邻的纤维组织结构中疝出，但是在正常连接的心脏中，它们作为孤立病变出现却极其罕见[57]。在房室间隔缺损的心脏内（图 7-125），或者在不一致性心室动脉连接的心脏内（见第 8 章），组织赘生物可能造成明显的左心室流出道梗阻。

动态性瓣下梗阻是在心室收缩期时，与二尖瓣主动脉叶毗邻的间隔肌肉组织增厚的结果。这样通常创造出一个增厚的心内膜脊，通过主动脉瓣容易看到它。如果有必要手术，能够切除肥厚的肌束，取得令人满意的缓解梗阻的效果[58]。外科医师依然必须小心地避开传导组织，因为这些传导组织出现在右冠叶和无冠叶之间对合区域的底下，并且在肌性室间隔上下降（图 7-126）。介入医师现在可以向第一间隔穿支动脉内注射酒精，这提供了另一种治疗方法。

主动脉瓣上狭窄可发生沙漏状、膜状和更复杂的管状变异等。所有类型都罕见，更幸运的是，严重的管状类型极其罕见。因为主动脉的狭窄位于主动脉瓣窦与升主动脉管部的交界处[59]，所以所有三种变异类型共同存在两个问题。第一，通常包含冠状动脉的主动脉瓣窦也许被转移至高压力区，在这片区域，冠状动脉为血流提供了唯一路径，而血流无法通过远侧的狭窄，这可以造成主动脉窦和冠状动脉均显著扩张。第二，在窦管交界形成圆周形的狭窄（图 7-127）时，趋向在三片主动脉瓣叶的对合区域末端束缚这些瓣叶，由于这样的狭窄方式，简单的动脉成形术是远远不够的[60]。如果有可能，应该将三个窦全部打开，解除瓣叶的束缚。通过剪开增厚的窦管交界，并且在每个窦内插入心包补片（图 7-128～图 7-131），可以完成这些操作。

主动脉瓣关闭不全也许是由于瓣膜的先天性畸形（图 7-132）导致，也许是由于瓣膜的支持结构畸形（图 7-133）导致，或者两者均存在。主动脉瓣关闭不全也许还继发于主动脉根部的感染过程（图 7-134），或者继发于主动脉壁的退行性疾病，偶尔还由创伤引起。主动脉瓣关闭不全的发生常常

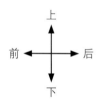

上
前 ← → 后
下

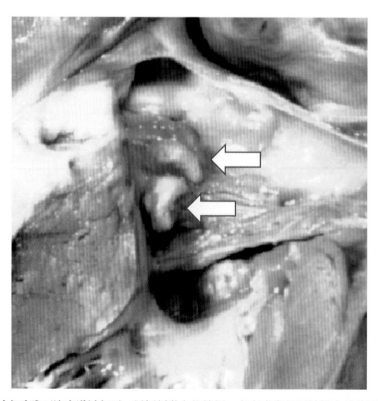

图 7-125　这例标本通过主动脉下流出道被打开，以解剖学方位拍摄。存在房室间隔缺损合并共同房室交界，以及由于组织赘生物（箭头）引起主动脉下梗阻

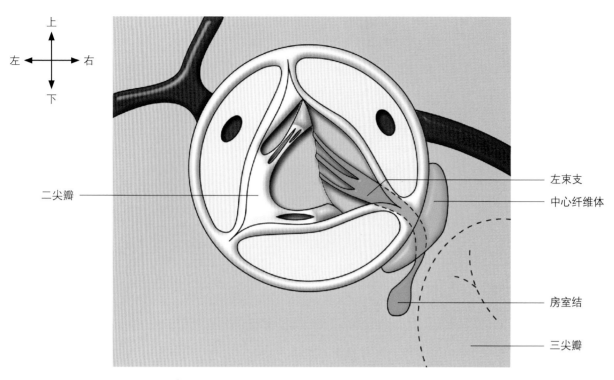

图 7-126 此示意图展示房室传导轴的位置，与外科医师在主动脉瓣操作时观察到的一致

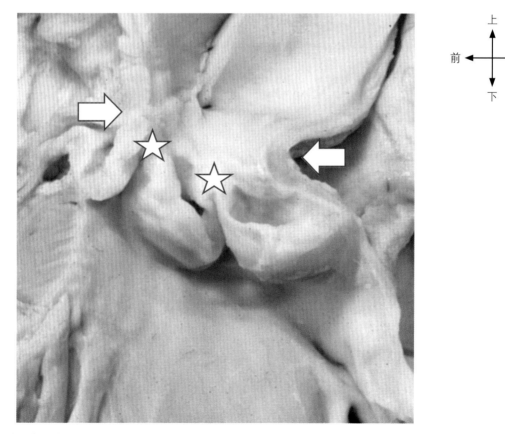

图 7-127 这例标本以解剖学方位拍摄，窦管交界水平存在严重的狭窄（箭头）。虽然通常命名为"瓣上"，但梗阻涉及位于窦管交界的瓣叶附着（五角星）

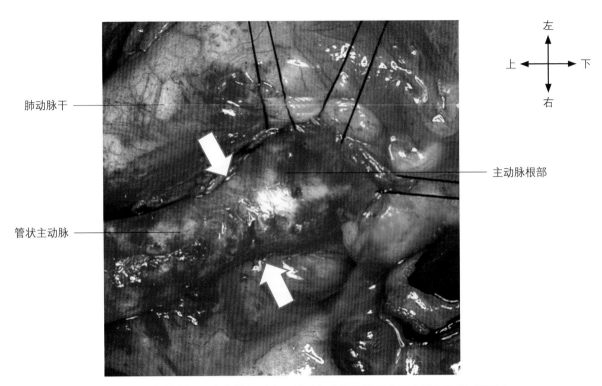

图 7-128   此手术视角拍摄于正中胸骨切开术，展示主动脉的窦管交界水平的狭窄（箭头）

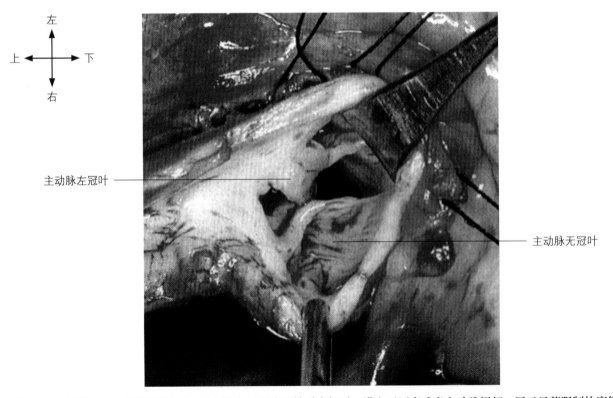

图 7-129   如图 7-128 中展示的患者，外科医师已经广泛地垂直切开，进入无冠窦或者主动脉根部，展示显著限制的窦管交界，存在尤其狭窄的通往主动脉左冠窦的入口，左冠窦由瓣叶外缘据守

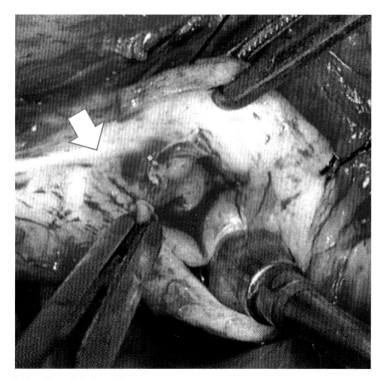
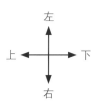

图 7-130　左冠叶和无冠叶的附着在窦管交界增厚，如图 7-129 所示，已经被标明（箭头）。松解左冠叶，使左冠叶充分地游离

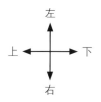
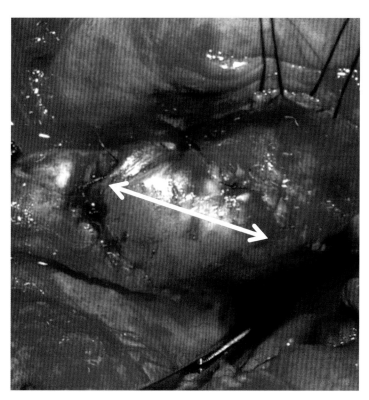

图 7-131　在图 7-129 和图 7-130 所示的患者中，一块螺旋形心包补片（白色双箭头）已经插入切口，到无冠窦内，这样拓宽了窦管交界和升主动脉

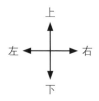

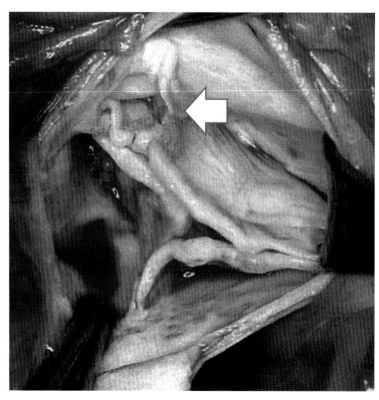

图 7-132　此手术视角拍摄于主动脉切开术，展示反流的主动脉瓣，其中的一片瓣叶被束缚（箭头）

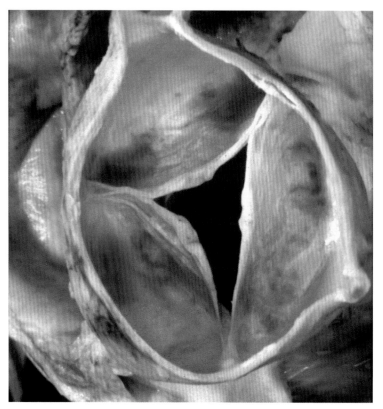

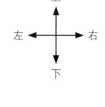

图 7-133　这例解剖标本从上方拍摄，展示因为窦管交界扩张，主动脉瓣叶中心对合的失败

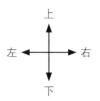

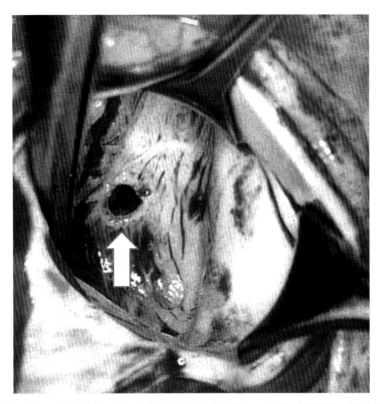

图 7-134　此手术视角拍摄于主动脉切开术，展示因为心内膜感染，二叶主动脉瓣的一片叶发生了穿孔（箭头）

与双动脉下和近动脉性室间隔缺损相关，这提示缺失瓣叶的支持结构在这些问题中起一些作用。在其他类型的室间隔缺损中，也许合并发生主动脉瓣叶脱垂和主动脉瓣关闭不全（图 7-135）。主动脉瓣叶脱垂甚至有可能在室间隔完整时发生，后者通常与二叶主动脉瓣有关。

通过主动脉瓣心内膜炎患者展现出来的问题，是阐述主动脉根部这片区域解剖的极端重要性的最佳方式[61]。因为主动脉瓣是心脏所有其他瓣膜和心室腔的基础（图 7-136），脓肿侵蚀主动脉根部，也许导致形成瘘管，可涉及任何毗邻结构。可发现患者呈现出左心衰竭、左向右分流、完全性传导阻滞等，或者以上任何症状的组合，此外通常还有脓毒血症（sepsis）的体征。外科处理要求具有这片区域细节的知识，因为外科医师将面对事实上的心室动脉连接的破坏[61]。主动脉根部或纤维冠由于受到剪切或显著降解，当它们的纤维结构被严重地损伤时，也可以发生与上述症状相似的问题。

右心室流出道狭窄也有可能发生在瓣、瓣上或者瓣下水平，与主动脉狭窄一样。瓣下水平的狭窄将在与法洛四联症（见后文）相关的内容中加以讨论。瓣叶发育不全中，尽管有时可以识别出三片分离的瓣叶，但是明显扭曲和增厚的瓣叶是最常见的（图 7-137）。瓣叶发育不全可以与关闭不全及狭窄有关。

孤立性肺动脉狭窄中往往发现形成穹窿形（dome-shaped）的瓣膜，并且具有 3 个发育良好但是融合的合缝（图 7-138）[50]。瓣叶典型地沿着它们之间对合区域末端外围，附着于肺动脉干壁，只留下受限制的中心开放（图 7-139）。肺动脉根部在窦管交界处狭窄，尽管这样的狭窄经常被描述为瓣上，但是这是完整瓣膜机制的一部分。外科医师能够从动脉壁分离并且切开这些束缚的区域，使梗阻的缓解令人满意。最好在术后 6～9 个月再评价手术效果，因为在瓣下水平，显著的继发性肌性梗阻也许维持跨流出道的压差力梯度。这种肌性肥厚几

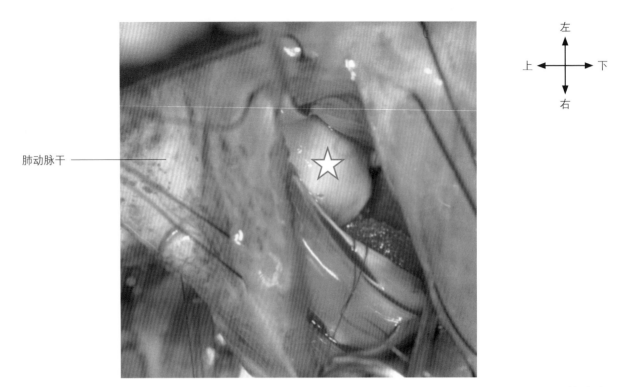

图 7-135 此手术视角拍摄于右心室切开术,展示在右心室出口内开口的膜周性室间隔缺损的条件下,主动脉瓣叶的脱垂(五角星)

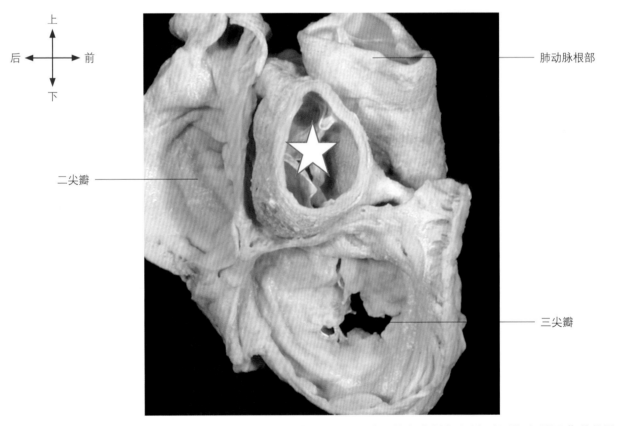

图 7-136 已经切除心房肌肉组织和动脉干的心室质短轴,展示位于中心的主动脉瓣(五角星)处于"核心"的位置

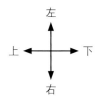

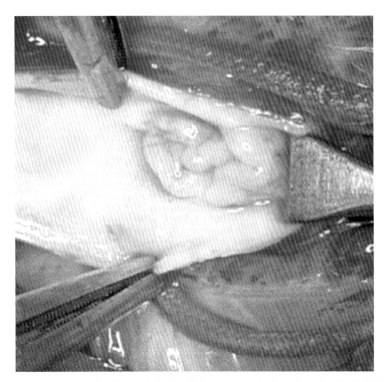

图 7-137　此手术视角拍摄于肺动脉干的切口，展示极度发育不全的肺动脉瓣叶

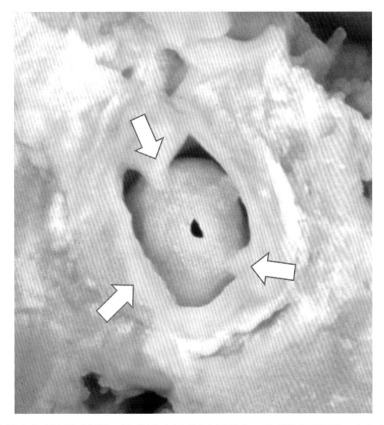

图 7-138　以解剖学方位从上方观察肺动脉瓣。瓣叶间对合区域广泛融合，形成穹窿形隔膜，在中心有针孔大小的瓣口。注意在瓣叶融合处，穹窿形瓣组织（箭头）被束缚在肺动脉干壁上

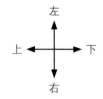

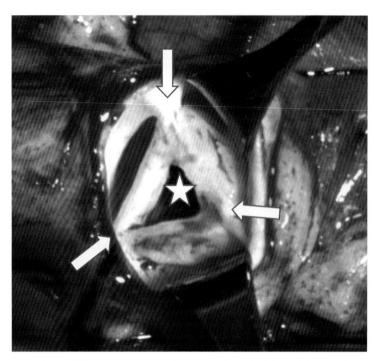

图 7-139   此手术视角拍摄于肺动脉干的切口，展示肺动脉瓣叶间对合区域融合，融合的瓣叶被束缚在肺动脉干壁（箭头），留下限制性的中心开口（五角星）

乎总是随时间推移而衰退[62]。尽管治疗先天性肺动脉瓣狭窄的手术结局很好，但是治疗先天性肺动脉瓣狭窄已大部分成为心脏介入科医师的领域。然而膨胀气囊能否与外科医师达到的解剖准确度相媲美，仍然值得怀疑。

真正的瓣上狭窄通常是指肺动脉干远侧至窦管交界的蜂腰样（waist-like）狭窄（图 7-140），尽管肺动脉瓣上狭窄也许发生在窦管交界，也许发生在肺动脉树内任何一处或多处发生。另有报道在法洛四联症合并肺动脉闭锁的病例中，从主动脉直接发出的侧支动脉上也可以发生狭窄[63]。虽然隔膜样（membrane-like）梗阻也许十分罕见，但是病变通常与一段血管的发育不全更加类似。这些病变，如果解剖上容易接近，可以用简单的补片加以扩大。

法洛四联症

有一种右心室流出道梗阻的形式如此地别具一格，它自成一体，被称为法洛四联症。主动脉瓣口存在极度的跨越，还能够显示出双出口性右心室的

异常心室动脉连接，但是在描述这点上，我们为了方便而讨论这个整体。法洛四联症的解剖标志是肌性或纤维性出口间隔插入间隔外沿小梁的部分，向前、向头侧偏离，上述异常与间隔腔壁小梁肥大组合，形成了肺动脉下梗阻[64]。在正常心脏（图 7-141），肌性出口间隔不明显，它是室上嵴的一小片区域，插入间隔外沿小梁的两肢之间。在这个位置，肌性出口间隔与更宽阔的心室漏斗折叠融合，室上嵴自身支持远侧独立式的漏斗袖。

在法洛四联症中，间隔的出口部相对于间隔外沿小梁的前侧肢向前、向头侧对位不良，变得可以独立识别。偏离位置的间隔，与肥大的间隔腔壁小梁组合，共同形成了肺动脉下流出道狭窄。偏离位置的间隔同时遗留下了心室之间交通，这个心室之间交通被主动脉瓣叶跨越（图 7-142）。

因此心室之间的交通位于两心室出口的底下，它们与肌性出口间隔对位不良相关。因为圆锥的右侧外沿的空间与跨越的瓣叶相对，所以应该被定义为室间隔缺损。在室间隔缺损的下尾侧象限，可以存在主动脉瓣叶和三尖瓣叶之间的纤维连续，因此

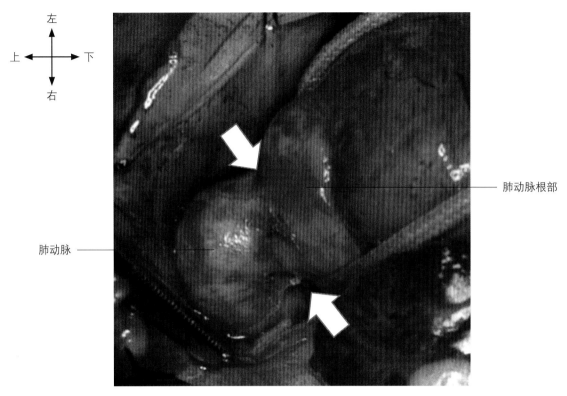

图 7-140　此图在手术室拍摄，展示图 7-139 中所示的肺动脉瓣的窦管交界处外部的狭窄（箭头）

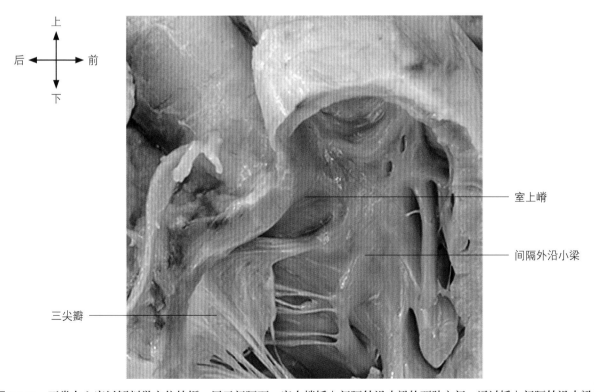

图 7-141　正常右心室以解剖学方位拍摄，展示间隔面。室上嵴插入间隔外沿小梁的两肢之间。通过插入间隔外沿小梁的肌肉，可能创造出一个与左心室流出道的直接交通。在正常心脏，不可能区分间隔部在哪里结束，在什么位置肌性组织变为心室腔壁

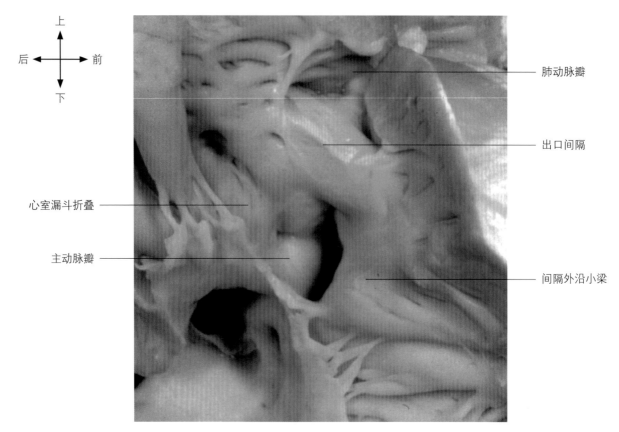

上
后　　前
下

肺动脉瓣

出口间隔

心室漏斗折叠

主动脉瓣

间隔外沿小梁

图 7-142　此法洛四联症患者右心室流出道的视角以解剖学方位拍摄，展示肌性组织分离，它们本应该联合形成正常的肺动脉下流出道

缺损为膜周性的（图 7-143）。或者当心室漏斗折叠与间隔外沿小梁的尾侧肢融合时，缺损的下尾侧外缘可以是肌性的（图 7-144）[65]。上述这些特征与孤立性室间隔缺损的特征一样（见前文），对于保护房室传导组织轴起着同样的作用。当缺损的下尾侧外沿是纤维性的时，房室传导轴就在缺损的下尾侧外沿区域的膜性间隔房室部的底下贯穿而过（图 7-145）。这片缺损的下尾侧外沿区域经常被膜性片状瓣和源自三尖瓣的假性片状瓣覆盖[66]。在法洛四联症中，房室束的无分支部和分支部通常在间隔的左心室侧下行，离间隔嵴有一段距离。在一小部分病例中，房室束能够发出直接跨过间隔的分支[67,68]。这时设置的缝线直接穿过间隔嵴（图 7-147），会损伤这样的房室束（图 7-146）。

在完整的膜性间隔室间部的上方，间隔外沿小梁的后侧肢与心室漏斗折叠融合（图 7-144），因此保护了房室传导组织，大约 1/5 的人群存在这样的

病变。在这样的条件下，能够沿着缺损的整个右心室面的肌性外沿设置浅表缝合，而不必担心损伤传导轴。

出口间隔在罕见的病例中是纤维性的，而不是肌性的。出口间隔没有形成独立式的肺动脉下漏斗袖的后方，这在亚洲和南美洲人群中更常见[69,70]。因此，这样的缺损是双动脉下和近动脉性的（图 7-148）。传导轴在缺损的下边界的关系仍然是这些病例中显著的外科特征，缺损也许既可以是肌性的，又可以是膜周性的。

将法洛四联症患者的室间隔缺损安全地关闭，把主动脉隔入左心室内，重要性显而易见，然而对于成功的外科结局，缓解肺动脉下梗阻却是最重要的特征。肺动脉干的尺寸是成功缓解梗阻的主要决定性因素之一。用表格法进行术前评估，选择那些可以成功矫治，而不用跨心室动脉交界切口的患者[71,72]。这样的切口通常被描述为跨瓣环切口。

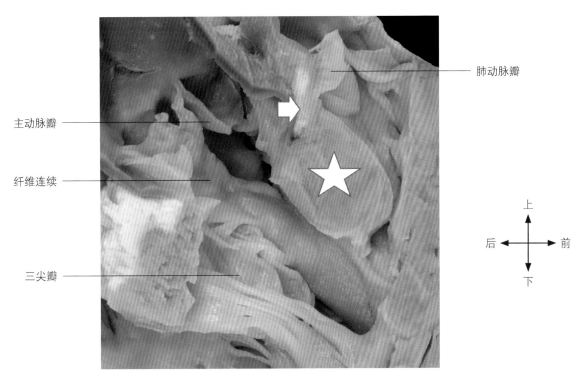

肺动脉瓣

主动脉瓣

纤维连续

三尖瓣

上

后　　前

下

图 7-143　这例解剖学标本以解剖学方位拍摄，展示法洛四联症中室间隔缺损的通常性变异，后下边界由主动脉瓣叶和三尖瓣叶之间的纤维连续构成，使室间隔缺损是膜周性的。五角星标明偏离的肌性出口间隔，它支持独立式的肺动脉下漏斗肌性组织袖（箭头）

上

后　　前

下

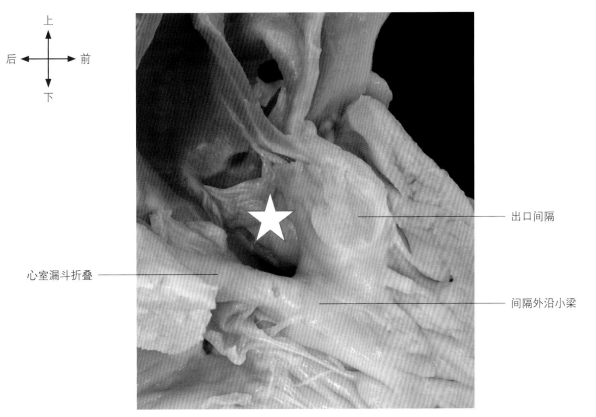

出口间隔

心室漏斗折叠

间隔外沿小梁

图 7-144　这例法洛四联症标本以解剖学方位拍摄，从右心室观察缺损（五角星），这个缺损完全且唯一地具有肌性边界，因为间隔外沿小梁的尾侧肢与心室漏斗折叠在缺损的后下方融合

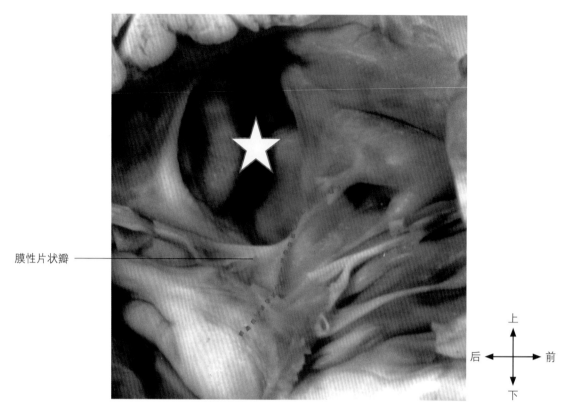

膜性片状瓣

上
后 ← → 前
下

图 7-145　这例法洛四联症解剖学标本以解剖学方位拍摄，已经去除三尖瓣的隔叶。标本展示心室间膜性间隔残存的位置，也就是为人熟知的膜性片状瓣。标本还展示当间隔缺损是膜周性的时，心室间膜性间隔残存与房室传导轴（红色点线）的关系。五角星标明室间隔缺损

上
前 ← → 后
下

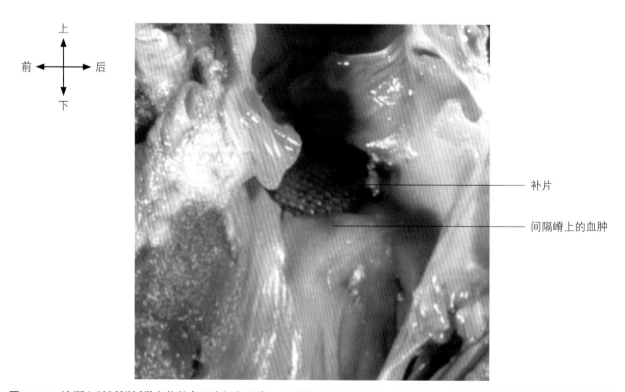

补片

间隔嵴上的血肿

图 7-146　这颗心脏以解剖学方位从左心室视角观察，在法洛四联症患者中，缺损已经直接通过肌性室间隔嵴上的缝线修复缺损，注意在间隔嵴上的血肿

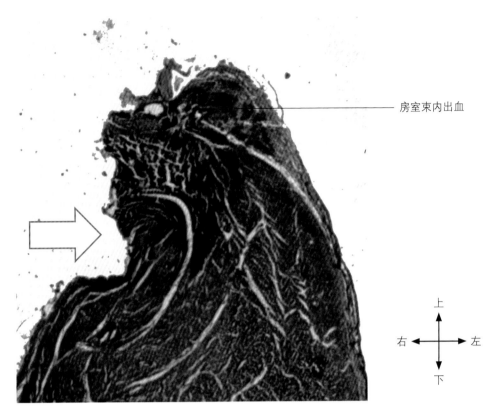

右 ← → 左
上
下

图 7-147　图 7-146 中穿过室间隔的组织学切面，这颗心脏的房室传导组织轴分支直接骑跨间隔。房室束被补片的缝线损伤（箭头），形成房室传导阻滞

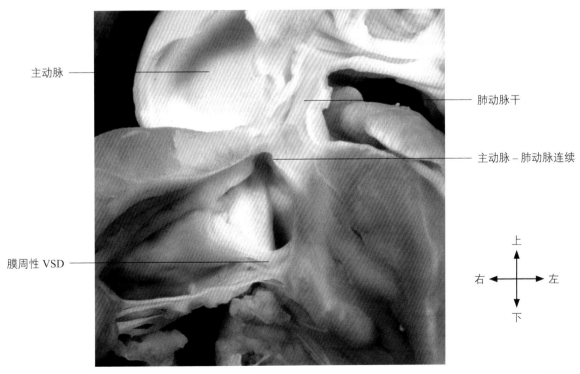

右 ← → 左
上
下

图 7-148　这例标本从右心室的心尖以解剖学方位拍摄，展示法洛四联症伴随双动脉下和近动脉性缺损，这是由于肌性肺动脉下漏斗形成失败。注意主动脉瓣叶和肺动脉瓣叶之间的纤维连续，表明缺损还是膜周性的。VSD，室间隔缺损

如果外科医师计划一项可重复的手术，成功且精确地缓解肌性梗阻，理解肺动脉下流出道准确的解剖也至关重要。流出道梗阻是由于肺动脉下漏斗口形成缩窄性肌性环的结果，并且肌性环的腔壁段由独立式的间隔腔壁小梁肥厚形成。当决定切除哪些肌肉，以便拓宽狭窄的流出道时，这个特征的知识对于外科医师非常重要。肥厚的出口间隔插入隔侧的部分总是主要的限制性结构，它能够被切除而不必担心损伤重要结构。同时应鉴别和去除任何独立式的间隔腔壁小梁（图 7-149 和图 7-150），它们也从不包含有重要结构。出口间隔的体部通常引起梗阻，吸引外科医师切除这个结构。但是过多地切除也会导致损伤从左心室面发出的主动脉瓣叶。

通常还要切除出口间隔插入腔壁的部分（图 7-151）。这部分与心室漏斗折叠融合，是心内屈曲。在这片区域必须小心，不要穿透右侧的房室沟。切除或不明智地设置缝线，将损伤右冠状动脉[73]。间隔外沿小梁自身参与肺动脉下梗阻非常少见。因此通常没有必要切除它的两个肢。尽管如此，间隔外

沿小梁的体部和调节带也许会肥大，特别是调节带这个结构处于较高的位置时。严重肥厚形成双腔右心室（two-chambered RV）[74]，此时也许要求切除介入的肌带（图 7-152）。三尖瓣的前乳头肌经常起自梗阻板的入口面。因此必须小心，在切除中不要损伤三尖瓣的前乳头肌。

跨越的主动脉瓣叶的连接是法洛四联症中最后一种变异。依据这个特征，主动脉可以大部分地与左心室连接，使心室动脉连接是一致性的；或者主动脉可以大部分地与右心室连接，由此形成双出口性连接。跨越的程度应该不显著地影响外科手术。尽管如此，对于右心室更多地承接主动脉，放置补片构建主动脉向左心室的隧道，并且关闭室间隔缺损，变得更加重要。因为总是必须确保足够的左心室出口，建立从左心室通往主动脉的内管道，也许会使缓解右心室流出道梗阻更加复杂化。

虽然在法洛四联症中主要的梗阻位于漏斗水平，但是肺动脉瓣常常狭窄，大多数患者呈现出双叶瓣。在手术修补中，必须缓解任何狭窄。直到现

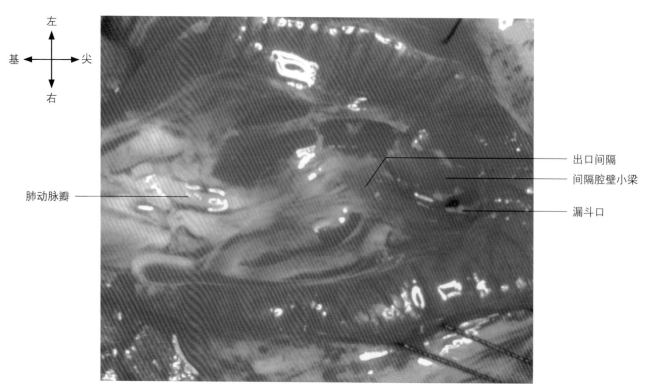

图 7-149　此手术视角拍摄于右心漏斗切开术，展示一名法洛四联症患者狭窄的肺动脉下漏斗口。狭窄的一部分原因是肥厚的出口间隔，另一部分的原因是肥厚的间隔腔壁小梁

左
基　　尖
右

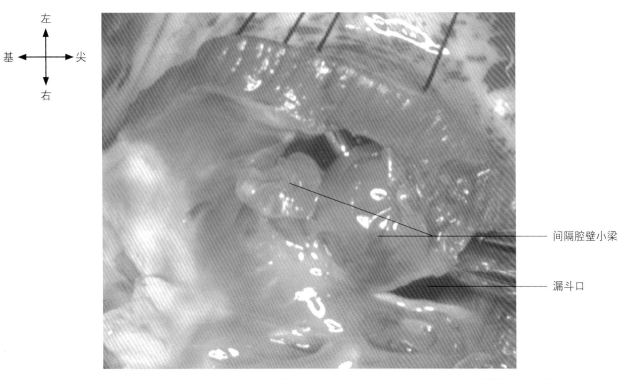

间隔腔壁小梁

漏斗口

图 7-150　这是图 7-149 中所示的患者，外科医师游离间隔腔壁小梁。这些间隔腔壁小梁可以被切除

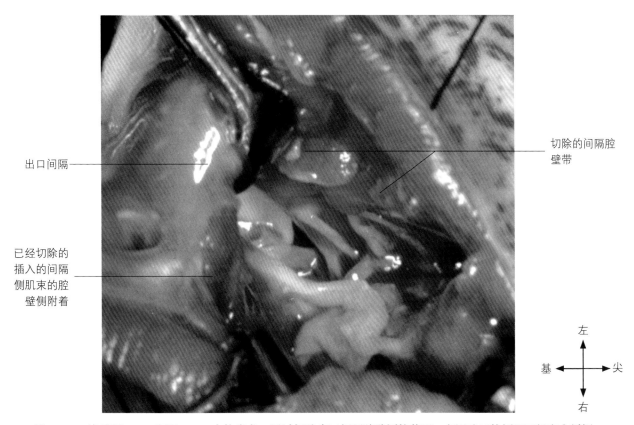

出口间隔

切除的间隔腔
壁带

已经切除的
插入的间隔
侧肌束的腔
壁侧附着

左
基　　尖
右

图 7-151　这是图 7-149 和图 7-150 中的患者，通过切除出口间隔腔壁侧的范围，在漏斗口的梗阻已经完全缓解

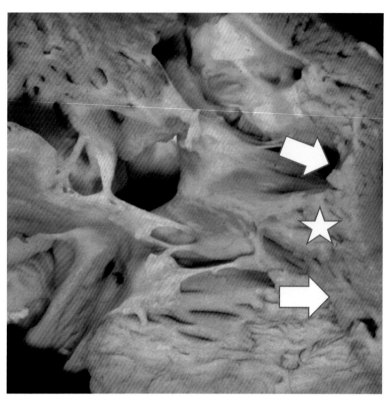

图 7-152　这颗法洛四联症患者的心脏以解剖学方位展示，存在肥厚的间隔外沿小梁的体部（五角星），它将心尖小梁分隔成两部分（箭头）。这是所谓的"双腔右心室"

在，肺动脉反流的结局正在变得逐渐明朗。从长远的角度来看，肺动脉反流与肺动脉狭窄残留一样，可能是个棘手的问题，更不容易缓解。

　　法洛四联症患者有可能合并多种相关的病变，诸如三尖瓣骑跨和跨越，或者房室间隔缺失等。后面这些解剖病变的组合已经讨论过了。出现肺动脉闭锁（pulmonary atresia）是解剖病变的组合中最重要的相关病变，而不是肺动脉狭窄。这种病变组合经常被描述为肺动脉闭锁合并室间隔缺损（pulmonary atresia with ventricular septal defect），这不是不准确的名称。然而四联心内解剖的变异是如此独特，应该被描述为法洛四联症合并瓣性或漏斗性肺动脉闭锁（tetralogy of Fallot with valvar or infundibular pulmonary atresia）[75]。心内解剖包括肌性出口间隔偏离，足以完全地阻挡肺动脉下漏斗（图 7-153）。室间隔缺损的解剖变异能够与法洛四联症中的一样，并且有着同样的手术含义。肺动脉的形态是主导手术选择的特征。在极少数的病

例中，肺动脉由持续存在的第五弓（persistent fifth arch）[76]、主肺动脉窗（aortopulmonary window）或冠状动脉瘘（coronary arterial fistula）供血[77]。而在大多数的病例中，两侧肺通过持续开放的动脉导管（图 7-154）供血，或者通过主要的主肺侧支动脉（aortopulmonary collateral artery）供血[78]。除非心内解剖是法洛四联症，否则很难找到这样的侧支动脉为肺循环供血。虽然这两种来源的血流能够各自为独立的肺供血，此外只有在非常少数的病例中，导管和侧支动脉还为相同的肺供血（图 7-155）。虽然肺动脉也许发育程度不一，但是当导管存在，并且两侧肺动脉是汇合的时候，导管和侧支动脉为整个肺实质供血（图 7-155）。肺动脉发育不全的程度决定了完全性矫治是否可行。

　　如果左、右肺动脉没有汇合，或者如果出现主要的主肺侧支动脉，情况会变得更加复杂。未汇合的肺动脉有可能分别由双侧的导管独立地供血，或者一侧肺可以由导管供血，另一侧肺由侧支动脉供

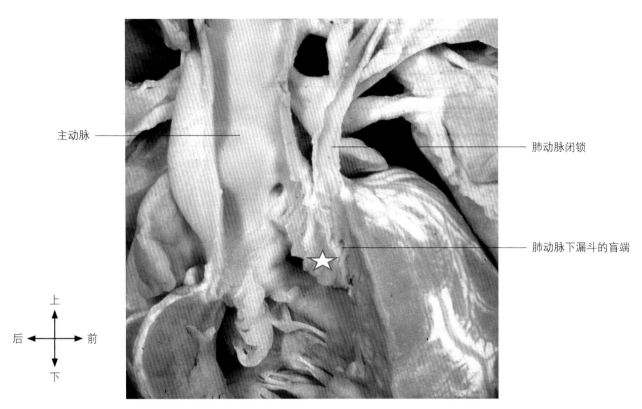

主动脉

肺动脉闭锁

肺动脉下漏斗的盲端

上
后　　前
下

图 7-153　这颗心脏来自法洛四联症合并肺动脉闭锁患者，以解剖学方位展示，交汇的肺动脉由动脉导管供血。注意其向前头侧极度偏离的肌性出口间隔（五角星），以及在心室动脉交界的肌性闭锁

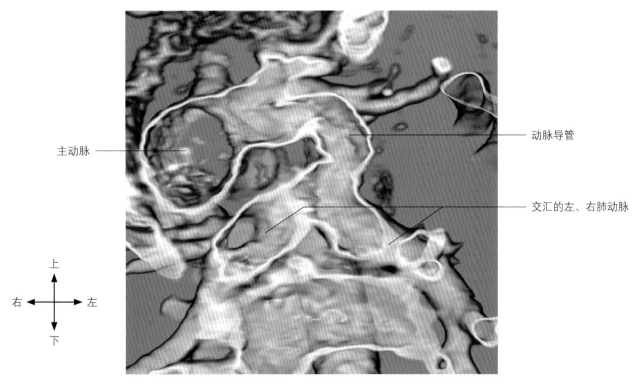

主动脉

动脉导管

交汇的左、右肺动脉

上
右　　左
下

图 7-154　这是一名法洛四联症合并肺动脉闭锁患者的 CT 血管造影，显示持续存在的动脉导管为交汇的左、右肺动脉供血

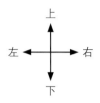

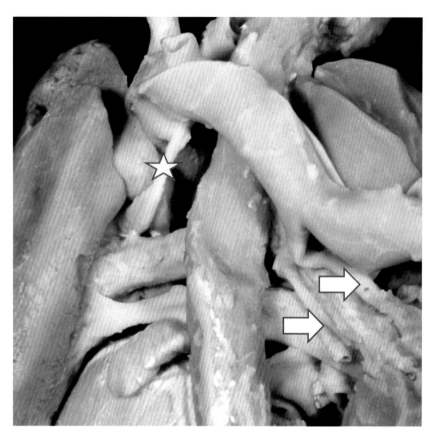

图 7-155　这例法洛四联症合并肺动脉闭锁的标本从后方视角观察，两根肺动脉不连续。左肺动脉最初由动脉导管供血，而动脉导管已经变成韧带（五角星），右肺由体－肺侧支动脉供血（箭头）

血（图 7-156）。侧支动脉为双肺供血，而不存在导管是更常见的情况。

　　发育良好的汇合的肺动脉通常在心包囊内共存，甚至心包囊内存在侧支动脉（图 7-157）。确定有多少肺实质与心包内的肺动脉连接，有多少肺实质直接由侧支动脉供血，十分重要。众所周知，侧支动脉能够与肺动脉在肺门吻合（图 7-158），或者侧支动脉延伸入肺实质，直接为肺叶动脉或者肺节段动脉供血。此外还会发生节段间吻合。因此，术前评价的目的应该是准确地确定每一叶肺有多少由心包内肺动脉供血，因为对于任何完全矫治的尝试能否成功，这是最终的决定因素。有可能发现完全且唯一地由侧支动脉供血的病例（图 7-159）。在这种情况下，动脉干最好描述成单独结构（见后文）。

　　对于法洛四联症合并肺动脉闭锁，早期生存良好，手术结局持续改善，而与之相反，尝试矫治肺动脉闭锁合并完整室间隔仍旧令人失望。病变自身

的解剖说明了惨淡的结局[79-81]。闭锁的原因既有可能是未开孔的肺动脉的隔膜（图 7-160），又有可能是肌性漏斗闭锁。对于肌性漏斗闭锁这种情况，肺动脉干是盲端，没有肺动脉瓣叶的痕迹（图 7-161）。右心室的出口部和心尖小梁部的心腔差不多完全地被极度肥厚的心室壁损毁。结果右心室腔实际上只呈现出发育不全的入口部（图 7-162）。这种心腔不可能执行有效的功能，尤其是当瘘性交通延伸至冠状动脉时。在决定外科治疗时很有可能不顾及右心室。当肺动脉瓣存在，但是肺动脉瓣叶没有开孔时，可见一系列大小不一的右心室腔[82]。在一些心脏，肥厚的右心室心肌损毁了心腔的心尖小梁部（图 7-163）。虽然试图切除心尖小梁和使右心室功能康复，但是仍旧怀疑这些心室是否将会生长，进而变得有用[83]。在最好的情况下，心腔发育不全的程度轻，存在发育完好的入口部、心尖部和出口部（图 7-164）。这些患者最适合接受完全性手术矫治，

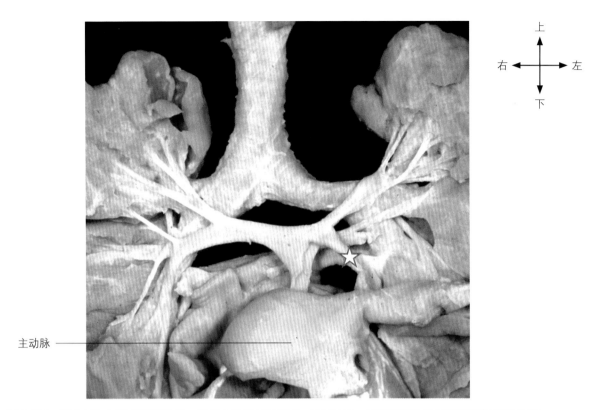

主动脉

图 7-156 图 7-153 中的两根肺动脉，它们由动脉导管供血（五角星），这两根肺动脉具有正常的节段分布

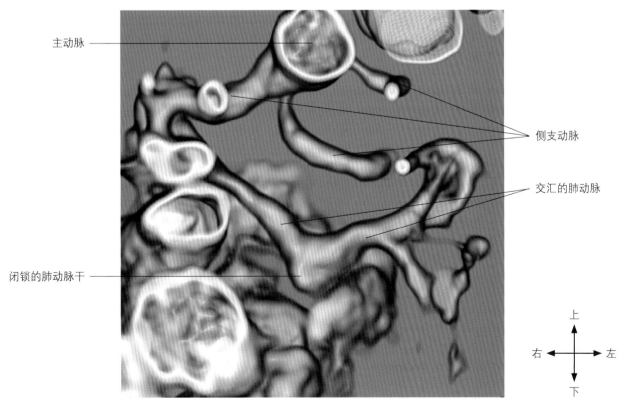

主动脉

侧支动脉

交汇的肺动脉

闭锁的肺动脉干

图 7-157 这是法洛四联症合并肺动脉闭锁 CT 血管造影，同时显示体 – 肺侧支动脉和肺动脉的外观

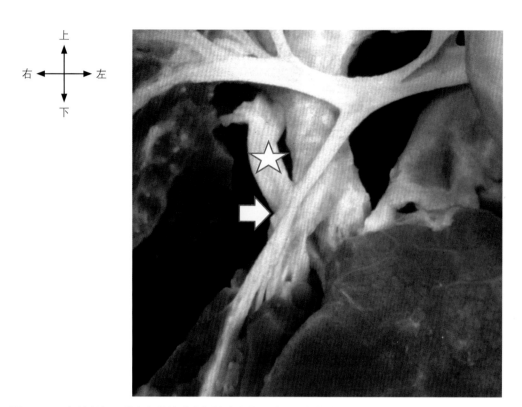

图 7-158　这颗法洛四联症合并肺动脉闭锁患者的心脏，以解剖学方位，展示进入右肺的心包内动脉（箭头），心包内动脉由巨大的体 – 肺侧支动脉供血（五角星）

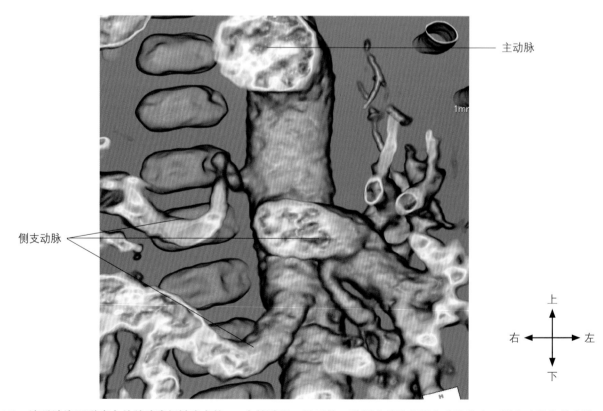

图 7-159　这是法洛四联症合并肺动脉闭锁患者的 CT 血管造影，显示体 – 肺侧支动脉从降主动脉发出，侧支动脉为整个肺组织供血。这名患者缺乏心包内肺动脉

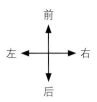

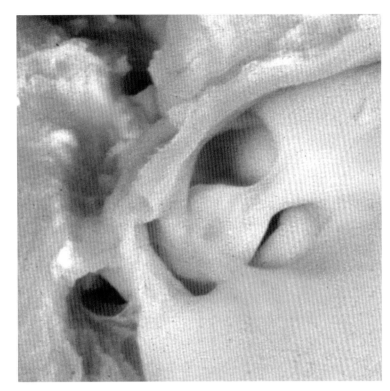

图 7-160　这是肺动脉闭锁合并完整室间隔的患者，从上方视角观察，切开心室动脉交界，展示未开孔的肺动脉瓣的隔膜

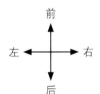

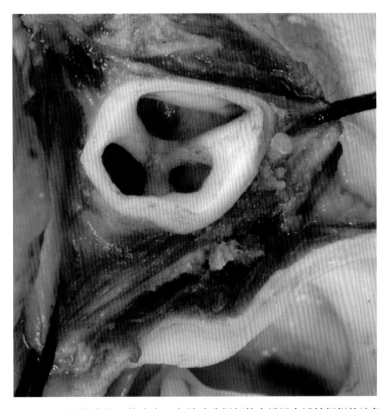

图 7-161　这是肺动脉闭锁合并完整室间隔的患者，在肺动脉根部的盲端没有瓣性组织的迹象（与图 7-160 比较）

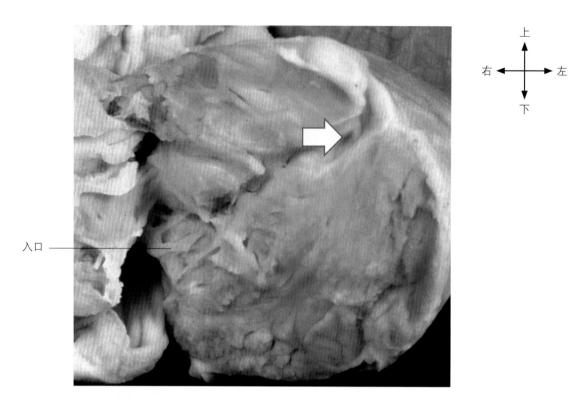

图 7-162　这是一颗肺动脉闭锁合并完整室间隔患者的心脏，从解剖学方位视角观察。因为心尖小梁部的壁和流出部的壁极度肥厚，右心室腔只呈现出入口部。注意瘘性交通，它穿过心室壁通往前室间冠状动脉（白色箭头）

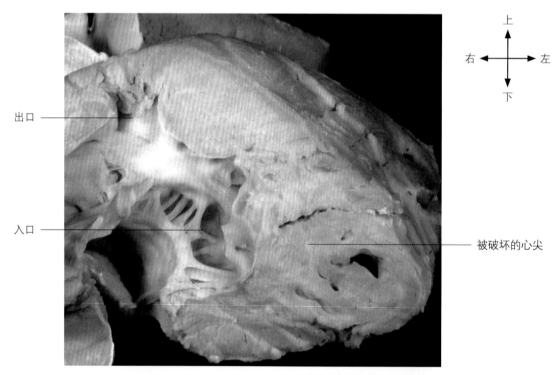

图 7-163　这颗心脏来自一名肺动脉闭锁合并完整室间隔的患者，壁性肥厚已经彻底地破坏了心腔的心尖部小梁，使入口部和出口部狭窄

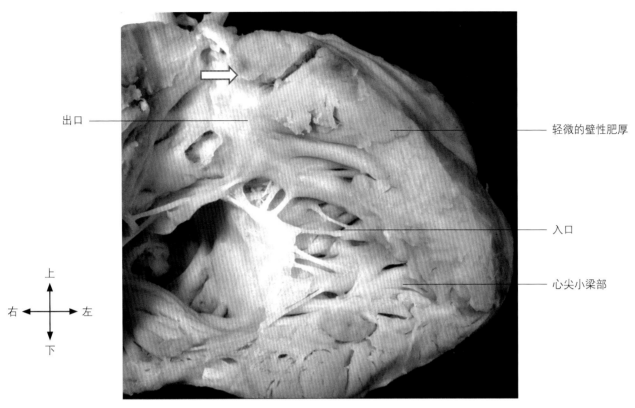

出口

轻微的壁性肥厚

入口

心尖小梁部

上
右 ← → 左
下

图 7-164　这颗心脏仍然来自一名肺动脉闭锁合并完整室间隔的患者，展示最常见的变异，肺动脉未开孔（箭头），但是壁性肥厚几乎没有完全破坏右心室腔的任何部分

尽管这些病例越来越多地接受心导管医师的治疗，他们先戳穿瓣膜的隔膜，再用气囊扩张。

无论心内解剖如何，很少有人发现线样（thread like）肺动脉如此常见地与法洛四联症和肺动脉闭锁有关，而且肺动脉的血流几乎总是导管依赖性的。现在可以用前列腺素改善导管血流，使肺动脉几乎总是有足够大小，以建立体-肺分流（systemic-pulmonary shunt）。其他一些选择，比如是否需要肺动脉瓣切开术，应该在个体化准确评估患者的解剖之后再做决定。

肺动脉瓣关闭不全也许是先天性的，也许是获得性的，后者通常继发于外科干预或肺动脉高压。先天性肺动脉瓣关闭不全也许与瓣膜组织显著畸形有关，如瓣发育不全，或者与据称的完全缺乏瓣组织有关。残余的瓣叶实际上总是在所谓的肺动脉瓣缺乏综合征（absent pulmonary valve syndrome）中出现。很少有可能在合并完整室间隔中发现瓣叶 [84, 85]，但是可以在更常见的与室间隔缺损的组合中发现瓣叶（图 7-165）。肺动脉瓣叶缺陷是另一种与法洛四联症组合的相关病变。

尽管极度的肺动脉瓣关闭不全也许会被右心相对良好地耐受，但它还可以导致肺动脉干和肺动脉显著地扩大，并且这通常与动脉导管缺乏相关 [85]。极度扩张的血管危害气管支气管树（图 7-166～图 7-169），导致大多数患者表现出呼吸窘迫的症状。因为只有数量有限的病例可得到外科矫治，置换瓣膜的同期是否进行折叠动脉（arterial plication），疗效还没有得到证明。或许幸运的是，这种所谓的肺动脉瓣叶缺乏是一种罕见的情况。

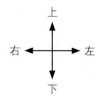

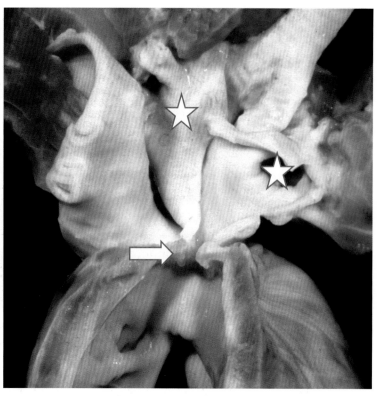

图 7-165　这例标本来自一名法洛四联症患者，以解剖学方位观察，存在肺动脉瓣叶的残余（箭头）、极度扩张的肺动脉干和左、右肺动脉（五角星）

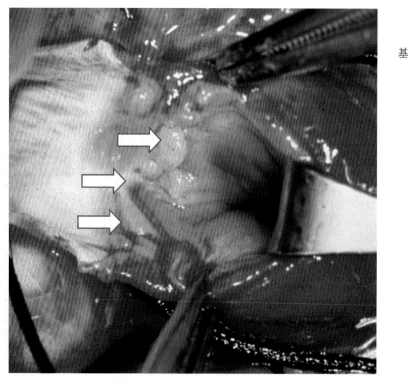

图 7-166　此手术视角展示一名法洛四联症患者的右心室肺动脉交界。注意肺动脉瓣叶（箭头）是极度异常的

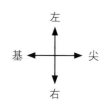

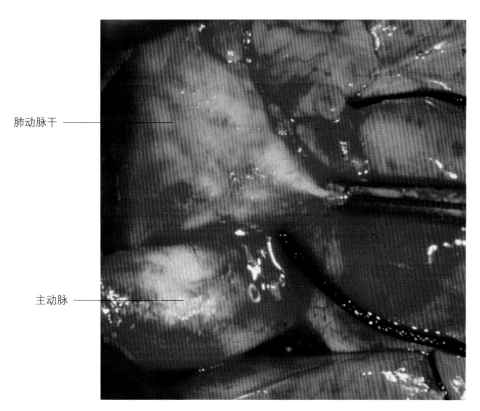

肺动脉干 ————

主动脉 ————

图 7-167　图 7-166 所示患者，存在极度扩张的肺动脉干和左、右肺动脉

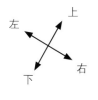

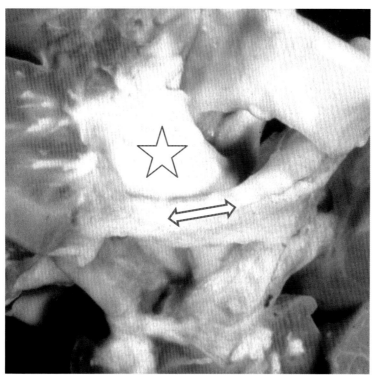

图 7-168　从后方视角观察图 7-165 中心脏的左肺门，显示支气管梗阻的原因是极度扩张的左肺动脉（五角星）穿过狭窄的
支气管（双箭头）

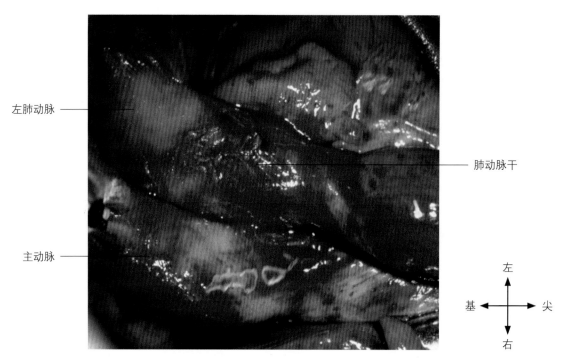

左肺动脉

主动脉

肺动脉干

左
基　尖
右

图 7-169　图 7-166 和图 7-167 中患者的手术视角，展示极度增大的左肺动脉，这根左肺动脉与主动脉一样粗大

参考文献

[1] Anderson RH, Brown NA. The anatomy of the heart revisited. *Anat Rec* 1996; 246: 1–7.

[2] Anderson RH, Webb S, Brown NA. Clinical anatomy of the atrial septum with reference to its developmental components. *Clin Anat* 1999; 12: 362–374.

[3] Sharratt GP, Webb S, Anderson RH. The vestibular defect: an interatrial communication due to a deficiency in the atrial septal component derived from the vestibular spine. *Cardiol Young* 2003; 13: 184–190.

[4] Anderson RH, Ho SY, Falcao S, Daliento L, Rigby ML. The diagnostic features of atrioventricular septal defect with common atrioventricular junction. *Cardiol Young* 1998; 8: 33–49.

[5] Crystal MA, Al Najashi K, Williams WG, Redington AN, Anderson RH. Inferior sinus venosus defect: echocardiographic diagnosis and surgical approach. *J Thorac Cardiovasc Surg* 2009; 137: 1349–1355.

[6] Butts RJ, Crean AM, Hlavacek AM, et al. Veno-venous bridges: the forerunners of the sinus venosus defect. *Cardiol Young* 2011; 21: 623–630.

[7] Ettedgui JA, Siewers RD, Anderson RH, Zuberbuhler JR. Diagnostic echocardiographic features of the sinus venous defect. *Br Heart J* 1990; 64: 329–331.

[8] Al Zaghal AM, Li J, Anderson RH, et al. Anatomic criteria for the diagnosis of sinus venosus defects. *Heart* 1997; 78: 298–304.

[9] Knauth A, McCarthy KP, Webb S, et al. Interatrial communication through the mouth of the coronary sinus defect. *Cardiol Young* 2002; 12: 364–372.

[10] Warden HE, Gustafson RA, Tarnay TJ, Neal WA. An alternative method for repair of partial anomalous venous connection to the superior vena cava. *Ann Thorac Surg* 1984; 38: 601–605.

[11] Stewart RD, Bailliard F, Kelle AM, et al. Evolving surgical strategy for sinus venosus atrial septal defect: effect in sinus node function and late venous obstruction. *Ann Thorac Surg* 2007; 84: 1651–1658.

[12] Becker AE, Anderson RH. Atrioventricular septal defects. What's in a name? *J Thorac Cardiovasc Surg* 1982; 83: 461–469.

[13] Gerbode F, Hultgren H, Melrose D, Osborn J. Syndrome of left ventricular-right atrial shunt, successful surgical repair of defect in five cases with observation of bradycardia on closure. *Ann Surg* 1958; 148: 433–446.

[14] Kelle AM, Young L, Kaushal S, et al. The Gerbode defect: the significance of a left ventricular to right atrial shunt. *Cardiol Young* 2009; 19(Suppl 2): 96–99.

[15] Lacour-Gayet F, Campbell DN, Mitchell M, Malhotta S, Anderson RH. Surgical repair of atrioventricular septal defect with common atrioventricular junction. *Cardiol Young* 2006; 16(Suppl 3): 52–58.

[16] Wilcox BR, Anderson RH, Henry GW, Mattos SS. Unusual

opening of coronary sinus in atrioventricular septal defects. *Ann Thorac Surg* 1990; 50: 767–770.

[17] Penkoske PA, Neches WH, Anderson RH, Zuberbuhler JR. Further observations on the morphology of atrioventricular septal defects. *J Thorac Cardiovasc Surg* 1985; 90: 611–622.

[18] Rastelli GC, Kirklin JW, Titus JL. Anatomic observations on complete form of persistent common atrioventricular canal with special reference to atrioventricular valves. *Proc Staff Meet Mayo Clin* 1966; 41: 296–308.

[19] Sigfusson G, Ettedgui JA, Silverman NH, Anderson RH. Is a cleft in the anterior leaflet of an otherwise normal mitral valve an atrioventricular canal malformation? *J Am Coll Cardiol* 1995; 26: 508–515.

[20] Thiene G, Wenink ACG, Frescura C, et al. The surgical anatomy of conduction tissues in atrioventricular defects. *J Thorac Cardiovasc Surg* 1981; 82: 928–937.

[21] Wilcox BR, Jones DR, Frantz EG, et al. An anatomically sound, simplified approach to repair of "complete" atrioventricular septal defect. *Ann Thorac Surg* 1997; 64: 487–494.

[22] Nicholson IA, Nunn GR, Sholler GF, et al. Simplified single patch technique for the repair of atrioventricular septal defect. *J Thorac Cardiovasc Surg* 1999; 118: 642–646.

[23] Karl TR, Provenzano SC, Nunn GR, Anderson RH. The current surgical perspective to repair of atrioventricular septal defect with common atrioventricular junction. *Cardiol Young* 2010; 20(Suppl 3): 120–127.

[24] Ebels T, Anderson RH, Devine WA, et al. Anomalies of the left atrioventricular valve and related ventricular septal morphology in atrioventricular septal defects. *J Thorac Cardiovasc Surg* 1990; 99: 299–307.

[25] Piccoli GP, Ho SY, Wilkinson JL, et al. Left sided obstructive lesions in atrioventricular septal defects. *J Thorac Cardiovasc Surg* 1982; 83: 453–460.

[26] Pillai R, Ho SY, Anderson RH, Shinebourne EA, Lincoln C. Malalignment of the interventricular septum with atrioventricular septal defect: its implications concerning conduction tissue disposition. *Thorac Cardiovasc Surg* 1984; 32: 1–3.

[27] Milo S, Ho SY, Macartney FJ, et al. Straddling and overriding atrioventricular valves morphology and classification. *Am J Cardiol* 1979; 44: 1122–1134.

[28] Soto B, Becker AE, Moulaert AJ, Lie JT, Anderson RH. Classification of ventricular septal defects. *Br Heart J* 1980; 43: 332–343.

[29] Wells WJ, Lindesmith GG. Ventricular septal defect. In: Arciniegas E (ed). *Pediatric Cardiac Surgery*. Chicago, IL: Year Book Medical Publishers, 1985.

[30] Van Praagh R, Geva T, Kreutzer J. Ventricular septal defects: how shall we describe, name and classify them? *J Am Coll Cardiol* 1989; 14: 1298–1299.

[31] Milo S, Ho SY, Wilkinson JL, Anderson RH. The surgical anatomy and atrioventricular conduction tissues of hearts with isolated ventricular septal defects. *J Thorac Cardiovasc Surg* 1980; 79: 244–255.

[32] Van Praagh R, McNamara JJ. Anatomic types of ventricular septal defect with aortic insufficiency. Diagnostic and surgical considerations. *Am Heart J* 1968; 75: 604–619.

[33] Tsang VT, Hsai T-Y, Yates R, Anderson RH. Surgical repair of multiple defects within the apical part of the muscular ventricular septum. *Ann Thorac Surg* 2002; 73: 58–62.

[34] Kawashima Y, Danno M, Shimizu Y, Matsuda H, Miyamoto T. Ventricular septal defect associated with aortic insufficiency: anatomic classification and method of operation. *Circulation* 1973; 47: 1057–1064.

[35] Spicer DE, Anderson RH, Backer CL. Clarifying the surgical morphology of inlet ventricular septal defects. *Ann Thor Surg* 2013; 95: 236–241.

[36] Pacifico AD, Soto B, Bargeron LMJ. Surgical treatment of straddling tricuspid valves. *Circulation* 1979; 60: 655–664.

[37] Chauvaud SM, Mihaileanu SA, Gaer JAR, Carpentier AC. Surgical treatment of Ebstein's malformation-the 'Hôpital Broussais' experience. *Cardiol Young* 1996; 6: 4–11.

[38] Schreiber C, Cook A, Ho SY, Augustin N, Anderson RH. Morphologic spectrum of Ebstein's malformation: revisitation relative to surgical repair. *J Thorac Cardiovasc Surg* 1999: 117: 148–155.

[39] Leung MP, Baker EJ, Anderson RH, Zuberbuhler JR. Cineangiographic spectrum of Ebstein's malformation: its relevance to clinical presentation and outcome. *J Am Coll Cardiol* 1988; 11: 154–161.

[40] Ruschhaupt DG, Bharati S, Lev M. Mitral valve malformation of Ebstein type in absence of corrected transposition. *Am J Cardiol* 1976; 38: 109–112.

[41] Leung M, Rigby ML, Anderson RH, Wyse RKH, Macartney FJ. Reversed off-setting of the septal attachments of the atrioventricular valves and Ebstein's malformation of the morphologically mitral valve. *Br Heart J* 1987; 57: 184–187.

[42] Becker AE, Becker MJ, Edwards JE. Pathologic spectrum of dysplasia of the tricuspid valve, features in common with Ebstein's malformation. *Arch Pathol* 1971; 91: 167–178.

[43] Oberhoffer R, Cook AC, Lang D, et al. Correlation between echocardiographic and morphological investigations of lesions of the tricuspid valve diagnosed during fetal life. *Br Heart J* 1992; 68: 580–585.

[44] Van der Bel–Kahn J, Duren DR, Becker AE. Isolated mitral valve prolapse: chordal architecture as an anatomic basis in older patients. *J Am Coll Cardiol* 1985; 5: 1335–1340.

[45] Layman TE, Edwards JE. Anomalous mitral arcade: a type of congenital mitral insufficiency. *Circulation* 1967; 35: 389–395.

[46] Rosenquist GC. Congenital mitral valve disease associated with coarctation of the aorta. A spectrum that includes parachute deformity of the mitral valve. *Circulation* 1974; 49: 985–993.

[47] Shone JD, Sellers RD, Anderson RC, et al. The developmental complex of "parachute mitral valve", supravalvular ring of left atrium, subaortic stenosis, and coarctation of the aorta. *Am J Cardiol* 1963; 11: 714–725.

[48] Chauvaud S, Mihaileanu S, Gaer JAR, Carpentier A. Surgical treatment of congenital mitral valve stenosis. "The Hôpital Broussais" experience. *Cardiol Young* 1997; 7: 15–21.

[49] Milo S, Stark J, Macartney FJ, Anderson RH. Parachute deformity of the tricuspid valve (case report). *Thorax* 1979; 34: 543–546.

[50] Stamm C, Anderson RH, Ho SY. Clinical anatomy of the normal pulmonary root compared with that in isolated pulmonary valvular stenosis. *J Am Coll Cardiol* 1998; 31: 1420–1425.

[51] Sievers HH, Hemmer G, Beyersdorf F, et al. The everyday used nomenclature of the aortic root components : The Tower of Babel? *Eur J Cardiothoracic Surg* 2012; 41:478–482

[52] Anderson RH. Clinical anatomy of the aortic root. *Heart* 2000; 84: 670–673.

[53] Angelini A, Ho SY, Anderson RH, et al. The morphology of the normal aortic valve as compared with the aortic valve having two leaflets. *J Thorac Cardiovasc Surg* 1989; 98: 362–367.

[54] Vollebergh FEMG, Becker AE. Minor congenital variations in cusp size in tricuspid aortic valves. Possible link with isolated aortic stenosis. *Br Heart J* 1977; 39: 1006–1011.

[55] McKay R, Ross DN. Technique for the relief of discrete subaortic stenosis. *J Thorac Cardiovasc Surg* 1982; 84: 917–920.

[56] Moulaert AJ, Oppenheimer-Dekker A. Anterolateral muscle bundle of the left ventricle, bulboventricular flange and subaortic stenosis. *Am J Cardiol* 1976; 37: 78–81.

[57] Anderson RH, Lenox CC, Zuberbuhler JR. Morphology of ventricular septal defect associated with coarctation of the aorta. *Br Heart J* 1983; 50: 176–181.

[58] Morrow AG. Hypertrophic subaortic stenosis: operative methods utilised to relieve left ventricular outflow obstruction. *J Thorac Cardiovasc Surg* 1978; 76: 423–430.

[59] Stamm C, Li J, Ho SY, Redington AN, Anderson RH. The aortic root in supravalvar aortic stenosis: the potential surgical relevance of morphologic findings. *J Thorac Cardiovasc Surg* 1997; 114: 16–24.

[60] Doty DB, Polansky DB, Jenson CB. Supravalvular aortic stenosis. Repair by extended aortoplasty. *J Thorac Cardiovasc Surg* 1977; 74: 362–371.

[61] Frantz PJ, Murray GF, Wilcox BR. Surgical management of left ventricular-aortic discontinuity complicating bacterial endocarditis. *Ann Thorac Surg* 1980; 29: 1–7.

[62] Gilbert JW, Morrow AG, Talbert JW. The surgical significance of hypertrophic infundibular obstruction accompanying valvar pulmonary stenosis. *J Thorac Cardiovasc Surg* 1963; 46: 457–467.

[63] Haworth SG, Macartney FJ. Growth and development of pulmonary circulation in pulmonary atresia with ventricular septal defect and major aortopulmonary collateral arteries. *Br Heart J* 1980; 44: 14–24.

[64] Anderson RH, Tynan M. Tetralogy of Fallot-a centennial review. *Int J Cardiol* 1988; 21: 219–232.

[65] Anderson RH, Allwork SP, Ho SY, Lenox CC, Zuberbuhler JR. Surgical anatomy of tetralogy of Fallot. *J Thorac Cardiovasc Surg* 1981; 81: 887–896.

[66] Suzuki A, Ho SY, Anderson RH, Deanfield JE. Further morphologic studies on tetralogy of Fallot, with particular emphasis on the prevalence and structure of the membranous flap. *J Thorac Cardiovasc Surg* 1990; 99: 528–535.

[67] Titus JL, Daugherty GW, Edwards JE. Anatomy of the atrioventricular conduction system in ventricular septal defect. *Circulation* 1963; 28: 72–81.

[68] Anderson RH, Monro JL, Ho SY, Smith A, Deverall PB. Les voies de conduction auriculo-ventriculaires dans le tetralogie de Fallot. *Coeur* 1977; 8: 793–807.

[69] Ando M. Subpulmonary ventricular septal defect with pulmonary stenosis. Letter to Editor. *Circulation* 1974; 50: 412.

[70] Neirotti R, Galindez E, Kreutzer G, et al. Tetralogy of Fallot with sub-pulmonary ventricular septal defect. *Ann Thorac Surg* 1978; 25: 51–56.

[71] Blackstone EH, Kirklin JW, Bertranou EG, et al. Preoperative prediction from cineangiograms of post-repair right ventricular pressure in tetralogy of Fallot. *J Thorac Cardiovasc Surg* 1979; 78: 542–552.

[72] Kirklin JW, Blackstone EH, Pacifico AD, Brown RN, Bargeron LMJr. Routine primary repair versus two-stage repair of tetralogy of Fallot. *Circulation* 1979; 60: 373–385.

[73] McFadden PM, Culpepper WS, Ochsner J. Iatrogenic right ventricular failure in tetralogy of Fallot repairs: reappraisal of a distressing problem. *Ann Thorac Surg* 1982; 33: 400–402.

[74] Alva C, Ho SY, Lincoln CR, Rigby ML, Wright A, Anderson RH. The nature of the obstructive muscular bundles in double-chambered right ventricle. *J Thorac Cardiovasc Surg* 1999; 117: 1180–1189.

[75] Alfieri OA, Blackstone EH, Kirklin JW, et al. Surgical treatment of tetralogy of Fallot with pulmonary atresia. *J Thorac Cardiovasc Surg* 1978; 76: 321–335.

[76] Macartney FJ, Scott O, Deverall PB. Haemodynamic and anatomical characteristics of pulmonary blood supply in pulmonary atresia with ventricular septal defect-including a case of persistent fifth aortic arch. *Br Heart J* 1974; 36: 1049–1060.

[77] Pahl E, Fong L, Anderson RH, Park SC, Zuberbuhler JR. Fistulous communications between a solitary coronary artery and the pulmonary arteries as the primary source of pulmonary blood supply in tetralogy of Fallot with pulmonary valve atresia. *Am J Cardiol* 1989; 63: 140–143.

[78] Rossi RN, Hislop A, Anderson RH, Maymone Martins F, Cook AC. Systemic-to-pulmonary blood supply in tetralogy of Fallot with pulmonary atresia. *Cardiol Young* 2002; 12: 373–388.

[79] Freedom RM, Dische MR, Rowe RD. The tricuspid valve in pulmonary atresia with intact ventricular septum. A morphological study of 60 cases. *Arch Pathol Lab Med* 1978; 102: 28–31.

[80] Zuberbuhler JR, Anderson RH. Morphological variations in pulmonary atresia with intact ventricular septum. *Br Heart J* 1979; 41: 281–288.

[81] Anderson RH, Anderson C, Zuberbuhler JR. Further morphologic studies on hearts with pulmonary atresia and intact ventricular septum. *Cardiol Young* 1991; 1: 105–114.

[82] Bull C, de Leval MR, Mercanti C, Macartney FJ, Anderson RH. Pulmonary atresia with intact ventricular septum: a revised classification. *Circulation* 1982; 66: 266–271.

[83] Pawade A, Capuani A, Penny DJ, Karl TR, Mee RB. Pulmonary atresia with intact ventricular septum: surgical management based on right ventricular infundibulum. *J Card Surg* 1993; 8: 371–383.

[84] Macartney FJ, Miller GAH. Congenital absence of the pulmonary valve. *Br Heart J* 1970; 32: 483–490.

[85] Emmanouilides GC, Thanopoulos B, Siassi B, Fishbein M. Agenesis of ductus arteriosus associated with the syndrome of tetralogy of Fallot and absent pulmonary valve. *Am J Cardiol* 1976; 37: 403–409.

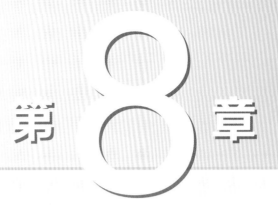

异常节段连接心脏中的病变

Lesions in hearts with abnormal segmental connections

在前一章，我们关注的是存在于正常节段连接条件下的那些心脏畸形。所有与正常节段连接相关的那些病变，当然也可以存在于异常节段连接的心脏中。这些异常的连接将是本章的焦点，我们同时还强调那些相关的异常，它们尤其常见，并且处在特定的异常节段构型中。我们将对那些在一致性心室动脉连接的条件下，动脉干之间关系异常的心脏进行简要的讨论，并且我们将总结此章内容，因为这些组合依然造成理解上和描述上的困难。

双入口性心室

具有双入口性心室（double-inlet ventricle）的心脏许多年来一直是外科矫治较严峻的挑战之一，它们还对合适的描述和分类提出了巨大难题。时至今日，许多学者仍旧以单一心室或者单心室心脏（univentricular heart）等方式描述这种病变，尽管实际上在几乎所有双入口性房室连接的患者中的心室质内存在两个心腔：一个大，一个小[1–3]。现在简单、得当地将双入口性心室描述为"功能性单心室心脏"（functionally univentricular heart），可以解决以往描述中的语义问题[4]。这种处理还说明了对于其他病变心室间不平衡是主导的。基于这点，我们统一地用表现为"双入口性房室连接"描述所有这些心脏的相关解剖特征，无论它们包含一个还是两个心室，尽管几乎所有这样的心脏内确实含有一大一小两个心室。以往描述中的问题集中在：在心室不平衡的心脏内小的心腔是否属于心室范畴。现在我们将所有具有心尖部特征的心腔描述为心室，而这些心室依据它们的组成部分的情况，被识别为完整性心室（complete ventricle）或者不完整性心室（incomplete ventricle）。这种分析形式大大地简化了对于主导心室（dominant ventricle）和不完整心室之间交通的描述，这些交通恰好是室间隔缺损。

在基本术语中，每当两个房室交界的绝大部分均与相同的心室连接，而两个房室交界分别属于左侧和右侧的心房腔，心脏总是表现出双入口性房室连接。这种定义的好处是不用考虑房室连接是否被

两个分隔开的房室瓣据守，与通常性病例一样（图8-1），或者被一个共同房室瓣据守（图8-2）。还可能在房室瓣呈现跨越或者骑跨时，发现双入口性连接，但是只有当跨越的程度相当大，使两个交界的绝大部分均与相同的心室连接时，这种条件下，房室连接仍然既可以通过两个瓣膜（图8-3），又可以通过共同瓣。当存在骑坐的共同房室瓣时，心脏是否应该被剖析为具有房室间隔缺损合并极度心室不平衡，尚未有定论。对于所有这些病例，明确的房室连接决定了外科处理。每当发现患者具有与上文定义一样的双入口性连接时，他们的心脏必定是功能性单心室的。外科治疗的选择，几乎肯定是要创建 Fontan 循环，尽管罕见的情况下有可能分隔主导心室[5]。极端罕见情况下可以遇见真正的单独心室的患者。在双入口的条件下，最通常情况下存在两个心室，一个主导心室，另一个不完整心室，较小的那个心室至少缺乏绝大部分的入口部[4]。

对于所有双入口性房室连接的患者，虽然外科的选择是相同的，但是心脏自身可能表现出显著的解剖变异[5]。双入口性连接能够与众多畸形共存，诸如心房腔的任何构型、心室的三种形态之一、前文讨论过的各种瓣膜形态的变异、任何心室动脉连接和各种相关的畸形等[6]。从解剖学角度，也很有可能从长期随访的角度来看，主导心室的形态是最重要的区别特征。主导心室的形态存在三种可能性[7]。第一种最普遍，构型为两个心房腔均与主导左心室连接，存在不完整右心室。第二种是那些心脏存在主导右心室和不完整左心室。最后一小类是由那些不确定形态的单独心室的患者组成的。这三种变异必须与其他本质上表现为巨大室间隔缺损的心脏区分。

分隔主导心室或者单独心室是外科矫治这些双入口心脏的潜在意义[5]。尽管如此，整体形态的构型通常使选择分隔望而却步。因此，Fontan 手术或者它的某种改良式是最常应用的手术策略[8–10]。所以，我们仍将聚焦在那些影响 Fontan 手术的解剖特征，尽管我们也会讨论支持分隔或者使分隔让步的形态。

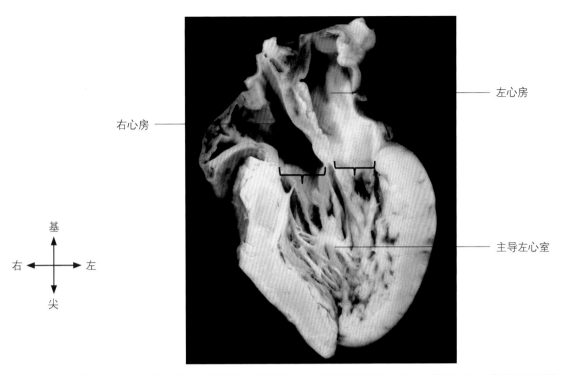

基
右 ←→ 左
尖

图 8-1 这例标本是通过四腔心的切面制备的，展示双入口性房室连接的本质。注意唯一的心室腔是可见的，具有纵横交错的纤细的心尖小梁，因此认为它是主导左心室。还有第二个心室，尽管它因为缺少入口部而不完整，它位于前上方，因此没有在这例标本中出现。在这颗心脏中，两个房室交界（黑色括号）通过分隔开的房室瓣均与主导心室连接

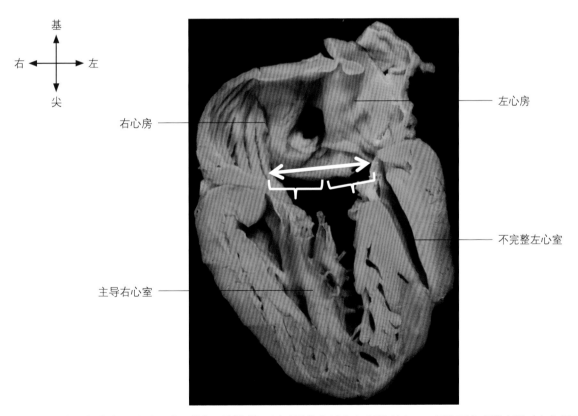

基
右 ←→ 左
尖

图 8-2 这例标本也是通过四腔心的切面制备的，展示通往主导右心室的双入口，因为两个房室交界（白色括号）均引流至主导心室腔（与图 8-1 比较）。注意，尽管如此，这里存在一个共同房室瓣（白色双箭头）。该切面还展示了不完整左心室，这个不完整左心室缺少它的入口部

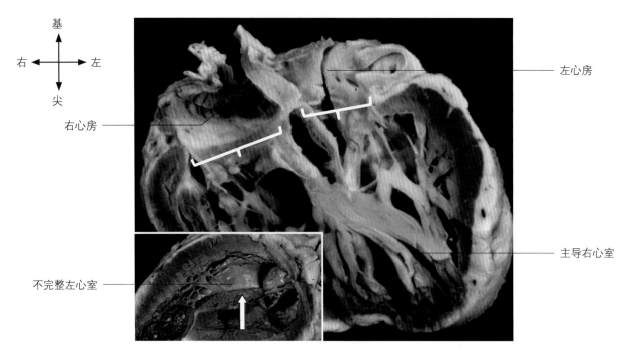

图 8-3   这例标本从解剖学方位开窗和观察，具有两个通向主导右心室的入口（两个白色括号），但是通过两个分隔开的房室瓣。插图部分从后方拍摄，展示左房室瓣的一根乳头肌（箭头）仍旧留在不完整左心室内

在大多数病例中，两个房室交界均与主导左心室连接，呈现出一个不完整的形态学右心室（图8-4）。这个心室腔缺少它的入口部，既可能是在两个心房腔完全且唯一地与主导左心室连接时完全地缺少入口部（图8-1、图8-4和图8-5），又可能是在房室瓣跨越某一个心室时缺少入口部的绝大部分（图8-6），或者罕见地入口部连同房室连接都缺少。不完整心室可能位于主导心室的右侧（图8-7）或者左侧（图8-8），但是总是位于主导心室的前上方，合并房室连接向后方发育不全的室间隔开口（图8-4和图8-9）。更常见的不一致性心室动脉连接的构型中，主动脉从不完整心室发出（图8-4、图8-7和图8-8）。与之相比，当心室动脉连接一致时，支持肺动脉干的不完整心室的形态（图8-6和图8-10）存在着显著的不同。但是，在所有的病例中，不完整心腔具有一个形态学右心室模式的心尖部。通过发育不全的肌性室间隔，不完整心室与主导心室分隔开（图8-4），这种肌性室间隔携带有房室传导轴，并且由间隔穿支动脉滋养[11]。

室间隔缺损的大小是外科矫治的最重要特征，因为无论采用哪一种适当的外科策略，室间隔缺损必须有足够的尺寸，以支持体循环。如果室间隔缺损是限制性的（图8-4），也许还需要外科扩大，尽管更常选择Norwood手术（Norwood approach）或者DKS手术（Damus-Kaye-Stansel procedure）绕过限制性区域。外科医师选择扩大室间隔缺损时，房室传导组织轴的路径是他们关注的主要解剖特征[12]。虽然传导轴总是从位置异常的房室结起源（见后文），无论传导轴与主导左心室的关系如何，当从不完整右心室观察时，传导轴总是向缺损的后下方延伸，在间隔嵴的左心室面下行（图8-5）。当心室动脉连接不一致时，不完整右心室通常具有一段很短的出口部（图8-7和图8-8），导致切除缺损头侧的任何组织变得困难。因此，楔形切除最靠近心脏钝性外沿的肌性室间隔是最安全的扩大缺损的外科方式（图8-11）[12]。

在一小部分双入口性左心室的患者中，心室动脉连接也许是一致的[7]，也许还有可能存在双出口，来自主导左心室或者不完整右心室。一种与一致性心室动脉连接伴随的变异明显引起解剖上的关

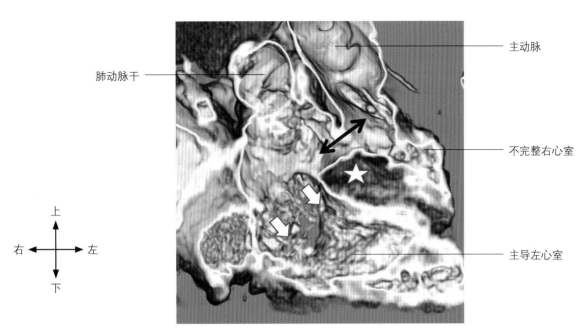

肺动脉干

主动脉

不完整右心室

主导左心室

上

右 ←→ 左

下

图 8-4　重建的 CT 血管造影以示例性的方式展示双入口性左心室的基本解剖。两个房室交界（白色箭头）均在主导左心室内开口，这个主导左心室发出肺动脉干。主动脉从不完整右心室发出。不完整右心室被心尖室间隔（五角星）与主导心室分隔开。在两个心室间的孔是室间隔缺损（黑色双箭头），在本例中室间隔缺损是限制性的

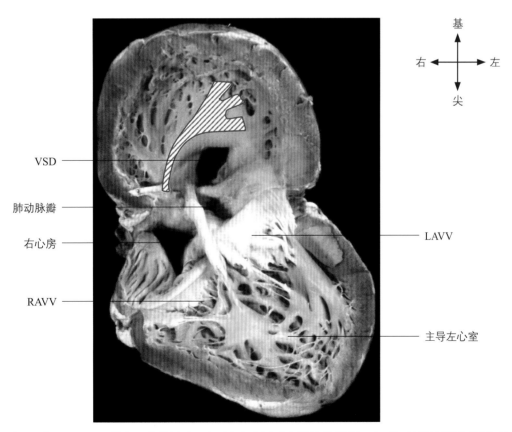

基

右 ←→ 左

尖

VSD

肺动脉瓣

右心房

RAVV

LAVV

主导左心室

图 8-5　这颗心脏是最常见的双入口性左心室的例子。主导左心室以贝壳样的形式被打开，并且以解剖学方位展示标本。传导轴的异常路径已经通过红色交叉阴影区域叠加在图上。LAVV 和 RAVV，左房室瓣和右房室瓣；VSD，室间隔缺损

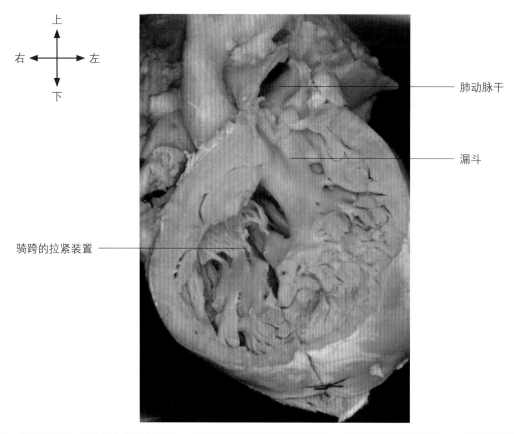

图 8-6   在这例双入口性左心室的标本内，不完整右心室从前方被拍摄，心脏处于解剖学方位。心室动脉连接是一致性的，肺动脉干看上去由漏斗支持，并且由不完整右心室发出。右房室瓣骑跨和跨越，但是右房室瓣的绝大部分仍然连接在主导左心室内，所以连接仍然是双入口性的

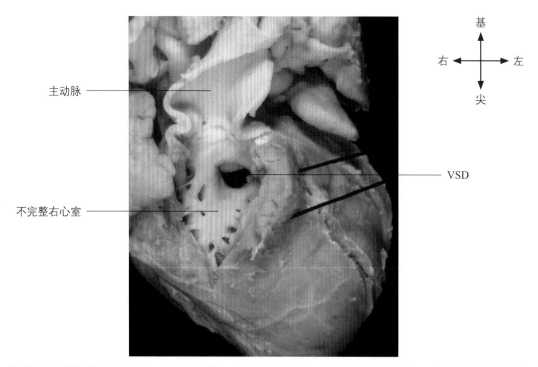

图 8-7   这例标本以解剖学方位观察，同时具有双入口性左心室和不一致性心室动脉连接。不完整右心室支持主动脉，不完整右心室位于右侧。VSD，室间隔缺损

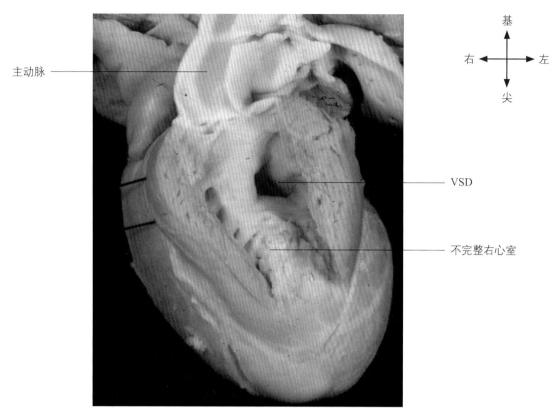

图 8-8　这例标本以解剖学方位观察，同时具有双入口性左心室和不一致性心室动脉连接。不完整的残余的右心室支持主动脉，不完整右心室位于左侧。VSD，室间隔缺损

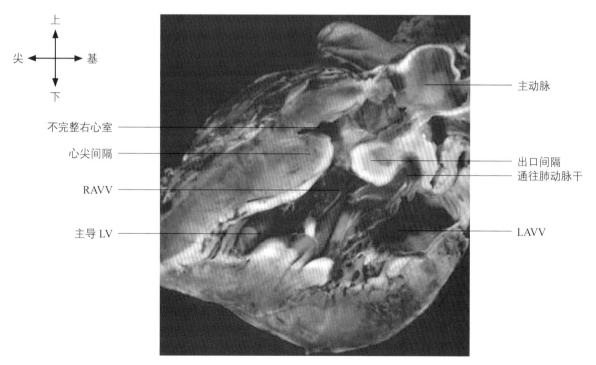

图 8-9　这例标本复制胸骨旁长轴视角，并且以解剖学方位拍摄，具有双入口性左心室和不一致性心室动脉连接。注意心尖室间隔位于主导左心室的心尖部和不完整右心室之间。这个心尖室间隔是发育不全的肌性室间隔，因为心尖室间隔含有传导轴，并且被间隔穿支动脉滋养。LV，左心室；LAVV 和 RAVV，左房室瓣和右房室瓣

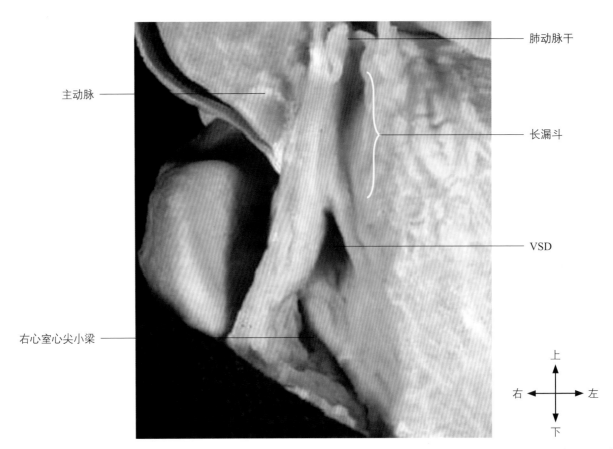

主动脉

肺动脉干

长漏斗

VSD

右心室心尖小梁

上
右 ↔ 左
下

图 8-10 这例标本仍然是双入口性左心室，但是合并一致性心室动脉连接，与图 8-6 所示心脏一样，右侧的不完整右心室支持肺动脉干，主动脉从主导左心室发出。这是所谓的"Holmes 心"。注意当不完整右心室支持肺动脉干时，比较不完整右心室的漏斗长度与不完整右心室支持主动脉时漏斗的长度（图 8-7 和图 8-8）。VSD，室间隔缺损

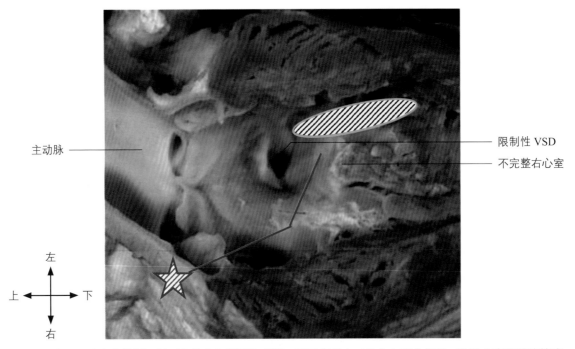

主动脉

限制性 VSD

不完整右心室

左
上 ↔ 下
右

图 8-11 这例标本以手术方位拍摄，以不完整右心室视角观察，展示在双入口性左心室合并不一致性心室动脉连接内，房室传导组织轴与室间隔缺损的关系。室间隔缺损（VSD）是限制性的。传导轴的路径被叠加成红色，异位的房室结的位置被标明成五角星，卵圆形阴影标明可以被去除而不损伤传导组织的区域

注。这种病变以人名命名，被描述为 Holmes 心脏 (Holmes heart) [13]。在这种条件下，孤立地看不完整右心室，实际上不能与三尖瓣闭锁心脏中的不完整右心室相互区分（比较图 8-9 与图 8-12）。在这种类型的双入口性左心室中，室间隔缺损经常是限制性的（图 8-9），需要外科扩大缺损时，也适用与上文同样的规则。但是除非还试图建立分隔，否则不大可能进行扩大缺损。Fontan 手术是更有可能的处理方式。不完整右心室将会被排除在循环之外。

　　总体而言，对于大多数双入口性左心室患者，Fontan 手术或者它的某种改良术式更有可能作为手术的选择。对于所有各种解剖变异，都可以成功地使用 Fontan 手术，提供的血流动力学指标也是令人满意的[14]。手术几乎总是包括一种或者另一种方式将体静脉回流与肺动脉连接。现在完成这些一般可以通过在右心房内新建一根管道，形成所谓的全腔肺连接（total cavopulmonary connection）[15]，或者插入一个心外管道将下腔静脉与肺动脉连接，联合既往的 Glenn 手术[16]。在过去，经常在右心房与

右心耳的交界处，将右心房顶部直接地与肺动脉干连接。这样的心房肺连接仍然是一项外科选择。两心耳并列（juxtaposition）与双入口性左心室的相关性并不少见，当出现心耳并列时，这样的吻合更简单。如果将心房与肺动脉连接，既可以通过直接连接，也可以通过建立内隧道连接，这些对于外科医师而言，避开窦房结和为它供血的动脉是最重要的。在这方面，上房间沟是关键区域，为窦房结供血的动脉的路径穿过这片区域，不论这根动脉从何处起源（图 8-13）。用心内或心外管道显然不必将体静脉回流从右房室瓣隔绝开，如果试图心房肺连接，是必须增加这一步操作的。如果不得不做，对于外科医师来说至少有两种选择。可以通过固定一片横穿过瓣膜前庭的补片，还可以使房间隔偏向右心房腔壁的边界，将两个瓣均引流至主导心室。这两种选择中，避开房室结均十分重要，在双入口性左心室中，窦房结不再位于 Koch 三角的顶端内[17]。这是因为肌性室间隔携有心室传导组织，但是肌性室间隔没有达到心脏的房室交点，而是从心室质的

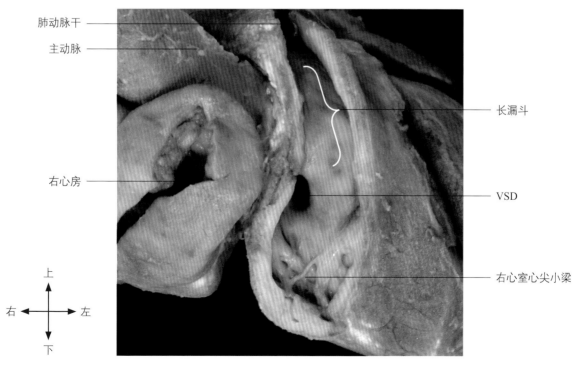

肺动脉干

主动脉

右心房

长漏斗

VSD

右心室心尖小梁

上
右　左
下

图 8-12　这例标本具有经典的三尖瓣闭锁合并一致性心室动脉连接，并以解剖学方位拍摄。注意，在这种情况下，不完整右心室的长漏斗与心室动脉连接一致时，双入口性左心室的长漏斗形态具有相似性（图 8-9）。VSD，室间隔缺损

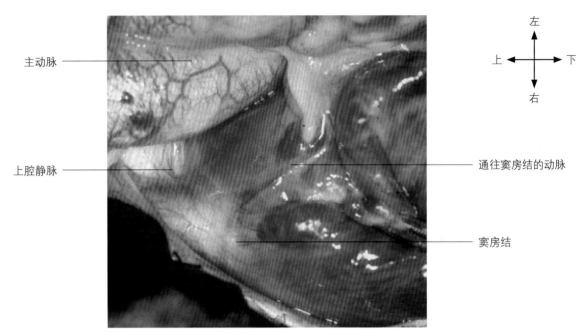

主动脉

上腔静脉

通往窦房结的动脉

窦房结

左

上 ← → 下

右

图 8-13　在手术室拍摄这颗心脏，通往窦房结的动脉从右冠状动脉起源，可以观察到窦房结动脉的路径，在右心耳嵴处，穿过房间沟，横穿过腔房交界。窦房结在终末沟内苍白区域内是可见的

锐性外沿发出（图 8-5）。因此，房室结位于房室交界相对右心耳口的 1/4 象限内（图 8-14）。右房室口的这片区域是主要的危险区域。无论房室结的准确位置在哪里，还是可以通过在右房室瓣叶附着向上至少 1 cm 缝合补片，避免损伤这个异位的房室结（图 8-14）。

上文讨论的那些特征，对于现代外科医师来说关系不大，因为现在的常规是插入心外管道，将下腔静脉血流直接连接至肺或者上腔静脉。与心内板障（internal baffle）一样，这种手术也形成全腔肺连接[16]，还有心外管道流入肺动脉血流形式的优点。当决定建立一个心内板障时，窦房结和为它供血的动脉仍然是主要的避开区域。插入心外管道可以避免这样的问题。

现在很少有外科医师为双入口性左心室患者选择分隔，尽管这是最符合逻辑的手术选择[5]。但是，相对较少的患者具有适合成功分隔的解剖。两个房室瓣均必须有胜任功能的结构，并且主导心室与不完整心室的相互关系必须能允许用补片建立一条血流通道，从左房室瓣通往室间隔缺损。这意味着不完整右心室应该在左侧（图 8-4 和图 8-8），或者最

差的，直接在前方。主导心室还必须有良好的尺寸，这意味着不大可能在婴儿时期尝试分隔手术。如果肺循环不能被自然发生的狭窄保护，必须在出生后尽快完成肺动脉干环缩（banding）手术。肺动脉干环缩自身促进心室肌肥厚，还促进室间隔缺损变得狭窄。因此也许还有必要在分隔同时联合扩大缺损（图 8-11）。出现自然发生的肺动脉下狭窄也许预示在主导心室至肺动脉之间可以插入管道。极少数患者满足所有这些标准，成为适合分隔手术的候选人。对于这些患者，手术中主要考虑的是避免损伤房室传导组织轴，避免医源性心脏传导阻滞。当然，还有必要保护窦房结和为它供血的动脉（图 8-13）。

在双入口性左心室的心脏中，房室传导轴从异位的房室结起源，异位的房室结位于右房室交界内的前头侧、心耳口的底下（图 8-14）。房室束从这个前方的房室结起源，房室束穿透过肺动脉瓣和右房室瓣之间的纤维连续区域的外侧末端。当不完整右心室在左侧时，这是最适合做分隔手术的构型，无分支房室束环绕肺动脉口的前 1/4 象限，到达肌性室间隔的右侧外沿（图 8-5）。左束支在室间隔的左心室面倾泻而下（cascade），当通过主导左心室

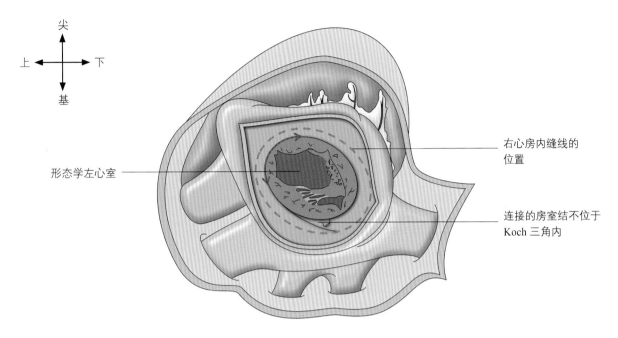

尖

上 ← → 下

基

形态学左心室

右心房内缝线的
位置

连接的房室结不位于
Koch 三角内

图 8-14 此示意图以手术方位绘制，展示在双入口性左心室的心脏内，右房室口的危险区域（红色双箭头），以及通过在
房室交界（蓝色短横线）水平之上缝合能够避开传导组织的路线

的鱼口样切口观察（图 8-15），或者通过右房室瓣观察（图 8-16）时，传导组织轴自身位于室间隔缺损的前头侧。除非管道将主导左心室与两肺动脉连接，否则分隔主导心室的缝线肯定穿过传导组织轴的路径（图 8-15）。传导轴自身相对较窄，因为传导轴从肺动脉瓣和右房室瓣之间的纤维连续区域出现。如果知道准确位置，设置缝线时能够避免损伤轴。总而言之，如果在不插入管道，或者无意导致房室分离的情况下，分隔穿过主导心室的路径，所有这些剖析都表明分隔的外科手术是艰巨的。对于双入口性左心室合并一致性心室动脉连接的患者，分隔可以作为潜在可行的选择。如果试图尝试分隔，对于传导组织轴的排布适用同样的规则，但是潜在告诫外科医师的是室间隔缺损最常见的是限制性的或者是梗阻性的（图 8-4 和图 8-9）。

双入口性心室的其他变异更加罕见，并且很难适合分隔。双入口性右心室（图 8-17）最常见合并主导右心室的双出口，经常合并左房室瓣的跨越和骑跨（图 8-3）[18]。不完整左心室通常位于左侧，虽然有时也在右侧，却差不多是一个有着左心室心尖小梁的囊袋样结构（图 8-18）。不完整左心

室总是在后下方，并且在房室瓣的背侧、心室质的隔表面。Fontan 手术是最适合的外科治疗选择，这些病例中心房腔内的解剖标志，还有手术的注意事项，在双入口性左心室中已经讨论过了。有时可以发现双入口性右心室合并一致性心室动脉连接（图 8-19），通常合并据守房室交界的共同瓣（图 8-3 和图 8-20）。在这种条件下，房室传导轴从位于正常位置的 Koch 三角内的房室结下降。例外是不完整左心室在右侧，传导轴由异位的结发出[19]，与先天性矫正性转位一样（见后文）。

那些双入口至单独心室和不确定性心室的心脏十分罕见，并且当多发相关畸形，尤其是异位静脉心房连接是主导畸形时，经常存在心耳异构（isomerism）。罕见的病例中可以发现具有正常的心耳构型。这种条件下，交叉的房室瓣拉紧装置，连同尤其粗糙的不确定性心尖小梁，往往共同导致无法分隔（图 8-21）。因此存在单独心室的患者还是最有可能经历 Fontan 手术的修补，同样的应用规则在前文已经讨论过了。

存在巨大室间隔缺损的心脏（图 8-22）有时会与双入口至单独心室或不确定性心室的心脏混淆。

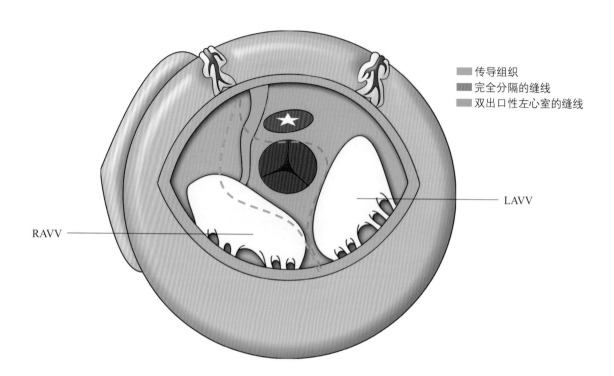

图 8-15　此示意图通过鱼嘴形切开心室尖，展示合并双入口的主导左心室。传导轴标明成绿色（还可见图 8-5）。潜在的完全分隔的线（蓝色短横线），将肺动脉干放置在与体静脉回流的交通上，并且穿过传导轴。为了避开传导轴（绿色短横线），有必要背离分隔的位置，两个流出道仍旧通过左房室瓣与肺静脉回流沟通。五角星标明室间隔缺损的位置。LAVV 和 RAVV，左房室瓣和右房室瓣

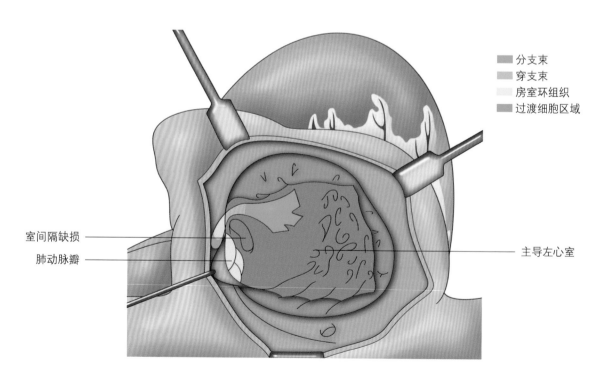

图 8-16　此示意图仍然以手术方位绘制，展示在双入口性左心室合并不一致性心室动脉连接的主导左心室的视角，传导轴的路径以绿色标明，它穿过右房室瓣，可以被外科医师观察到

上
右 ←→ 左
下

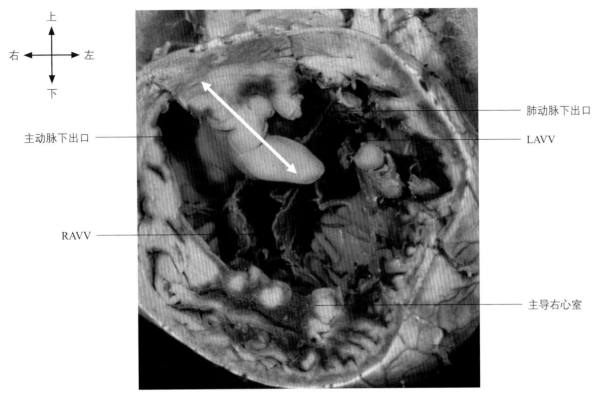

主动脉下出口 —

肺动脉下出口

LAVV

RAVV —

主导右心室

图 8-17　这例标本是双入口性和双出口性右心室，以解剖学方位从后方拍摄。两个房室瓣完全且唯一地与主导右心室连接，而宽阔的出口间隔（白色双箭头）分隔开两根动脉的源头。LAVV 和 RAVV，左房室瓣和右房室瓣

上
前 ←→ 后
下

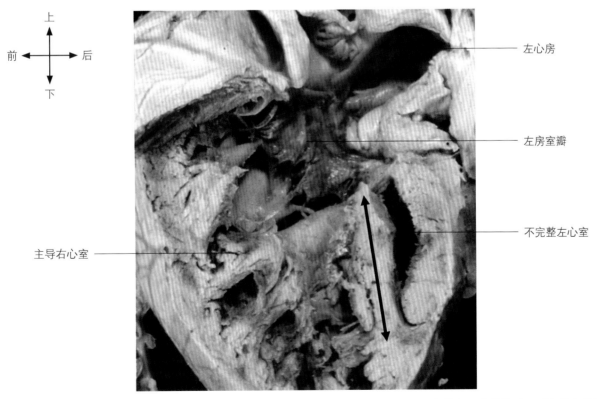

左心房

左房室瓣

不完整左心室

主导右心室 —

图 8-18　此图仍然以解剖学方位视角，展示图 8-17 所示的双出口性右心室中的左侧不完整左心室的位置。不完整心室只不过从主导心室外翻。黑色双箭头标明发育不全的心尖室间隔

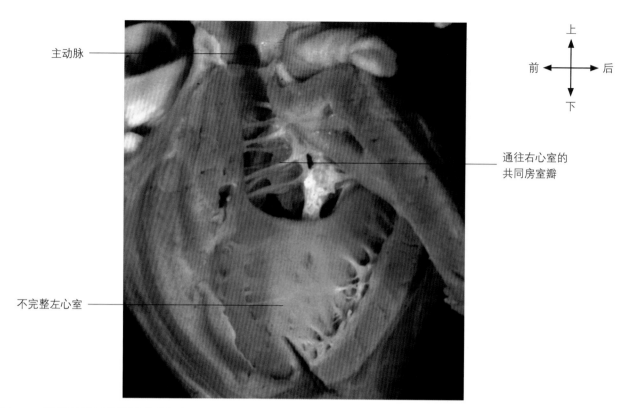

主动脉

通往右心室的
共同房室瓣

不完整左心室

上
前 后
下

图 8-19 此图仍然以解剖学方位的视角展示，是一个双入口性右心室的例子，其中不完整左心室发出主动脉。共同房室瓣加入两个均通往主导右心室的心房，在图 8-2 的切面展示

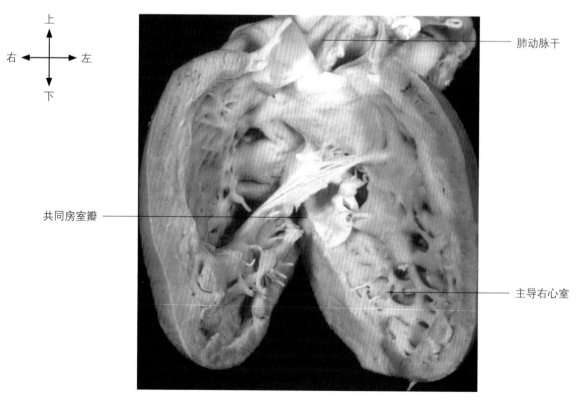

上
右 左
下

肺动脉干

共同房室瓣

主导右心室

图 8-20 这是另一幅如图 8-19 所示的主导右心室的图片。两个心房均通过共同房室瓣引流至主导心室。心室动脉连接是一致性的，肺动脉干从主导右心室发出

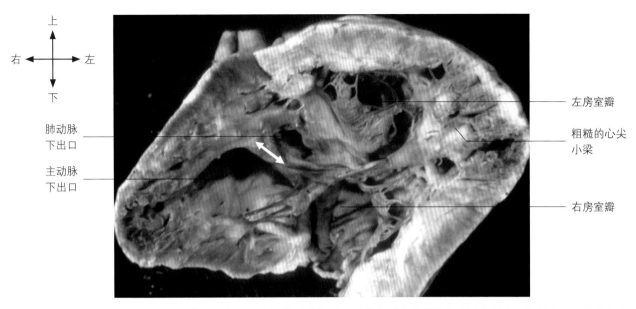

图 8-21　这例标本以解剖学方位观察，心室以贝壳样的形式打开，不确定形态的单独心室具有双入口和双出口，这个心室具有非常粗糙的心尖小梁。注意两个房室瓣的拉紧装置均有一个共同的源头，这使分隔极其困难，即使并非不可能

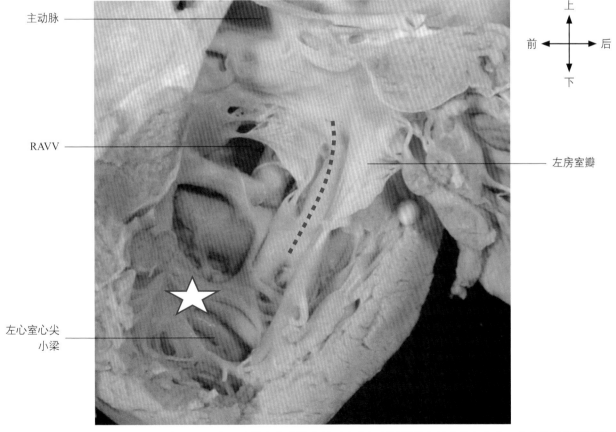

图 8-22　这例标本以解剖学方位拍摄，展示在一致性房室连接合并巨大室间隔缺损的心脏内的左心室。房室传导组织轴的位置已经被红色点线标明，房室传导轴位于发育不全的室间隔的左侧面上。这个室间隔向心尖（五角星）走行，在这里它分隔开两个心室的心尖部。右房室瓣（RAVV）与右心室连接，因此房室连接的本质是一致性的

甚至在这些存在巨大室间隔缺损的心脏中，分隔仍然是一项艰巨的任务。这些罕见的患者中，分隔心尖小梁部的肌性间隔的外缘持续存在，连同上升至房室交点的入口间隔一起，共同提供了解剖标志。在这种条件下，当房室连接是一致性时，传导组织轴从正常的房室结下降（图 8-22）。

三尖瓣闭锁和二尖瓣闭锁

在大多数病例中，右房室连接完全缺乏成形三尖瓣闭锁（图 8-23）。许多心脏由于左房室连接缺乏，存在二尖瓣闭锁（图 8-24）。在这些心脏内，因为其中一侧房室连接缺乏，所以只有一侧的房室交界与心室质接触，心室的形态与看到的双入口的心室相当（图 8-2）。三种房室连接全都是单心室性房室连接。但是单独房室瓣可能骑跨或跨越（图 8-25），这样形成单心房性但是双心室性房室连接[20]。

虽然当其中一侧房室连接缺失时，就心室形态而言，房室瓣闭锁的各种变异与双入口性心室一样，但大多数病例仍归属于能够代表房室瓣闭锁的经典类型。因此，我们将注意力聚焦在这些可以预期的房室瓣闭锁变异，与此同时注意那些不怎么熟悉的形式。

在三尖瓣闭锁内，形态学右心房是盲端，在形态学右心房的底面通常没有三尖瓣残余的痕迹（图 8-26）。由于连接缺乏，右心室是不完整的，缺少它的入口部[21]。不完整心室的心尖小梁部，与双入口性左心室一样（图 8-4 和图 8-10），通过心尖肌性室间隔与主导心室分隔开（图 8-27）。与双入口性左心室一样，右冠状动脉确实不延伸至房室交点，而是延伸至心室质的锐性外沿（图 8-28）。外科姑息治疗涉及 Fontan 手术或者它的某一种改良手术。对于一致性心室动脉连接的心脏，外科医师在 Fontan 手术演化的早期，经常尝试把不完整右心室并入肺循环内[22]。现在大多数外科医师已经转向至建立全腔肺连接，现在大多使用外管道。如果在

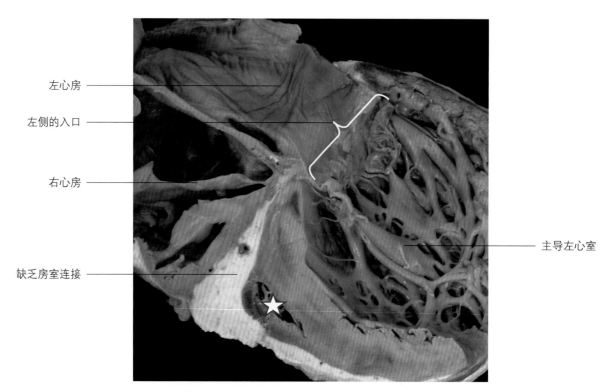

左心房

左侧的入口

右心房

缺乏房室连接

主导左心室

图 8-23　这颗心脏被切开，模仿心脏超声四腔心切面视角。标本展示完全缺乏右房室连接，右侧的房室沟被脂肪组织填满并且含有右冠状动脉。这是三尖瓣闭锁的通常性变异的本质。该切面大部分通过左心室（与图 8-1 比较），但是只能见到不完整右心室的后部（五角星）

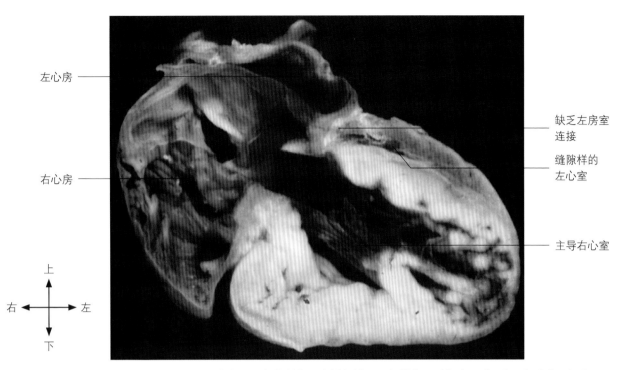

图 8-24　这颗心脏来自左心室发育不全的患者，具有典型的二尖瓣闭锁，已经模仿心脏超声四腔心切面视角切开（与图 8-23 比较）。左房室连接完全缺乏。该切面还横切室间隔，展示位于后下方的缝隙样的不完整左心室（与图 8-2 比较）

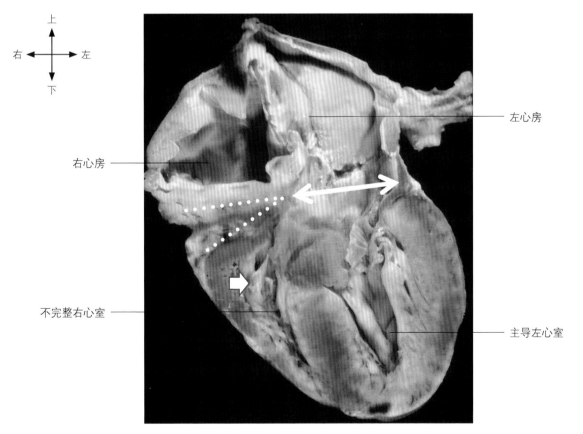

图 8-25　这颗心脏缺乏右房室连接（白色点线），模仿心脏超声四腔心切面视角。因为单独房室瓣的骑跨（箭头），单独的房室交界（白色双箭头）由主导左心室和不完整的右心室共享。这种构型形成单心房性但是双心室性连接

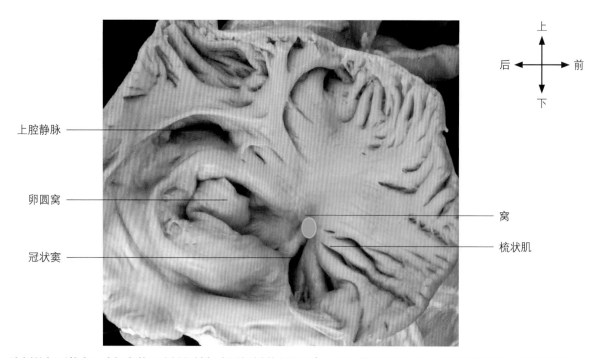

上

后　　　前

下

上腔静脉

卵圆窝

冠状窦

窝

梳状肌

图 8-26　这例从打开的右心房视角的三尖瓣闭锁标本以解剖学方位观察，展示由于完全缺乏右房室连接而形成的肌性底面。房室结的位置已经被标明成绿色，与"酒窝"相对关系紧密

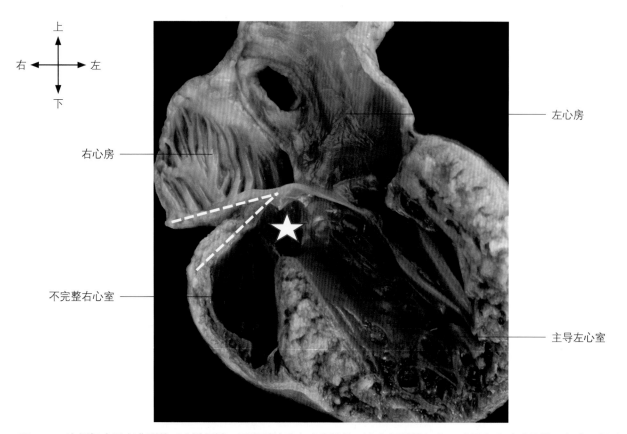

上

右　　　左

下

右心房

左心房

不完整右心室

主导左心室

图 8-27　这例标本具有典型的三尖瓣闭锁，原因是缺乏右房室连接（白色短横线）和一致性心室动脉连接。标本已经通过胸骨旁长轴方式切开，从心尖部拍摄。发育不全的室间隔分隔开主导左心室和不完整右心室的心尖部（与图 8-10 比较）。两个心室之间的交通是室间隔缺损（五角星）

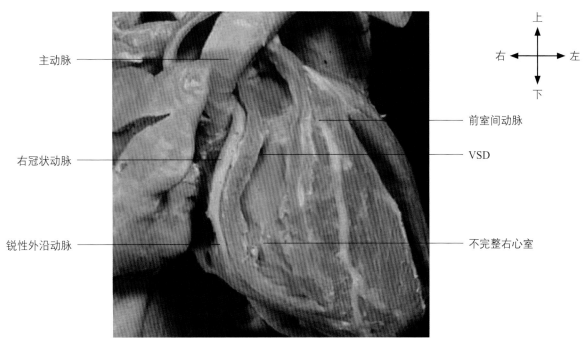

主动脉

右冠状动脉

锐性外沿动脉

前室间动脉

VSD

不完整右心室

上

右　　　左

下

图 8-28　以解剖学方位观察切开的三尖瓣闭锁、合并一致性心室动脉连接的标本，展示在心室质的右侧下降的右定界冠状动脉来自右冠状动脉，而不是旋支。另一根定界动脉是前室间动脉。注意不完整右心室位于前上方。VSD，室间隔缺损

右心房内构建管道，应该尽可能少地干扰右心房的肌性壁构造和动脉供血。保护窦房结和它的血液供应尤其重要，因为房性心律失常被认为是一种威胁生命的术后并发症，尤其是对于长期生存而言。避免损伤这些结构的规则，已经在之前的双入口性心室中描述过了（图 8-9）。无论何时遇到形态完整的 Eustachian 瓣，都应该保护它们。这样的瓣膜能够被隔入心内板障。创造这样一个心内板障要求外科医师在右心房和肺动脉之间做一个直接的和宽阔的连接。在这样的情况下，为窦房结供血的动脉由于横贯房间沟而受到威胁。插入一个心外管道，可避免这个潜在的并发症。

当在不一致性心室动脉连接的心脏进行 Fontan 手术时，室间隔如果为限制性的，也许有必要切开室间隔的外沿。这种操作必须避开在室间隔左心室面的房室传导轴[12]。当从右心室观察时，房室传导轴在室间隔缺损的后下方行走，这与双入口性左心室中的情形一样（图 8-29）。罕见的例外是典型的肌性室间隔缺损是闭锁的，并且心尖小梁缺损形成心室之间交通（图 8-29）。

在十分罕见的病例中，也许是介于右心房和右心室之间的瓣膜的隔膜没有开孔，由此形成三尖瓣闭锁。这种未开孔的三尖瓣可以被视作肺动脉闭锁合并完整室间隔的一部分（图 8-30）。这种未开孔的三尖瓣还有可能在一致性房室连接和室间隔缺损中发现（图 8-31），还是 Ebstein 畸形内的一部分（图 8-32）[23]，尽管这种异常是非常罕见的。我们注意到，患者的交界被没有开孔的隔膜阻挡，这些交界都没有足够的尺寸允许剪开瓣膜并且置换一个人工瓣膜。

二尖瓣闭锁的手术治疗是复杂的，因为二尖瓣闭锁通常与主动脉闭锁相关。当然二尖瓣闭锁合并主动脉闭锁是形成左心发育不全（hypoplasia of the left heart）的典型组合之一[24]。直接外科矫治涉及重建动脉通道，作为最初的手术，采用 Norwood 方法[25] 或者它的改良术式。接下来是随后的改良 Fontan 手术。主动脉通道的解剖决定了这些手术的选择，而不是心室的形态；动脉导管与主动脉通道的关系（图 8-33 和图 8-34）和主动脉根部的大小（图 8-35～图 8-38）是关键特征。但是在一些左房室瓣

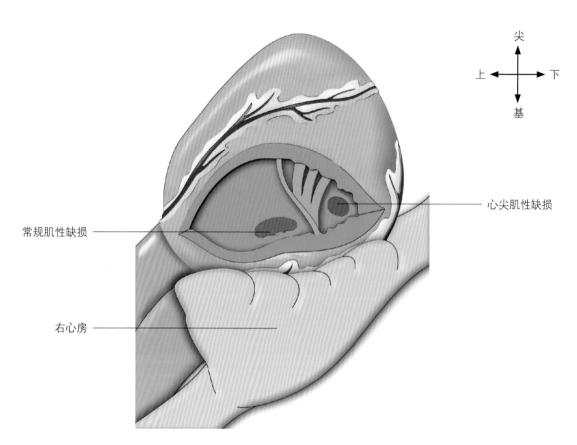

图 8-29　此示意图以手术方位绘制，展示三尖瓣闭锁内的通常性的室间隔缺损、开口在不完整右心室心尖小梁部和主导心室之间的缺损，以及相对于上述两种缺损，房室传导组织轴的路径，房室传导轴以绿色标明。在后一种情况，传导轴位于缺损的上方

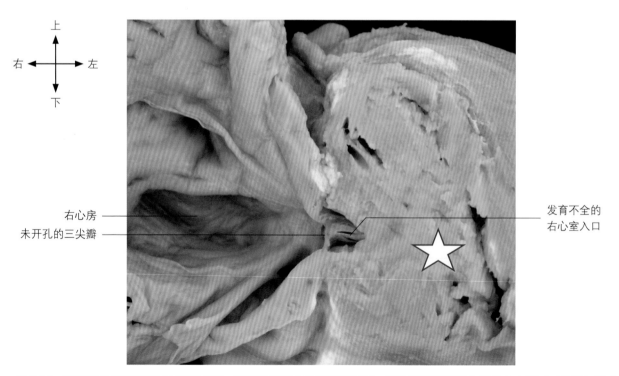

图 8-30　这例标本的切面穿过右房室交界。肺动脉闭锁合并完整室间隔，壁性肥厚损毁了心室的心尖部（五角星）和出口部。此外，三尖瓣未开孔。房室连接是一致性的

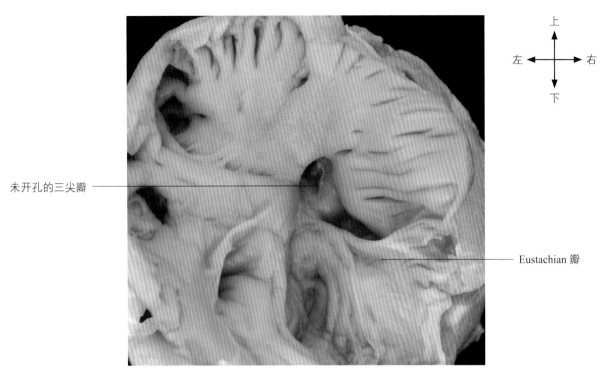

未开孔的三尖瓣

Eustachian 瓣

上
左 右
下

图 8-31 右心房在这例标本中从上方和后方视角，以解剖学方位展示未开孔的三尖瓣的心房面。在这颗心脏中，房室连接是一致性的（与图 8-26 比较），这里还存在室间隔缺损

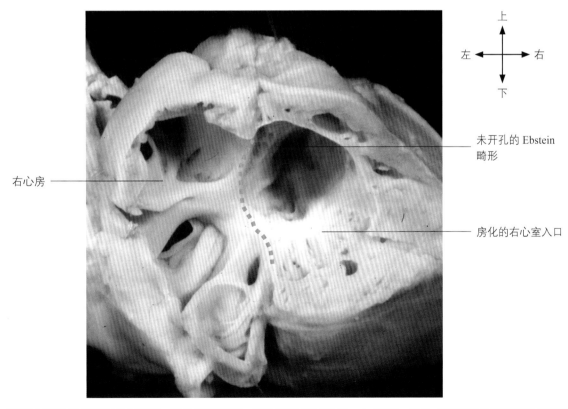

右心房

未开孔的 Ebstein 畸形

房化的右心室入口

上
左 右
下

图 8-32 这颗心脏具有未开孔三尖瓣和一致性房室连接，三尖瓣自身存在 Ebstein 畸形。绿色点线标明右房室交界的位置

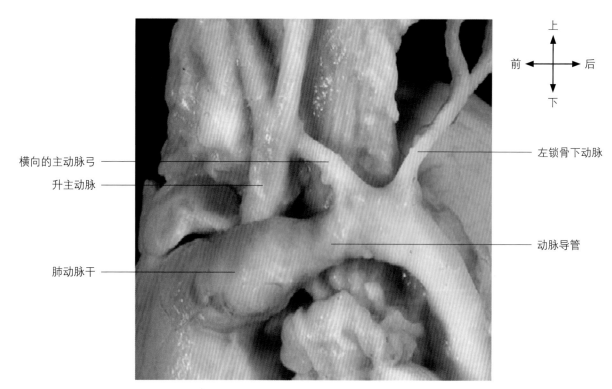

上
前 ← → 后
下

横向的主动脉弓 —————— 左锁骨下动脉

升主动脉 ——————

动脉导管

肺动脉干 ——————

图 8-33 这例标本以解剖学方位的左侧视角，展示在左心发育不良综合征中典型的动脉干构型。左心发育不全由主动脉闭锁和二尖瓣闭锁的组合引起。而锁骨下动脉从动脉导管远侧发出。注意极度发育不全的横向主动脉弓

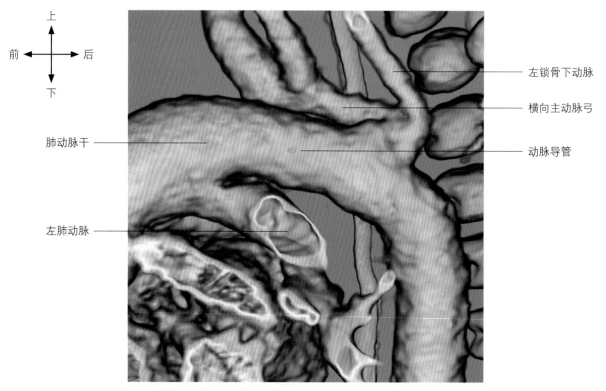

上
前 ← → 后
下

左锁骨下动脉

横向主动脉弓

肺动脉干 ——————

动脉导管

左肺动脉 ——————

图 8-34 以解剖学方位的左侧视角的 CT 血管造影（与图 8-33 比较），显示典型的左心发育不良综合征中动脉干的构型。但是锁骨下动脉位于正常的位置，从动脉导管的近侧发出。注意主要的流径从动脉导管至降主动脉

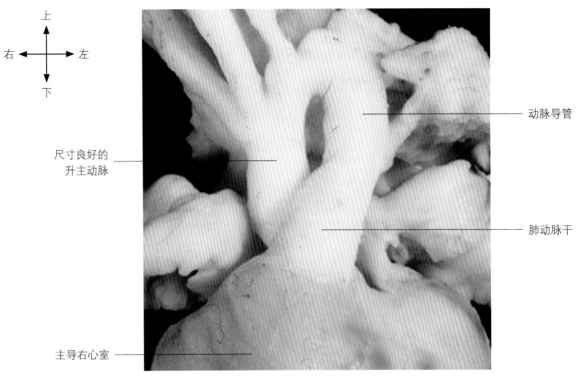

右 ← → 左
上
下

动脉导管

尺寸良好的
升主动脉

肺动脉干

主导右心室

图 8-35　这例标本以解剖学方位的前方视角，展示合并主动脉闭锁和二尖瓣闭锁组合的左心发育不良综合征。在这颗心脏中，主动脉尺寸良好，尽管左心极度发育不全

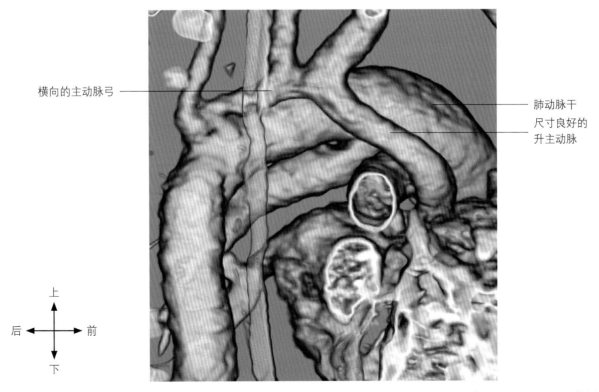

横向的主动脉弓

肺动脉干
尺寸良好的
升主动脉

后 ← → 前
上
下

图 8-36　如图 8-34 中所示患者的 CT 血管造影，从右侧视角展示动脉通道，这样的动脉通道可以与图 8-35 所示的解剖的动脉通道直接做比较

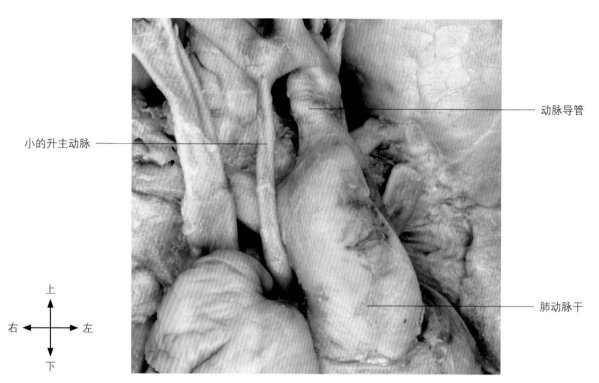

图 8-37　这例标本以解剖学方位从前方拍摄，展示由于主动脉闭锁和二尖瓣闭锁的组合，左心发育不良综合征的两根动脉干构型，这里还存在小的升主动脉

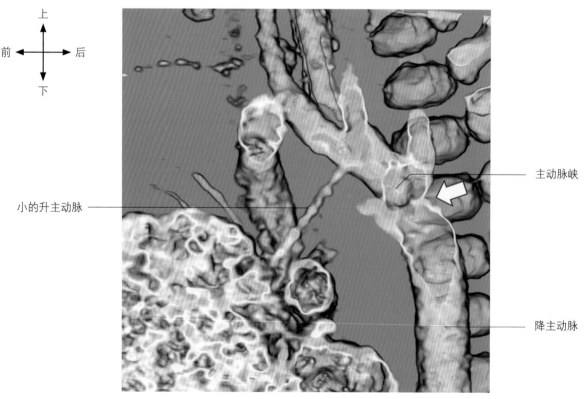

图 8-38　CT 血管造影显示左心发育不全中两条动脉通道的构型，直接与图 8-37 所示的标本相比较，标本具有小的升主动脉。注意在主动脉峡板样的主动脉缩窄性病变（箭头）。板样的病变由导管组织组成

闭锁的患者中，主动脉流出道是开放的。对于描述所有患者而言，二尖瓣闭锁也许不是最佳术语。这是因为在许多患者中，形态提示左房室连接已经形成，而左房室连接已经被形态学三尖瓣据守。在这种条件下，右心房与形态学左心室连接，不完整右心室在前方和左侧，通常存在不一致性心室动脉连接（图 8-39）。在这样的条件下，没有肺静脉直接回流到主导左心室的路径。血流必须穿过房间隔缺损，并且穿过右侧的房室瓣。因此，这类患者最初能否存活，取决于房间隔的状况。如果房间隔缺损是限制性的，需要扩大房间隔。那时一些改良 Fontan 手术将会是最终选择，通常是全腔肺连接。与三尖瓣闭锁一样，左侧闭锁可能由未开孔的房室瓣形成，而不是由左房室连接缺乏形成。可以在双心室性房室连接（图 8-40）或者双入口性房室连接（图 8-41）中观察到未开孔的瓣膜。无论特殊的形态如何，创造功能性单心室连接是唯一的外科选择，遵循前文讨论的其中一种方式，选择建立 Fontan 循环。

转位

有一种病变表现为一致性房室连接和不一致性心室动脉连接的组合，它特别重要。大多数临床医师将这种组合简单地称为转位。这种用法虽然广泛，但是不那么准确。在过去，分歧常常在于转位这个术语是否只能用于描述不一致性心室动脉连接的心脏[26]，或者描述任何存在前位主动脉的心脏[27]。当用转位描述不一致性心室动脉连接时，这个术语不局限于一致性房室连接的组合中是更加有意义的。如果以不一致性心室动脉连接为基础简单地定义转位，转位还有可能与不一致性房室连接、双入口性心室、一侧房室连接缺乏及心房异构和双心室性但混合性房室连接等病变共存。在所有这些情况下，房室交界处的构型成为主导的特征。因此这里需要一个术语，用以描述一致性房室连接和不一致性心室动脉连接的组合（图 8-42）。以前我们倾向的术语是完全性转位。现在我们认识到这个术语自身也

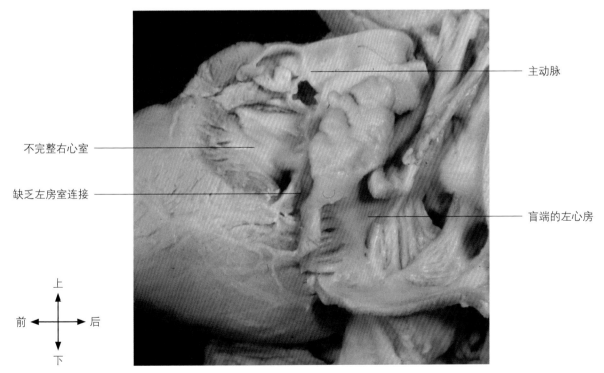

图 8-39 以解剖学方位从左侧视角拍摄，二尖瓣闭锁不总是左心发育不全的一部分，这个例子里缺乏左房室连接，但是右心房与主导心室连接，这个主导心室具有左心室性肌小梁（不可见）。不完整右心室位于左侧和前部，不完整右心室支持主动脉。左房室瓣已经形成，几乎肯定是三尖瓣形态

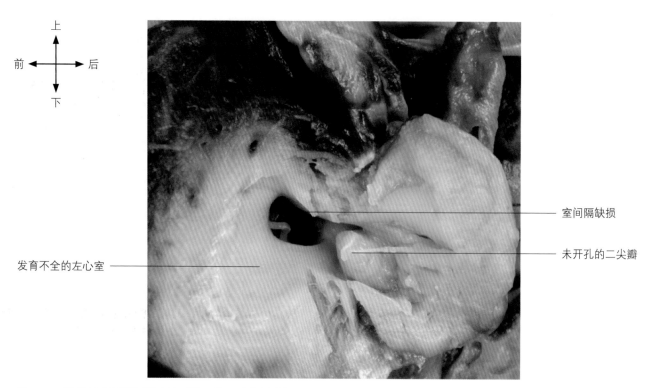

上
前 ← → 后
下

室间隔缺损

未开孔的二尖瓣

发育不全的左心室

图 8-40 这例标本以解剖学方位观察，并且从左侧拍摄，在一致性房室连接的条件下存在未开孔的二尖瓣。注意发育不全的左心室和室间隔缺损

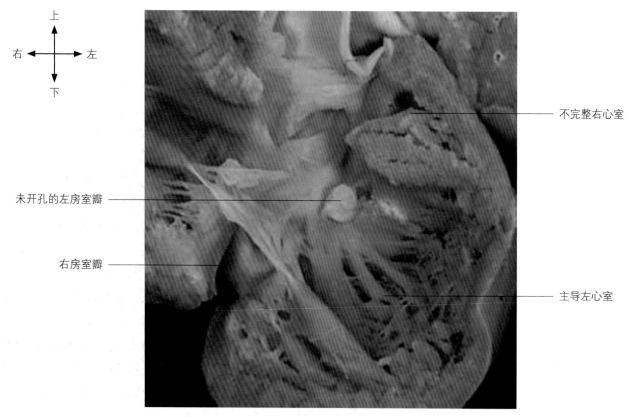

上
右 ← → 左
下

不完整右心室

未开孔的左房室瓣

右房室瓣

主导左心室

图 8-41 这例标本以解剖学方位视角观察，主导左心室从前方被打开，存在通往主导左心室的双入口，不完整右心室位于左侧，但是左房室瓣未开孔。右房室瓣是开放的

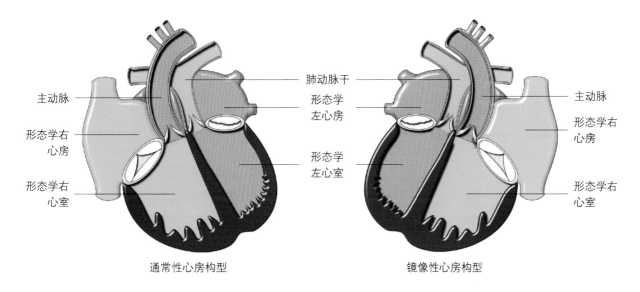

主动脉

形态学右心房

形态学右心室

肺动脉干

形态学左心房

形态学左心室

主动脉

形态学右心房

形态学右心室

通常性心房构型　　　　　　　　　　　镜像性心房构型

图 8-42　此示意图展示一致性房室连接和不一致性心室动脉连接的节段性组合，这种病变通常被简单地描述为转位。这种构型能够存在于通常性和镜像性变异中

不尽善尽美。完全性，作为形容词，首先用于表明两根动脉干均颠倒位置，横穿过室间隔，这样与假想的部分性构型区分。在这种部分性构型内，只有主动脉改换位置，横穿过室间隔。这种部分性构型，现在已经被广泛地描述为双出口性右心室，尽管我们将会讨论这种部分性构型，但是定义这个完全性构型的整体依然会产生问题。这样定义没有改变实际的情况，以最严格的角度来看，所有的不一致性心室动脉连接的病例都代表了完全性转位[28]。因此，对于使用转位这个术语，我们建议：将不一致性心室动脉连接与一致性房室连接的组合当作转位的默认选项。如果在其他条件下发现不一致性心室动脉连接，我们将它们描述为先天性矫正性转位、三尖瓣闭锁合并转位，诸如此类。

但是用 d– 转位同样作为默认项也不完全适合。d– 转位这个术语，无法精确地说明所有存在通常性心房构型合并一致性房室连接和不一致性心室动脉连接的患者。这些患者中一个重要的亚类是可能具有左侧主动脉（left-sided aorta）（图 8-43）。确实 d–转位不能精确地描述大多数镜像性心房构型、一致性房室连接和不一致性心室动脉连接的组合的患者（图 8-44），尽管如此，所有这些患者能够被精确地描述为具有转位。但是我们已经强调过了，不一致性心室动脉连接还可以在心耳异构的条件下发生。这时，在静脉心房交界和房室交界的异常主导了解剖和临床的剖析。因此我们这里的描述，从转位的类别中排除了这些心耳异构病例。

站在外科的角度，心脏转位的两个主要的亚类分别是单纯转位（simple transposition）和复杂转位（complicate transposition）。单纯转位是指那些没有任何主要的额外复杂畸形的转位；复杂转位是指那些合并额外复杂畸形的复杂转位，并且它们足够严重，使临床情况复杂。我们将逐一讨论复杂病变的形态学方面，但是心房的解剖在全体分类内是类似的。

现在矫治性外科手术几乎总是在动脉水平上进行。但是也不应该忘记在心房水平改变静脉血流方向的手术设计，尤其是那些心房转流手术作为完整的双调转手术（double switch procedure）其中的一部分。当计划这些手术时，比如为人熟知的 Mustard 手术（Mustard operation）和 Senning 手术（Senning operation），心脏各个结和它们血液供应的排布也许是最重要的因素。不一致性心室动脉连接的表现总之不会以任何方式影响窦房结的位置，避免损伤窦房结的规则已经在第 2 章中清晰地阐述

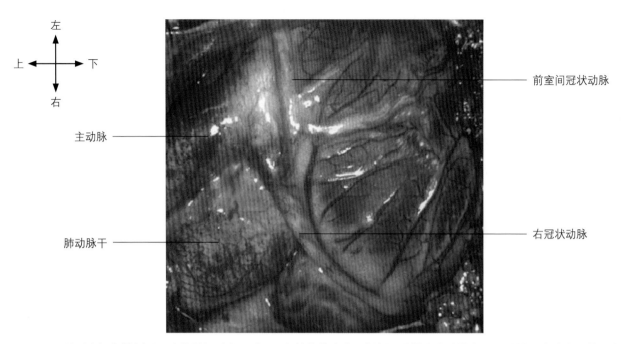

图 8-43   此手术视角拍摄于正中胸骨切开术,展示一名转位的患者,根据一致性房室连接和不一致性心室动脉连接,主动脉相对位于肺动脉干的前方和左侧。有可能错误地描述这种构型为 d- 转位。注意前室间冠状动脉从右冠状动脉起源,而前室间冠状动脉在主动脉下漏斗穿过

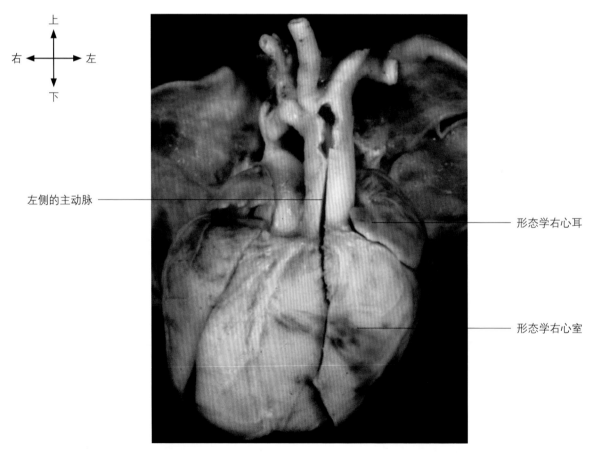

图 8-44   这颗心脏存在一致性房室连接和不一致性心室动脉连接,以解剖学方位从前方展示,主动脉相对位于肺动脉干左侧。在这个病例中,在镜像性心房构型的条件下,心脏位于胸腔右侧,心尖指向右侧。尽管呈现 I- 转位,这种构型也不是先天性矫正性的

过了，并且在前文 Fontan 手术的条件下也讨论过，这些规则在转位的条件下均同样适用。应该避开整个终末沟，还有心耳嵴，因为窦房结可能以马蹄铁形的形式延伸，横越过心耳嵴，尽管窦房结通常位于外侧。窦房结动脉也许进入终末沟，横越过心耳嵴，也许进入终末沟后，在腔静脉后走行。窦房结动脉的路径是其中更重要的，因为它在房间沟内上升。窦房结动脉常常埋入心房肌内，横穿过卵圆孔的上边界，这里通常被描述为第二间隔（septum secundum）（图 8-45）。在 Senning 或 Mustard 手术中，或者 Blalock-Hanlon 房隔造口术（Blalock-Hanlon septostomy）中，在卵圆孔的上边界切开房间隔是危险的。窦房结动脉横穿过心耳的外侧的路径也是有意义的（图 8-46）。

当开展静脉调转手术时，其他方面的考虑仍然是有意义的。上腔静脉插管应该适当地远离腔房交界（cavoatrial junction），切开右心房时避开终末沟。牵拉、吸引或者缝合时，应当避开终末沟的上边界区域。如果在 Mustard 手术中的切口需要横穿终末沟，以便扩大新建立的肺静脉心房，能够将切口做在右侧的肺静脉之间，这样就不必担心损伤窦房结或者窦房结动脉。

这篇讨论还与在 Mustard 手术或者 Senning 手术之后发生的相关心律失常。已经提示所谓的特异化的节间通路受损是心律失常的原因[29]。与我们在第 2 章解释过的一样，在心房肌内没有发现绝缘的通道，取而代之的是房室冲动从窦房结传导，穿过右心房壁和间隔的较厚的心肌，这有利于优先传导心肌组织的各向异性聚集（anisotropic aggregation）（图 8-47）。因此至少保留其中一条这样的通道是有益的。如果离断终末嵴以扩大新的肺静脉心房（pulmonary venous atrium），这里有保留卵圆孔上边界更深层次的原因。这些操作，连同细致地避开窦房结和它的动脉，意味着在心房转流手术（atrial redirection procedure）之后，能够大大减少发生心律失常的可能性，尽管还不能完全地避免心律失常的发生。

避开房室结总是非常重要的。房室结这个重

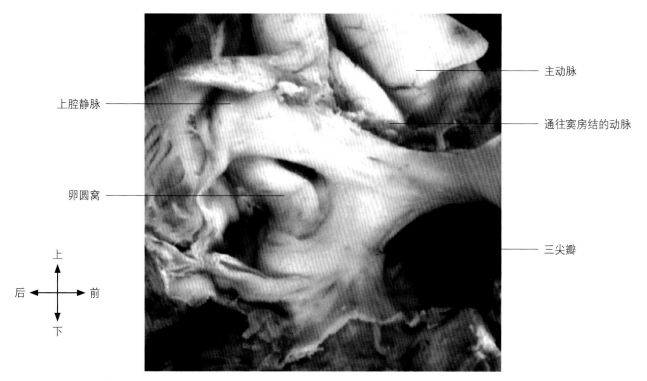

上腔静脉

卵圆窝

上
后 ← → 前
下

主动脉

通往窦房结的动脉

三尖瓣

图 8-45　这例切开的转位标本以解剖学方位从右侧观察，展示通往窦房结的动脉的关系。在这颗心脏中，窦房结动脉从右冠状动脉发出，至卵圆窝的上外缘

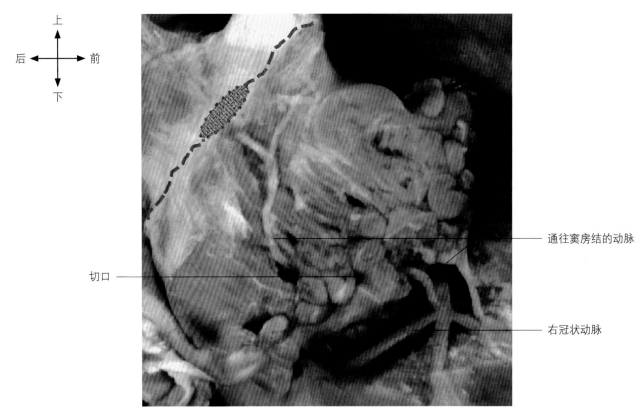

图 8-46   这例转位的解剖标本以解剖学方位从右侧拍摄，展示动脉如何通往窦房结，窦房结的位置用蓝色卵圆形阴影标明。通往窦房结的动脉从右冠状动脉的外侧发出时，右心耳已经被标准的切开术横切开

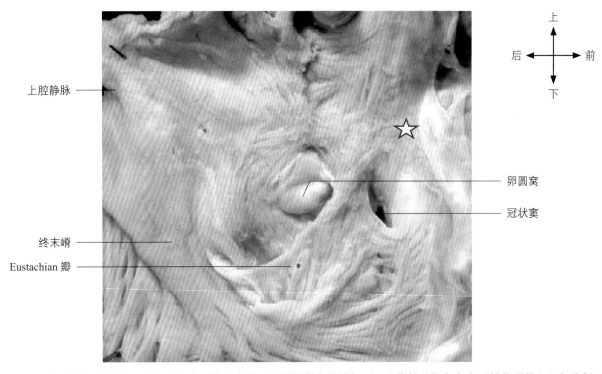

图 8-47   这颗正常的心脏去除了右心房内表面的心内膜，以解剖学方位被切开。聚集的非均匀各向异性构型的心肌细胞组成心房壁。有沿着肌束的主要优先传导轴，比如终末嵴，但是在心房肌肉组织内没有绝缘的通道。房室结以五角星标明，房室结位于 Koch 三角的顶端

要结构的解剖标志与正常心脏中的相同。因此所有外科医师在 Koch 三角以外操作时，都会避免损伤这个结。应该仔细考虑向后切开冠状窦的技术。进行这种手术有可能不会损伤房室结和它的过渡细胞区域，但是切口将无疑地穿过其中一条优势传导通道。因为这个原因，设置下方缝线是更加安全的，以便完全避开 Koch 三角。

在肺静脉或者体静脉通道内放置心房间板障，以减小随后的静脉梗阻的风险也很重要。虽然认为静脉梗阻不可能使 Senning 手术复杂化，而更熟练进行 Mustard 手术的外科医师，能达到更优秀的结果和更低的远期静脉梗阻发生率[30]。因此几乎肯定的是，外科技术决定了术后发生静脉梗阻的可能性。

在大动脉转位中主要使病变复杂化的是室间隔缺损的表现，以及合并或者不合并左心室流出道梗阻。如果有解剖的可能性，其他任何病变都可能与转位共存。其他额外的病变的解剖将在这种病变孤立发生时描述。

因此，在转位的患者中的室间隔缺损，可以发现各种变异，这与孤立性室间隔缺损病变中一样（图 8-48）。大多数的室间隔缺损在心室质的两个出口部之间开口，并且室间隔缺损自身具有独有的特征。在这样的条件下，往往合并出口间隔的对位不良，当三尖瓣叶和肺动脉瓣叶之间存在纤维连续（图 8-49），或者在室间隔缺损的后下方存在肌性外缘（图 8-50）时，这些室间隔缺损可以延伸成为膜周性室间隔缺损。与法洛四联症一样，区分的特征是间隔外沿小梁或者隔带的后尾侧肢，是否与心室漏斗折叠融合。如果这里存在融合（图 8-50），产生的肌肉条将支持传导轴，并且存在三尖瓣叶和肺动脉瓣叶之间的连续中断。如果没有融合的肌肉条，室间隔缺损就是膜周性的。因此，在纤维连续区域，穿透的房室束将会受到威胁（图 8-49）。

这些室间隔缺损还具有其他外科意义的特征。三尖瓣的拉紧装置自身倾向于越过缺损，附着至出口间隔或者心室漏斗折叠。这使关闭室间隔缺损而又不损伤三尖瓣变得困难，尽管在动脉调转后，三尖瓣在肺循环回路中的意义减小了。其中更加有意义的差异是室间隔缺损的腔壁外沿与前外沿的心

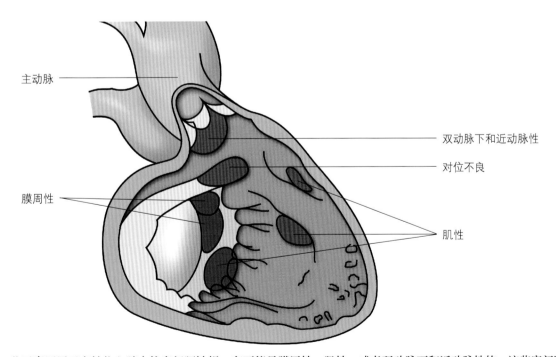

图 8-48　此示意图展示在转位心脏内的室间隔缺损，有可能是膜周性、肌性，或者双动脉下和近动脉性的，这些室间隔缺损与正常心脏中的一样。此示意图还强调了肌性出口间隔对位不良的可能性。肌性出口间隔对位不良是在转位条件下室间隔缺损的特殊特征

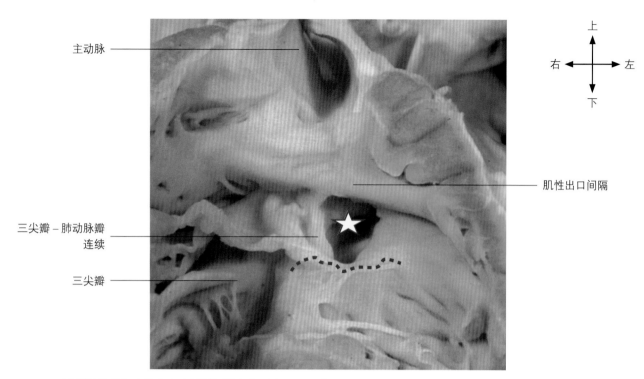

主动脉

肌性出口间隔

三尖瓣 – 肺动脉瓣
连续

三尖瓣

上
右 ← → 左
下

图 8-49　这例转位的标本从右心室以解剖学方位观察，展示膜周性缺损（五角星）的右心室面。这个缺损在主动脉下出口内开口，并且与出口间隔对位不良，肺动脉瓣叶跨越出口间隔。注意在缺损后下方的肺动脉瓣叶和三尖瓣叶之间的纤维连续。传导轴用红色点线标明

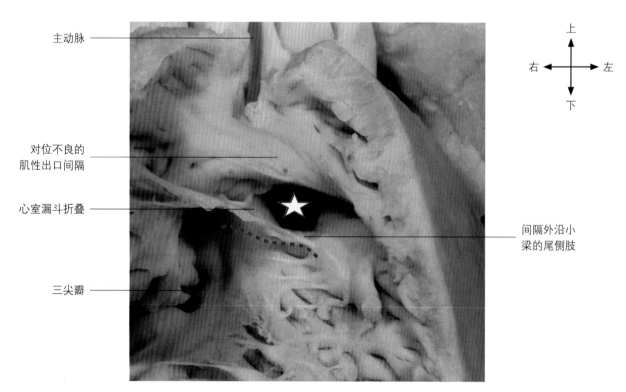

主动脉

对位不良的
肌性出口间隔

心室漏斗折叠

间隔外沿小
梁的尾侧肢

三尖瓣

上
右 ← → 左
下

图 8-50　这例标本以解剖学方位从右侧观察，存在向右心室出口开口的室间隔缺损（五角星），与图 4-89 一样，但是存在肌性后下外缘，这个后下外缘由间隔外沿小梁和心室漏斗折叠之间的连续形成。注意出口间隔的对位不良。肌性外缘保护了传导轴，传导轴以红色点线标明

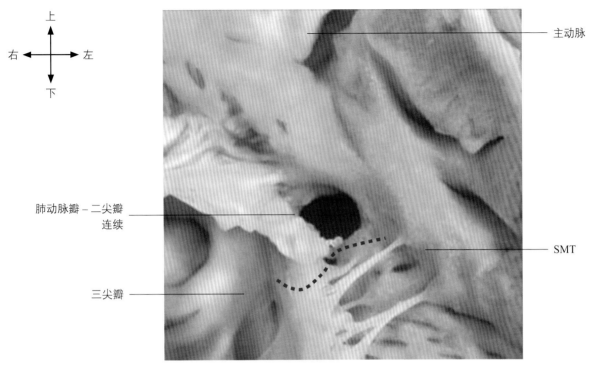

上
右 ← → 左
下

主动脉

肺动脉瓣 – 二尖瓣
连续

SMT

三尖瓣

图 8-51 这例转位的标本以解剖学方位从右心室观察，膜周缺损向右心室入口内开口，缺乏对位不良的肌性出口间隔。传导轴向后下方偏离，但是仍旧直接与缺损的外缘相关，传导轴以红色点线标明。SMT，间隔外沿小梁

壁。在一致性心室动脉连接的心脏中，室间隔缺损的前外沿通常是受限制的。在转位的条件下，肌性出口间隔常常相对于其余的肌性室间隔对位不良，因为肌性出口间隔插入右心室流出道的前头侧壁内。所以，这种室间隔缺损的前外沿最难被关闭（图 8-49 和图 8-50）。

室间隔缺损能够在右心室入口内开口，并且依然是膜周性的（图 8-51）或者肌性的（图 8-52）。一些肌性室间隔缺损向中央开口，而另一些向心尖部开口，经常为多发的。室间隔缺损在心室入口内开口，它仍然是膜周性的，预示着三尖瓣的骑跨或跨越。当右心室发育不全时，总是应该怀疑这些异常。三尖瓣的骑跨或跨越显著地增加了手术风险，不只是由于传导组织的异常排布（图 8-53 和图 8-54）。还能发现双动脉下和近动脉性缺损，这是最罕见的变异（图 8-55）。

在转位中的肺动脉下梗阻（图 8-56）可能由任何病变引起，而在正常心脏，这将会形成主动脉下梗阻。瓣性狭窄经常伴随瓣下的异常。更罕见的病变，诸如房室瓣拉紧装置的异位插入，也许超越了手术修补能力。外科医师应可以轻松地去除膜性间隔瘤，或者相似的纤维组织赘生物（图 8-57），尽管肺动脉下纤维板引起更多问题，因为它直接位于左束支上。肺动脉下纤维板还往往在二尖瓣的肺动脉叶上延伸，并且可能与室间隔缺损共存（图 8-58）。纤维梗阻越广泛，矫治的难度就越大，因为纤维梗阻可以形成一条瓣下隧道。流出道其余 1/4 也容易病变，因为这部分邻近左冠状动脉，或者因为这部分由二尖瓣的肺动脉叶形成。心室动脉漏斗折叠左外沿的残存底下是最安全的切除区域。当肺动脉下梗阻与室间隔缺损共存的时候，出口间隔常常向后尾侧偏离，并且出口间隔插入左心室内（图 8-59）。这通常意味着主动脉瓣跨越间隔。当室间隔缺损与这种组合有相当程度的重合时，可决定做诸如 Rastelli 手术（Rastelli operation）或 Nikaidoh 手术（Nikaidoh operation）的操作。在这些手术中，将主动脉出口安置入左心室时，安全地切除出口间隔是可能的，出口间隔绝对不会存在传导组织。这

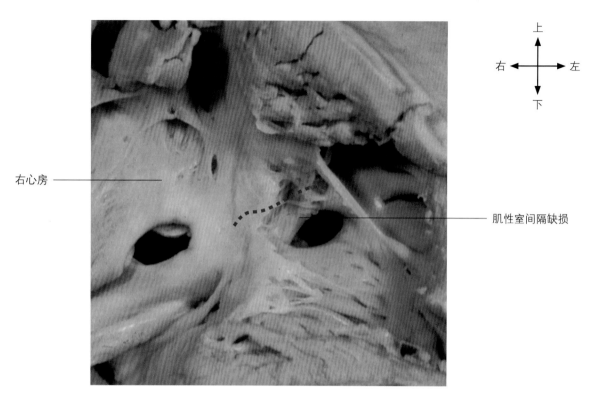

上
右 ← → 左
下

右心房 ——————

肌性室间隔缺损

图 8-52　这颗心脏仍然是转位的标本，从右房室交界拍摄，存在向右心室入口内开口的肌性缺损。在这种情况下，传导轴相对经过缺损的前上方，传导轴以红色点线标明

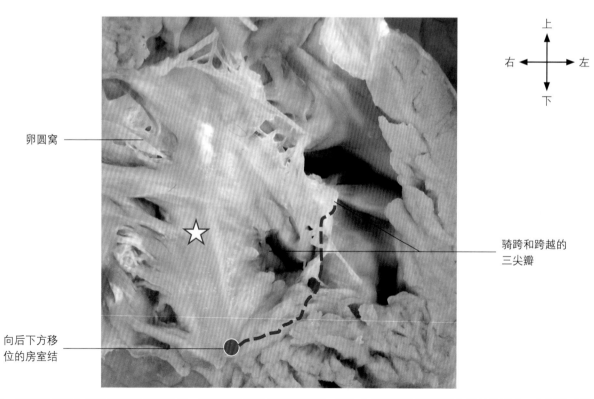

上
右 ← → 左
下

卵圆窝 ——————

骑跨和跨越的
三尖瓣

向后下方移
位的房室结

图 8-53　这颗转位的心脏以解剖学方位展示，存在三尖瓣的骑跨和跨越。因为心房间隔与室间隔之间对位不良，房室结（圆形）向后下方偏离，不再位于 Koch 三角的顶端（五角星），如添加的传导轴的路径（红色短横线）所示

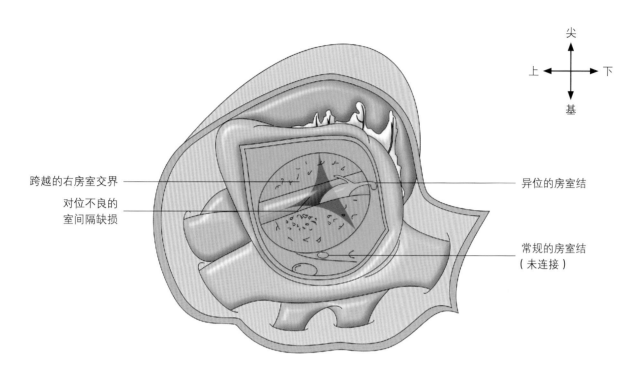

尖

上 ←→ 下

基

跨越的右房室交界

对位不良的
室间隔缺损

异位的房室结

常规的房室结
（未连接）

图 8-54　此示意图以手术方位展示房间隔和肌性室间隔之间对位不良的心脏内的传导轴位置。这里存在三尖瓣的骑跨和跨越

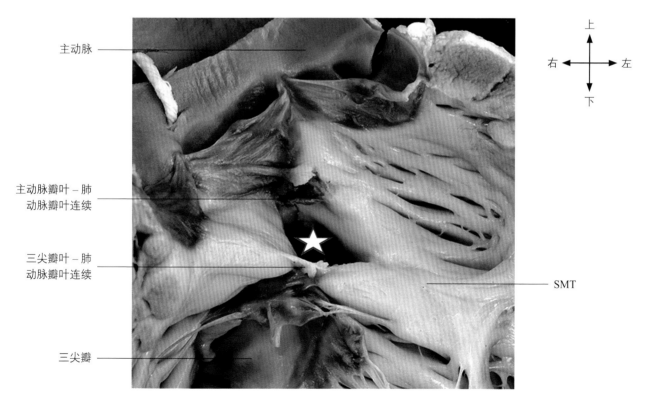

上

右 ←→ 左

下

主动脉

主动脉瓣叶 – 肺
动脉瓣叶连续

三尖瓣叶 – 肺
动脉瓣叶连续

SMT

三尖瓣

图 8-55　以解剖学方位从前方观察这颗转位的心脏，室间隔缺损（五角星）是双动脉下和近动脉性的，合并主动脉瓣叶和肺动脉瓣叶之间的纤维连续。缺损还延伸为膜周性。注意肺动脉瓣叶和三尖瓣叶的纤维连续，加固膜性片状瓣。SMT，间隔外沿小梁

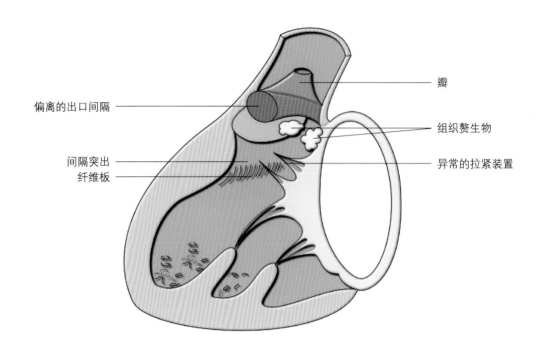

瓣

偏离的出口间隔

组织赘生物

间隔突出

异常的拉紧装置

纤维板

图 8-56 此示意图展示，在转位的条件下，能够导致肺动脉下梗阻的病变。在一致性心室动脉连接的心脏内这些同样的病变引起的主动脉下梗阻

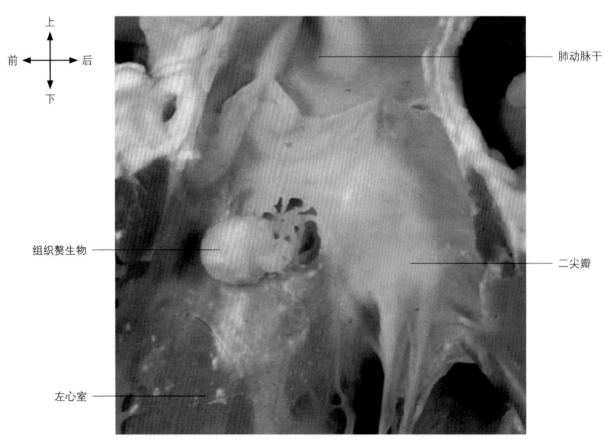

上
前 ←→ 后
下

肺动脉干

组织赘生物

二尖瓣

左心室

图 8-57 这例转位的标本以解剖学方位从左侧以左心室视角观察，展示来自三尖瓣隔叶的组织赘生物，这个赘生物疝样穿过膜周性室间隔缺损，引起肺动脉下梗阻

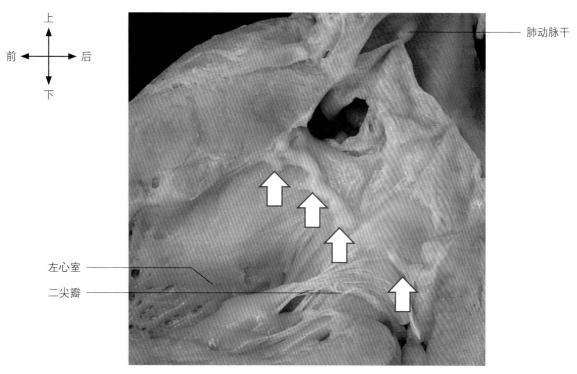

图 8-58　这例转位标本的左心室流出道视角，以解剖学方位观察，广泛的纤维板延伸到二尖瓣的瓣叶上（箭头），
引起梗阻

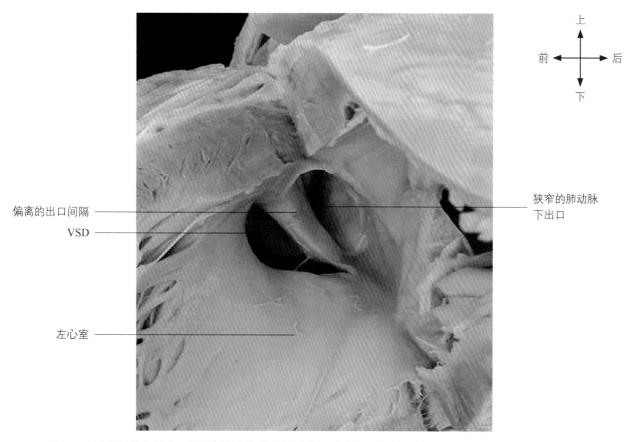

图 8-59　这例转位的标本，以解剖学方位从左侧观察，通过共同的室间隔缺损，出口间隔向后尾侧偏离。
VSD，室间隔缺损

样切除出口间隔也是 REV 手术的一部分。室间隔缺损不位于两个心室的出口之间，将主动脉漏斗成功地转移进左心室的机会就会大大减少。

目前，我们仅仅关注转位的节段解剖。其实在动脉关系和漏斗解剖中，还发现了更进一步的变异。这些变异不改变心内的解剖，并且对于外科的意义相对较小。比如在完全性转位中，主动脉通常在前方和右侧（图 8-60），然而与已经展示过的一样，主动脉也许还会在前方和左侧。当心房腔为镜像性时，主动脉在前方和左侧是一种规律（图8-44），当通常性心房构型时，也有可能遇到左侧的和位置颠倒的主动脉（图 8-43）。甚至在更加罕见的病例，主动脉可以在肺动脉干的后方和右侧（图 8-61）。这些不同的关系不改变基本的解剖。这些现象确实显示出为何不建议用术语 d– 转位作为统一的术语，因为用 d– 转位描述通常性心房构型而主动脉在左侧的患者时，意义是很小的。

从这些不期而遇的动脉关系引出一些相关病变

的线索。当主动脉在左侧而又合并通常性心房构型时，任何共存的室间隔缺损常常是双动脉下和近动脉性的。这种构型可以方便地将主动脉直接与左心室连接。当主动脉在后方并且动脉干之间的关系正常时，通常存在肺动脉下漏斗，伴随主动脉瓣叶与二尖瓣前叶形成纤维连续，并且主动脉瓣叶穿过膜周性室间隔缺损的顶部。这种不常见的解剖能够为最初诊断和随后的手术制造困难。漏斗自身的形态变异不大可能引起问题。预期的在右心室内的主动脉下肌性漏斗，最常伴随左心室内的肺动脉瓣叶和二尖瓣叶之间的纤维连续。在两心室内均存在完整的肌性漏斗是罕见的（图 8-62）。更罕见的是，与前文描述的一样，也许会存在肺动脉下漏斗合并主动脉瓣叶和二尖瓣叶之间的连续，尤其是当连接不一致的主动脉位于后方时。

目前在转位患者中，冠状动脉的形态是最具有外科重要性的特征。这是因为患者普遍接受动脉调转手术作为外科治疗的选择。这种手术包括横断升

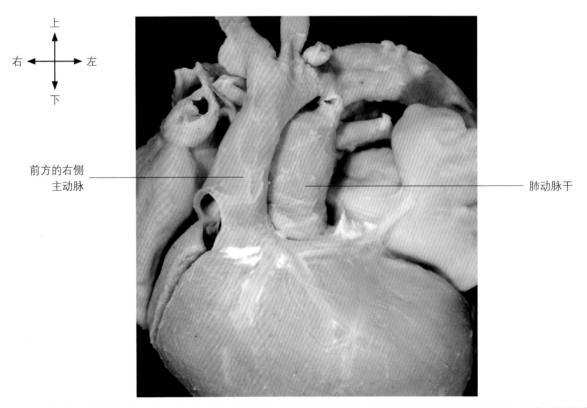

前方的右侧主动脉　　　　　　　　　　　　　　　　　　　　　　　　　　　　　　　肺动脉干

图 8-60　这颗心脏以解剖学方位，展示在转位条件下主动脉的通常关系，称作在肺动脉干前方和右侧。注意两根动脉干平行的构型，延伸进入纵隔

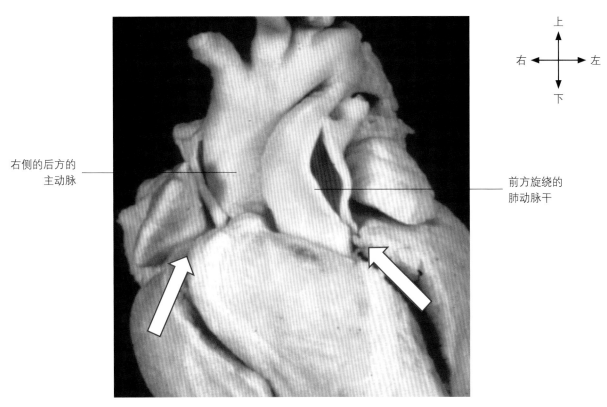

右侧的后方的
主动脉

前方旋绕的
肺动脉干

上
右 左
下

图 8-61 这例转位的标本以解剖学方位从前方展示，主动脉相对位于肺动脉干的后方和右侧，两根动脉干之间相互旋绕。
这是通常的两根动脉干之间的关系，但是仍然存在不一致性心室动脉连接。箭头标明右心室支持主动脉，而左心室
发出肺动脉干

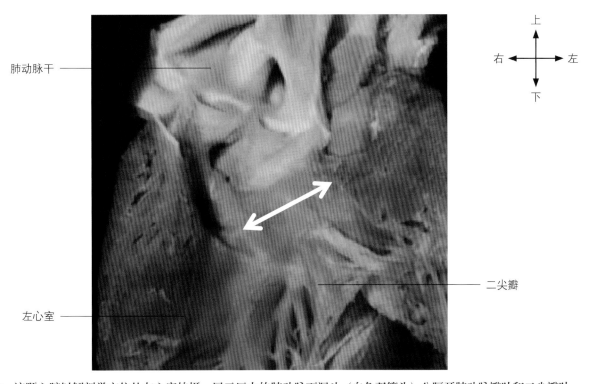

肺动脉干

二尖瓣

左心室

上
右 左
下

图 8-62 这颗心脏以解剖学方位从左心室拍摄，展示巨大的肺动脉下漏斗（白色双箭头）分隔开肺动脉瓣叶和二尖瓣叶

主动脉和肺动脉干，并且将它们重新与对应的形态学心室连接。冠状动脉从与肺动脉干毗邻的主动脉窦发出（图 8-63），是有意义的形态学特征，目前对此的报告无一例外。因此外科医师进行动脉调转时，要求转移冠状动脉的源头，横越过相对最短的距离（图 8-64）。这个要求对于主动脉干与肺动脉干的任何关系都适用。

尽管如此，主动脉干和肺动脉干之间的多变关系为命名主动脉窦及命名冠状动脉的源头制造了难题。试图区分每一种模式确实困难得让人望而却步[31]，而使用简单的罗马字母编号[32] 显然是削足适履。由来自 Leiden 的团队建议[33]，以观察者的角度，从主动脉的无毗邻窦内看向肺动脉干，是命名主动脉窦的最佳方案（图 8-65）。这样一个窦总是在观察者的右手侧，称为 1 号窦；另一个窦在左手侧，称为 2 号窦。三根主要的冠状动脉可能从这些窦中的任何一个窦起源，只有 8 种潜在的冠状窦起源模式，包括两根冠状动脉从同一个主动脉窦起源的构型（图 8-66）。目前在转位的条件下可以观

察到的只有 7 种[34]。在调转手术中，转移冠状动脉能够向冠状动脉自身相对于血管蒂的异位路径让步（图 8-67），尽管这类变异可以被适当的外科技术克服。冠状动脉从横越过瓣膜的接合起源，在动脉壁内部的路径（图 8-66），或者由于冠状动脉的高外源头，冠状动脉血管穿过主动脉壁（图 8-68 和图 8-69），均能产生更严重的问题，但这些解剖变异依然能用合适的外科技术解决。窦房结动脉的源头可能十分接近其中一根冠状动脉的源头，而这根冠状动脉从主动脉窦起源，窦房结动脉还可以独自分开地从主动脉窦起源。还要注意主动脉瓣和肺动脉瓣的接合之间的错误对位（图 8-70）[35]。对于所有这些解剖变异，现在外科医师仍有可能进行动脉调转手术，并且取得巨大的成功。

先天性矫正性转位

我们将不一致性房室连接和不一致性心室动脉连接的组合描述为先天性矫正性转位（congenitally

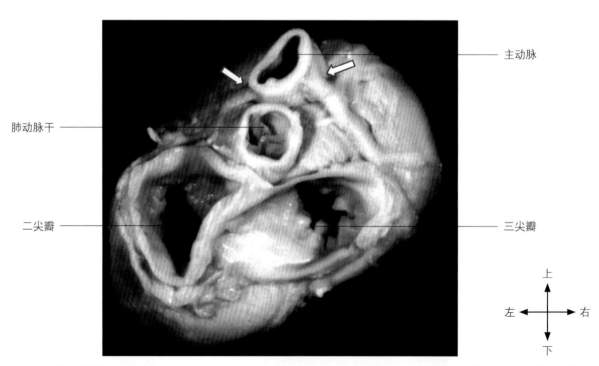

图 8-63　这颗心脏以解剖学方位从上方的短轴视角观察，心房肌和动脉干已经被去除。心室动脉连接是不一致性的。该切面展示两根冠状动脉（箭头）如何从两个与肺动脉干毗邻的主动脉窦起源

左
上 ← → 下
右

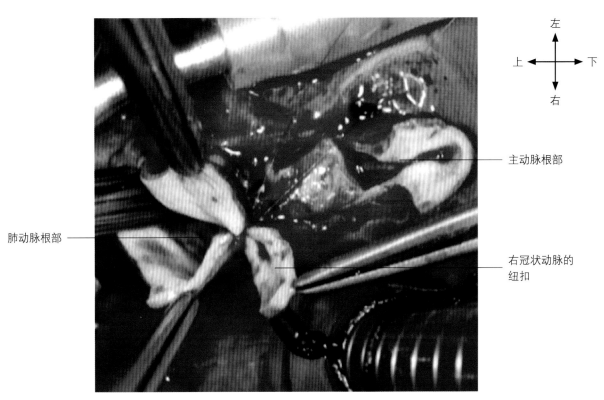

主动脉根部

肺动脉根部

右冠状动脉的
纽扣

图 8-64　此图在手术室拍摄，展示在动脉调转手术中，要求在短距离内转移一个支持冠状动脉的纽扣，从以前的主动脉根部到以前的肺动脉根部

上
后 ← → 前
下

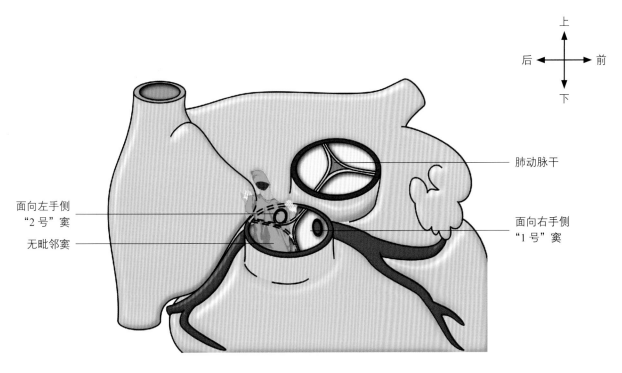

肺动脉干

面向左手侧
"2号"窦

无毗邻窦

面向右手侧
"1号"窦

图 8-65　此示意图展示两个面向肺动脉干的主动脉窦如何总是能被准确地描述为外科医师的左手侧和右手侧，当外科医师站在主动脉的无毗邻窦内向肺动脉干观察时，无论两动脉干之间的关系如何，常规来说，右手侧的窦被描述为 1 号窦，而左手侧的窦被描述为 2 号窦

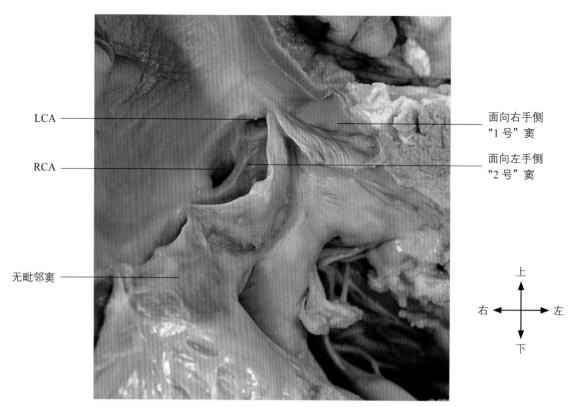

LCA

RCA

面向右手侧"1号"窦

面向左手侧"2号"窦

无毗邻窦

上

右 ← → 左

下

图 8-66　这颗心脏来自一名转位患者，主动脉根部已经被打开，从前方视角观察。两根冠状动脉均面向左手侧窦，或者 2 号窦。注意左冠状动脉（LCA）主干有一段壁内路径延伸向左房室沟和室间沟。RCA，右冠状动脉

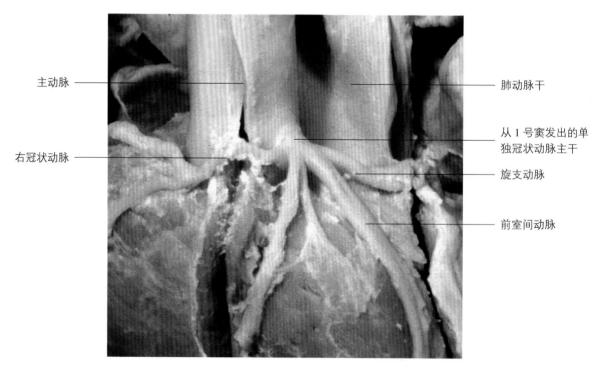

主动脉

肺动脉干

右冠状动脉

从 1 号窦发出的单独冠状动脉主干

旋支动脉

前室间动脉

图 8-67　这颗心脏以解剖学方位从前方拍摄，左冠状动脉和右冠状动脉从一根单独的血管发出，右冠状动脉和旋支动脉从血管蒂前方经过

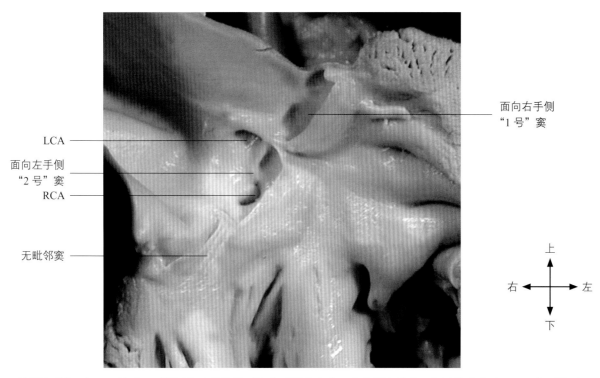

图 8-68 这颗心脏如图 8-56 所示，两根冠状动脉均从面向左手侧窦发出。在这颗心脏中，左冠状动脉（LCA）主干的开口位于窦管交界的上方。一旦离开主动脉根部，左冠状动脉在两根大动脉之间以壁内的方式走行（图 8-69）。RCA，右冠状动脉

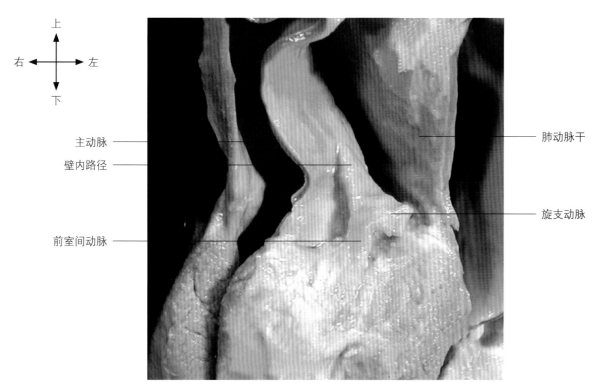

图 8-69 图 8-68 中的心脏从左侧拍摄，展示左冠状动脉主干在向心脏的前表面走行时，埋藏于主动脉的壁内，此处它分为旋支和前室间支

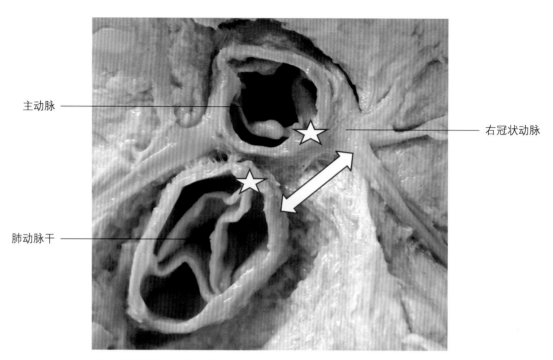

主动脉

右冠状动脉

肺动脉干

图 8-70　这颗转位的心脏从心房侧拍摄，心房肌和两根动脉干已经被去除。存在主动脉瓣叶和肺动脉瓣叶之间对合区域的错位（五角星）。由于这样的错位，转移右冠状动脉的距离增加了（双箭头）

corrected transposition）（图 8-71）。当以这种形式定义时，先天性矫正性转位的整体能够与正常位置或者镜像位置的两心房腔共存（图 8-72～图 8-74），与转位自身一样（图 8-42）。此外与转位一样，当存在心耳异构时，矫正性转位不能存在，尽管具有心耳异构的心脏可能具有左手性心室局部解剖，与不一致性心室动脉连接有关。

矫正性转位的复杂性反映的事实是，合并通常性心房构型，肌性室间隔的入口部与房间隔之间对位不良。这两种间隔结构在房室交点呈直线，但是当向前追溯时，它们明显偏离。这形成了一个缺口，从形态学左心室发出的肺动脉下流出道楔入这个缺口中（图 8-75）。这种构型说明了房室传导组织不正常排布是先天性矫正性转位最重要的外科方面的异常特征[36]。因为间隔对位不良，不可能存在正常的房室结，位于 Koch 三角的顶端，穿透过纤维性房室交界并且与心室传导组织接触。取而代之的是一个异位的房室结，位于前外侧（图 8-76），与双入口性左心室一样（图 8-14），发出穿透的房室束。房室束穿透过绝缘的房室交界的平面，到达

肺动脉瓣叶和二尖瓣叶之间的纤维连续的外侧。之后长的无分支束围绕着肺动脉下流出道的前方 1/4 象限走行，穿过特征性的形态学左心室前部凹陷，之后下降到肌性室间隔（图 8-77）。房室束分支后，扇形样的左束支分布在右侧的形态学左心室，而索样的右束支穿透过间隔到达左侧的形态学右心室[36]。连接不一致的主动脉从这个形态学右心室发出，往往在完全肌性的漏斗之上，并且这根主动脉通常位于左侧（图 8-78）。当在镜像性变异中发生先天性矫正性转位时，却存在主动脉位于前方和右侧的规律（图 8-74）。这是为什么用 d- 转位作为常规转位的术语不尽理想的另一个原因。

当先天性矫正性转位不与其他任何异常共存时，血液循环是正常的。这种情况十分例外。通常可以发现三种相关病变中的一种或多种，它们分别是室间隔缺损、肺动脉狭窄和左侧房室瓣异常[37]。这些相关的病变需要外科治疗。

室间隔缺损出现在超过 3/4 的患者中。这些室间隔缺损也许是膜周性、肌性或双动脉下和近动脉性的（图 8-79），室间隔缺损的种类与一致性房室

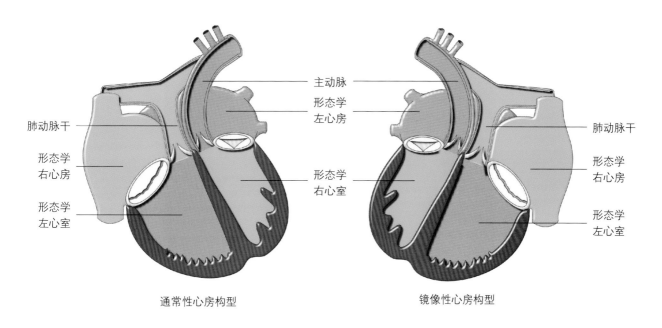

肺动脉干

形态学
右心房

形态学
左心室

主动脉

形态学
左心房

形态学
右心室

肺动脉干

形态学
右心房

形态学
左心室

通常性心房构型　　　　　　　　　　　　　镜像性心房构型

图 8-71　此示意图展示不一致性房室连接和不一致性心室动脉连接的节段组合，形成的病变最好描述为先天性矫正性转位。
如图所示，这种构型可以在通常性和镜像性变异中发现

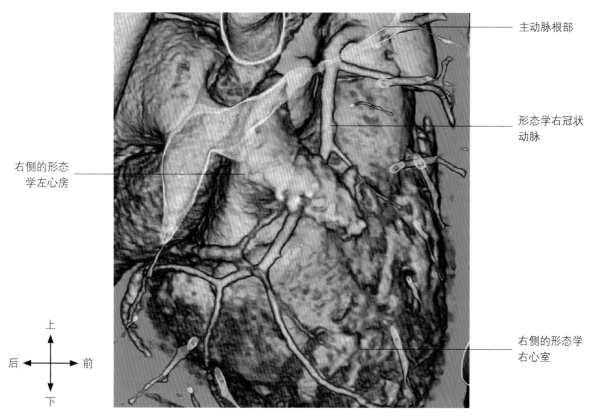

主动脉根部

形态学右冠状
动脉

右侧的形态
学左心房

上

后　　前

下

右侧的形态
学右心室

图 8-72　CT 血管造影重建，从右侧视角显示右侧的形态学左心房与右侧的形态学右心室连接。右侧的形态学右心室支持
主动脉。这是在镜像性器官构型中的先天性矫正性转位

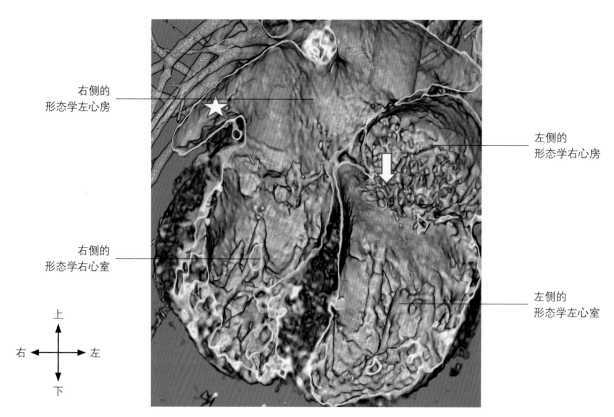

右侧的
形态学左心房

左侧的
形态学右心房

右侧的
形态学右心室

左侧的
形态学左心室

上
右 ← → 左
下

图 8-73   此图通过计算机血管断层造影数据显示图 8-72 的四腔心切面。右侧心耳的狭窄颈部（五角星）显示这一侧的心房具有左侧形态，而另一个心耳具有延伸至房室交点的梳状肌（白色箭头），证明这一侧的心房是位于左侧位置的形态学右心房。心尖小梁的特性证明了两个心房腔与各自不对应的形态学心室连接

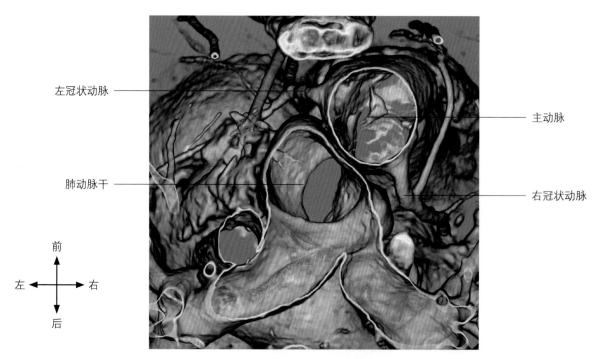

左冠状动脉

主动脉

肺动脉干

右冠状动脉

前
左 ← → 右
后

图 8-74   通过计算机血管断层造影数据展示图 8-72 和图 8-73 中的短轴切面，显示主动脉相对于肺动脉干位于右侧和前方。这表明 d- 转位也可以是矫正性的。注意正常位置的冠状动脉，因为右手性心室局部解剖是矫正性转位这种节段性组合的特征

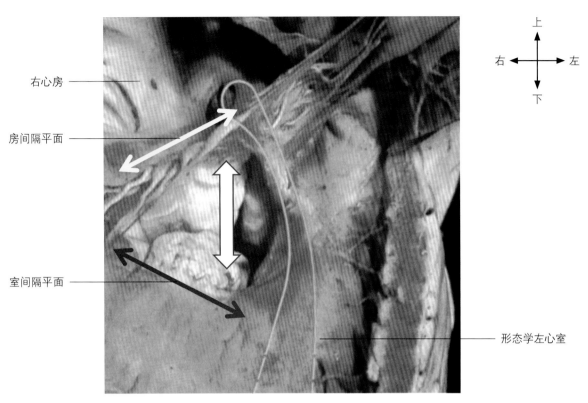

图 8-75　这是先天性矫正性转位的标本，以解剖学方位从形态学左心室的视角拍摄，展示房间隔结构（黄色双箭头）和室间隔结构（红色双箭头）之间对位不良，肺动脉下流出道楔入这个缺口内（白色双箭头）。房室传导轴的位置由绿色环标明（感谢阿姆斯特丹大学 Anton Becker 教授授权使用）

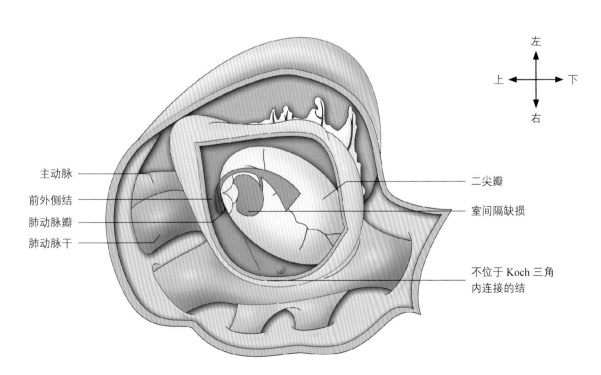

图 8-76　此示意图展示在先天性转位中形态学二尖瓣视角，与外科医师通过右心房切开术看到的一致。房室结和房室传导轴已经被标明成红色。这里存在膜周性室间隔缺损

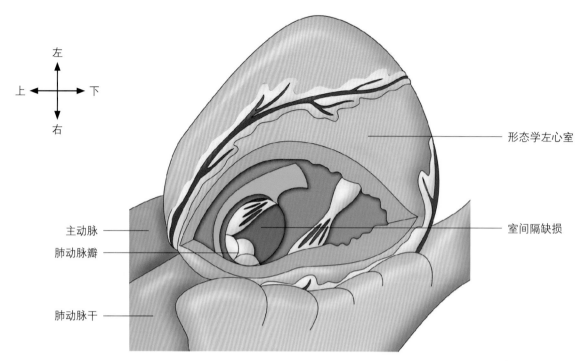

左
上 ←→ 下
右

形态学左心室

主动脉

肺动脉瓣

室间隔缺损

肺动脉干

图 8-77 此示意图展示在先天性矫正性转位中膜周性室间隔缺损的视角。与外科医师通过右侧的形态学左心室的常规切口观察到的一致。传导轴的路径已经被标明成绿色

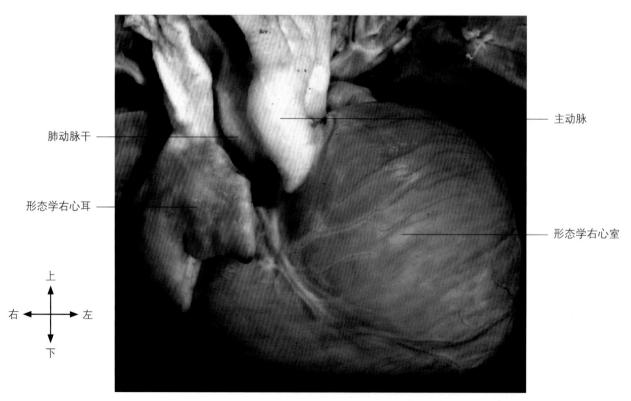

肺动脉干

主动脉

形态学右心耳

形态学右心室

上
右 ←→ 左
下

图 8-78 这例标本以解剖学方位从前方拍摄，展示在一例先天性矫正性转位中，相对于肺动脉，主动脉通常位于左侧的位置

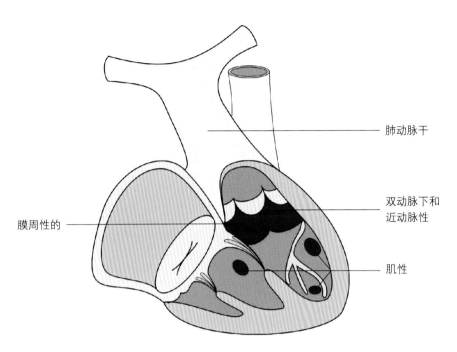

肺动脉干

双动脉下和
近动脉性

膜周性的

肌性

图 8-79　此示意图展示，在先天性矫正性转位中室间隔缺损可以是膜周性、肌性或者是双动脉下和近动脉性的，与正常的
心脏相似。在先天性矫正性转位中，传导轴相对于缺损的路径却极度异常，传导轴以黄色标明

连接患者的一样。室间隔缺损的类型通常是膜周性
的，在两心室的流入部之间开口。因为肺动脉瓣楔
入的位置，肺动脉干倾向于跨越缺损（图 8-80）。
从右心房观察，室间隔缺损被右侧的形态学二尖瓣
叶之间对合区域上方末端遮盖（图 8-81）。关闭室
间隔缺损时，必须回想起异常位置的房室结和非分
支房室束。房室束从异位的前外侧结发出，穿透过
肺动脉瓣叶和二尖瓣叶的连续区域，然后围绕肺动
脉下流出道，下降到缺损的前上外沿（图 8-77）。

关闭室间隔缺损而又不损伤传导系统，在左
侧的形态学右心室面设置缝线是最安全的（图
8-82）[38]。虽然室间隔缺损的大部分在两心室的入
口之间开口，但是室间隔缺损可以延伸成为双动
脉下和近动脉性的。这时，结合的主动脉瓣叶与
肺动脉瓣叶是这种室间隔缺损的顶部（图 8-83）。
当室间隔缺损是膜周性或近动脉性时，传导组织
依然位于前方的位置。但是在一些患者中，在肺
动脉瓣叶和二尖瓣叶之间可能存在肌性下外缘。
这时传导组织仍然有可能相对位于缺损的前上方。
类似的病例已经在存在膜周性缺损和肌性出口缺

损的患者中观察到了。传导轴沿着这些心室之间
的肌肉条下降。

当转位是先天性矫正性时，任何形成左心室流
出道梗阻的病变将会引起肺动脉狭窄（图 8-84），
与转位一样。孤立性的瓣性狭窄是罕见的，但是
瓣性狭窄常常与瓣下梗阻性病变共存。在瓣下梗阻
性病变这方面，纤维组织赘生物尤其有意义（图
8-85）。还会遇到纤维性隔膜病变（图 8-86）或者
肌性梗阻[39]。对于所有这些狭窄类型，围绕流出道
的前 1/4 象限走行的无分支束是最重要的考虑。除
了组织赘生物，这种关系使切除各类病变变得十分
困难。放置管道也许是最安全的方式，这样避免了
术后传导阻滞。

Ebstein 畸形最常影响左侧的形态学三尖瓣，涉
及隔叶和壁叶，这些瓣叶向下方移位（图 8-87）。
只有心室的入口部扩张和变薄是罕见的，而这些
异常在一致性房室连接的 Ebstein 畸形中常常发生。
置换瓣膜是有必要的，传导组织位于右侧的房室交
界，不在危险区域内。

拉紧装置的骑跨和瓣口的跨越是另一种异常，

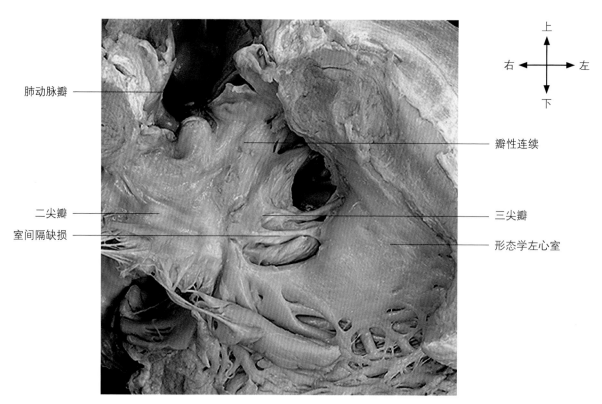

肺动脉瓣

瓣性连续

二尖瓣

三尖瓣

室间隔缺损

形态学左心室

上
右 ← → 左
下

图 8-80 这例先天性矫正性转位标本以解剖学方位从前方拍摄，展示膜周性室间隔缺损的关系，它在形态学左心室的入口内开口

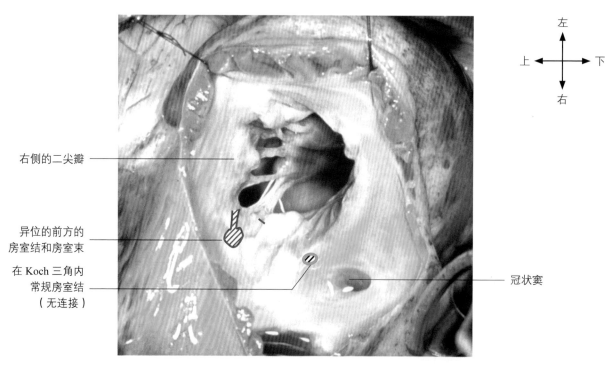

左
上 ← → 下
右

右侧的二尖瓣

异位的前方的房室结和房室束

在 Koch 三角内常规房室结（无连接）

冠状窦

图 8-81 此图在手术室拍摄，展示先天性矫正性转位中膜周性入口性室间隔缺损，与外科医师通过右侧的形态学二尖瓣观察到的一致，表明缺损和肺动脉下流出道如何被遮在瓣的前隔侧接合的后方。阴影区域标明连接和无连接的房室结（感谢纽约哥伦比亚大学 Jan Quaegebeur 博士授权使用）

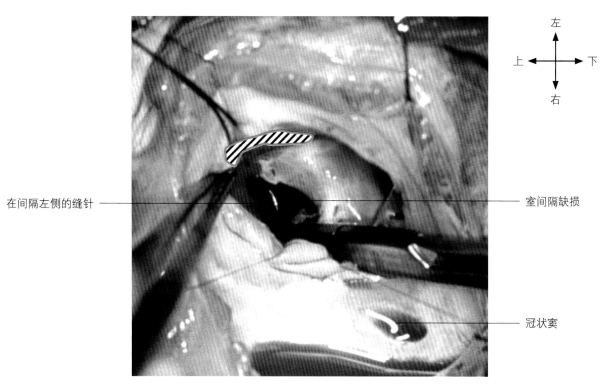

左
上 ← → 下
右

在间隔左侧的缝针 —

— 室间隔缺损

— 冠状窦

图 8-82 这是图 8-81 中患者的更近的视角，展示如何可以通过在缺损的形态学右心室面放置缝线而避开传导组织轴（阴影区域），这个形态学右心室面位于左侧，这名患者具有通常性心房构型（感谢纽约哥伦比亚大学 Jan Quaegebeur 博士授权使用）

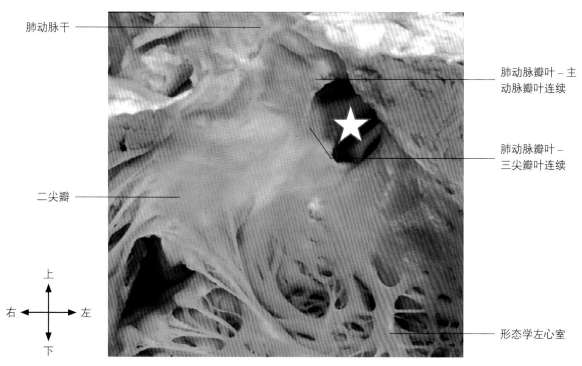

肺动脉干 —

— 肺动脉瓣叶 – 主动脉瓣叶连续

— 肺动脉瓣叶 – 三尖瓣叶连续

二尖瓣 —

上
右 ← → 左
下

— 形态学左心室

图 8-83 这例标本以解剖学方位观察，展示膜周性室间隔缺损（五角星）延伸成为双动脉下和近动脉性。缺损的顶部由主动脉瓣叶和肺动脉瓣叶之间的纤维连续形成

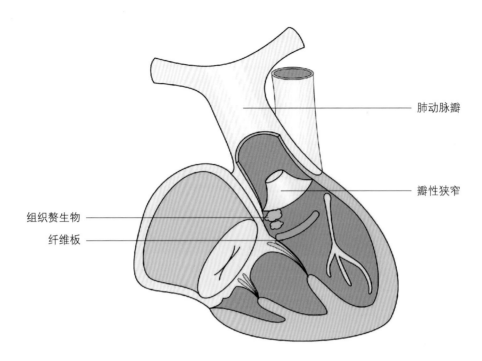

图 8-84 此示意图展示在先天性矫正性转位中可以形成肺动脉下梗阻的病变。注意前方位置的传导轴，传导轴以黄色标明。与转位一样，在一致性心室动脉连接的条件下，相同的梗阻性病变形成主动脉下梗阻

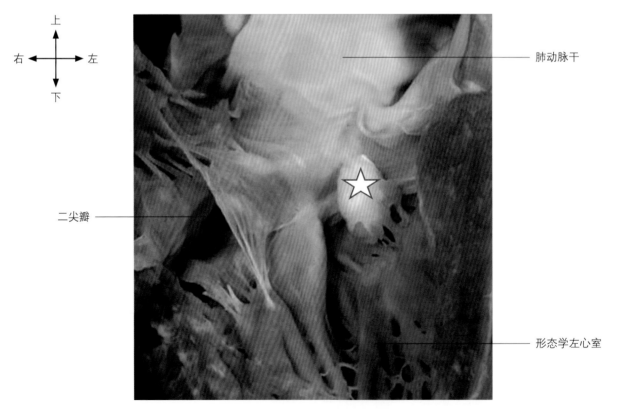

图 8-85 这例标本以解剖学方位从形态学左心室视角拍摄，展示纤维组织赘生物（五角星）来源于左侧的形态学三尖瓣的隔叶，疝入肺动脉下流出道内

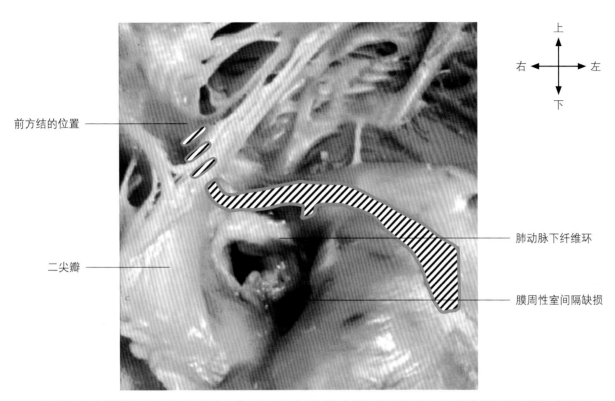

图 8-86 这例标本以解剖学方位通过形态学左心室观察，存在膜周性室间隔缺损的情况下，纤维板形成肺动脉下梗阻。房室传导组织轴的位置已经被标明成阴影区域

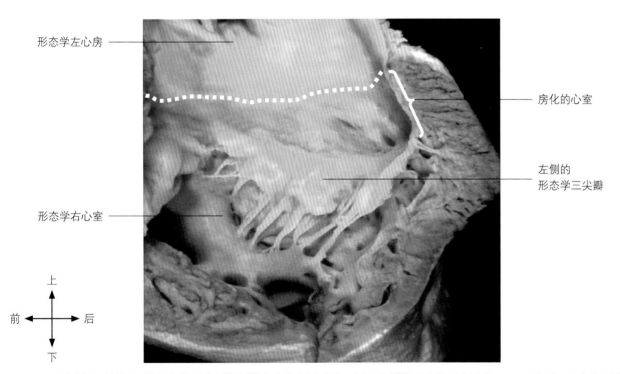

图 8-87 这例先天性矫正性转位的标本以解剖学方位从左侧观察，展示左侧的形态学三尖瓣的 Ebstein 畸形。不存在形态学右心室入口部的变薄的肌肉组织。白色点线标明房室交界的位置

它们不仅有可能影响左侧瓣膜，而且有可能影响右侧瓣膜[40]（图 8-88）。这些异常确实不改变传导组织从前外侧的房室结起源，但是会明显增加外科风险。确实在出现房室瓣的骑跨时，一些外科医师也许选择功能性单心室，而不是双心室。外科矫治对于那些应用双心室矫治的患者，简单地矫治相关病变之后，已经观察到令人失望的结果，因为这些操作使形态学右心室承担体循环。因此，使用所谓的双调转手术（double switch procedure），心房转流与动脉调转组合，是现代矫治缺损的趋势[41]，或者使用心室内隧道与主动脉连接，放置一根管道，从形态学右心室通往肺动脉等[42]。这种方法还有可能同时矫治共存的肺动脉闭锁。

一些不一致性房室连接的患者除了不一致性心室动脉连接以外，还具有其他心室动脉连接的方式。对于从形态学右心室发出的双出口的选择，我们将在下一章讨论，但是我们在这里强调会存在一致性房室连接的患者。当房室连接不一致时，还可以发现有对这种变异性的描述，但是房室传导轴从前外侧的房室结发出，这与先天性矫正性转位描述的一样。尽管如此，在不一致性房室连接和双出口性右心室的患者中，还有可能发现传导组织吊带，沿着肌性室间隔嵴走行，并进入前方通常性的房室结[36]。对于所有房室连接不一致和形态学双出口性右心室的患者，必须牢记传导组织吊带的可能性。

一些患者还具有单一出口，这与不一致性房室连接相关，最常见的原因是肺动脉闭锁（图 8-89）。在这样的情况下，往往存在典型的膜周性室间隔缺损。如果缺损很大，这时与我们讨论过的一样，有可能完成双心室修补，引导形态学左心室通往主动脉，放置从形态学右心室通往肺动脉的管道，并且进行心房转流手术等[42]。但是这种缺损并不总是足够大，允许引导形态学左心室通往主动脉（图 8-90）。如果室间隔缺损是限制性的，必须做出是否能够扩大缺损的决定，或者判断创建 Fontan 循环是否是更好的选择。在这种条件下，房室传导轴位

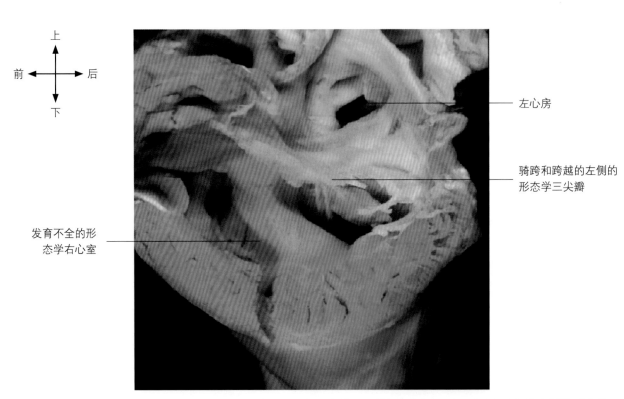

上
前 ← → 后
下

左心房

骑跨和跨越的左侧的形态学三尖瓣

发育不全的形态学右心室

图 8-88 这颗先天性矫正性转位的心脏以解剖学方位从左侧的形态学右心室视角拍摄，展示骑跨和跨越的左侧的形态学三尖瓣。注意形态学右心室的发育不全的特性

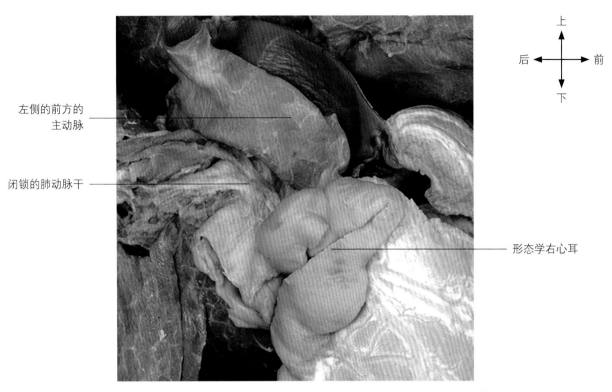

图 8-89　此图展示了心脏的基底。闭锁的肺动脉干相对位于主动脉的后方和右侧。两侧的肺动脉由持续开放的动脉导管供血

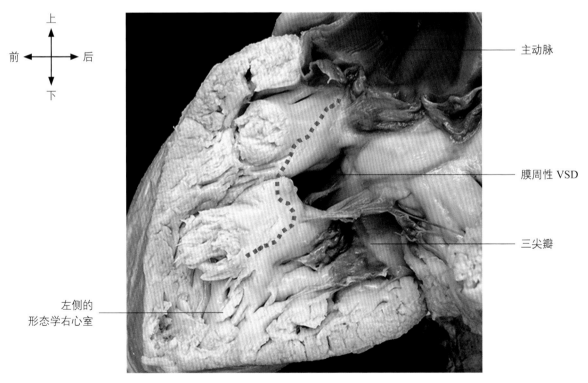

图 8-90　此图展示图 8-89 中所示的心脏左侧的心室。房室连接是一致性的，主动脉由左侧的形态学右心室支持。膜周性室间隔缺损（VSD）是限制性的。红色点线标示房室传导轴的路径，它在室间隔的右侧展开。房室传导轴相对位于缺损的前头侧的位置，使得扩大室间隔缺损变得困难。如果不可行，为了尝试双心室修补而又不造成房室传导阻滞，可以通过建立形态学左心室到主动脉的隧道，再行心房转流术

于前头侧，扩大缺损可能让人望而却步（图 8-90）。极其罕见的是，有可能发现肺动脉闭锁合并完整室间隔并且右侧房室瓣未开口。当从右心房观察时，上述构型的方式与肺动脉闭锁合并完整室间隔很难区分（比较图 8-91 与图 8-31）。通常与肺动脉闭锁合并完整室间隔不同，当房室连接是不一致性的时，形态学右心室必须驱动体循环，这是明显的区别（图 8-92）。主动脉闭锁或者共同动脉干，也有可能发现罕见合并不一致性房室连接。主动脉闭锁或者共同动脉干合并一致性心室动脉连接是更重要的组合。我们将在后文中讨论这种构型更具体的细节。这种组合是做心房转流术的理想情况，因为这类手术重新使形态学左心室承担体循环泵血，这个特征具有明显的外科意义。

双出口性心室

为人熟知的是当分别存在主动脉根部跨越、肺动脉根部跨越时，畸形谱系同时存在于转位和法洛四联症的条件下。当跨越的动脉根部的绝大部分从某个心室发出，并且这个心室还支持着另一个动脉的根部时，如何完美地描述这些畸形谱系中的最后类型，现在仍旧存在争议。对于这个两难的困境，我们主张的处理方法是：当两个动脉根部的绝大部分从相同的心室发出时，那么心室动脉连接就是双出口性的。以这样的定义为基础，我们将双出口性心室定义为无论何时两个动脉瓣周长的一半以上均从相同的心室起源 [43]。在许多患者中，不会出现定义问题，因为两根动脉干不均衡地从某一个心室发出。但是在这样的情况下出现了另一个问题，因为最初考虑的是为了证明诊断双出口性右心室具有正当性，不仅确实双动脉干完全且唯一地需要由右心室支持，而且每一个动脉瓣需要有完全肌性的漏斗或圆锥。但是这种处理不符合形态学的方法，它只是陈述了一种可变异的特征，在这种心室动脉连接的举例中，不应该以另一种自身可变的漏斗形态的特征加以定义。因此，现在接受的是在缺乏双漏斗的情况下双出口性右心室也可能存在 [44]。与我们将

展示的一样，许多心脏确实存在两根动脉干均从右心室发出而且合并动脉瓣叶和房室瓣叶之间的纤维连续。此外，甚至当存在某一根动脉的根部的跨越时，通常对于异常瓣膜的解剖分配也很少有问题，因为异常瓣膜相等地承担两个心腔确实罕见。但是，在某些情形下仍旧难以判断。应该依据从短轴观察到的瓣叶连接做出跨越的动脉根部承接心室的判断，而不是以室间隔长轴的对位不良作为判断的基础（图 8-93）。这是因为心动周期中心脏搏动以长轴视角为基础可能误导命名。这不能改变以短轴为基础的最终判断。50% 规则是区分双出口性和一对一性心室动脉连接的简单、实用的方法。用这样的方法，双出口性心室变得直观，即使是这种畸形甚至不是简单性的情况。

双出口性心室动脉连接，按照前文讨论过的定义，只说明了一种心室动脉连接的解剖构型。因此有这种特征的心脏，能够合并如此广泛结构性变化，这些组合的可能性看上去几乎是无限的。在本部分内容展示的病例是在一致性房室连接的条件下，两根动脉均从右心室发出。在其他房室连接的条件下，建立的法则依然适用：记住，当房室连接是不一致性的或者在异构的条件下左手性局部解剖时，可能有异位的房室结，甚至是双房室结。共存的心室之间交通在双出口中几乎总是出现 [45]。因此，两根大动脉与室间隔内的缺损的解剖关系对于外科医师十分重要。命名心室间的孔又是一件困难的事情。在一对一性心室动脉连接的条件下，在室间隔缺损的患者中，缺损的尾侧空间受到肌性室间隔嵴限制；缺损的头侧空间受到肌性出口间隔的下表面限制（图 8-94，左侧图）。当两根动脉干均由右心室内支持时，肌性出口间隔完全且唯一地是右心室内的结构（图 8-94，右侧图）。相对于通常性的室间隔缺损而言，这个双出口性右心室内的类似的空间平面将是放置补片的部位，在这个部位建立隧道，以便通过隧道，将一根或者其中另一根动脉干引流入左心室内，这是外科医师通常采用的治疗选择——重建双心室循环。但是在双出口性右心室的条件下，这个平面不是通常定义的室间隔缺损，

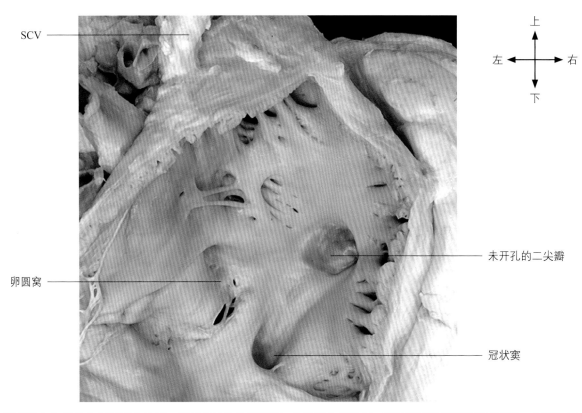

图 8-91　形态学右心房从上方和后方拍摄，展示未开孔的房室瓣。当以孤立视角时，不可能区分瓣膜的形态特性。如图 8-92 所示，但是房室连接是不一致性的，所以这个瓣性隔膜是形态学二尖瓣。SCV，上腔静脉

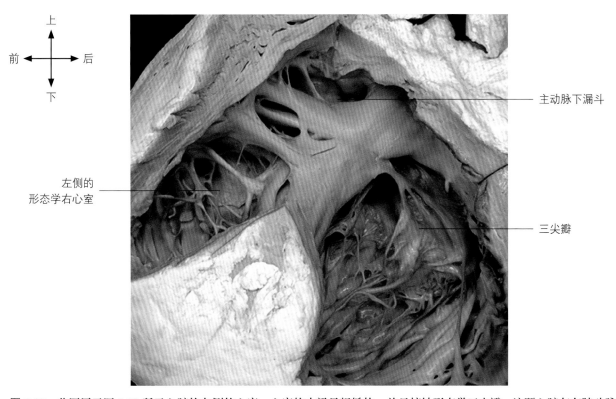

图 8-92　此图展示图 8-91 所示心脏的左侧的心室。心室的小梁是粗糙的，并且接纳形态学三尖瓣。这颗心脏存在肺动脉闭锁合并完整室间隔，但是处于不一致性房室连接和不一致性心室动脉连接的条件下

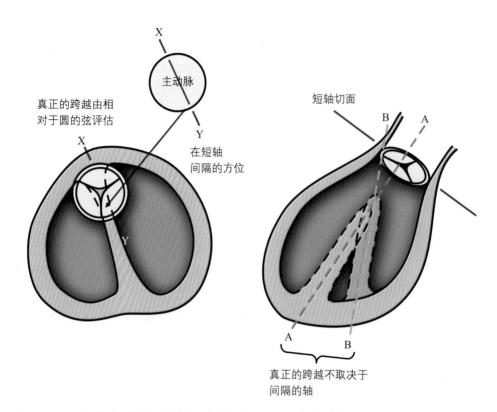

图 8-93   此示意图展示以短轴判断，跨越的动脉瓣如何被指派至它们连接的某个或另一个心室（左侧图），它可以通过评估心室间隔（左侧图的 X-Y）的切线相对于跨越的动脉干的短轴，而不是心室的长轴间隔（右侧图 A-B），其中 A-B 可以随着心脏运动的变化而改变

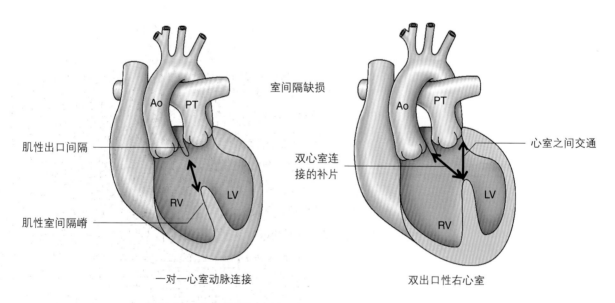

图 8-94   此示意图展示在一致性或不一致性心室动脉连接（一对一连接）中和双出口性右心室中，室间隔缺损的空间平面是显著不同的，两者相反。左侧图显示不一致性心室动脉连接的情况，但是当连接一致时，这个概念被证明是相同的。如右侧图所示，心室间的孔通常地被识别为室间隔缺损比被当作心室之间交通更合适。Ao，主动脉；PT，肺动脉干；LV 和 RV，左心室和右心室

而是离开了左心室，往往被认作表现为室间隔缺损。因此为了避免混淆，我们倾向将这个孔命名为心室之间交通。这种对事实的重新认识，还会帮助外科医师确定特定患者是否具有双出口性心室动脉连接。如果外科医师认为有必要放置补片，以便通过隧道将这个交通引流到主动脉根部，那么这名患者就存在双出口。相反地，如果外科医师认为有可能简单地关闭这个间隔缺损，这名患者具有一致性或者不一致性心室动脉连接。

在从右心室双出口的患者中，两根动脉干之间的关系是另一种变异。许多患者中，主动脉与肺动脉干的相互关系差不多是正常的。因此主动脉瓣位于肺动脉瓣的后方和右侧，并且肺动脉干旋绕着主动脉，延伸至肺动脉干的分叉（图 8-95）。剩余的患者中，两动脉干以平行的形式从心脏的基底发出，与预期的心室动脉连接不一致时相同。在这些两动脉干平行的患者中的大部分，两个动脉瓣是并排的关系（图 8-96）；否则主动脉瓣位于前方。在一小部分病例中，由于肺动脉干增大，主动脉位于后下方。主动脉几乎总是在右侧，但是在少数患者中，主动脉可能相对位于肺动脉干的左侧（图 8-97）。两根动脉干相互旋绕时，心室之间交通几乎通常都是主动脉下的；动脉干以平行形式向纵隔内延伸时，心室之间交通几乎通常都是肺动脉下的。然而这两种特征之间没有直接的关系。因此，为了完成双心室外科修补，总是有必要准确地确定心室之间交通与两个动脉根部之间的关系，以及是否可以通过无梗阻的形式建立隧道，安全地沟通一根或另一根动脉根部。

鉴于这些讨论，已证明需要从两个方面剖析心室之间交通的解剖。第一个有意义的特征是心室之间交通与两根大动脉的距离[45]。第二个特征是关注心室之间交通自身固有的形态。当把这两种方法组合起来时，必须记住当双出口来自右心室，肌性室间隔自身只分隔开心室之间的入口部和心尖小梁部。正如我们已经强调过的一样，出口间隔或者出口间隔的纤维残存，可以从右心室内的两个出口之间找到，并且它们不形成心室之间交通的顶部。

心室之间交通被环抱在间隔外沿小梁或者隔带的两肢之间，除了心室之间交通是非动脉下性的。

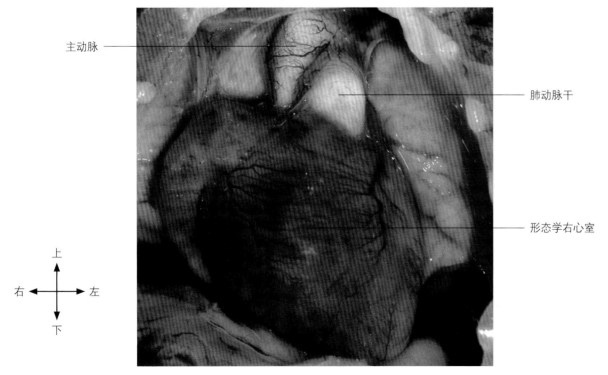

主动脉　　　　　　　　　　　肺动脉干

形态学右心室

上
右 ← → 左
下

图 8-95　这例标本以解剖学方位从前方拍摄，存在从右心室发出的双出口，合并主动脉下心室之间交通。大动脉干以正常旋绕关系离开心脏的基底

上
右 ← → 左
下

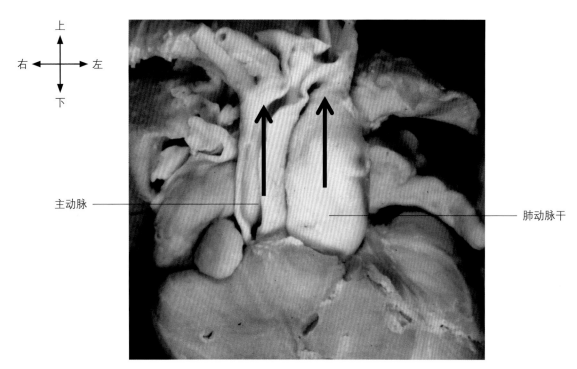

主动脉 ——————   —————— 肺动脉干

图 8-96 这例标本以解剖学方位从前方观察，存在从右心室发出的双出口，心室之间交通是肺动脉下的。动脉干以平行的
形式（黑色箭头）离开心脏的基底（与图 8-95 比较）

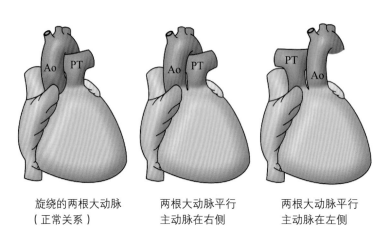

旋绕的两根大动脉　　　两根大动脉平行　　　两根大动脉平行
（正常关系）　　　　　主动脉在右侧　　　　主动脉在左侧

图 8-97 此示意图以解剖学方位绘制，展示具有双出口性右心室心脏的两根动脉干的三种典型方位。两根动脉干之间旋绕
和平行的构型已经如图 8-95 和图 8-96 所示。罕见的变异在右侧图中展示，两根动脉干以平行形式发出，但是主动脉在左侧。
Ao，主动脉；PT，肺动脉干

心室之间交通的其他边界的变异，取决于几个特征。第一个特征是间隔外沿小梁的尾侧肢是否与心室漏斗折叠融合。如果融合，缺损具有一个肌性的下外缘。融合产生的肌性下外缘保护了传导组织轴，这与法洛四联症和转位中的一样（图 8-98）。如果没有发生融合，两侧房室瓣的瓣叶之间存在连续，并且缺损是膜周性的（图 8-99）。第二个特征是心室漏斗折叠的范围。出现形态完好的双侧折叠形成了双侧肌性漏斗，或者双侧圆锥，它们最初被认为是双出口性右心室的定义的一部分或者局部。这个特征的外科意义方面是漏斗使两个动脉瓣移动，离开心室之间交通的外沿一段距离（图 8-100）。甚至在双漏斗的条件下，心室之间交通依然可能仍然是膜周性的，因为可以存在二尖瓣叶和三尖瓣叶之间的

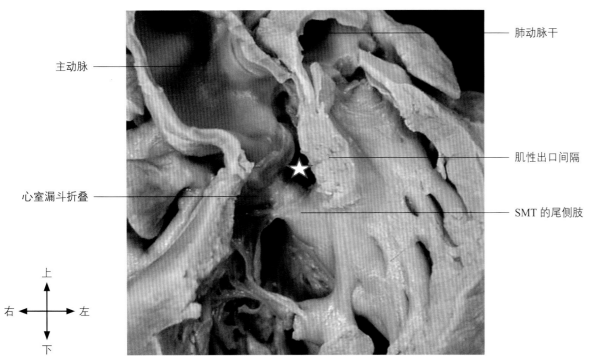

主动脉

心室漏斗折叠

肺动脉干

肌性出口间隔

SMT 的尾侧肢

上
右　左
下

图 8-98　这例标本以解剖学方位从前方展示，心室之间交通（五角星）被间隔外沿小梁（SMT）的两个肢环抱。注意间隔外沿小梁的后尾侧肢与心室漏斗折叠融合，形成肌性扶壁。这个肌性扶壁保护了房室传导轴。在心室之间交通的顶部，存在主动脉瓣叶和二尖瓣叶之间的纤维性连续，所以这个心室之间交通直接与主动脉根部毗邻

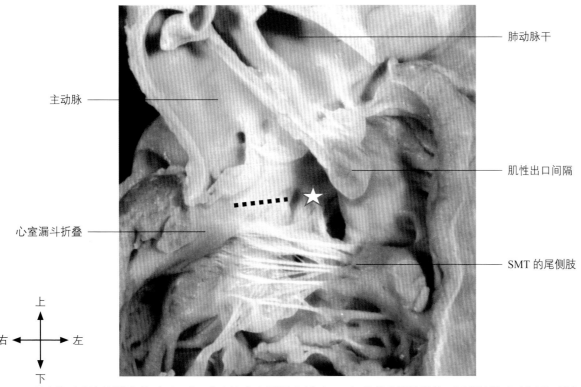

主动脉

心室漏斗折叠

肺动脉干

肌性出口间隔

SMT 的尾侧肢

上
右　左
下

图 8-99　这例标本以解剖学方位展示，出口间隔与间隔外沿小梁（SMT）的前头侧肢附着，因此缺损（五角星）是主动脉下的。在二尖瓣叶和三尖瓣叶之间存在广泛的纤维连续，使这个缺损为膜周性的，但是广泛的连续（黑色点线）还存在于主动脉瓣叶和三尖瓣叶之间，尽管主动脉根部完全且唯一地由右心室支持。这例标本显示心脏能够具有双出口性右心室而没有双侧漏斗

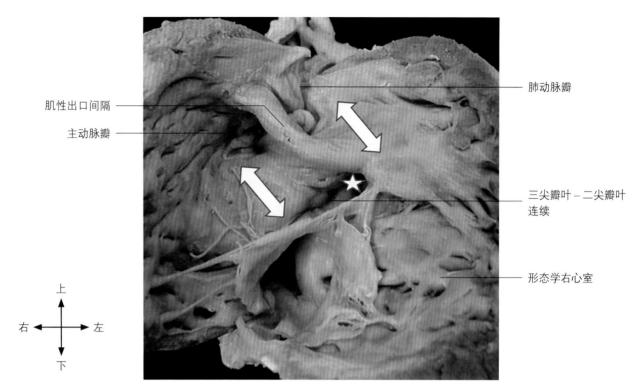

肌性出口间隔 ——

主动脉瓣 ——

—— 肺动脉瓣

—— 三尖瓣叶 - 二尖瓣叶连续

—— 形态学右心室

上
右 ←→ 左
下

图 8-100　这例双出口性右心室标本以解剖学方位观察，展示广阔的主动脉下漏斗，连同长的肺动脉下漏斗（两个双箭头），但是缺损是膜周性的，存在三尖瓣叶和二尖瓣叶之间的纤维连续。心室之间交通（五角星）在间隔外沿小梁的两肢之间，与主动脉下流出道毗邻，但是与主动脉瓣相对较远，因为主动脉下漏斗较长

连续（图 8-100 和图 8-101）。当心室漏斗折叠减弱时，其中一个动脉瓣的瓣叶能与房室瓣形成纤维连续（图 8-99）。

　　肌性出口间隔与其他结构的关系是最后一个特征。当肌性出口间隔被间隔外沿小梁的前侧肢附着，间隔缺损是主动脉下的（图 8-98～图 8-101）。而相反地，肌性出口间隔附着至心室漏斗折叠，或者间隔外沿小梁的后侧肢，间隔缺损位于左侧的大动脉的底下，几乎总是肺动脉干下的（图 8-102）。当出口间隔缺乏时，缺损是双动脉下和近动脉性的（图 8-103）。

　　在这些潜在的变异中，可以从右心室双出口的患者中收集出两组患者。最常见的结构是主动脉瓣位于肺动脉干的后方和右侧（图 8-95），通常合并主动脉下的心室之间交通（图 8-98～图 8-102）。还可能在具有双动脉下和近动脉性缺损中发现这种动脉关系（图 8-103）。第二组是主动脉和肺动脉干平行上升（图 8-96），通常主动脉瓣既可以位于肺动

脉瓣的前方，又可以在并排的位置，并且相对于肺动脉瓣位于右侧，合并的缺损不仅是膜周性或者肌性的，而且可以是肺动脉下的（图 8-102）。这就是Taussig-Bing 变异 [46]。

　　外科医师应该尤其警惕心室之间交通是非动脉下性的 [47]。当间隔缺损是主动脉下、肺动脉下或者双动脉下时，几乎总是有可能在右心室内放置补片，将心室之间交通用通道引流至一个或另一个流出道，这样可达到双心室循环。如果间隔缺损是解剖性非动脉下的，或者心室之间交通与流出道毗邻，但是潜在的矫治性通道被某些结构阻挡，诸如瓣膜拉紧装置等，双心室修补的可能性也许就没有了。当心室之间交通位于两心室的入口之间（图 8-104），或者在共同房室交界的患者中房室间隔缺损的心室部（图 8-105），最常发现解剖性非动脉下缺损。外科医师也许能够克服这些障碍，依然完成双心室修补 [48]。但是在这种情形下，缺损是否是真正的非动脉下性的仍然存在争议（图 8-106）。当缺损被包含

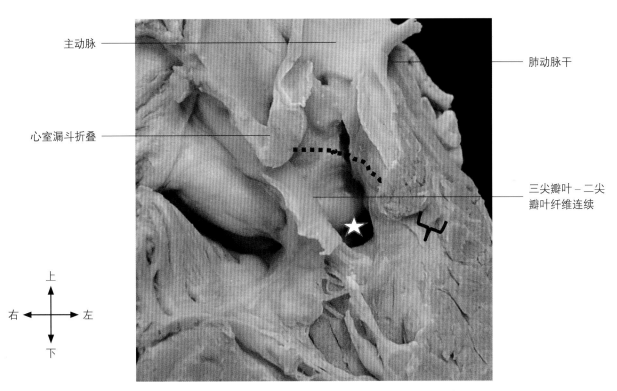

主动脉

心室漏斗折叠

肺动脉干

三尖瓣叶 – 二尖
瓣叶纤维连续

上

右 ← → 左

下

图 8-101　这例标本以解剖学方位观察，三尖瓣叶和二尖瓣叶之间存在广泛的纤维连续，使心室之间交通是膜周性的，尽管存在双侧漏斗（黑色点线）。注意肺动脉下漏斗（黑色括号）的狭窄，因为被挤压在出口间隔和肥厚的间隔腔壁小梁之间。因此，心脏具有典型法洛四联症的表型特征，此外还具有双出口性连接和双侧漏斗。五角星标明心室间交通

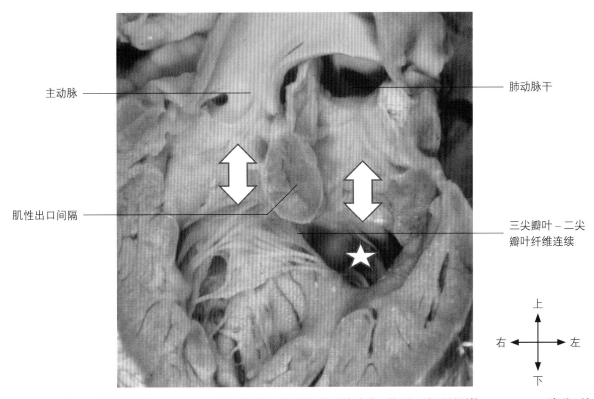

主动脉

肺动脉干

肌性出口间隔

三尖瓣叶 – 二尖
瓣叶纤维连续

上

右 ← → 左

下

图 8-102　这例标本以解剖学方位展示，心室之间交通（五角星）位于肺动脉下位置。这是所谓的 Taussig-Bing 畸形。注意肌性出口间隔附着在心室漏斗折叠的中点，以及双侧漏斗（双箭头）。还存在三尖瓣叶与二尖瓣叶的纤维连续，所以这个心室之间交通是膜周性的

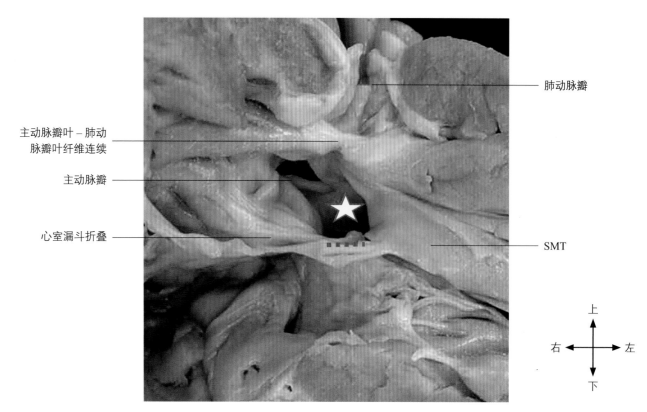

主动脉瓣叶 – 肺动脉瓣叶纤维连续

主动脉瓣

心室漏斗折叠

肺动脉瓣

SMT

上
右 左
下

图 8-103　这例标本以解剖学方位展示，心室之间交通（五角星）是双动脉下和近动脉性的，这是因为肺动脉下肌性漏斗没有形成。存在主动脉瓣叶与二尖瓣叶之间纤维连续，并且还存在主动脉瓣叶和三尖瓣叶之间纤维连续（红色点线）。SMT，间隔外沿小梁

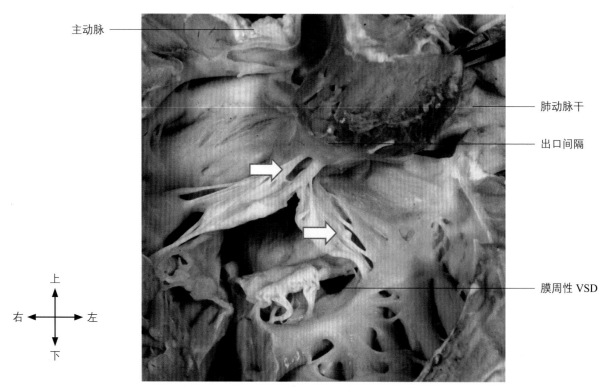

主动脉

肺动脉干

出口间隔

膜周性 VSD

上
右 左
下

图 8-104　这例标本以解剖学方位展示，心室之间交通在两个心室出口之间开口，并且被三尖瓣的隔叶遮蔽。这种特征，伴随腱索附着于肌性出口间隔（箭头），使缺损是非动脉下的。VSD，室间隔缺损

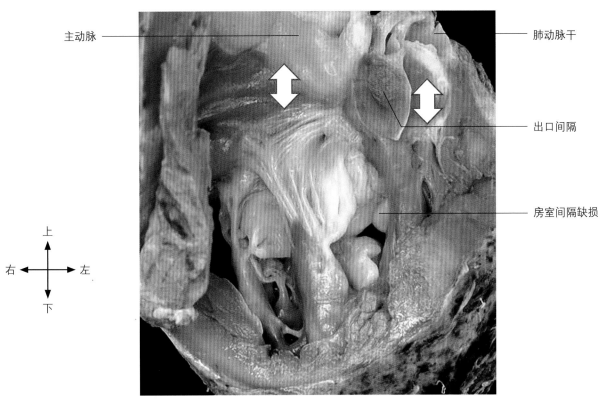

主动脉

肺动脉干

出口间隔

房室间隔缺损

上
右 — 左
下

图 8-105 这例标本具有双出口性右心室和双漏斗（双箭头），以解剖学方位展示共同房室瓣据守共同房室交界。问题是是否可以构建通道，使房室间隔缺损的室性部分通向肺动脉根部。解剖学上，缺损是非动脉下性的

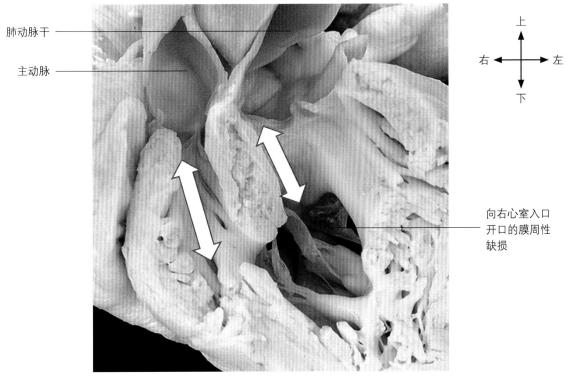

肺动脉干

主动脉

上
右 — 左
下

向右心室入口开口的膜周性缺损

图 8-106 这例标本是双出口性右心室和双漏斗（双箭头），以解剖学方位观察，心室之间交通仍然位于两个心室入口之间（与图 8-105 比较）。但是对于这例标本中的入口性膜周性缺损，从外科修补角度几乎肯定的是在肺动脉下出口下的。在这个例子中，缺损因此最好被描述为肺动脉下，而不是非动脉下

在肌性间隔内，并在右心室入口内开口，缺损就基本是解剖性和外科性非动脉下的了（图 8-107）。

由于双出口性心室动脉连接能与任何其他极端异质性畸形联系在一起，识别这些畸形对于外科医师也非常重要。动脉出口梗阻是目前最常见的畸形集合，诸如漏斗狭窄、瓣膜狭窄、主动脉缩窄或者主动脉弓中断等。当间隔缺损是主动脉下时，肺动脉下漏斗狭窄尤其常见，经常形成法洛四联症形态，甚至在双侧漏斗的条件下（图 8-101）。主动脉缩窄和弓中断，与二尖瓣骑跨一起，常常与 Taussig-Bing 变异相伴[46]。共同房室瓣也会在相当数量的病例中发生。不正常的冠状动脉解剖，包括在壁内的构型，当主动脉在前方或者并列的位置时最常见。这些情况，在进行右心室切开术或动脉调转手术时，需要有特别的考虑。

对于潜在的特定缺损组合的矫治手术，需要外科的剖析和解剖的剖析。而且有可能建立一些基本原则（图 8-108）[49]。出口间隔几乎总是出现的，出口间隔为两动脉瓣和它们之间的关系，以及两动脉瓣与心室之间交通之间的关系提供指引。与前文描述的一样，主动脉下缺损时，出口间隔通常插入间隔外沿小梁的前头侧肢内；而肺动脉下缺损时，出口间隔通常插入心室漏斗折叠或者肌性室间隔的后部。出口间隔总是不含任何重要结构，因此它可以被切除，或者作为设置缝线的安全部位。相反地，心室漏斗折叠不是坚固的肌肉条，必须小心避免这个结构被广泛地剪开或者切除，因为右冠状动脉位于这个折叠内。

了解心室之间交通的类型，将会精确地指引传导组织的排布，这与孤立性室间隔缺损一样。处理肺动脉下流出道梗阻同样需要注意，细节与处理法洛四联症一样。其他心脏畸形将在特定心脏结构的内容中叙述。

目前，讨论以双出口性心室动脉连接为统一特征的心脏，很少注意到双侧漏斗，也许不能被忽视。这是因为，正如我们介绍评价中解释过的，我

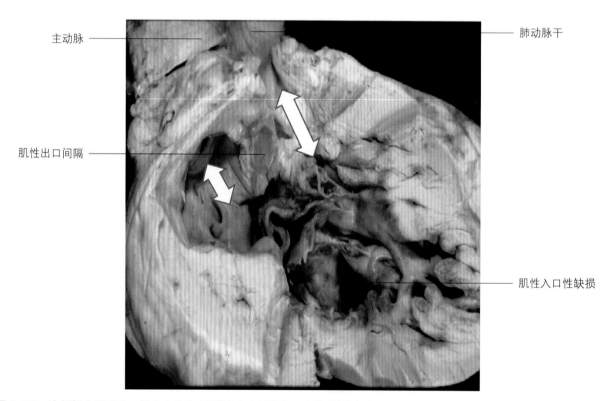

主动脉　肺动脉干　肌性出口间隔　肌性入口性缺损

图 8-107　这例标本是双出口性右心室和双侧漏斗（双箭头），以解剖学方位展示，心室之间交通位于肌性间隔内，并且在右心室入口内开口。这个缺损很明显是非动脉下性的

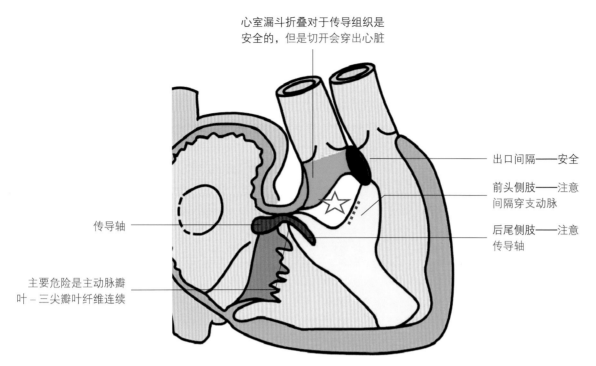

图 8-108 此示意图展示双出口性右心室合并主动脉下心室之间交通，显示流出道的主要部分，展示与每个肌性部分有关的突出的外科特征。传导轴以红色标明，第一间隔穿支动脉以红色点线标明。心室漏斗折叠以绿色标明，出口间隔以蓝色标明，还有间隔外沿小梁以黄色标明

们不用这个特征作为分类的一部分。对于我们，双出口这个术语描绘了一种特殊的心室动脉连接，并且这就是我们已经描述的。目前双侧漏斗肌肉组织的出现或缺乏，简单地取决于心室漏斗折叠是否完全地介于房室瓣叶和主动脉瓣叶之间的铰链中，或者双漏斗自身在某些点减弱，允许纤维连续处于它们之间。当心室动脉连接是其中某一种双出口性时，可以存在任何构型。

来自左心室的双出口比双出口性右心室更加罕见。双出口性左心室能够表现出相似的变异，比如两根动脉干的位置、两根动脉干与心室之间交通的关系等，与我们已经在双出口性右心室中描述过的一样。双出口性左心室能够在任何房室连接中出现，这与双出口性右心室一样。传导组织的排布规律也会相应地改变。

共同动脉干

共同动脉干（common arterial trunk）是指一根

动脉干直接地为体动脉、肺动脉和冠状动脉等供血（图 8-109）[50]。心室动脉交界的共同性是这种病变的表现型特征，这种心室动脉交界由一个共同动脉瓣据守（图 8-110）[51]。以这种方式，这种异常就与其他类型的心室动脉连接区分开，它们也形成从心脏的单一出口，比如单独主动脉干合并肺动脉闭锁、单独肺动脉干合并主动脉闭锁和单独动脉干（solitary arterial trunk）等[52]。共同动脉干的瓣膜表现还要与心脏的巨大主肺动脉窗（aortopulmonary window）区分，这种主肺动脉窗能够有效地形成心包内共同动脉部分。

共同动脉干与主肺动脉窗之间的区别是解剖性的，而共同动脉干与单独动脉干之间的区别更像是语义学的。如果没有可能找到心包内两根肺动脉的任何迹象，我们定义动脉干是单独的而不是共同的[52]。以这样的形式描述，解决了两根肺动脉是否存在，以及它们是否从动脉干发出或者从心脏发出的矛盾（图 8-111）。因此，依据此定义的单独动脉干患者，为肺循环供血的动脉是外

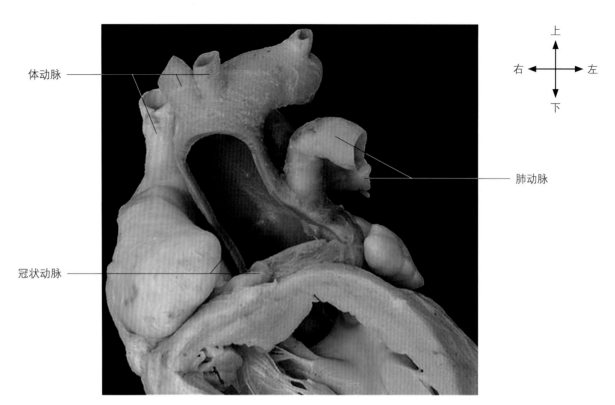

体动脉

肺动脉

冠状动脉

图 8-109   这例标本以解剖学方位展示，表明共同动脉干的本质。一根单独的干从心脏的基底发出，并且直接为体动脉、肺动脉和冠状动脉供血

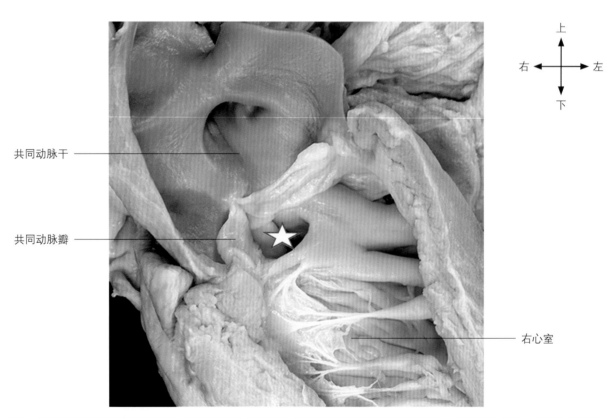

共同动脉干

共同动脉瓣

右心室

图 8-110   这例标本以解剖学方位拍摄，展示共同性心室动脉交界是共同动脉干的表型特征。在这颗心脏里，共同心室动脉交界由一个三片叶的瓣膜据守。共同干主导地由右心室支持，合并潜在的限制性心室之间交通（五角星）

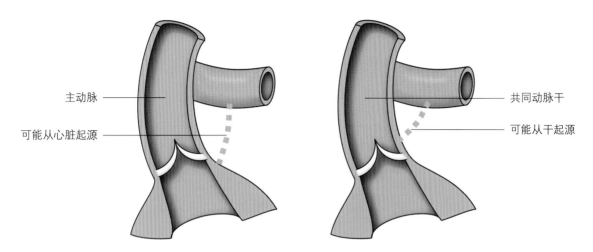

图 8-111　此示意图展示，在缺乏心包内的肺动脉（点线）时，定义动脉干特性的困难。无法得知两根肺动脉是否存在，直接从心脏起源（左侧图），或者从动脉干自身起源（右侧图）。如果两根肺动脉来源于心脏，开放的动脉干将会是主动脉。动脉干自身最初发出闭锁的肺动脉，这根动脉干最初将会是共同干。因此在这种情况下，最好简单地描述动脉干为单独的结构

科治疗的关键。这样的患者最好被当作与法洛四联症合并肺动脉闭锁一样（图 7-159）。

共同动脉干的解剖特征强调了外科治疗的选择和能否取得预期效果，这些解剖特征分别是共同动脉干与心室质的连接、共同动脉干瓣膜的状态、心室之间交通的形态、相关异常的出现和从共同干发出的体循环动脉和肺动脉通道的构型等。共同动脉干这种病变能够与任何房室连接共存，但是除了一致性的连接，发现其他异常非常罕见。共同动脉干自身通常跨越室间隔，差不多相等地承接于左心室和右心室（图 8-112），尽管共同动脉干能够主要地（图 8-110）或者完全且唯一地（图 8-113）从形态学右心室起源。当共同干全部从右心室发出，随之而来的问题是心室之间交通是限制性的。当共同动脉干主要或者完全且唯一地承接于左心室，不会发生上述问题。但是共同动脉干从右心室起源，常常与房室间隔缺损、共同房室交界相关（图 8-114）[53]。这些异常增加了外科治疗的复杂性，因为不仅间隔缺损与动脉干的距离更远，而且共同瓣的左心室部分是三叶的。需要获得功能完好的左侧的瓣膜，这样明显地增加了外科修补的难度。

共同性心室动脉交界是共同动脉干的本质，共同性心室动脉交界的存在是因为发育中的流出道分隔失败[54]。虽然共同干瓣膜完全且唯一地从右心室发出时，可能由完全肌性的漏斗支持（图 8-113），但是更常见的心室之间交通直接是双动脉下的，并且在左心室顶，动脉干瓣叶和二尖瓣叶之间往往存在纤维连续（图 8-115）。当从右心室观察时，间隔缺损被环抱在间隔外沿小梁的两个肢之间。在大多数患者中，间隔外沿小梁的后尾侧肢与心室漏斗折叠融合，形成缺损的肌性后下外缘（图 8-110、图 8-112 和图 8-115）。这种类型的缺损与其他缺损一样，肌性结构为房室传导轴提供加固，避免潜在的手术损伤。更罕见的是，在动脉干瓣和三尖瓣之间可能存在纤维连续。因此这种缺损是膜周性的，在共同瓣与左心室连接时，传导轴在关闭缺损时更容易受到损伤（图 8-116）。决定有必要扩大限制性的心室之间交通时，能够沿着缺损的前上外沿切开（图 8-113）。第二个肌性缺损有时与近动脉性缺损共存。这样的肌性缺损如果出现，必须被识别和关闭。还有的病例被描述为室间隔是完整的。这是因为当心脏舒张时，动脉干瓣叶在室间隔嵴上关闭了缺损[55]。在这种条件下，当心脏舒张期瓣叶开放时，可便捷地证实存在近动脉性缺损。真正的完整的室间隔有可能性存在，是动脉干完全且唯一地从右心室发出，并且先前存在的心室之间交通自发性关闭。这些具有完整间隔的共同动脉干病例不大可能引起外科关注。

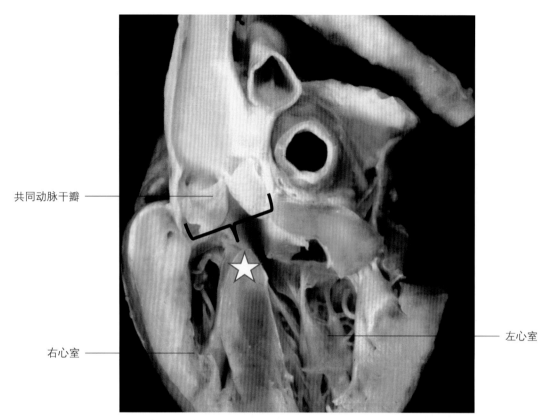

共同动脉干瓣 ——

右心室 ——

—— 左心室

图 8-112　这颗心脏沿着长轴切开，以解剖学方位展示，表明共同动脉干（黑色括号）跨越肌性室间隔嵴（五角星）。在这个例子中，共同干由两个心室平均地承担

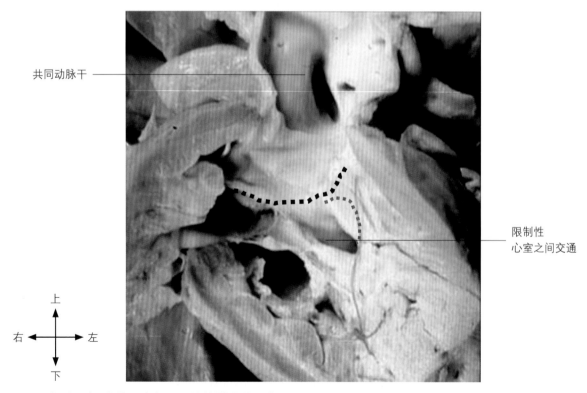

共同动脉干 ——

上
右 ←→ 左
下

—— 限制性
心室之间交通

图 8-113　这颗心脏具有共同动脉干，以解剖学方位观察，共同动脉干完全且唯一地从右心室发出。存在完全性肌性结构的干下漏斗（黑色点线）。心室之间交通是限制性的。如果尝试扩大缺损，切开的安全区域由红色点线标明

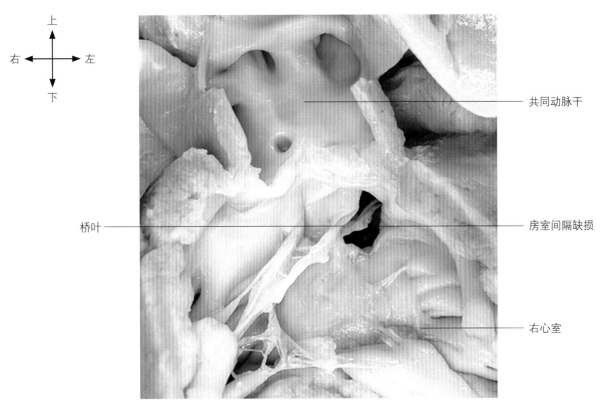

图 8-114　这颗心脏从前方拍摄，右心室已经被打开，共同动脉干完全且唯一地由右心室支持。但是心室之间交通是房室间隔缺损。共同房室瓣的桥叶延伸入左心室内。左房室瓣是三叶的

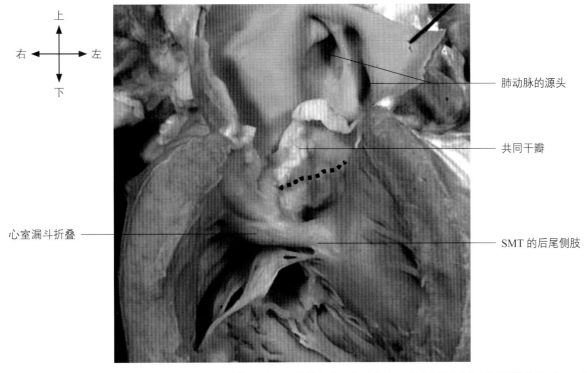

图 8-115　这颗心脏以解剖学方位从右心室观察，共同动脉干跨越心室之间交通，心室漏斗折叠与间隔外沿小梁（SMT）的后尾侧肢融合，形成心室之间交通的肌性后下外缘。肌性外缘保护了房室传导轴。注意在左心室根部共同干的瓣叶和二尖瓣叶之间的纤维连续（黑色点线）

上
右 ← → 左
下

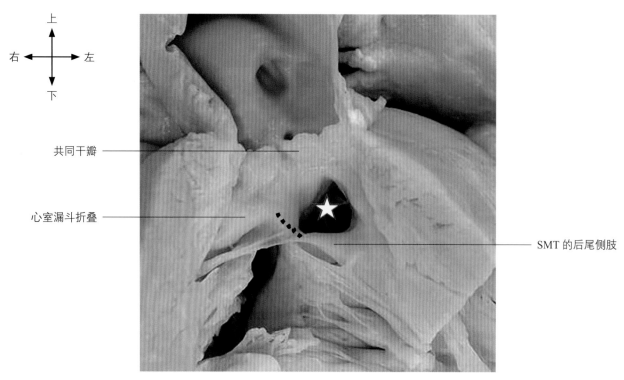

共同干瓣 ——————

心室漏斗折叠 ——————

☆

—————— SMT 的后尾侧肢

图 8-116　这颗心脏具有共同动脉干，以解剖学方位观察，心室之间交通（五角星）是膜周性的，存在共同干的瓣叶和三尖瓣叶之间的纤维连续（黑色点线），因为心室漏斗折叠阻止了间隔外沿小梁（SMT）的后尾侧肢。这里还存在三尖瓣叶和二尖瓣叶之间的纤维连续。在缺损的后下外缘的房室传导轴是危险的

　　用 Rastelli 技术外科修补共同动脉干以后，动脉干瓣事实上已变为主动脉瓣。如果出现瓣膜关闭不全或者狭窄，就相当有意义，这往往反映了瓣叶发育不全（图 8-117）。共同动脉干瓣自身通常具有三片瓣叶（图 8-118）。四叶瓣也相对常见，尽管四片瓣叶的尺寸经常不相等（图 8-119）。在这样的情况下，外科医师也许选择将这种四叶瓣转变成三叶瓣的模式[56]。此外，还可以发现双叶瓣。

　　对于从共同动脉干起源的体、肺循环通道的构型中的变异，当前存在两种分类方式用于描述它们。两种分类均一刀切地使用数字分类。Collett 和 Edwards[50] 的经典研究以两根肺动脉的起源模式为基础，可能最早描述以下情况：两根肺动脉从一段短的汇合的通道发出，从动脉干的左后面直接地、分隔地发出，或者从动脉干任何一侧分隔地发出等。最初的分类还包括第四种类型，但是那些符合这种分类的病例被认作为法洛四联症合并肺动脉闭锁，并且肺动脉由主动脉通向肺的侧支动脉供血。

　　第二种分类由 Van Praagh R 和 Van Praagh S 提出[57]。他们最初以是否存在心室之间交通进行分类。与我们讨论过的一样，极少发现有共同动脉干合并完整的室间隔的患者；因此他们的第一组最有意义。Van Praagh R 和 Van Praagh S 还描述了四种亚型，并且将 Collett 和 Edwards 的前两类归在一起，并保留他们的第三类，作为自己的第二组。Van Praagh R 和 Van Praagh S 处理上最重要的是强调体循环梗阻的病例，将它们识别为第四组，并且还强调了不连续的肺动脉的分隔开的源头的可能性。一根肺动脉由持续开放的动脉导管供血，导管可能会变为韧带，这些例子组成了他们的第三组。但是 Van Praagh R 和 Van Praagh S[57] 还指出，患者的共同动脉干的整体在动脉干自身内，能被划分为相对的主动脉主导和肺动脉主导。注意到了相对的主动脉主导和肺动脉主导，简化了分类和描述[51]，认识到在罕见情况下，也许有可能发现在心包内共同干划分为尺寸相当的主动脉部和肺动脉部。在大多数病例

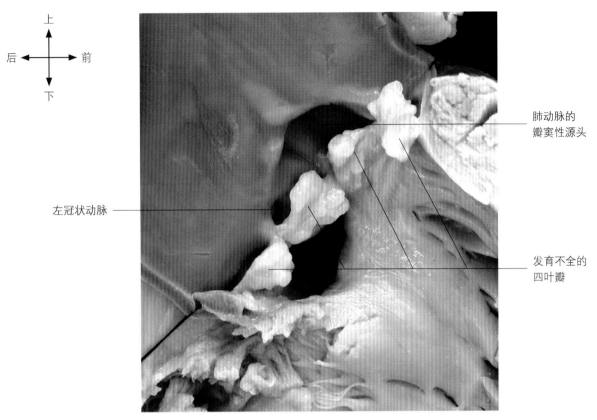

图 8-117　在这颗心脏中，共同动脉干已经从右侧被打开，以解剖学方位展示，两根肺动脉从共同干瓣窦内起源。注意左冠状动脉从相同的瓣窦内起源。共同动脉干瓣发育不全，并且具有四片瓣叶

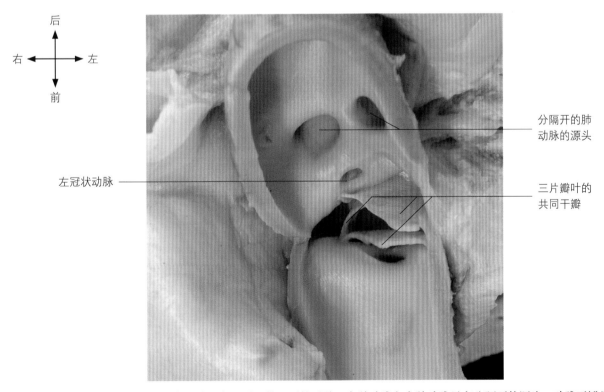

图 8-118　共同动脉干瓣已经从前方被开窗，展示共同干的后壁，左肺动脉和右肺动脉具有分隔开的源头。动脉干瓣具有三片瓣叶。注意左冠状动脉的高处的源头

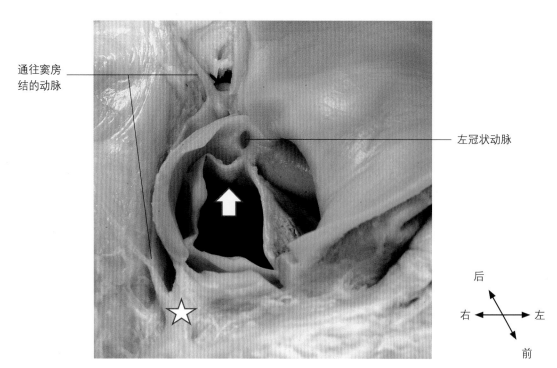

通往窦房
结的动脉

左冠状动脉

后

右　　　左

前

图 8-119 　这是共同动脉干的例子，从右侧开窗，共同干瓣具有四片瓣叶，但是其中一片瓣叶比其他瓣叶小（箭头）。通往
窦房结的动脉从右冠状动脉起源（五角星）。注意左冠状动脉的高处的源头

中，共同干的主动脉组成部分是主导的。两根肺动
脉通常从共同干的左侧部分，彼此毗邻地发出（图
8-120 和图 8-121）。如果存在汇合的肺动脉的部分，
它通常很短（图 8-122 和图 8-123）。两根肺动脉可
能更加偏向前方地发出，往往交叉地穿过它们的源
头处（图 8-124）。更罕见的是，两根肺动脉有可能
从共同动脉干内的瓣窦内发出（图 8-117）[58]，或
者可能从分隔开的主动脉主导的共同动脉干的后部
起源（图 8-118）。在完全性修补时，所有这些形式
都有利于与右心室管道连接。肺动脉主导的共同动
脉干较少见，在主动脉部分发育不全时可以发现，
与主动脉干缩窄或者主动脉弓中断相关（图 8-125
和图 8-126）。在这种肺动脉主导的构型中，两根
肺动脉从共同动脉干的两侧发出，动脉干通过持续
开放的动脉导管延续，为降主动脉供血[51]。但是
两根肺动脉在肺动脉主导时，偶尔能够交叉（图
8-127）。肺动脉主导对于外科矫治可造成更严重的
问题。除了这些病例，以及当两根肺动脉的连续性
中断，其中一根通过动脉导管供血时，很少能找到
持续开放的导管。在导管持续开放病例中，主动脉

部和肺动脉部更加平衡，因为它们在心包腔内划分
共同动脉干。

　　外科医师还应该注意确认冠状动脉的源头[59]。
当动脉干瓣具有四个窦时，冠状动脉往往从左侧的
窦和右侧的窦起源。与最常见的病例一样，共同动
脉干根部的三个窦很少具有统一性。但是冠状动脉
从前方的窦起源不常见[60]。单独冠状动脉常见[59]。
当存在两根冠状动脉时，左冠状动脉经常从窦管交
界的上侧起源，源头的部位偶尔会非常高，并且有
一段经过管壁的路程，穿过动脉干壁（图 8-128）。
左冠状动脉还可能与两根肺动脉的源头距离相对接
近，尤其是两根肺动脉自身从共同动脉干起源时
（图 8-117）。在所有这些条件下，外科医师从共同
动脉干中分隔肺动脉时，如果没有认出冠状动脉，
冠状动脉就会有危险。

一致性心室动脉连接合并平行动脉干

　　具有这种一致性心室动脉连接合并平行动脉
干的组合的心脏，未必具有异常的节段组合，因为
如果房室连接是一致性的，节段的交界将会是正常

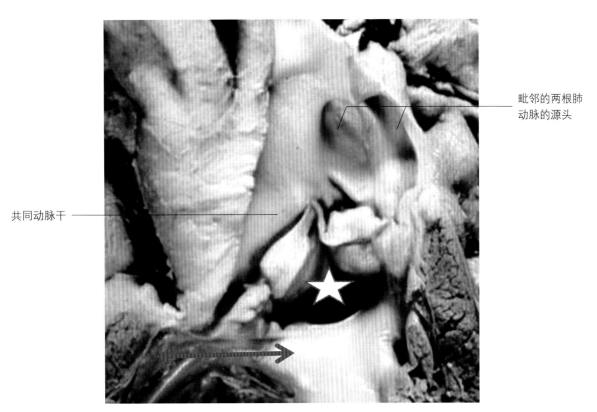

图 8-120　这是共同动脉干的例子，从前方通过右心室打开，两根肺动脉的源头以毗邻的形式，从主动脉主导动脉干的左侧和后部起源。心室之间交通（五角星）具有肌性后下外缘（红色双箭头）

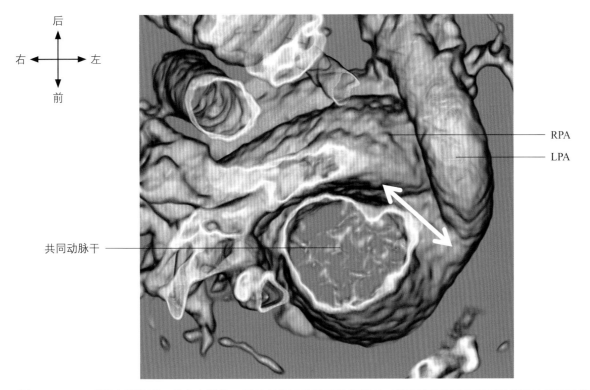

图 8-121　CT 重建血管造影，从上方视角，展示在共同动脉干的条件下，两根肺动脉通常相互毗邻地从共同干的左侧和后部（白色双箭头）发出。注意左肺动脉（LPA）交叉地越过右肺动脉（RPA）的源头。在肺动脉的源头靠前时，这种构型更加夸张（图 8-124）

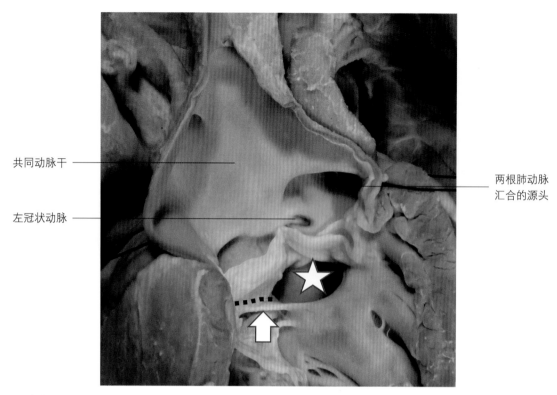

图 8-122　在共同动脉干的例子中，在共同干的左侧和后部，两根肺动脉从一小的汇合部发出。共同干自身主要为体循环供血。心室之间交通（五角星）是膜周性的，因为存在共同干瓣叶和三尖瓣叶之间的纤维连续（黑色点线），这个纤维连续由膜性片状瓣加固（箭头）

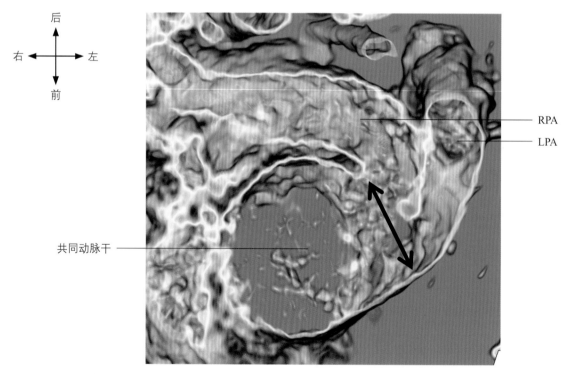

图 8-123　此图为来自 CT 数据集的图 8-121 中所示的患者的切面。十分短的汇合段（黑色双箭头）为从共同干起源的左肺动脉（LPA）和右肺动脉（RPA）供血

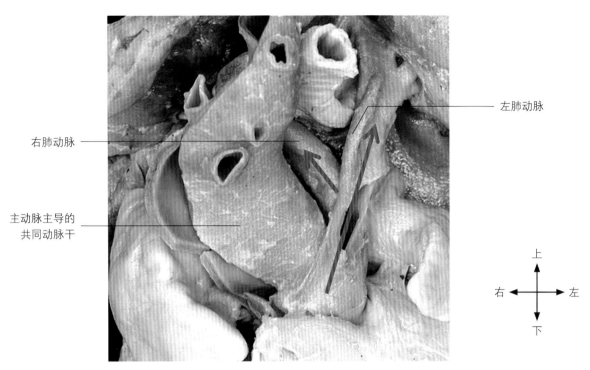

右肺动脉

主动脉主导的
共同动脉干

左肺动脉

上
右　　左
下

图 8-124　这颗心脏存在共同动脉干，两根肺动脉从共同干的前部发出，共同动脉干是主动脉主导的。左肺动脉与右肺动脉相互交叉，延伸至肺门（红色箭头）

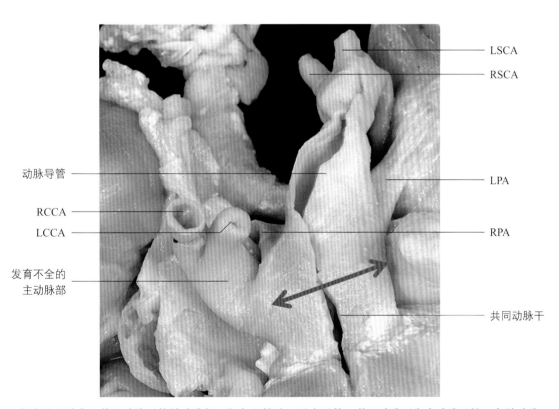

动脉导管

RCCA

LCCA

发育不全的
主动脉部

LSCA

RSCA

LPA

RPA

共同动脉干

图 8-125　在这颗心脏中，共同动脉干的肺动脉部（红色双箭头）是主导的。共同动脉干发出动脉导管、左肺动脉（LPA）和右肺动脉（RPA），三者均从共同动脉干的肺动脉部的一侧发出。共同干的主动脉部极度发育不全，为右颈总动脉（RCCA）供血，但是被左颈总动脉（LCCA）的源头中断。从食管后起源的右锁骨下动脉（RSCA）、左锁骨下动脉（LSCA）从降主动脉起源。降主动脉自身由动脉导管供血

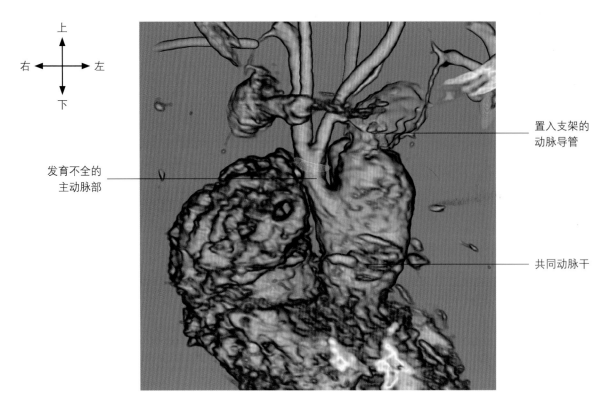

上
右 ← → 左
下

置入支架的
动脉导管

发育不全的
主动脉部

共同动脉干

图 8-126　此 CT 血管造影重建图像从前方观察，显示另一个肺动脉主导的共同动脉干的例子。这名患者的主动脉弓在峡部中断。动脉导管内被置入支架，动脉导管为降主动脉供血

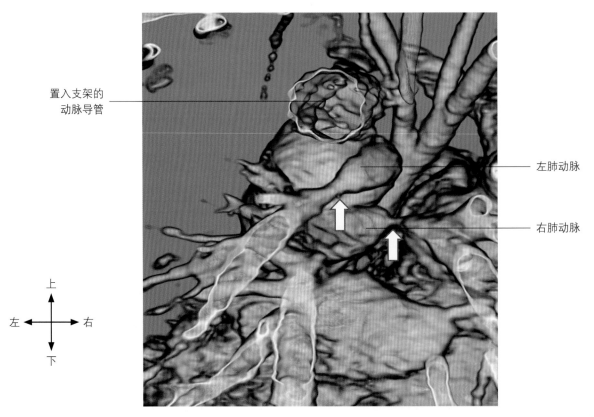

置入支架的
动脉导管

上
左 ← → 右
下

左肺动脉

右肺动脉

图 8-127　图 8-126 所示的 CT 血管造影重建的数据集，从后方视角观察。交叉的肺动脉从共同干的后面发出。注意左肺动脉和右肺动脉，已经被环缩（白色箭头），动脉导管已经被置入支架，在中断的主动脉弓的条件下，动脉导管为降主动脉供血

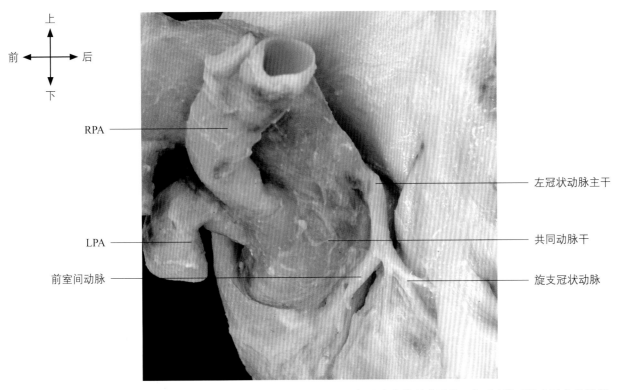

图 8-128　共同动脉干从左侧拍摄，展示左冠状动脉非常高的源头，它以壁内的形式延伸，离开动脉干的主导主动脉部。注意交叉的左肺动脉（LPA）和右肺动脉（RPA）（与图 8-124 比较）

的，尽管两根动脉干之间的关系是预期之外的。这种一致性心室动脉连接合并平行动脉干构型的患者也极端罕见，并且有可能忽略非通常性位置的主动脉。但是在心室动脉交界上相同的构型对于房室连接还可以发现所有其他的可能性，因此这种一致性心室动脉连接与平行动脉干的组合适合在本章用单独一部分内容加以剖析，更多的是这种组合特别难以理解，它们目前被一些学者用最晦涩的术语描述，包括孤立性心室倒位（isolated ventricular inversion）和解剖性矫正性异位（anatomically corrected malposition）等如此引人注目的短语。尽管两根动脉干分别从对应的形态学心室发出，但是两根动脉干以平行的形式向纵隔延伸，而不是旋绕的形式，这是对解剖本质的理解[61, 62]。因此如果有必要，理解旋绕的方向应该与心室质的局部解剖有关，而不是心房腔的位置，而后者也许就是学者们创造那些术语的原因，诸如孤立性心室倒位等。

　　因此，在正常心脏，肺动脉干从右心室发出，以逆时针的形式沿主动脉根部，旋绕地上升至肺门（图 8-129）。在镜像性构型，即左手性心室局部解剖时，肺动脉干以顺时针的形式，沿主动脉根部，旋绕地上升至肺门（图 8-130）。当动脉干平行，在一致性房室连接和一致性心室动脉连接、通常性心房构型中时，从心室质发出的主动脉位于左侧和前方（图 8-131）。在大多数病例中，在左心室内的主动脉瓣由完全肌性的漏斗支持（图 8-132）。但这不是本质，因为在此处存在主动脉瓣叶与房室瓣叶之间的连续中断。双侧漏斗持续出现，创造了发明那些晦涩术语的需要，如孤立性心室倒位等。通过参照观察双入口性左心室的构型，我们能够阐明识别平行但是一致性连接的两根动脉干的简单性。双入口性左心室合并一致性心室动脉连接最常见的变异，比如 Holmes 心脏病变，肺动脉干从不完整右心室发出，肺动脉干以逆时针形式旋绕主动脉根部，与正常心脏一样（图 8-133）。在一致性连接但平行动脉干的变异

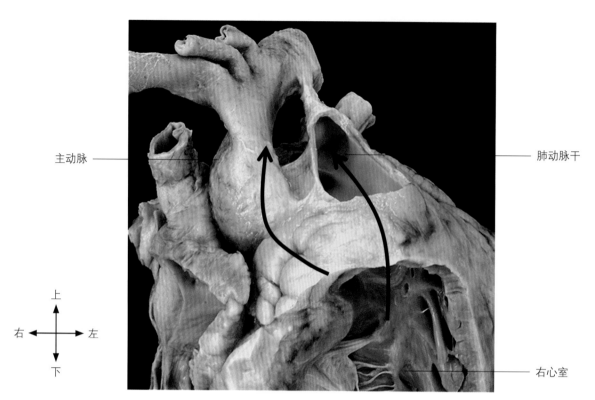

图 8-129　从正常心脏的心基底拍摄，展示正常旋绕的两根动脉干，肺动脉干以逆时针的形式绕着主动脉延伸（黑色箭头）

主动脉

肺动脉干

右心室

上

右 左

下

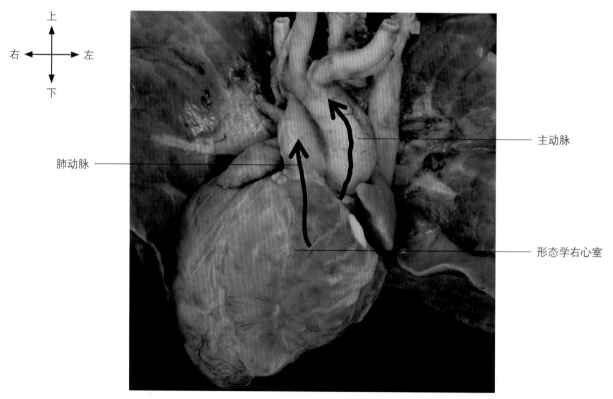

上

右 左

下

肺动脉

主动脉

形态学右心室

图 8-130　这颗心脏来自所有器官呈镜像性构型的正常个体。心室质显示左手性局部解剖构型，相对于主动脉干根部，肺动脉干以顺时针形式旋绕，延伸入纵隔（黑色箭头）

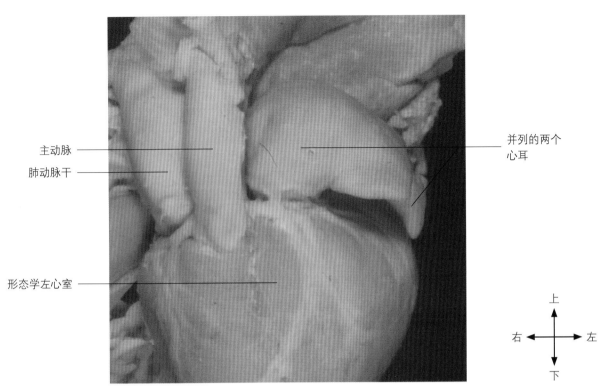

图 8-131　这颗心脏来自一名一致性房室连接和心室动脉连接的患者。但是主动脉相对位于肺动脉干的左侧和前方。注意左侧的两个心耳并列

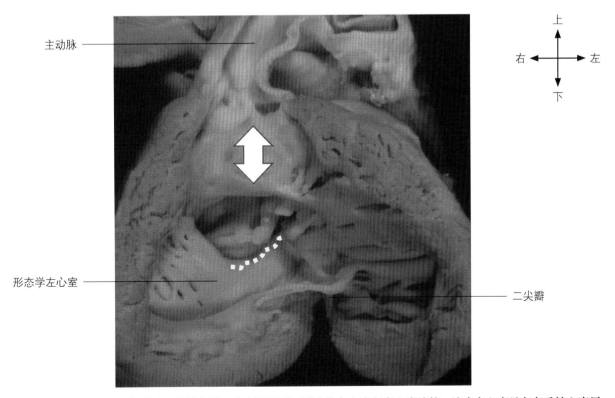

图 8-132　此图展示图 8-131 中所示心脏的左侧，从左侧打开。形态学左心房与左心室连接，这个左心室具有右手性心室局部解剖。主动脉从这个左心室发出，主动脉瓣由广阔的肌性漏斗支持（双箭头）。还存在巨大的膜周性室间隔缺损。因为房室连接是一致性的，房室传导轴位于缺损后下方的位置（黄色点线）

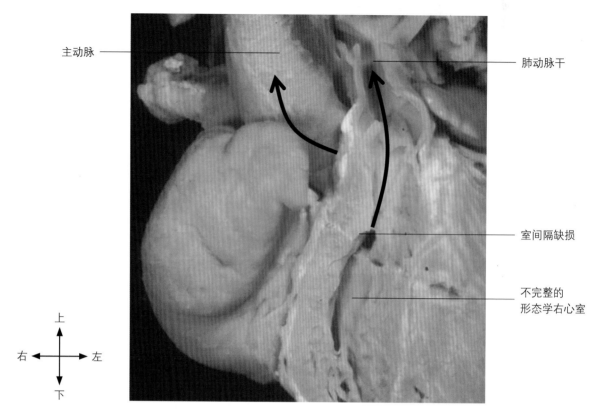

主动脉

肺动脉干

室间隔缺损

不完整的
形态学右心室

上
右 ← → 左
下

图 8-133   此图展示心脏具有双入口性左心室的合并右侧不完整右心室和一致性心室动脉连接，这种病变是众所周知的 Holmes 心脏。两动脉干以正常形式旋绕，肺动脉干相对于主动脉根部以逆时针形式延伸（黑色箭头）（与图 8-129 比较）

中，虽然罕见，不完整右心室却通常在左侧。肺动脉干因此也在左侧，但是相对于动脉干，以平行的形式进入纵隔，而不是旋绕的形式，这与预期的正常心室动脉关系、镜像性动脉干构型一样（图 8-134）。并且主动脉瓣叶从主导左心室发出，通常与房室瓣叶存在着纤维连续（图 8-135）。不完整右心室在右侧时，可以发现相似的构型，这时肺动脉干位于右侧，与主动脉平行地进入纵隔。当左、右任何一侧房室连接缺乏时，也能发现这些模式，并且左心室主导。它们还可能预期地合并双入口性右心室，尽管我们没有注意到任何这样的描述。

那些合并不一致性房室连接的患者也许是一致性心室动脉连接合并平行动脉干的患者最重要的亚类。这种构型与先天性矫正性转位接近，与我们本章中前文讨论过的一样。在房室交界不一致性连接与在心室动脉交界一致性连接的组合，导致转位的

血流动力学状态。此外，主动脉往往在前方和右侧，这与通常性转位形式中的一样。但是在这样的条件下，认识到存在左手性局部解剖是很重要的（图 8-136），心房转流手术是最佳治疗处理方式，使形态学左心室重新负担对应的体循环。当然，识别和处理任何相关的畸形也同样重要，诸如室间隔缺损等（图 8-137）。因为在这种不一致性房室连接和一致性心室动脉连接平行动脉干的畸形组合中，房室连接是不一致性的，传导组织从异位的前外侧结发出，并且相对于预期的膜周缺损的前头侧下降（图8-137）。在这样的心脏中，也许存在主动脉下漏斗，但是位于形态学左心室顶部的主动脉瓣叶和二尖瓣叶之间的纤维连续绝不会改变诊断。确实，一致性心室动脉连接但平行动脉干是示范性的，分别从动脉干起源的两根动脉之间的关系和从心室质起源的漏斗形态等两个方面，证明了分析的重要性。

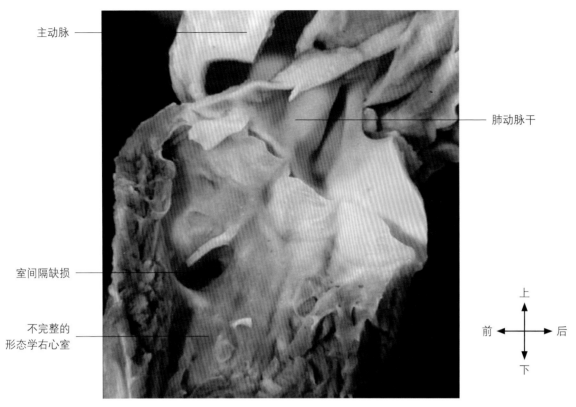

图 8-134　这颗心脏展示出双入口性左心室、不完整左心室和一致性心室动脉连接。但是在这例标本中，不完整右心室在
　　　　左侧，肺动脉干以平行的形式发出，而不再沿主动脉旋绕。这是一致性心室动脉连接合并平行动脉干的例子

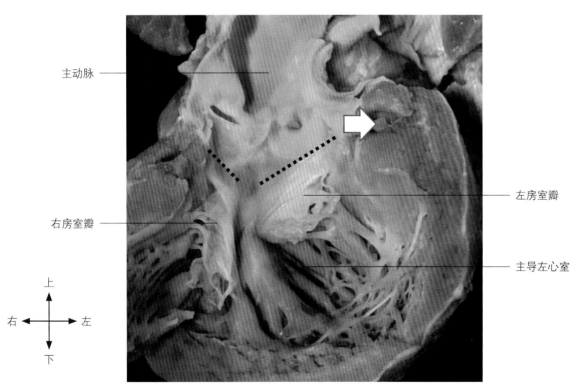

图 8-135　图 8-134 中所示的心脏中的主导左心室已经被打开。主动脉瓣从主导左心室发出，而主动脉瓣叶与左、右两个房
　　　　室瓣的瓣叶均形成纤维连续（黑色点线）。注意与左侧的不完整心室交通的室间隔缺损（箭头）

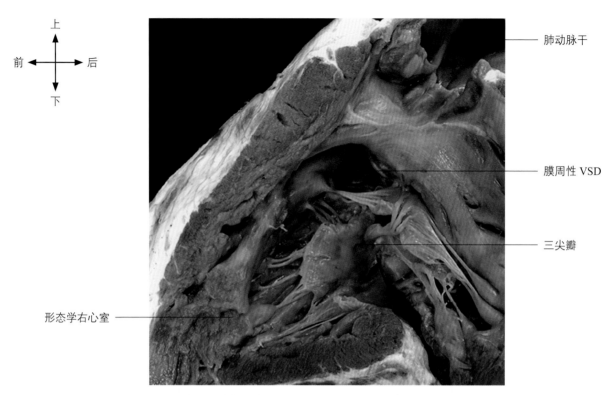

上
前 ← → 后
下

肺动脉干

膜周性 VSD

三尖瓣

形态学右心室

图 8-136　拍摄左侧心室，合并通常性心房构型和不一致性房室连接。左侧的形态学右心室具有左手性心室局部解剖，但是这个心室支持的肺动脉干处在完全肌性的漏斗上方。肺动脉干与主动脉干平行地离开心脏。注意膜周性室间隔缺损（VSD）

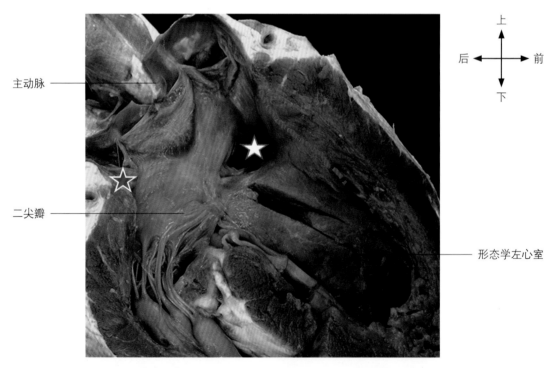

上
后 ← → 前
下

主动脉

二尖瓣

形态学左心室

图 8-137　此图展示图 8-136 所示的心脏的右侧的形态学左心室。房室连接是不一致性的，但是主动脉从形态学左心室发出，漏斗肌肉组织介于主动脉瓣叶和二尖瓣叶之间。因为不一致性房室连接，传导轴在主动脉瓣（红色五角星）的前方，相对于膜周性室间隔缺损（白色五角星）的头侧下降（红色短横线）。不一致性房室连接和一致性心室动脉连接的组合，形成转位的血流动力，但是心房转流手术将重新恢复形态学左心室承担体循环

参考文献

[1] Anderson RH, Macartney FJ, Tynan M, et al. Univentricular atrioventricular connection: the single ventricle trap unsprung. *Pediatr Cardiol* 1983; 4: 273–280.

[2] Anderson RH, Becker AE, Tynan M, et al. The univentricular atrioventricular connection: getting to the root of a thorny problem. *Am J Cardiol* 1984; 54: 822–828.

[3] Anderson RH, Ho SY. What is a ventricle? *Ann Thorac Surg* 1998; 66: 616–620.

[4] Jacobs ML, Anderson RH. Nomenclature of the functionally univentricular heart. *Cardiol Young* 2006; 16(Suppl 1): 3–8.

[5] Kurosawa H, Imai Y, Fukuchi S, et al. Septation and Fontan repair of univentricular atrioventricular connection. *J Thorac Cardiovasc Surg* 1990; 99: 314–319.

[6] Anderson RH, Baker EJ, Redington AN. Can we describe structure as well as function when accounting for the arrangement of the ventricular mass? *Cardiol Young* 2000; 10: 247–260.

[7] Franklin RCG, Spiegelhalter DJ, Anderson RH, et al. Double-inlet ventricle presenting in infancy. I. Survival without definitive repair. *J Thorac Cardiovasc Surg* 1991; 101: 767–776.

[8] Gale AW, Danielson GK, McGoon DC, Wallace RB, Mair DD. Fontan procedure for tricuspid atresia. *Circulation* 1980; 62: 91–96.

[9] Laks H, Williams WG, Hillenbrand WE, et al. Results of right atrial to right ventricular and right atrial to pulmonary artery conduits for complex congenital heart disease. *Ann Surg* 1980; 192: 382–389.

[10] Fontan F, Kirklin JW, Fernandez G, et al. Outcome after a "perfect" Fontan operation. *Circulation* 1990; 81: 1520–1536.

[11] Hosseinpour AR, Anderson RH, Ho SY. The anatomy of the septal perforating arteries in normal and congenitally malformed hearts. *J Thorac Cardiovasc Surg* 2001; 121: 1046–1052.

[12] Cheung HC, Lincoln C, Anderson RH, et al. Options for surgical repair in hearts with univentricular atrioventricular connection and subaortic stenosis. *J Thorac Cardiovasc Surg* 1990; 100: 672–681.

[13] Abbott ME. *Unique Case of Congenital Malformation of the Heart*. Museum Notes. McGill University, 1992; pp. 522–525.

[14] Stefanelli G, Kirklin JW, Naftel DC, et al. Early and intermediate-term(10 year) results of surgery for univentricular atrioventricular connection("single ventricle"). *Am J Cardiol* 1984; 54: 811–821.

[15] de Leval MR, Kilner P, Gewillig M, Bull C. Total cavopulmonary connection: a logical alternative to atriopulmonary connection for complex Fontan operations. *J Thorac Cardiovasc Surg* 1988; 96: 682–695.

[16] Marcelletti C, Corno A, Giannico S, Marino B. Inferior vena cava-pulmonary artery extracardiac conduit: a new form of right heart bypass. *J Thorac Cardiovasc Surg* 1990; 100: 228–232.

[17] Anderson RH, Arnold R, Thaper MK, Jones RS, Hamilton DI. Cardiac specialized tissues in hearts with an apparently single ventricular chamber(double inlet left ventricle). *Am J Cardiol* 1974; 33: 95–106.

[18] Keeton BR, Macartney FJ, Hunter S, et al. Univentricular heart of right ventricular type with double or common inlet. *Circulation* 1979; 59: 403–411.

[19] Essed CE, Ho SY, Hunter S, Anderson RH. Atrioventricular conduction system in univentricular heart of right ventricular type with right-sided rudimentary chamber. *Thorax* 1980; 35: 123–127.

[20] Kiraly L, Hubay M, Cook AC, Ho SY, Anderson RH. Morphologic features of the uniatrial but biventricular atrioventricular connection. *J Thorac Cardiovasc Surg* 2007; 133: 229–234.

[21] Orie JD, Anderson C, Ettedgui J, Zuberbuhler JR, Anderson RH. Echocardiographic-morphologic correlations in tricuspid atresia. *J Am Coll Cardiol* 1995; 26: 750–758.

[22] Bull C, de Leval M, Stark J, Macartney F. Use of a subpulmonary ventricular chamber in the Fontan circulation. *J Thorac Cardiovasc Surg* 1983; 85: 21–31.

[23] Rao PS, Jue KL, Isabel-Jones J, Ruttenberg HD. Ebstein's malformation of the tricuspid valve with atresia. *Am J Cardiol* 1973; 32: 1004–1009.

[24] Noonan JA, Nadas AS. The hypoplastic left heart syndrome. An analysis of 101 cases. *Pediatr Clin North Am* 1958; 5: 1029–1056.

[25] Norwood WI, Lang P, Hansen DD. Physiologic repair of aortic atresia-hypoplastic left heart syndrome. *N Engl J Med* 1983; 308: 23–26.

[26] Van Praagh R. Transposition of the great arteries II. Transposition clarified. *Am J Cardiol* 1971; 28: 739–741.

[27] Van Mierop LHS. Transposition of the great arteries. Clarification or further confusion? Editorial. *Am J Cardiol* 1971; 28: 735–738.

[28] Jaggers JJ, Cameron DE, Herlong JR, Ungerleider RM. Congenital Heart Surgery Nomenclature and Database Project: transposition of the great arteries. *Ann Thorac Surg* 2000; 69(Suppl 4): S205–S235.

[29] Isaacson R, Titus JL, Merideth J, Feldt RH, McGoon DC. Apparent interruption of atrial conduction pathways after surgical repair of transposition of the great arteries. *Am J Cardiol* 1972; 30: 533–535.

[30] Ullal RR, Anderson RH, Lincoln C. Mustard's operation modified to avoid dysrhythmias and pulmonary and systemic venous obstruction. *J Thorac Cardiovasc Surg* 1979; 78: 431–439.

[31] Shaher RM, Puddu GC. Coronary arterial anatomy in complete transposition of the great arteries. *Am J Cardiol* 1966; 17: 355–361.

[32] Yacoub MH, Radley-Smith R. Anatomy of the coronary arteries in transposition of the great arteries and methods for their transfer in anatomical correction. *Thorax* 1978; 33: 418–424.

[33] Gittenberger-de-Groot AC, Sauer U, Oppenheimer-Dekker A, Quaegebeur J. Coronary arterial anatomy in transposition of the great arteries: a morphologic study. *Pediatr Cardiol* 1983; 4: 15–24.

[34] Chiu IS, Anderson RH. Can we better understand the known variations in coronary arterial anatomy? *Ann Thorac Surg* 2012; 94: 1751–1760.

[35] Massoudy P, Baltalarli A, de Leval MR, et al. Anatomic variability in coronary arterial distribution with regard to the arterial switch procedure. *Circulation* 2002; 106: 1980–1984.

[36] Anderson RH, Becker AE, Arnold R, Wilkinson JL. The conducting tissues in congenitally corrected transposition. Circulation 1974; 50: 911–923.

[37] Van Praagh R. What is congenitally corrected transposition? *N Engl J Med* 1970; 282: 1097–1098.

[38] de Leval M, Bastos P, Stark J, et al. Surgical technique to reduce the risks of heart block following closure of ventricular septal defect in atrioventricular discordance. *J Thorac Cardiovasc Surg* 1979; 78: 515–526.

[39] Anderson RH, Becker AE, Gerlis LM. The pulmonary outflow tract in classically corrected transposition. *J Thorac Cardiovasc Surg* 1975; 69: 747–757.

[40] Becker AE, Ho SY, Caruso G, Milo S, Anderson RH. Straddling right atrioventricular valves in atrioventricular discordance. *Circulation* 1980; 61: 1133–1141.

[41] Ilbawi MN, DeLeon SY, Backer CL, et al. An alternative approach to the surgical management for physiologically corrected transposition with ventricular septal defect and pulmonary stenosis or atresia. *J Thorac Cardiovasc Surg* 1990; 100: 410–415.

[42] Imai Y, Sawatori K, Hoshino S, et al. Ventricular function after anatomic repair in patients with atrioventricular discordance. *J Thorac Cardiovasc Surg* 1994; 107: 1272–1283.

[43] Wilcox BR, Ho SY, Macartney FJ, et al. Surgical anatomy of double-outlet right ventricle with situs solitus and atrioventricular concordance. *J Thorac Cardiovasc Surg* 1981; 82: 405–417.

[44] Walters HL 3rd, Mavroudis C, Tchervenkov CI, et al. Congenital Heart Surgery Nomenclature and Database Project: double outlet right ventricle. *Ann Thorac Surg* 2000; 69(Suppl 4): S249–S263.

[45] Lev M, Bharati S, Meng CCL, et al. A concept of double-outlet right ventricle. *J Thorac Cardiovasc Surg* 1972; 64: 271–281.

[46] Stellin G, Zuberbuhler JR, Anderson, RH, Siewers RD. The surgical anatomy of the Taussig-Bing malformation. *J Thorac Cardiovasc Surg* 1987; 93: 560–569.

[47] Stellin G, Ho SY, Anderson RH, Zuberbuhler JR, Siewers RD. The surgical anatomy of double-outlet right ventricle with concordant atrioventricular connection and non-committed ventricular septal defect. *J Thorac Cardiovasc Surg* 1991; 102: 849–855.

[48] Lacour-Gayet F, Haun C, Ntalakoura K, et al. Biventricular repair of double outlet right ventricle with non-committed ventricular septal defect (VSD) by VSD rerouting to the pulmonary artery and arterial switch. *Eur J Cardiothorac Surg* 2002; 21: 1042–1048.

[49] Hosseinpour A-R, Jones TJ, Barron DJ, Brawn WJ, Anderson RH. An appreciation of the structural variability in the components of the ventricular outlets in congenitally malformed hearts. *Eur J Cardiothorac Surg* 2007; 31: 888–893.

[50] Collett RW, Edwards JE. Persistent truncus arteriosus. A classification according to anatomic types. *Surg Clin North Am* 1949; 29: 1245–1270.

[51] Russell HM, Jacobs ML, Anderson RH, et al. A simplified categorization for common arterial trunk. *J Thorac Cardiovasc Surg* 2011; 141: 645–653.

[52] Anderson RH, Thiene G. Categorization and description of hearts with common arterial trunk. *Eur J Cardiothorac Surg* 1989; 3: 481–487.

[53] Adachi I, Ho SY, Bartelings MM, et al. Common arterial trunk with atrioventricular septal defect: new observations pertinent to repair. *Ann Thorac Surg* 2009; 87: 1495–1499.

[54] Van Mierop LHS, Patterson DF, Schnarr WR. Pathogenesis of persistent truncus arteriosus in light of observations made in a dog embryo with the anomaly. *Am J Cardiol* 1978; 41: 755–762.

[55] Carr I, Bharati S, Kusnoor VS, Lev M. Truncus arteriosus communis with intact ventricular septum. *Br Heart J* 1979; 42: 97–102.

[56] Backer CL. Techniques for repairing the aortic and truncal valves. *Cardiol Young* 2005; 15(Suppl 1): 125–131.

[57] Van Praagh R, Van Praagh S. The anatomy of common aorticopulmonary trunk (truncus arteriosus communis) and its embryologic implications. A study of 57 necropsy cases. *Am J Cardiol* 1965; 16: 406–426.

[58] Adachi I, Uemura H, McCarthy KP, Seale A, Ho SY. Relationship between orifices of pulmonary and coronary

arteries in common arterial trunk. *Eur J Cardiothorac Surg* 2009; 35: 594–599.

[59] Suzuki A, Ho SY, Anderson RH, Deanfield JE. Coronary arterial and sinusal anatomy in hearts with a common arterial trunk. *Ann Thorac Surg* 1989; 48: 792–797.

[60] Bogers AJ, Bartelings MM, Bokenkamp R, et al. Common arterial trunk, uncommon coronary arterial anatomy. *J Thorac Cardiovasc Surg* 1993; 106: 1133–1137.

[61] Bernasconi A, Cavalle-Garrido T, Perrin DG, Anderson RH. What is anatomically corrected malposition? *Cardiol Young* 2007; 17: 26–34.

[62] Cavalle-Garrido T, Bernasconi A, Perrin D, Anderson RH. Hearts with concordant ventriculoarterial connections but parallel arterial trunks. *Heart* 2007; 93:100–106.

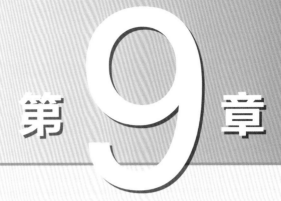

第 **9** 章

大血管的异常
Abnormalities of the great vessels

体静脉异位引流

体静脉异常连接的临床结局有限，因此它们的外科意义通常很小。因为外科医师致力于治疗更加复杂的心内畸形，所以很容易遇见体静脉异常连接。体静脉异常连接在心耳异构的条件下最有意义，我们将在第 10 章讨论，就右侧异构对于左侧异构而言，所谓的脏器异位（visceral heterotaxy）如何才是最佳剖析。我们将在本章剖析体静脉异位连接自身的特征。它们可被分为右上腔静脉缺乏或者异常引流、下腔静脉异常、左上腔静脉持续存在或者异常引流和肝静脉异常连接等。冠状窦异常通常在上述某一项分类之中，尽管冠状窦无顶已经在第 7 章讨论过了，冠状窦无顶通常形成心房之间交通，穿过右心房的冠状窦口。

右上腔静脉的异常

右上腔静脉异常极其罕见。右上腔静脉也许尺寸减小，或者完全缺乏，这时来自头、颈和手臂等静脉回流，经过持续存在的左上腔静脉，通过冠状窦的途径到达右心房（图 9-1），或者罕见地直接进入左心房。只有最后一种情况需要手术治疗。其他情形，如果在心内直视手术中遇到，需要对通常的插管技术做一些调整。虽然这些异常是否影响窦房结位置还没有得到明确证明，但是我们不期望存在这种影响。

下腔静脉的异常

下腔静脉直接与形态学左心房连接[1]，形成右向左分流，现在已经有这样的描述，尽管我们还从未看到过这种病变。当下腔静脉确实引流至左心房时，通常因为 Eustachian 瓣持续存在，使血流从右心房穿过卵圆孔（图 9-2）。这样的右向左分流还可以是医源性现象，偶然见于不当地关闭低位房间隔缺损（见第 7 章）。下腔静脉末端节段中断是涉及下腔静脉的更常见的异常，下半身的静脉血通过奇静脉系统（azygos venous system）或者半奇静脉系统（hemiazygos venous system）回流（图 9-3）[2]。这种畸形最常见于合并左心耳异构[3]。肝静脉通常独立地引流至右侧的心房或者左侧的心房，尽管肝

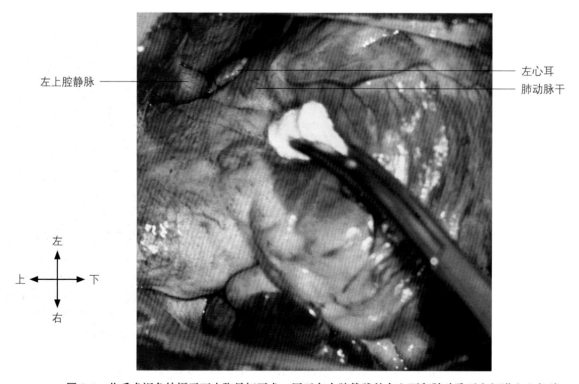

左上腔静脉

左心耳
肺动脉干

左
上 ← → 下
右

图 9-1   此手术视角拍摄于正中胸骨切开术，展示左上腔静脉从左心耳和肺动脉干之间进入心包腔

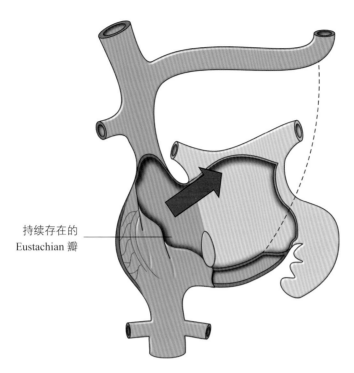

图 9-2　此示意图展示最常见静脉回流的机制，通过下腔静脉引流至左心房。因为持续存在的 Eustachian 瓣，血流从卵圆窝
内的缺损（红色箭头）偏转向左心房

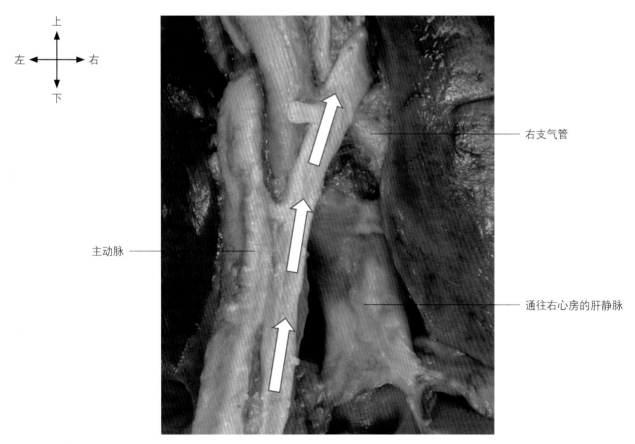

图 9-3　这颗心脏从后方拍摄，展示通过奇静脉系统的静脉（箭头）从腹部返回到心脏的静脉回流。下腔静脉在膈肌下方
中断，并且血液回流只能通过肝静脉

静脉能够汇合成肝上通道。患者通常存在下腔静脉中断和奇静脉连续，并且能发现合并通常性或者镜像性心房腔（图 9-4）。

持续存在的左上腔静脉

左上腔静脉的持续存在是涉及腔静脉的最常见的畸形（图 9-1）。在大约 3/5 的报道病例中[4]，持续存在的左上腔静脉通过头臂静脉，与右上腔静脉相接。当以这样的形式构型时，左上腔静脉可以被简单地夹闭或者离断，以避免打开心脏时手术区域出血。如果没有出现左上腔静脉与右侧的静脉连接，一段时间的梗阻试验通常将提示静脉高压是否会引发问题。左上腔静脉在紫绀性心脏病中并不少见，据报道，超过 1/4 的法洛四联症患者、超过 1/12 的 Eisenmenger 综合征患者，存在左上腔静脉[5]。左上腔静脉的通道可能是部分性或者完全性肺静脉异位连接的路径。左上腔静脉还可能直接进入左心房，与冠状窦无顶一样，存在一系列相关的描述（见第 7 章）。更常见的是，持续存在的左上腔静脉作为孤立性静脉通道，通常接受半奇静脉，之后穿透过

心包，并且在左心耳和左侧的肺静脉之间经过（图 9-5）。持续存在的左上腔静脉接着与冠状窦连接，横越左房室沟下方，通过一个比正常更大的窦口汇入右心房（图 9-6）。在这样的心脏中，Thebesian 瓣经常减弱或缺失。还有报道持续存在的左上腔静脉造成从肺静脉流向心房前庭的血流梗阻[6]。确实存在静脉通道突进入左心房腔内的病例。

左心房主静脉

左心房主静脉（levoatrial cardinal vein）是另一种畸形，它虽然罕见，但是仍有必要剖析[7, 8]。这个通道将左心房与体静脉系统连接。左心房主静脉可见于一些相关的病变，诸如二尖瓣闭锁，在功能上左心房主静脉是肺静脉回流唯一的通道（图 9-7 和图 9-8）。在这个病例中，虽然肺静脉正常地与形态学左心房连接，但是静脉回流的方式与"雪人（snowman）"型的肺静脉异位连接类似（见后文）。当右心房的冠状窦口闭锁，可发现一种左心房主静脉变异（图 9-9）。垂直静脉能够将冠状静脉血引流至头臂静脉，之后通过上腔静脉到达右心房（图 9-10）。

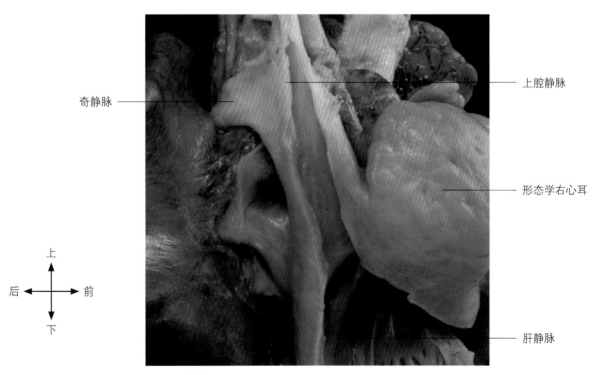

奇静脉

上腔静脉

形态学右心耳

肝静脉

上
后 ← → 前
下

图 9-4　这颗心脏以解剖学方位从右侧拍摄，展示在下腔静脉中断的情况下奇静脉的终点，奇静脉将血液从膈下回流到上腔静脉（图 9-3）。注意形态学右心耳的结构，提示存在通常性心房构型

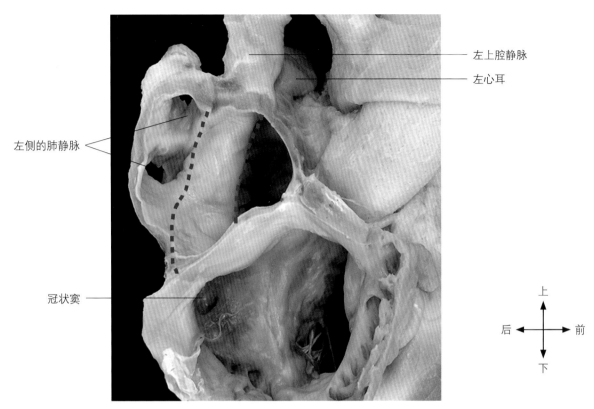

左上腔静脉

左心耳

左侧的肺静脉

冠状窦

上

后　前

下

图 9-5　这颗心脏以解剖学方位从上方拍摄,两心房腔的穹窿均已经被去除。持续存在的左上腔静脉在左心耳和左侧的肺静脉之间进入左房室沟,左上腔静脉穿过沟的路径由红色点线标明。持续存在的左上腔静脉通过增大的冠状窦进入右心房(图 9-6)。注意,由于持续存在的左上腔静脉穿过左房室沟,存在阻碍血流从肺静脉流向二尖瓣前庭的隐患

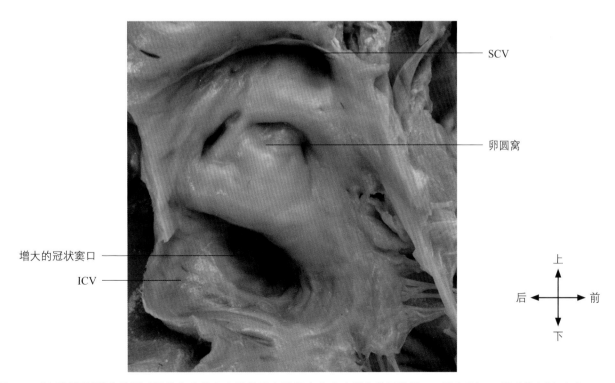

SCV

卵圆窝

增大的冠状窦口

ICV

上

后　前

下

图 9-6　此图以解剖学方位展示持续存在的左上腔静脉心脏的右心房内增大的冠状窦口。这与图 9-5 所示的心脏不同。SCV,上腔静脉;ICV,下腔静脉

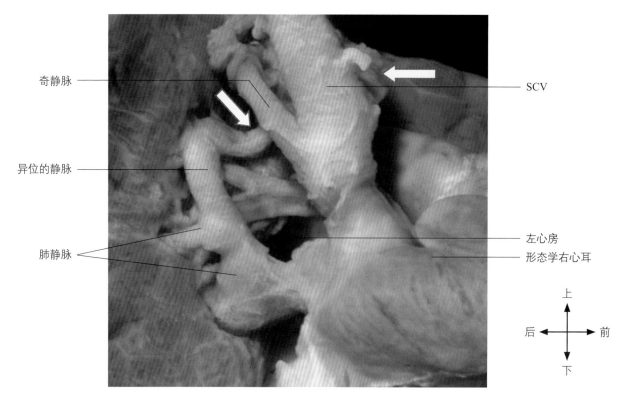

图 9-7　这例标本来自一名左心发育不全的患者，以解剖学方位拍摄，展示所谓的左心房主静脉的路径。肺静脉以正常形式与左心房连接，但是异位的静脉引流将心房血量与上腔静脉（SCV）连接。因此这里是正常的静脉连接，但是为异位引流（箭头）

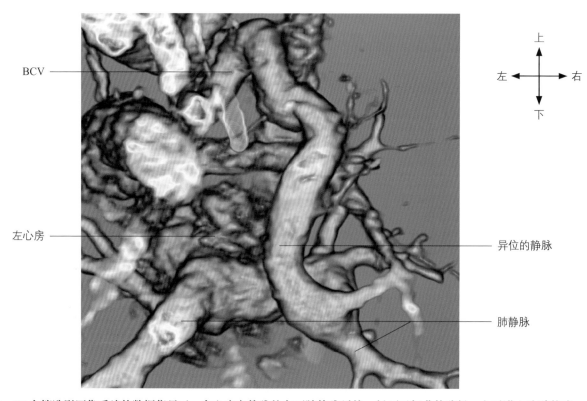

图 9-8　CT 血管造影图像重建的数据集显示，左心房主静脉从右下肺静脉延伸，经历了扭曲的路径。之后进入头臂静脉（BCV），这名患者共存二尖瓣闭锁和完整房间隔

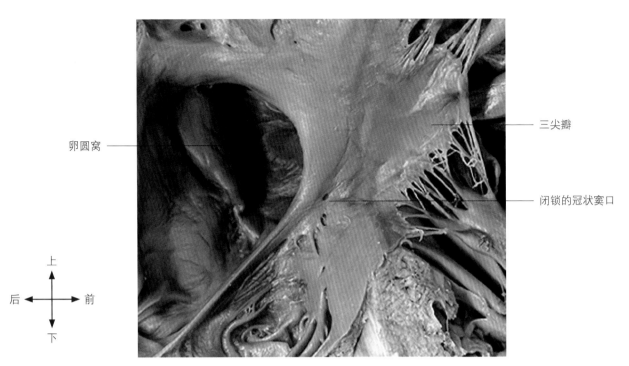

卵圆窝

三尖瓣

闭锁的冠状窦口

上
后　前
下

图 9-9　这颗心脏内存在冠状窦口闭锁。冠状静脉的血流通过垂直静脉回流，如图 9-10 所示

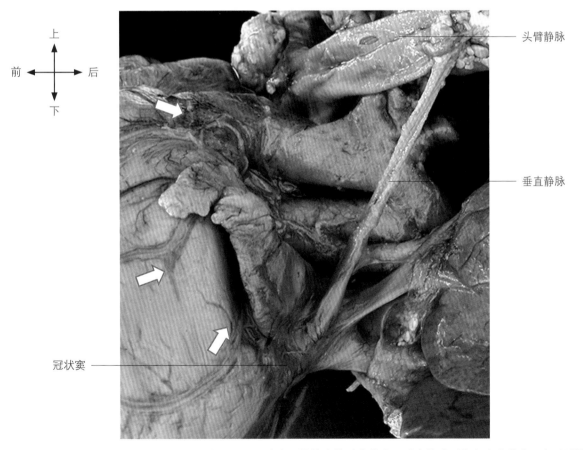

上
前　后
下

头臂静脉

垂直静脉

冠状窦

图 9-10　这颗心脏如图 9-9 所示，从后方拍摄，展示引流冠状静脉的垂直静脉，垂直静脉通往左头臂静脉，之后通往上腔静脉。冠状静脉（箭头）自身与梗阻的冠状窦连接（图 9-9）。这种情况类似于在左房梗阻的条件下，左心房主静脉为肺静脉提供出路

肺静脉异位连接

肺静脉也许非常罕见地在心房交界处梗阻或者完全性闭锁[9]，这不像是外科能治疗的情形。更常见的是，肺静脉系统完全地或部分地异位连接。对于异常的肺静脉连接而言，有肺多血症的可能性[10]。这种构型应该被描述得尽可能特异和没有疑义（图 9-11）。当肺静脉没有连接形态学左心房时，肺静脉形成异位的连接。如果来自一侧肺的所有肺静脉连接到某个部位，而不是左心房，这种构型能够被描述为单侧完全性肺静脉异位连接（unilateral totally anomalous pulmonary venous connection）。如果来自双肺的所有肺静脉连接到某个部位，而不是形态学左心房，这是完全性肺静脉异位连接（totally anomalous pulmonary venous connection）。这样有必要表明双侧完全性异位连接（bilateral totally anomalous connection）。

通过将每一侧肺作为整体，能够便捷地描述任何的组合。一根或多根肺静脉连接到体静脉系统或者右心房，是所有这些肺静脉异位连接组合统一的

特征。识别引流的部位也同样重要。组织学上，异位连接的部位已经被描述为膈上或膈下（图 9-12）。膈上引流能够被进一步划分为心上性连接和心源性连接等形式。心上性连接也许连接到左上腔静脉或者右上腔静脉，头臂静脉或者无名静脉，甚至奇静脉等。心上性连接中，肺静脉与头臂静脉连接最常见。通过左侧的垂直静脉引流和之后通过头臂干通往上腔静脉（图 9-13 和图 9-14）的组合，形成典型的在胸片上所见的"雪人"构型。垂直静脉在左支气管之前交叉地越过时，可能引起引流梗阻，但是静脉通道被左肺动脉和左主支气管钳住是梗阻更常见原因（图 9-15）。引流的路径涉及奇静脉时，左侧的肺静脉倾向于在心脏底下垂直交叉，在右侧脊柱旁沟上升并且接受右侧的肺静脉，之后通过奇静脉引流入上腔静脉（图 9-16）。右侧的肺静脉越至左侧时，有可能发生更离奇的引流形式，这些右侧的肺静脉加入左侧的肺静脉，并且接入与横膈毗邻的奇静脉[11]。

直接向右心房的引流往往穿过冠状窦（图 9-17）。在我们的经验中，完全性异位地连接至右

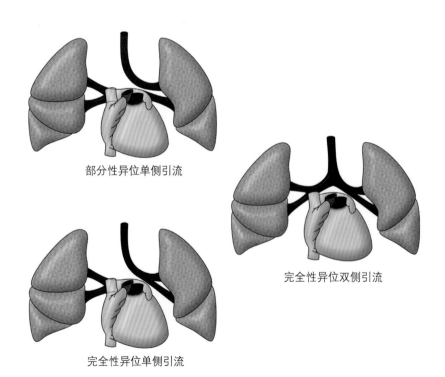

部分性异位单侧引流

完全性异位双侧引流

完全性异位单侧引流

图 9-11 此示意图以解剖学方位，展示如何能够恰当地说明肺静脉的异位连接。先将从每一叶肺引流的静脉当作分隔开的整体，接着在每一侧用相对的部分性和完全性描述异位引流。引流的位置需要特别区分开地描述（图 9-12）

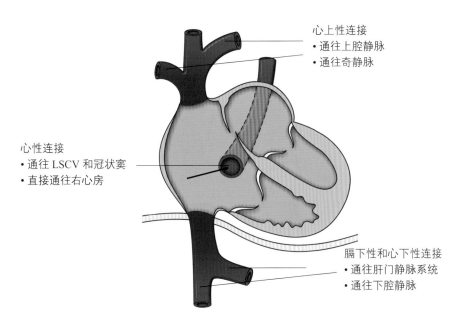

图 9-12　此示意图以解剖学方位，展示对于肺静脉异位连接的潜在位置。LSCV，左上腔静脉

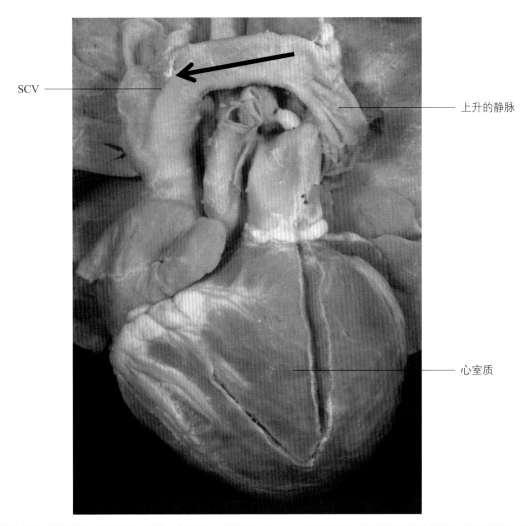

图 9-13　这颗心脏以解剖学方位从前方拍摄，存在与上腔静脉（SCV）连接的完全性肺静脉异位连接。这种构型，心脏形
　　　　成胸片上"雪人"的身体，异位的静脉形成"雪人"的头部，因为异位静脉引流至上腔静脉（箭头）

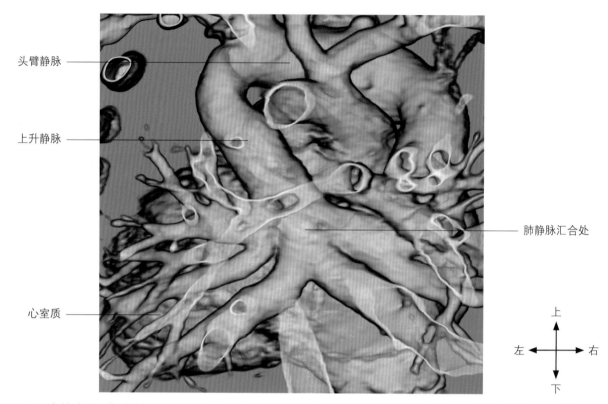

图 9-14　CT 血管造影图像重建的数据集显示，从后方视角可见心上性完全性肺静脉异位引流。头臂静脉引流至上腔静脉

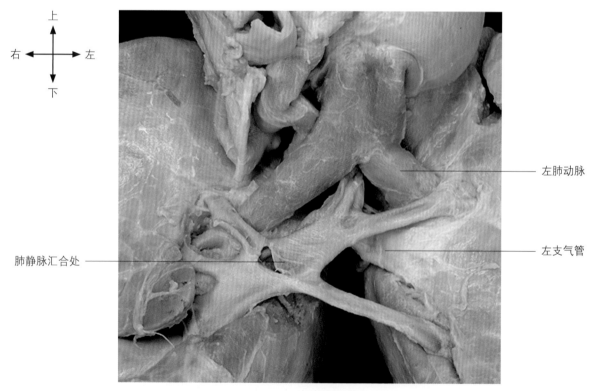

图 9-15　这例标本来自一名完全性肺静脉异位连接的患者，从纵隔的前方拍摄，心脏已经从心包支架上被反折。从肺静脉
汇合处的引流通道已经被肺支气管钳住，形成梗阻

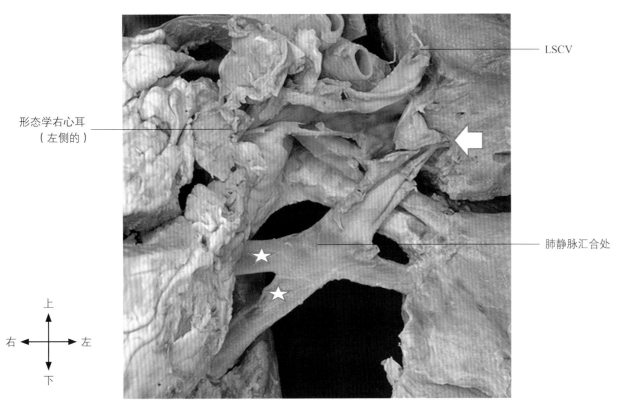

图 9-16　这颗心脏来自一名所有器官（包括心脏）都呈镜像性构型的患者。注意左侧位置的形态学右心耳。心脏已经从心包支架被反折，并从前方拍摄。肺静脉异位地向左上腔静脉（LSCV）引流，还存在从心脏下方经过的收集血流的通道，这条通道在椎骨左侧上升。五角星标明右侧的肺静脉，而箭头标明左上肺静脉

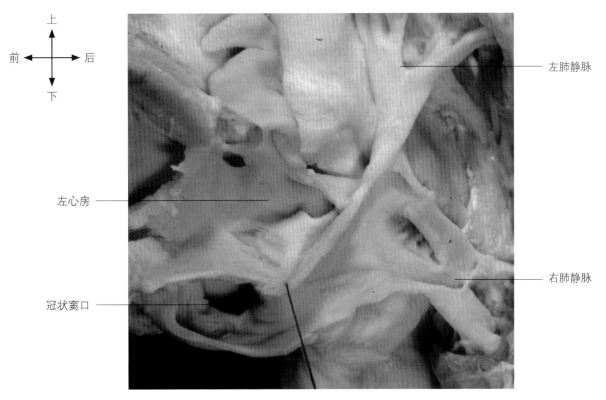

图 9-17　这颗心脏以解剖学方位从左侧拍摄，所有四根肺静脉均异位地与冠状窦连接，冠状窦引流至右心房

心房，而不是穿过冠状窦，只有在右心耳异构的条件下观察到过（图 9-18）。当双侧心耳均是右侧形态时，甚至肺静脉回流心脏时，肺静脉总是以解剖异位的形式连接。膈下连接通常是完全性连接，除非存在部分性右侧连接，右侧的肺静脉与下腔静脉连接。右侧的肺静脉与下腔静脉连接的构型通常被称为弯刀综合征（scimitar syndrome），因为在胸片中看上去像土耳其弯刀（Turkish sword）[12]。在通常性的膈下连接，连接至双肺的共同通道在心包外左心房的后方（图 9-19）。垂直静脉穿过横膈引流，作为单一的通道，进入门静脉或者静脉导管（图 9-20 和图 9-21）。从肺回流的静脉在静脉导管关闭后会发生梗阻。静脉通道偶尔分叉出一系列分支，与胃静脉连接（图 9-22）。膈下连接直接与下腔静脉连接非常少见。完全性肺静脉异位连接还可能引流至不同混合的部位。在图 9-23 中，两根上侧的肺静脉，以心上性的形式引流至上腔静脉，而两根下侧的肺静脉引流至冠状窦。应该预先考虑到任何组合。

与肺静脉异位连接外科修补相关的突出的解剖特征，包括异常连接类型、异位连接的部位以及异位静脉与左心房的距离等。与在第 7 章指出的一样，在上腔静脉口内的心房之间交通，所谓的静脉窦缺损，总是伴随着右侧肺静脉与上腔静脉的异位连接。需要保护窦房结和它的血流供应，这些注意事项已经强调过了。

对于其他连接的部位，或者潜在的吻合部位，经常要求建立广阔的心房交界，以应对术后的肺静脉梗阻。对应的解剖标志必须在脑海中复现。两类异位连接提出了特殊的问题。第一类是异位静脉回流通过冠状窦途径（图 9-17 和图 9-23）。我们最初认为：冠状窦和左心房之间的心肌是共同性结构。我们现在知道冠状窦有它自身的心肌壁，与左心房的心肌分隔开[13]。但是如果有可能性，切开两者的壁，将冠状窦去顶。同时能够使冠状窦口与房间隔缺损汇合，这类房间隔缺损往往在卵圆孔中。重要的是去除足够的心肌壁，确保放置的补片横越过冠状窦口和卵圆孔，并且在切开的窦性间隔的部位不

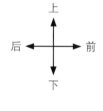

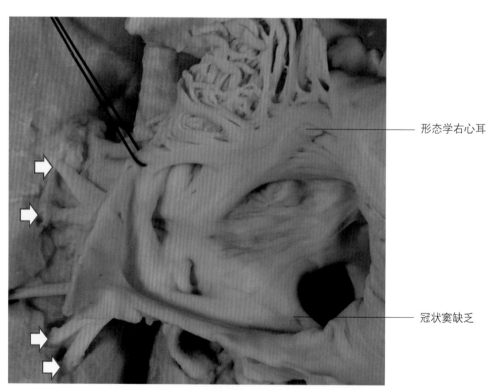

图 9-18　在这颗心脏中，所有四根肺静脉（箭头）都直接与右心房连接，最下方的静脉通过两条支流。还存在右心耳异构。
注意冠状窦缺乏

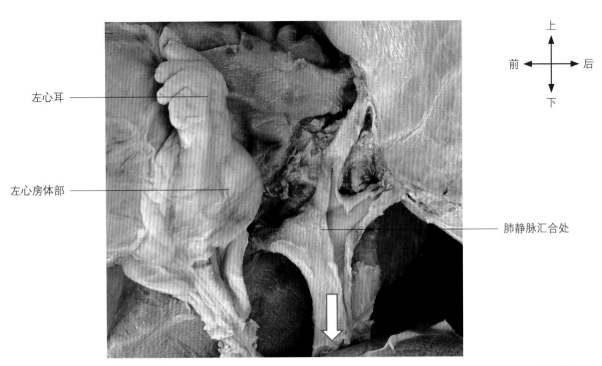

左心耳

左心房体部

肺静脉汇合处

上
前 ←→ 后
下

图 9-19　这例标本以解剖学方位从左侧视角观察，所有肺静脉都异位地与下降通道（箭头）连接，下降的静脉穿过横膈，加入门静脉循环

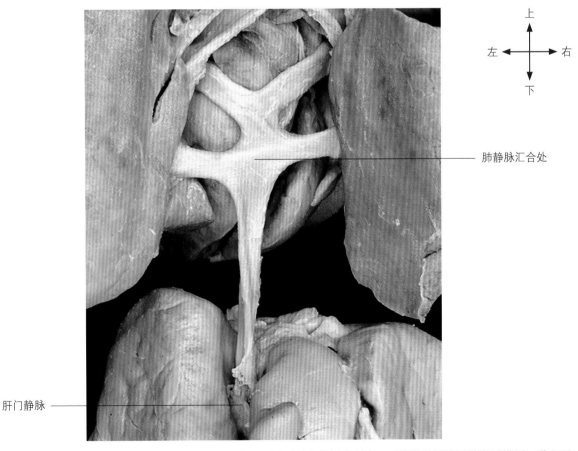

肺静脉汇合处

肝门静脉

上
左 ←→ 右
下

图 9-20　这例标本来自一名完全性肺静脉异位连接的患者，从纵隔后方的视角观察。下降的肺静脉通道穿过横膈，进入肝门静脉

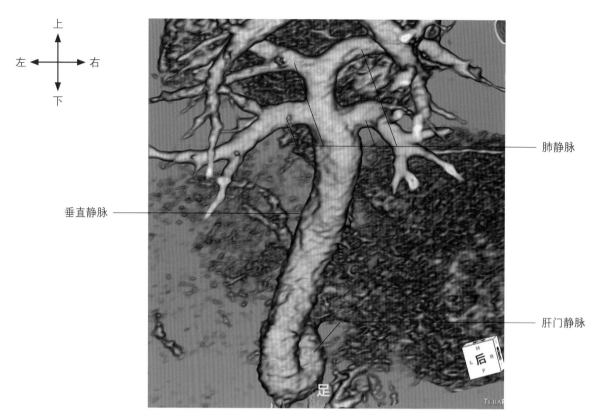

图 9-21　CT 血管造影图像重建的数据集显示心下性和膈下性完全性肺静脉异位引流，从后方视角观察。下降的垂直静脉引流至肝门静脉系统

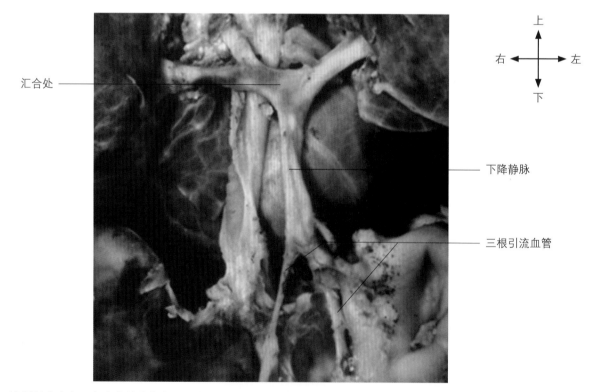

图 9-22　这例标本来自一名完全性肺静脉异位连接的患者，心脏已经从心包支架被反折。下降的通道穿过横膈，分裂成一组三根小静脉，加入胃静脉

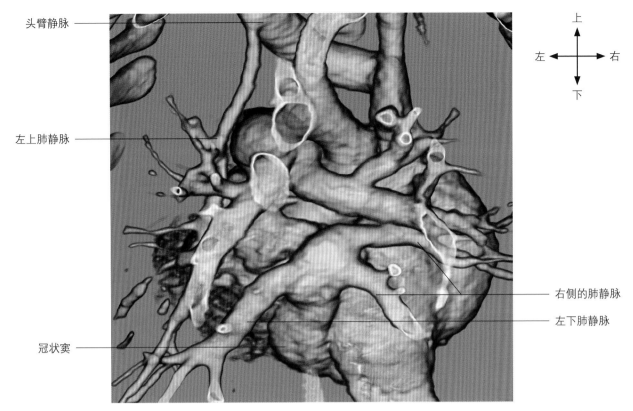

头臂静脉

左上肺静脉

右侧的肺静脉

左下肺静脉

冠状窦

上
左　右
下

图 9-23　CT 血管造影图像重建的数据集，从后方视角显示混合性完全性肺静脉异位引流。左上肺静脉引流至头臂静脉，之后通往上腔静脉，而左下肺静脉和右侧的肺静脉引流至冠状窦

造成梗阻。理想的情况下，还应该修补被切开的心房壁和冠状窦壁，因为切口造成一条通向下房室间沟的通道。但是目前我们仍没有注意到任何这种手术后的填塞的报告。外科医师应该注意，切开将有穿出到心外空间的隐患。当切开冠状窦时，避开在 Koch 三角顶部的房室结也是很重要的。

第二类异位连接的问题是膈下的变异。心包外的共同肺静脉干距离左心房后壁或许比预期的更远（图 9-19）。因此在共同肺静脉干和左心房之间建立的吻合特别容易梗阻，尤其是吻合口在特别外侧的时候。这种梗阻只有在血管桥不连续和心脏充满血时才能获得证实。

主动脉的异常

外科医师关注的先天性胸主动脉的异常，包括主动脉缩窄（coarctation）、部分性至完全性主动脉中断的病变谱系、血管环（vascular ring）和血管吊带（vascular sling）等。

主动脉缩窄

主动脉缩窄是先天性的，在主动脉内分为板样（图 9-24）或者蜂腰样（图 9-25）两类截然不同的病变，它们引起了血流梗阻。最常发现主动脉缩窄与持续开放的动脉导管的开口毗邻（图 9-26），或者如果导管关闭，与动脉韧带毗邻，狭窄可能在主动脉近侧或者更远侧发生，甚至在腹主动脉。主动脉缩窄通常伴随一定程度的管腔发育不全，但是解剖上与发育不全独立。主动脉缩窄可能与其他减少左侧血流的病变共同发生，但确实也可能独立地发生。当发育不全的管腔涉及主动脉弓的峡部节段时，可以被认为是导致主动脉弓闭锁或中断的病变谱系的一部分。

导管组织在缩窄的致病原因中起到很大作用。

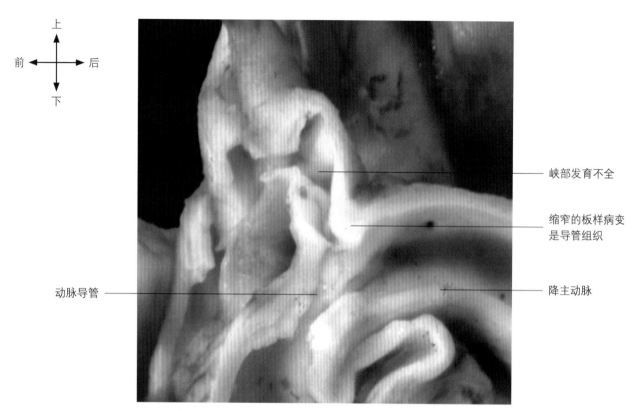

上
前 ← → 后
下

峡部发育不全

缩窄的板样病变
是导管组织

降主动脉

动脉导管

图 9-24 这例标本以解剖学方位视角，展示导管组织形成主动脉缩窄的板样病变。注意共存的主动脉峡的发育不全

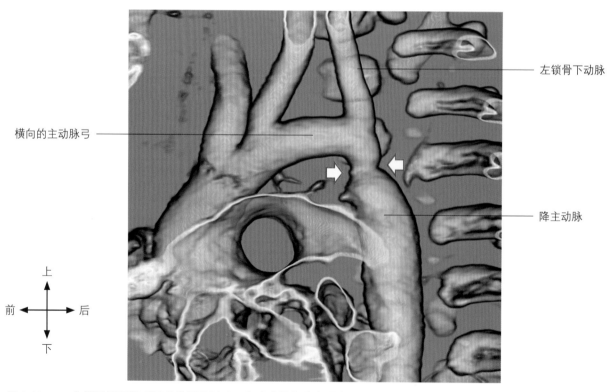

左锁骨下动脉

横向的主动脉弓

降主动脉

上
前 ← → 后
下

图 9-25 CT 血管造影图像重建的数据集显示，主动脉峡和降主动脉之间的蜂腰样收缩（箭头）。这名患者的动脉导管已经关闭

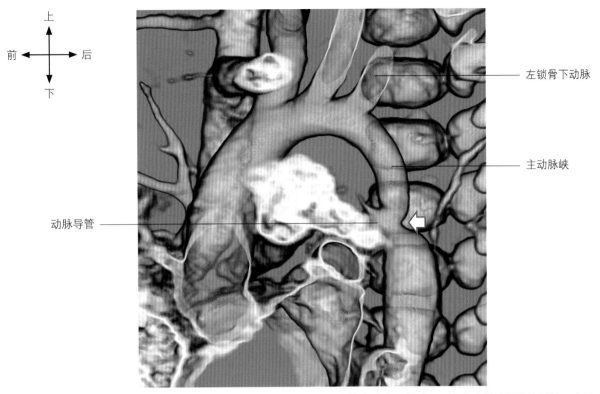

上
前　　　后
下

左锁骨下动脉

主动脉峡

动脉导管

图 9-26　CT 血管造影图像重建的数据集显示，在近导管的位置存在缩窄病变（箭头），并且动脉导管持续开放。在这名患者中，存在相当长的主动脉峡（与图 9-25 比较）

虽然有段时间一些学者怀疑导管组织的意义，现在支持导管组织在缩窄板里的证据是无可争辩的[14-16]（图 9-24）。因此在修补的过程中，外科医师需要注意到去除所有导管组织的重要性。导管自身的意义不只在于它的开放。如果导管是开放的，往往有相关的先天性异常，促使通过肺动脉干的血流增加，同时从近侧的主动脉转移血流。在这样的情况下，相关的异常将成为主导，决定了最适合的外科治疗。另一方面，主动脉缩窄合并关闭的导管很可能是孤立性病变（图 9-25），除了偶尔与双叶主动脉瓣相关的主动脉缩窄[17]。

外科医师主要关注与缩窄相关的特殊解剖。侧支循环的特性尤其有意义。如果存在发育良好的侧支动脉（图 9-27），在修补过程中阻断主动脉危险性很小。如果侧支血管发育欠佳（图 9-28），阻断主动脉也许会导致一些恶性的后果，包括左心室因近侧高压而拉伤，也许还包括继发于颅内小动脉瘤破裂的脑血管意外等。也许还会发生远侧主动脉低

压，压力低于 50 mmHg，这将会威胁内脏和脊柱的血管床。不论侧支循环的特性如何，尽可能地不离断或者少离断肋间的血管是保护脊柱循环的最佳方法。暂时阻断与手术区域毗邻的肋间血管，在这种困难的情况下也是可以接受的折中方案。

其他值得注意的特征包括胸导管的位置（图9-29）和偶然出现的异位动脉（图 9-30），有时还涉及 Abbott 动脉（Abbott's artery）等。Abbott 动脉如果出现，Abbott 动脉会从接近降主动脉近侧的后内侧面发出。无论是否有增大的支气管动脉，或者是否有本应迅速消失的持续存在的第五弓，这些与最初由 Hamilton 和 Abbott[18] 提出的一样，是不相关的。外科医师注意到这根异位的 Abbott 动脉存在的重要性，如果没有妥善处理，在修补过程中将导致相当多的出血[19]。

主动脉弓中断

与缩窄相反，主动脉的不连续性存在各种变

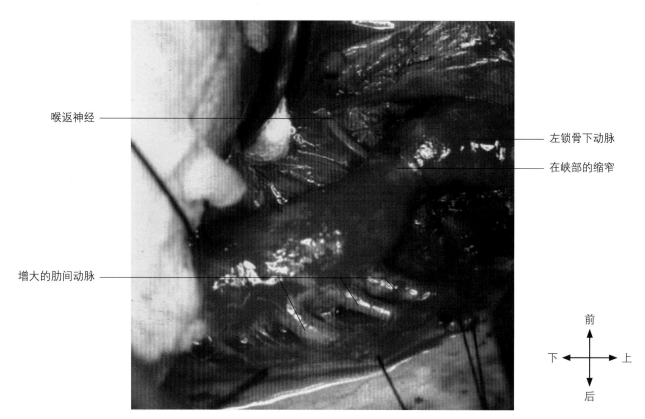

喉返神经

左锁骨下动脉

在峡部的缩窄

增大的肋间动脉

前

下 ← → 上

后

图 9-27　此手术视角拍摄于左外侧胸廓切开术，展示主动脉缩窄合并增大的肋间动脉，以及部分发育良好的侧支循环

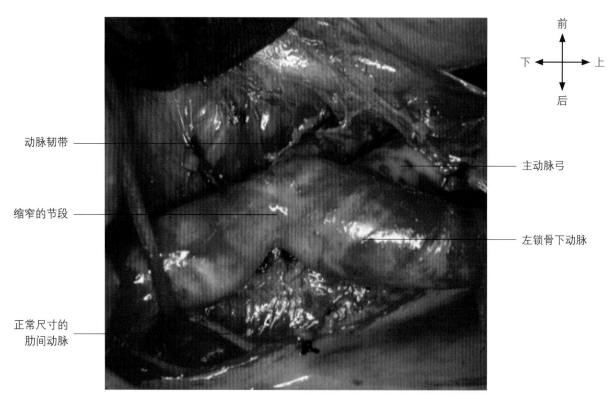

前

下 ← → 上

后

动脉韧带

主动脉弓

缩窄的节段

左锁骨下动脉

正常尺寸的
肋间动脉

图 9-28　此手术视角拍摄于左外侧胸廓切开术，展示一名主动脉缩窄的患者（与图 9-27 比较）的侧支循环发育不全

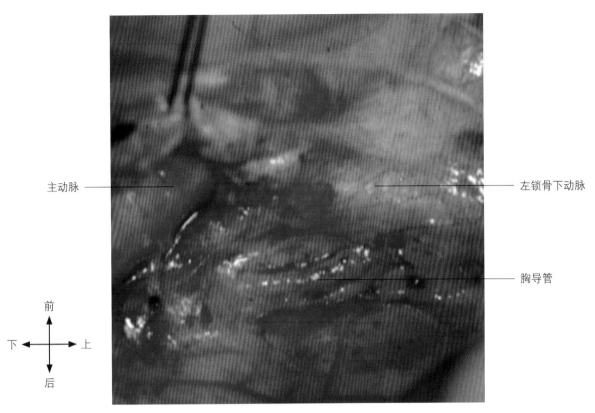

主动脉

左锁骨下动脉

胸导管

前
下　上
后

图 9-29　此手术视角拍摄于左外侧胸廓切开术，展示胸导管在左锁骨下动脉后经过主动脉缩窄的区域

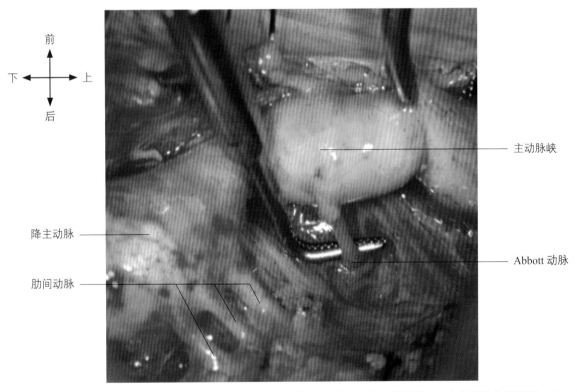

前
下　上
后

主动脉峡

降主动脉

Abbott 动脉

肋间动脉

图 9-30　通过左外侧胸廓切开术观察，近侧的降主动脉和远侧的主动脉弓已经向前旋转。巨大的侧支血管说明 Abbott 动脉
从缩窄区域的近侧发出

化，涉及弓的缺乏、闭锁或者中断等。这一组病变包括纤维组织索或纤维组织桥（图 9-31）还包括在弓部某位置的缺口或者完全不连续等（图 9-32 和图 9-33）。中断有可能发生在三个位置之一，分别是峡部，左锁骨下动脉和左颈总动脉之间，以及左颈总动脉和头臂动脉之间等（图 9-34）。这些病变往往可见于单侧左主动脉弓的条件下，但是右侧主动脉弓也可能罕见地受到相似的影响[20]。因为如果没有外科治疗，主动脉不连续性的患者不可能存活，这样对临床医师提出了特别的挑战。相关的心血管畸形非常重要，因为这些相关的血管畸形与中断的主动脉弓自身一样，将影响手术结果。开放的动脉导管几乎总是存在，主动脉通过开放的导管与远侧连接（图 9-33）。近侧的间隔缺损也有规律。室间隔缺损是最常见的，但是偶尔也发现存在主肺动脉窗。室间隔缺损往往与出口间隔的向后方和左侧的移位相关，这导致主动脉下梗阻（图 9-35）。尽管如此，还能发现任何类型的缺损。异常的心室动脉连接并不少见，并且在手术重建中呈现出它们自身

的特殊问题[21]。

食管后的右锁骨下动脉迷行地（aberrant）从远侧主动脉起源，虽然不怎么致命，但是常常与动脉异常相关（图 9-32）。因为主动脉弓中断，血管环的症状不大可能发生，除非在重建弓时创造出一个环。相反，如果迷行动脉向前走行，在修补动脉时可能有用。这强调了清晰地定义相关异常的特性和影响的重要性。在重新建立主动脉的连续性时，成功地解剖矫治取决于适当地处理这些伴发的病变。

血管环

主动脉环与双主动脉弓的某部分的异常退化相关。了解主动脉弓的发育真正地有助于理解这些异常的形态。最初动脉系统是双侧对称的，有 5 对弓环绕原肠腔，在短时间内偶尔第 5 对弓的残存显现出来（图 9-36）。5 对弓之中只有第 3 对、第 4 对和第 6 对弓在出生以后的心脏中仍可被识别。第 3 弓的残存为头部供血。左侧第 4 弓演变为主动脉弓有限的一部分。左侧第 6 弓演变为动脉导管（图

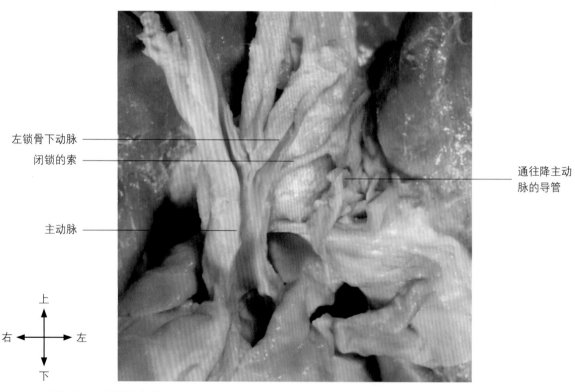

图 9-31　这例标本以解剖学方位拍摄，具有峡部闭锁，在左锁骨下动脉实际中断处，存在细纤维索通往远侧降主动脉，降主动脉由动脉导管供血

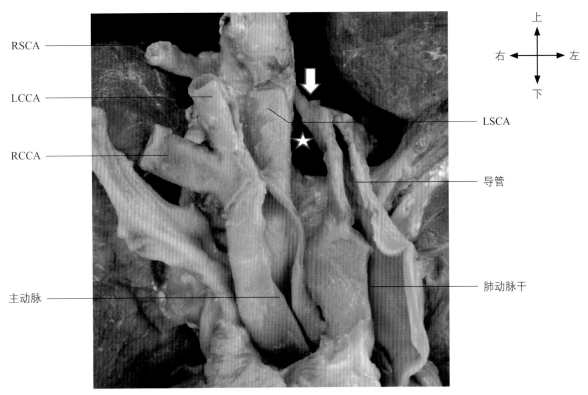

图 9-32　这例标本以解剖学方位从前方拍摄，主动脉弓在峡部中断（五角星），右锁骨下动脉（箭头）从食管后起源。降主动脉通过动脉导管由肺动脉干供血。LCCA，左颈总动脉；RCCA，右颈总动脉；LSCA，左锁骨下动脉；RSCA，右锁骨下动脉

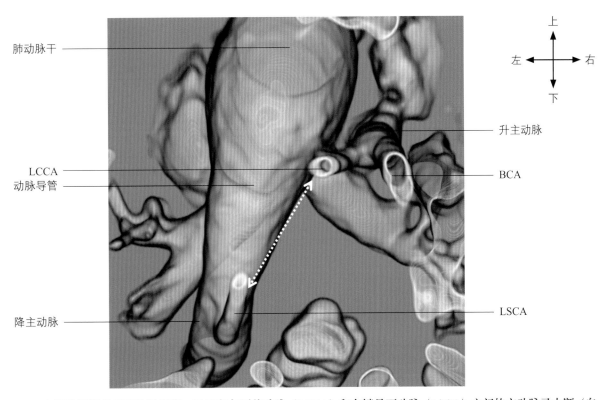

图 9-33　CT 血管造影图像重建的数据集，显示在左颈总动脉（LCCA）和左锁骨下动脉（LSCA）之间的主动脉弓中断（白色双箭头点线）。发育不全的升主动脉还为头臂动脉（BCA）供血

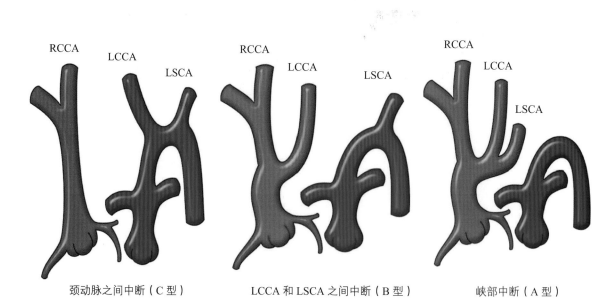

颈动脉之间中断（C 型）　　　　LCCA 和 LSCA 之间中断（B 型）　　　　峡部中断（A 型）

图 9-34　此示意图以解剖学方位展示主动脉弓中断的不同位置。升主动脉和由它供血的血管用红色标明。肺动脉干和通过动脉导管供血的血管用蓝色标明。右锁骨下动脉通常从头臂干起源，但是还能够在食管后从降主动脉起源（图 9-32）。LCCA，左颈总动脉；RCCA，右颈总动脉；LSCA，左锁骨下动脉

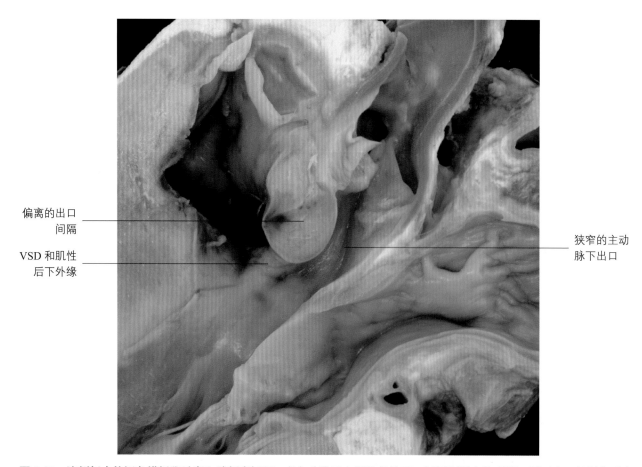

图 9-35　这例标本的视角模拟胸骨旁心脏超声切面，在主动脉弓中断的条件下，以解剖学方位观察，展示出口间隔向后方偏离，进入左心室，合并主动脉下流出道梗阻。室间隔缺损（VSD）具有肌性的后下侧外缘

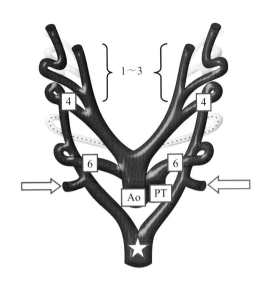
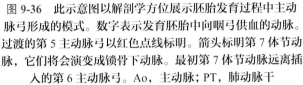

图 9-36　此示意图以解剖学方位展示胚胎发育过程中主动脉弓形成的模式。数字表示发育胚胎中向咽弓供血的动脉。过渡的第 5 主动脉弓以红色点线标明。箭头标明第 7 体节动脉，它们将会演变成锁骨下动脉。最初第 7 体节动脉远离插入的第 6 主动脉弓。Ao，主动脉；PT，肺动脉干

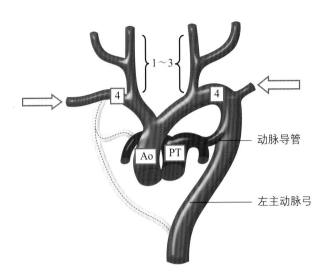

动脉导管

左主动脉弓

图 9-37　此示意图展示体循环的主动脉弓如何来自图 9-36 中描绘的胚胎原基。注意锁骨下动脉（箭头），它们来自第 7 体节动脉，已经向导管源头的近侧迁移，并且右侧主动脉弓已经消退（黄色和红点通道）。左侧第 6 弓持续存在，演变成动脉导管

9-37）。锁骨下动脉是第 7 颈部节间动脉，在心脏向下迁移时，起源自第 3 号和第 6 号之间的第 4 号[22]。因此，在正常心脏发育的早期，右侧的大多数结构退化，留下左侧的弓和左侧的主动脉（图 9-37）。这种正常的退化如果失败，就遗留下双弓，形成围绕气管或食管的环。所谓双主动脉弓假说[23]，是在不完全退化的基础上，解释环绕气管 - 食管蒂（tracheo-oesophageal pedicle）畸形的概念。假设模式为中线的前主动脉，在两侧通过第 4 号向后方延续，至双侧的后主动脉节段，双侧的后主动脉节段结合形成中线的降主动脉。在假设的系统中，双侧颈总动脉和双侧锁骨下动脉从两侧的第 4 号发出，而动脉导管从每一个弓连至伴随的肺动脉（图 9-38）。双弓整体持续地开放，显然会引起问题（图 9-39 和图 9-40），而在动脉环的任何部分不适合地中断或者闭锁，将形成多种异常解剖的变异[24]。这样的情况在图 9-41 和图 9-42 内展现，显示出左主动脉弓合并迷行的右锁骨下动脉。Stewart 和同事们[23] 提供了一份详尽的潜在畸形的清单，以复杂的字母数字的形式分类。我们倾向于文字分析而不是用字母数字进行注释[24]。需要注意的是，与后

文病例中的局灶性闭锁一样，闭锁的节段也许不能作为纤维索持续存在，并且不一定会引起气管或食管受压。另外，血管环的组成部分的大小，至少在导致症状方面，与特殊的解剖构型一样重要。这说明，症状的高发病率与双主动脉弓相关。当发现只有纤维索时，压迫总是不明显。图 9-43 和图 9-44 显示了一根动脉导管从左锁骨下动脉起源，而左锁骨下动脉从右弓发出。直到动脉导管被离断，让离断的动脉导管的末端弹开，原来不明显的相当严重的气管和食管的压迫才变得明显（图 9-45）。

右侧主动脉弓可能在与之相关的血管环旁存在。当主动脉弓穿越右支气管主干时，主动脉弓是右侧的。它可在脊柱的左、右任意一侧与降主动脉连接。这样的右侧主动脉弓合并通常性心房构型，被认为是异常的，但是在镜像性心房构型的患者中是正常的。在任何这些病例中，右侧主动脉是否形成临床问题不能确定。右侧主动脉弓简要的外科意义在于，它与大约 1/4 的法洛四联症患者相关，并且与大概一半的共同动脉干患者相关。

右侧主动脉弓患者通常具有头臂动脉的镜像性构型。对试图建立锁骨下动脉向肺动脉的分流，这

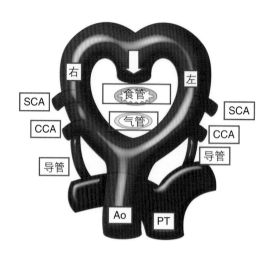

图 9-38　此示意图展示完美假设的双弓，右侧部分和左侧部分、锁骨下动脉（SCA）、颈总动脉（CCA）和动脉导管等结构从每一个弓发出。降主动脉（箭头）在中线，或者在"中位"。Ao，主动脉；PT，肺动脉干

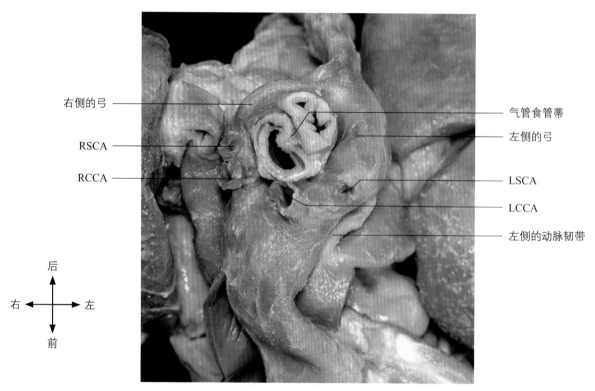

图 9-39　在这颗心脏中，左侧主动脉弓和右侧主动脉弓均持续存在。两侧的颈总动脉和两侧的锁骨下动脉以对称的形式，从两侧弓的上表面发出。这种构型形成明显的气管食管蒂的压迫

种现象有意义。镜像性分叉是主动脉在超过冠状动脉后，第一个分支的头臂干随后发出左锁骨下动脉和左颈总动脉。在这样的情况下，外科医师或许选择左侧吻合，避免用右锁骨下动脉，因为此时右锁骨下动脉向下转入纵隔内。然而导管通常仍旧是左侧的结构，将头臂干与左肺动脉连接。当左侧的导

管从食管后的左锁骨下动脉发出时，这种导管将会形成血管环（图 9-42、图 9-43 和图 9-46）[24]。

正如 Stewart 和他的同事们提议的[23]，双弓假说还说明了头臂动脉的孤立性。在这些异常中，既可能涉及头臂干动脉本身，又可能涉及颈总动脉或者锁骨下动脉，这些可以与任何一种通常性的左侧

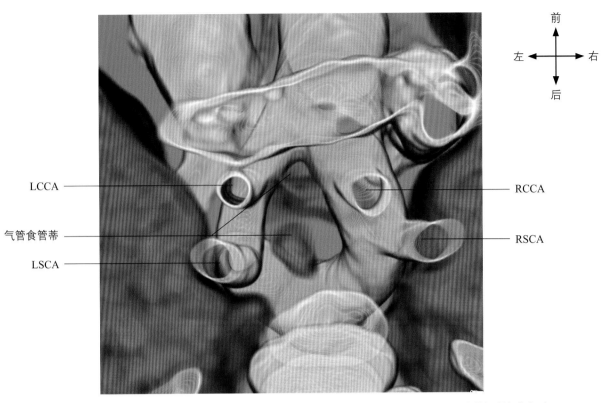

图 9-40 CT 血管造影图像重建的数据集显示，左侧主动脉弓和右侧主动脉弓均持续存在，两侧的颈总动脉（LCCA，RCCA）和两侧的锁骨下动脉（LSCA，RSCA）均以对称的形式从弓的上表面发出

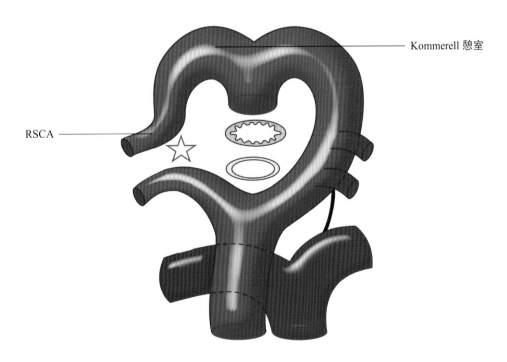

图 9-41 此示意图展示如何基于双弓假说解释右锁骨下动脉的源头的异常。右侧弓近侧的部分是为人熟知的 Kommerell 憩室，右侧弓的起始段在右颈总动脉和右锁骨下动脉之间中断（五角星）。导管在这个例子中已经变成韧带，在左侧的位置（黑色曲线）显示

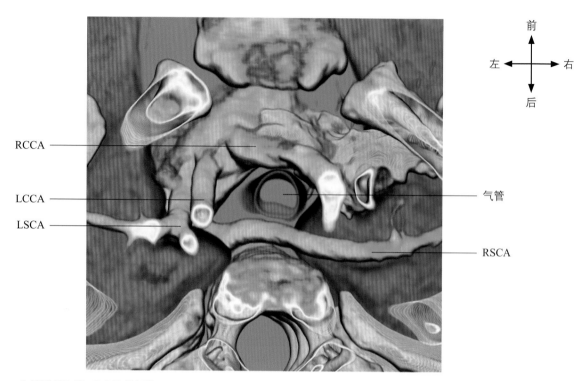

图 9-42　CT 血管造影图像重建的数据集显示，右锁骨下动脉（RSCA）从左侧主动脉弓发出。气管在重建中可见，而不是食管。潜在的双弓在右锁骨下动脉（RSCA）和右颈总动脉（RCCA）之间被断开。左颈总动脉（LCCA）和左锁骨下动脉（LSCA）从左侧的主动脉弓发出。动脉导管在重建中不可见，但是位于左侧。因此这名患者没有完整的血管环

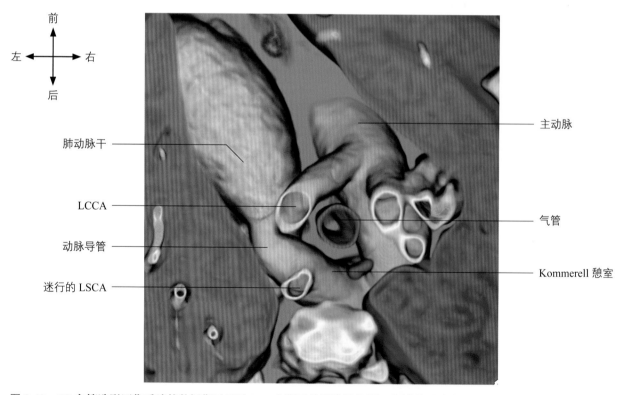

图 9-43　CT 血管造影图像重建的数据集显示图 9-42 中所示的镜像性构型，左锁骨下动脉（LSCA）从右侧的主动脉弓的食管后起源，并且右侧弓的背部持续存在，成为 Kommerell 憩室。但是，在这个病例中，左锁骨下动脉是左侧的动脉导管的延续，这样造成了血管环。气管在重建中可见，而食管不可见。潜在的双弓在左锁骨下动脉和左颈总动脉（LCCA）之间被断开

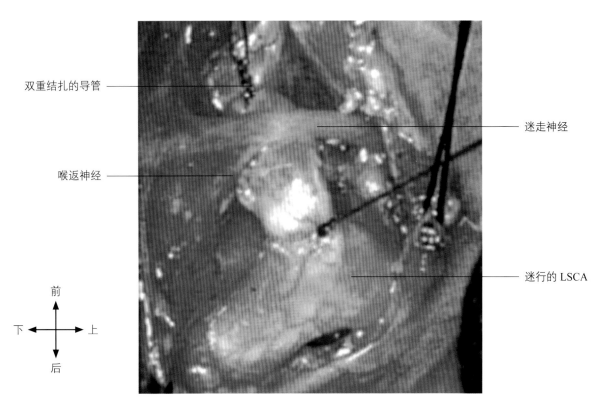

双重结扎的导管 ————

喉返神经 ————

迷走神经 ————

迷行的 LSCA ————

前
下 ←——→ 上
后

图 9-44　此手术视角拍摄于左侧胸廓切开术，展示如图 9-43 已经观察到的图像，动脉导管从迷行的左锁骨下动脉（LSCA）发出，LSCA 自身来自在食管后走行的右主动脉弓。这种构型形成血管环，如图 9-43 所示。导管在被离断前已经被双重结扎。注意迷走神经的尺寸和位置，还有迷走神经的喉返支

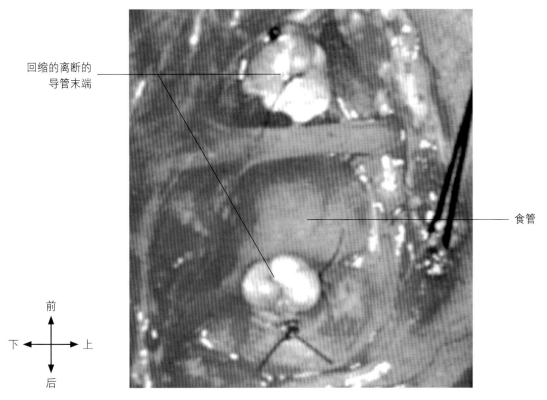

回缩的离断的
导管末端 ————

食管 ————

前
下 ←——→ 上
后

图 9-45　图 9-44 中所示患者动脉导管被离断后，弓的两端已经分开，释放了食管。手术后的外观展示血管环最初的影响

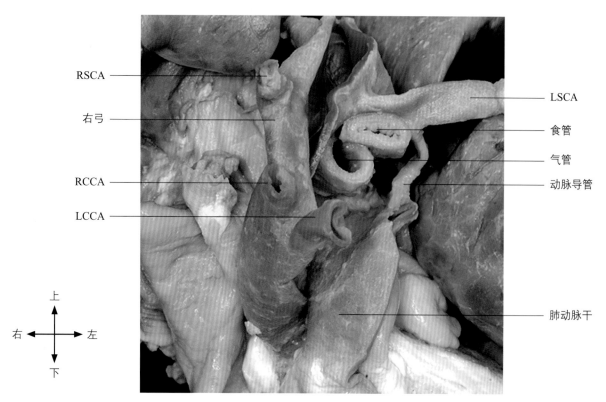

RSCA

右弓

RCCA

LCCA

上

右　左

下

LSCA

食管

气管

动脉导管

肺动脉干

图 9-46　这例标本展示潜在的双主动脉弓在左颈总动脉（LCCA）和左锁骨下动脉（LSCA）之间中断，左锁骨下动脉以食管后的形式从右侧的主动脉弓发出。尽管双弓具有不完整的特性，但是动脉导管从左锁骨下动脉到左肺动脉，形成环绕气管食管蒂的血管环。右颈总动脉（RCCA）和右锁骨下动脉（RSCA）均从右主动脉弓发出

主动脉弓相关，又可以与右侧主动脉弓相关，孤立性动脉还通过持续开放的动脉导管，从肺动脉发出。在图 9-47 中显示的病例，具有持续开放的左侧和右侧的动脉导管。主动脉弓在左颈总动脉和左锁骨下动脉之间中断，还存在孤立性右锁骨下动脉，这样的孤立性右锁骨下动脉通过动脉导管，从右肺动脉发出。

肺动脉异常

目前，除了闭锁或狭窄，左肺动脉或者右肺动脉从主动脉起源是最常见的肺动脉畸形。异位肺动脉最常通过动脉导管发出。肺动脉异位在肺动脉闭锁中出现，通常合并主要体向肺侧支动脉，为其他肺供血（图 9-48）。还可以发现其他肺动脉与开放的导管连接。在这样的构型中，导管通常会随着时间推移而关闭。最初由导管供血的那

根肺动脉将会消失，形成显著的单侧肺动脉缺失。这在法洛四联症和双出口性右心室常见，但是大约半数肺动脉异位的患者罹患这样的病变，尽管他们的心脏是正常的。在我们的经验中，发现真正的肺门肺动脉缺乏是非常罕见的。

通常在右侧的异位肺动脉，可能少见地直接从升主动脉发出（图 9-49）。这就是有些时候称作的"半干"（hemitruncus），但是我们不推荐这个术语，因为几乎总是有两个正常成形的动脉瓣。右肺动脉也许罕见地非通常性地从高处起源，常从共同动脉干升部的右侧起源。甚至在这样的条件下，共同干合并右肺动脉异位起源的描述还是比"半干"更合适。

当异位连接的肺动脉直接由主动脉发出，简单的外科修补包括将肺动脉从主动脉上脱离，再与肺动脉干附着。这在共同干时难度更大，但是需要遵守的基本原则与修补相同。当异位肺动脉由动脉导

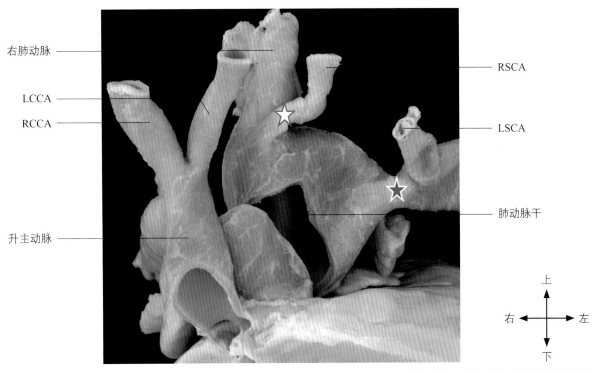

右肺动脉
LCCA
RCCA
升主动脉

RSCA
LSCA
肺动脉干

上
右　左
下

图 9-47　在这颗心脏中，主动脉弓在左颈总动脉（LCCA）和左锁骨下动脉（LSCA）之间中断。升主动脉只发出两根颈总动脉，右锁骨下动脉（RSCA）是孤立性的，右锁骨下动脉通过右侧的动脉导管（白色五角星）从右肺动脉发出。降主动脉和左锁骨下动脉通过左侧的动脉导管供血（红色五角星）

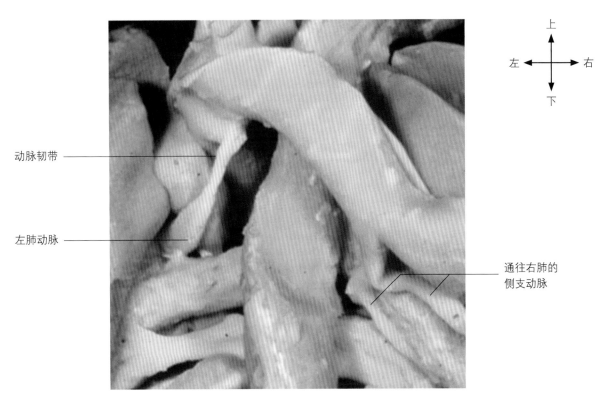

上
左　右
下

动脉韧带

左肺动脉

通往右肺的
侧支动脉

图 9-48　这例标本从后方拍摄，左肺动脉最初由左侧的动脉导管供血，这根导管已经变成韧带。右肺由两根体向肺侧支动脉供血

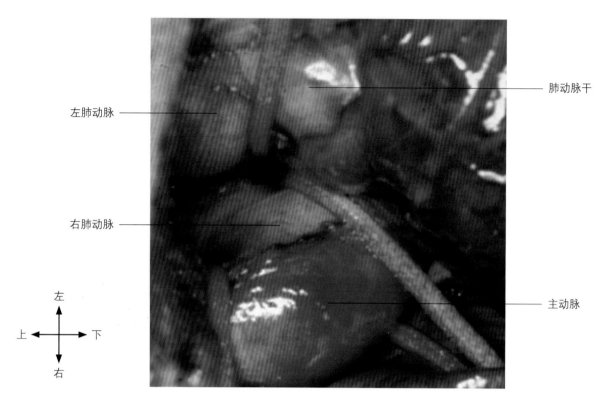

左肺动脉

右肺动脉

左 上 下 右

肺动脉干

主动脉

图 9-49　此手术视角拍摄于正中胸骨切开术，可以观察到右肺动脉直接从主动脉发出。这不应该被描述为半干（hemitruncus），因为存在分隔开的主动脉和肺动脉通道，肺动脉干延续为左肺动脉

管供血，或者与韧带连接时，异位肺动脉将从主动脉弓或者头臂动脉发出。手术重建时必须小心地确保动脉导管组织不能混入吻合口内，因为这些组织也许随后会在修补处收缩，形成狭窄。肺动脉单侧缺乏的病例中，在正常连接的肺中，通常可以发现肺动脉高压和肺动脉高压性血管病，可能是因为这半叶肺不成比例地小，并且不得不接受所有右心室的血流[25]。

左肺动脉从右肺动脉发出是更罕见的异常。异常的左肺动脉从右胸内起源（图 9-50 和图 9-51），在气管和食管之间经过，到达左肺门，并且形成血管环（图 9-52）[26]。这也许导致了反复的呼吸问题，需要分离和移植病变血管。与前文讨论过的一样，右肺动脉也许异位地从主动脉或者头臂动脉发出，但是据我们所知，异常的右肺血管从左肺动脉发出，尚未有报道。它的原因也还不清楚。

罕见的右肺不发育（agenesis），向右胸内位移的心脏也许形成环样排布，能够使左支气管梗阻。位移的心脏牵拉左肺动脉，使韧带和降主动脉横穿

过左支气管，把支气管压向脊柱上。离断韧带，移植主动脉，也许有必要分离肺动脉干和主动脉，并且将限制性圆环去顶[27-29]。

动脉导管持续存在和主肺动脉窗

动脉导管的持续存在（图 9-53），在心脏血管疾病研究中占有特殊位置，因为它是第一种被手术介入治愈的先天性畸形[30]。虽然现在通过心室间导管技术，能够安全地关闭动脉导管[31, 32]，切断动脉导管仍然是外科医学的最佳范例。解剖几乎总是可以预测的，手术结果也一如既往地优秀。

因为动脉系统是双侧对称地发育，持续存在的导管既有可能在左侧，又有可能在右侧，尽管在左侧占压倒性多数。因为动脉导管可能在任何一侧或者双侧持续存在，与前文讨论过的一样，动脉导管的重要性也许是血管环的一部分，也许在于作为孤立的头臂动脉的源头（图 9-47）。当伴随其他复杂性先天性心脏血管异常时，动脉导管持续开放还会

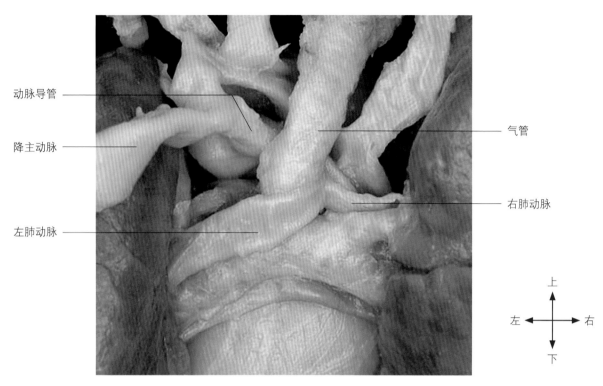

图 9-50　这例标本从后方拍摄。左肺动脉从右肺动脉发出，接着延伸入气管和食管之间，形成肺动脉血管环（图 9-52），气管和食管已经被去除了

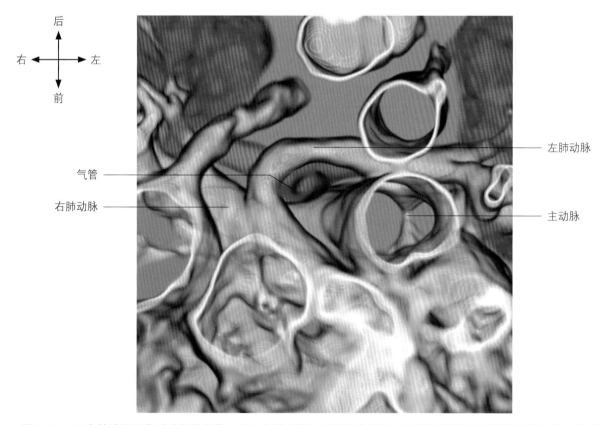

图 9-51　CT 血管造影图像重建的数据集，显示左肺动脉从右肺动脉起源。左肺动脉延伸入气管和食管之间，形成肺动脉血管环（图 9-52）

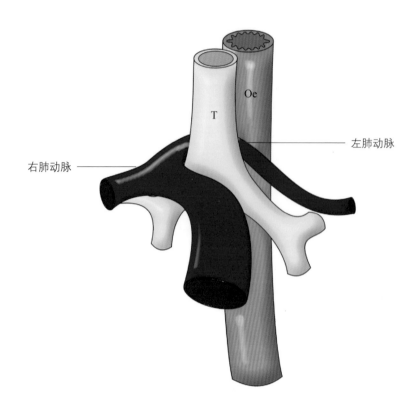

图 9-52   此示意图展示为人熟知的肺动脉吊带的构型，如图 9-50 和图 9-51 所示。Oe，食管；T，气管

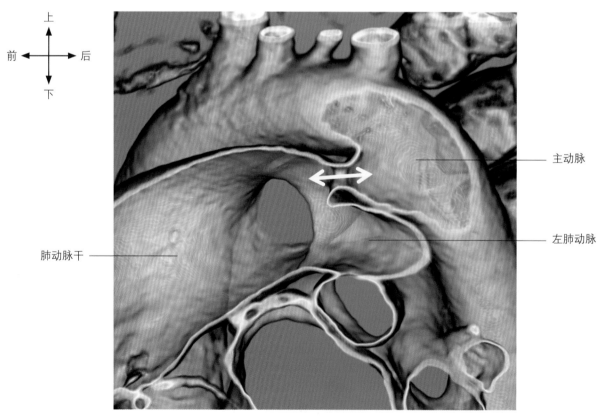

图 9-53   CT 血管造影图像重建的数据集显示持续存在的开放的动脉导管（白色双箭头）

在生理上起重要作用，这些复杂性先天性心血管异常诸如主动脉弓中断、主动脉闭锁、肺动脉闭锁或者不一致性心室动脉连接等。本部分内容将讨论范围限定在原发性先天性条件下孤立的左侧持续开放的动脉导管。

虽然有可能从前方接近开放导管，并且有时也有必要使用这个路径（图 9-54），正常手术入路是通过左外侧胸廓切开术（图 9-55）。导管从肺动脉干和左肺动脉交界的后上面发出，向后方并且轻微向左侧走行，汇入主动脉弓和降主动脉的交界，在左锁骨下动脉源头的远侧，并且与其源头相对。导管的肺动脉末端被心包膜折叠覆盖，导管的主动脉末端被腔壁胸膜覆盖。导管也许与主动脉峡混淆，尤其是婴儿时期，并且有可能会将左肺动脉误认为开放的导管。甚至在最佳的条件下，在导管区域，这些其他结构也许会被错误地结扎。已仔细回顾这些操作程序的注意事项[33]。从外侧入路，迷走神经和它的喉返神经支是对导管的最佳解剖指引。迷走

神经沿着锁骨下动脉，越过主动脉弓，之后朝向后方，消失在肺门后侧。迷走神经就在导管水平发出喉返神经（图 9-55），喉返神经在导管内下侧壁的底下弯曲，之后沿主动脉的后内侧面上升，进入气管和食管之间的沟内。

通过剪开纵隔腔壁胸膜接近导管，既可能在膈神经和迷走神经之间，又可能更靠后方，越过主动脉自身。对于任何一种入路，应该直视喉返神经，避免直接创伤或者牵拉损伤。心包折叠延伸至导管的肺动脉末端，可通过锐性分离将它去除。通过另一个纤维折叠，导管的后内壁紧密地与支气管附着。这个牢固的纤维折叠使直角钳不易界定出导管的界限。为了将撕裂导管壁的风险减到最小，应该通过锐性分离，离断这个纤维组织。既可以通过上入路，越过导管的主动脉末端，又可以通过游离主动脉并且向内侧牵拉主动脉，完成这些操作。对于后者，小的隐患是可能会遇到支气管血管，它们从主动脉的后壁发出。在锁骨下动脉源头区域，胸导管和它

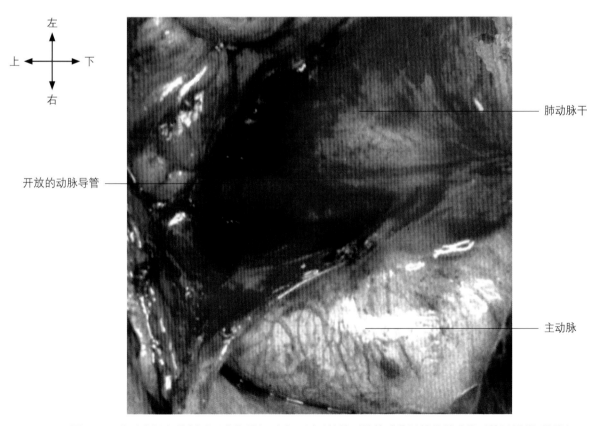

图 9-54　此手术视角拍摄于正中胸骨切开术，展示持续开放的动脉导管从肺动脉干的远侧范围起源

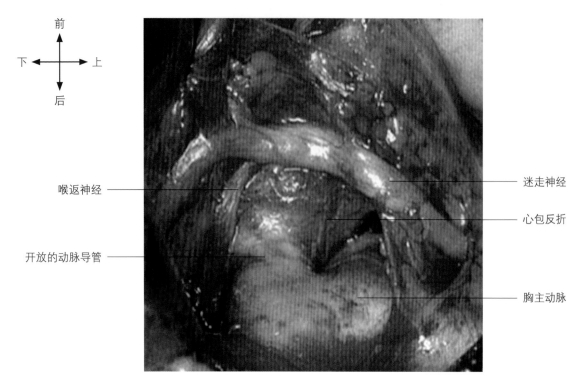

前
下 ← → 上
后

喉返神经 ————————————   ———————————— 迷走神经

                                   ———————————— 心包反折

开放的动脉导管 ————————

                                   ———————————— 胸主动脉

图 9-55　此手术视角拍摄于正中胸骨切开术，可以观察到持续开放的动脉导管（与图 9-54 比较）。注意迷走神经和它的喉返支的位置

的支流涉及另一个解剖注意点（图 9-29）。分离任何这些主要的淋巴管道，容易导致乳糜胸和随之而来的问题。如果无意地离断淋巴干，必须结扎它们，避免出现乳糜胸。在婴儿或幼儿时期，动脉导管能有 1～15mm 的长度和直径。动脉导管还能罕见地像动脉瘤一样扩张（图 9-56）[34]。这些也许是真正开放动脉导管的动脉瘤样扩张（aneurysm），也许是简单扩张的管状憩室，合并闭合的肺动脉末端。一般粗短的动脉导管可以被阻断、离断和锁边缝合，尽可能降低不完全结扎或者撕裂血管壁的机会。对于细长的薄动脉导管，三重结扎技术已经被证明是安全有效的[35]。

主肺动脉窗的临床表现经常与共同动脉干相似。它们两者之间解剖的区别取决于心室动脉连接的模式。在共同动脉干，存在单独的动脉瓣，而主肺动脉窗总是与分隔开的主动脉瓣和肺动脉瓣相关（图 9-57）。虽然室间隔通常是完整的，主肺动脉窗常常与其他先天性心血管畸形相关[36]。

主肺动脉窗的缺损自身通常位于肺动脉干的右外侧壁，在右肺动脉源头的前方，并与之相对，右

肺动脉通常跨越主肺动脉窗，或者直接从主动脉发出（图 9-58）。这意味着主肺动脉窗向升主动脉的左侧开口，位于窦管交界的远侧。主肺动脉窗还可能与某一根从肺动脉干起源的冠状动脉相关。主肺动脉窗的缺损自身可能形成边界清晰的短管状通道，或者表现为广阔的开窗。最好使用标准体外循环技术，通过升主动脉切口，完成外科修补。作为普遍规则，采用闭式的方法关闭主肺动脉窗是不明智的，甚至对于更偏向管状的缺损，闭合的方法也是不明智的。当主肺动脉窗为重要循环的一部分供血，而又没有为循环依赖的节段提供备用血流供应时，不能关闭这个窗。

冠状动脉的异常

在正常结构的心脏中，冠状动脉的先天性畸形，传统地已经被分为主要病变或者次要病变。这种方法根植于这样一种观念，所谓的主要病变能引起症状，而次要病变与临床表现无关[37]。学者们意识到在这种概念中那些原先被分为次要的病变，却

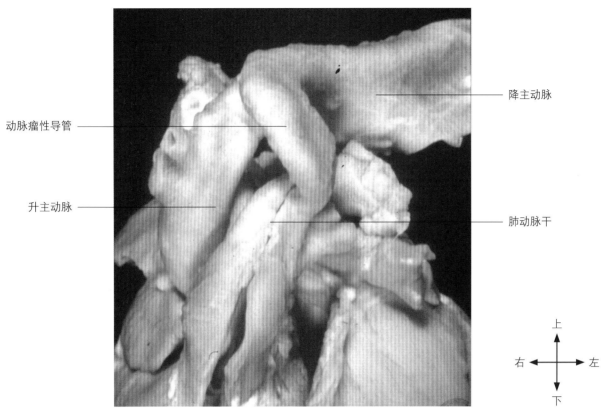

动脉瘤性导管

升主动脉

降主动脉

肺动脉干

上
右 ← → 左
下

图 9-56　以解剖学方位从前方拍摄这颗心脏。动脉导管是开放、延长和动脉瘤状的

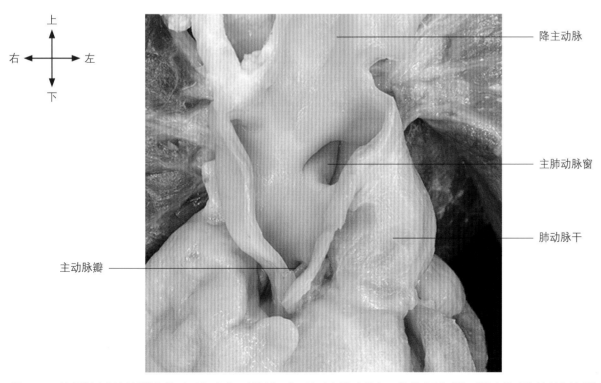

上
右 ← → 左
下

降主动脉

主肺动脉窗

肺动脉干

主动脉瓣

图 9-57　这例标本以解剖学方位展示主动脉已经被打开，显示主肺动脉窗。注意分隔开的两根动脉干的外观和缺损近侧的
瓣膜（也可见图 9-46）

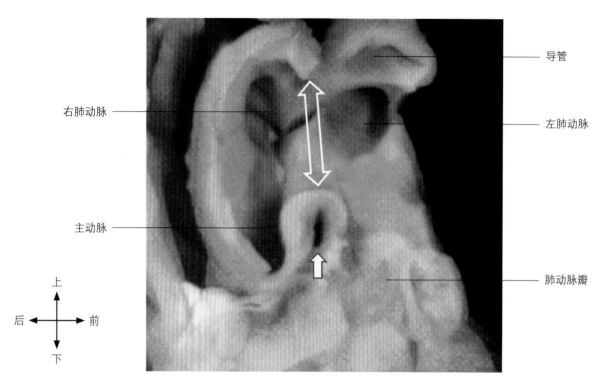

右肺动脉

主动脉

导管

左肺动脉

肺动脉瓣

上
后 ← → 前
下

图 9-58　这例主肺动脉窗的标本，存在于右肺动脉从主动脉起源，主动脉弓中断的条件下。这颗心脏的切面模拟左前斜位肋下心脏超声切面。在这颗心脏中，窗（空心双箭头）具有一定长度。还要注意窗的近侧两根动脉干各自分隔性的动脉干壁（实心箭头）

存在引起心源性猝死（sudden cardiac death）的可能性，这样的分类正在逐渐被证实存在隐患[38]。因为在假设的解剖意义和表现的临床意义之间存在偏差，所以现在看上去更倾向于在描述的基础上说明这些异常。在这样的描述性分类中，冠状动脉异常能够被划分为冠状动脉从动脉根部异位起源、冠状动脉在心外膜异位路径、冠状动脉与其他心内结构异位交通以及上述这些畸形的组合等。

冠状动脉异位起源

冠状动脉既可能从肺动脉干异位地发出，又可能罕见地从左肺动脉或者右肺动脉发出，还可能异位地从主动脉自身起源。冠状动脉从肺动脉干异位起源的临床意义最大，经常被描述为 Bland-White-Garland 综合征（Bland-White-Garland syndrome）。左冠状动脉从肺动脉干异位起源（图 9-59～图 9-61），在婴儿时期通常表现为左心室缺血（图 9-62）。如果侧支循环发育良好，缺血的表现通常明显延迟，一些病例直到儿童时期，甚至青春期才表现出来。

临床问题是由左心室心肌缺血程度引起的，缺血的程度可以十分严重。在确诊之后，尽快将异位的冠状动脉与主动脉重新吻合是很重要的。在大多数病例中，冠状动脉从肺动脉干的左窦发出；形象地说，观察者位于肺动脉瓣的无毗邻窦内，在观察者的右手侧窦[39]。转移冠状动脉异位源头，连同肺动脉干窦的纽扣一起，接回到主动脉的左手侧毗邻窦，这是相对容易的。现在很少罕见地为了将冠状动脉重新与主动脉连接而创造主肺动脉隧道[40]。但是任何这些手术，通常倾向于简单地结扎冠状动脉。冠状动脉从肺动脉干的分支发出的这种形式也许会在转移中产生问题，而冠状动脉从肺动脉干自身发出时问题较少。其他形式，诸如右冠状动脉从肺动脉干异位起源，导致不同程度的症状，并且经常不引起外科医师的重视。如果遇到右冠状动脉从肺动脉干异位起源，异位的右冠状动脉能够被便捷地转移回主动脉根部。

一根冠状动脉从主动脉自身异位起源的意义，我们已经在第 4 章讨论过了。与我们展示的一样，

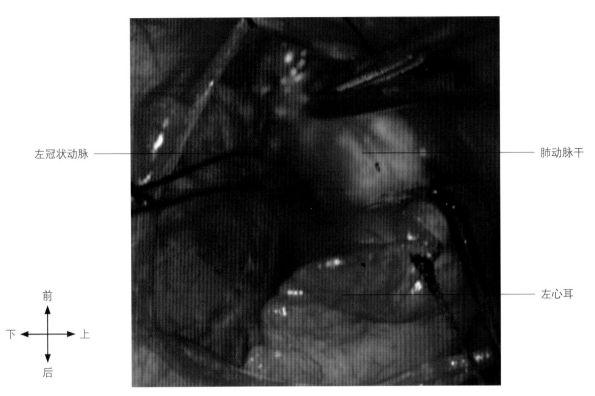

左冠状动脉

肺动脉干

左心耳

前
下 上
后

图 9-59 此手术视角拍摄于左外侧胸廓切开术，左冠状动脉被结扎丝线环绕，左冠状动脉从肺动脉干发出

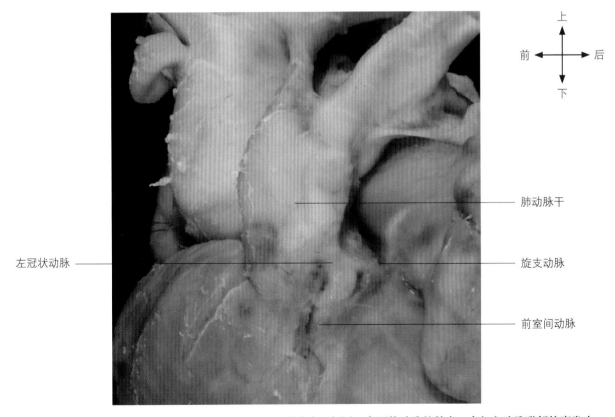

上
前 后
下

肺动脉干

左冠状动脉

旋支动脉

前室间动脉

图 9-60 这例标本以解剖学方位拍摄，左冠状动脉主干从肺动脉干起源，左冠状动脉从其中一个与主动脉毗邻的窦发出。
左冠状动脉主干接着分为旋支动脉和前室间动脉

后
右 ← → 左
前

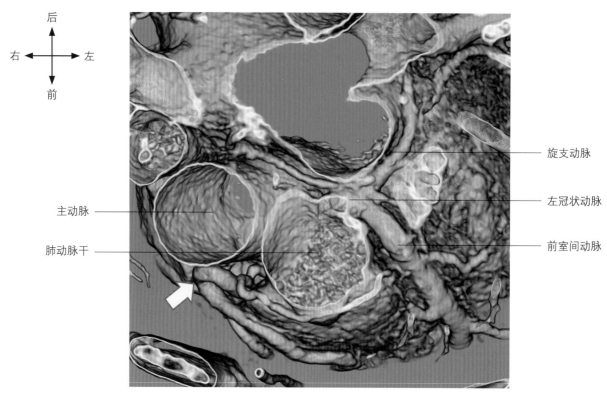

旋支动脉

左冠状动脉

主动脉

前室间动脉

肺动脉干

图 9-61　重建的 CT 血管造影图像，显示左冠状动脉从肺动脉干异位地起源。注意来自右冠状动脉的扭曲的侧支循环（箭头）

上
前 ← → 后
下

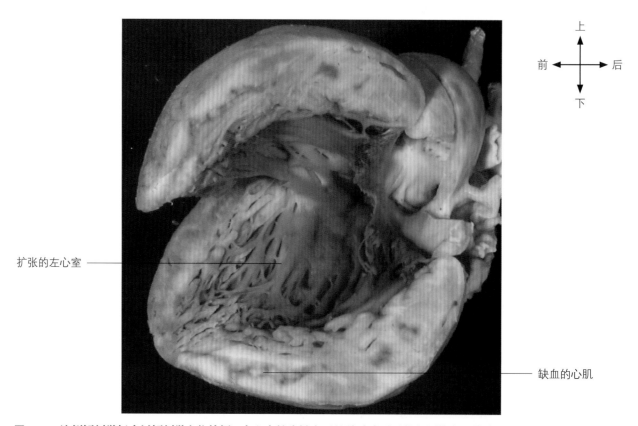

扩张的左心室

缺血的心肌

图 9-62　这例解剖学标本以解剖学方位拍摄，左心室扩张继发于从肺动脉干异位起源的左冠状动脉，而心室肌明显缺血

冠状动脉通常从两个与肺动脉干毗邻的主动脉窦发出。在正常的心脏，左冠状动脉从面向左手侧窦（left-hand facing sinus）起源，右冠状动脉从面向右手侧窦（right-hand facing sinus）起源。附加的孔既可以为漏斗动脉供血，这根动脉通往窦房结；又可以为动脉干壁的动脉供血，这些都绝不少见。这些附加分支不应该被认为是异常表现。即使在正常心脏，左冠状动脉的旋支和前降支也可能罕见地、分隔开地从面向左手侧窦起源。冠状动脉通常从主动脉冠窦内发出，但是从窦管交界起源，或者就在窦管交界上侧，也不应该被认为是异常的。高处起源或者穿过动脉壁倾斜的路径，尤其是冠状动脉从瓣叶间对合区域的外周末端穿过，应该被认为是异位的；与任何一根冠状动脉从与它不对应的窦起源，或者十分罕见地从非面对主动脉窦（non-facing aortic sinus）起源也是异位的[41]。冠状动脉从不对应的主动脉窦起源最重要，因为现在已经明确这种构型是心源性猝死的预兆[42]。与我们在第 4 章展示的一样，任何一根冠状动脉可能从不对应的窦起源。冠状动脉在两根动脉干之间走行，往往穿过两

片主动脉瓣叶之间对合区域的外周末端，这两片主动脉瓣叶据守主动脉冠窦。这种走行被描述为腔壁内构型（图 9-63）。外科去顶并不困难，但是这样的去顶手术是否有必要，仍然没有定论。

出现单一冠状动脉（single coronary artery）也代表了一种从主动脉根部的异常起源。能够发现单一冠状动脉有两种形式。第一种，所有三根冠状动脉都从相同的主动脉窦发出，在主动脉窦内有 1 个、2 个或者 3 个开口。右手侧窦通常提供冠状动脉的源头。还存在相关的左冠状动脉分支的异位心外膜路径，因为它们到达预期的位置。与我们在第 4 章内讨论过的一样，异位走行的分支可以涉及前室间支，它回溯向主动脉干和肺动脉干之间，有潜在受限的可能。或者，左冠状动脉主干可能横越过肺动脉下漏斗，向左心耳，之后分出旋支动脉和前室间动脉（图 9-64）。第二种，单独冠状动脉（solitary coronary artery）还可能从左主动脉窦发出，并且右冠状动脉可能在主动脉干根部和肺动脉下漏斗之间走行，到达右房室沟（图 9-65）。但是右冠状动脉还有另一种模式，右冠状动脉从它的正常的面向右

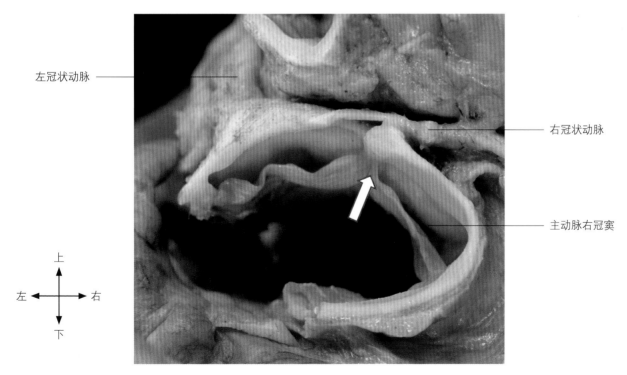

左冠状动脉

右冠状动脉

主动脉右冠窦

上
左　右
下

图 9-63　管状的主动脉已经从主动脉根部被去除，展示从主动脉左冠窦起源的右冠状动脉，右冠状动脉在壁内走行，在窦管交界穿过瓣叶的外周附着（箭头）

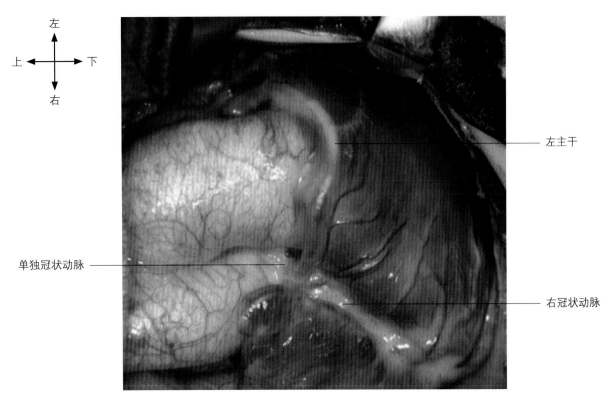

左
上 ← → 下
右

左主干

单独冠状动脉

右冠状动脉

图 9-64 此手术视角拍摄于正中胸骨切开术，展示所有的冠状动脉从一根单独冠状动脉发出，这根单独冠状动脉从右手侧毗邻的主动脉窦起源。左主干在左心耳下分为旋支动脉和前室间动脉，左主干横穿过来自右心室的肺动脉干的源头

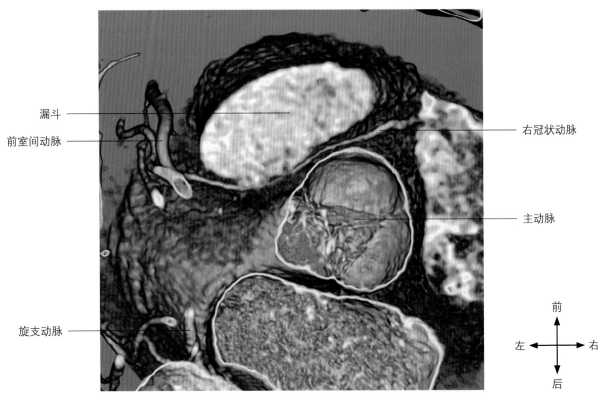

漏斗

前室间动脉

右冠状动脉

主动脉

旋支动脉

前
左 ← → 右
后

图 9-65 这是 CT 血管造影数据集，显示右冠状动脉从前室间动脉起源，随后右冠状动脉行走于肺动脉下漏斗和主动脉根部之间。存在从主动脉左冠窦发出的单独冠状动脉。注意右冠状动脉狭窄的轮廓

手侧窦起源，但是延续超过房室交点，成为旋支动脉，之后终止于钝性外沿，成为前室间动脉（见第4章）。这种模式也许没有临床意义。除了异位起源，先天性畸形也可以影响正常附着的冠状动脉，形成异位起源的效果。这方面尤其重要的是先天性左冠状动脉主干闭锁（图 9-66），它可能是少年或者青年人猝死的另一种根本原因[43]。不幸的是，这种异常在心血管事件发生前不大可能被诊断出来，否则能够便捷地通过外科手段治疗。

冠状动脉异位心外膜路径

虽然在正常结构心脏中也可以发现冠状动脉异位心外膜路径，但是它们在畸形心脏上更常见，诸如那些不一致性心室动脉连接或者共同动脉干的心脏等。冠状动脉心外膜异位走行的临床意义尚未被完全明确。有机会在尸检时发现一些异常，例如旋支冠状动脉从右冠状动脉起源，从横窦经过，到达左房室沟（图 9-67）。正如在第4章讨论过的，其他异位走行对于猝死也许有意义，例如左冠状动脉在主动脉干和肺动脉干之间穿过等。在引起猝死方面，心外膜冠状动脉的肌桥（muscular bridging）（图 9-68）也许与之有关，尽管肌桥的意义仍有待于建立。

冠状动脉异位交通

当流出道闭锁时，在室间隔完整的条件下，最常见冠状动脉与心室之间的瘘性交通（fistulous communication），尤其在肺动脉闭锁合并完整室间隔中（图 7-175）。在正常结构的心脏中，也能够发现冠状动脉与心脏结构之间的瘘性交通，并且这些异位的冠状动脉还可能与任何其他心脏结构结合。右冠状动脉最常受影响，并且右冠状动脉也许与右心房（图 9-69 和图 9-70）、上腔静脉、冠状窦、右心室、肺动脉干、肺静脉或者左心室等结构连接。瘘口还可能从左冠状动脉起源（图 9-71）。瘘性交通自身可能是巨大的单独的口，或者复杂的蠕虫样动脉瘤性的腔。当交通简单和巨大时，分流量可以相当大，并且冠状动脉自身也显著扩大。窃血的后果是在窃血的心肌区域随之发生缺血。

主动脉心室隧道

主动脉心室隧道是罕见的病变。它们解剖构型

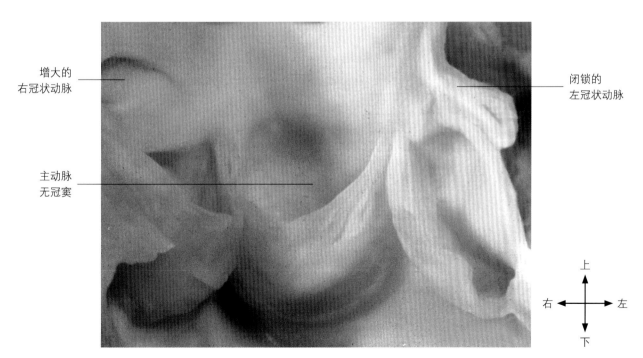

图 9-66　此主动脉干根部被打开的视角以解剖学方位拍摄，展示左冠状动脉的主干闭锁。注意增大的右冠状动脉开口。这例标本来自一名猝死的成人

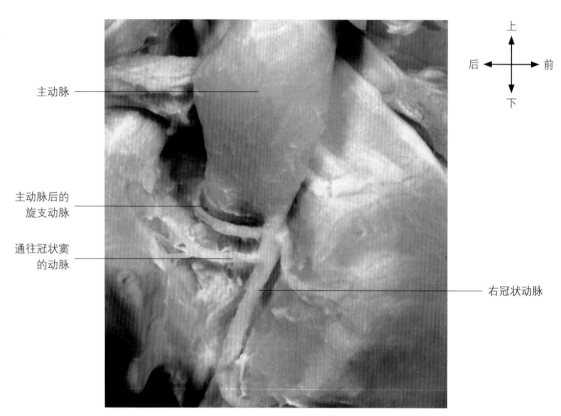

主动脉

主动脉后的
旋支动脉

通往冠状窦
的动脉

右冠状动脉

上
后 ← → 前
下

图 9-67　这颗婴儿心脏以解剖学方位拍摄。旋支冠状动脉从右冠状动脉发出，并且穿过横窦，在主动脉后，到达左房室沟

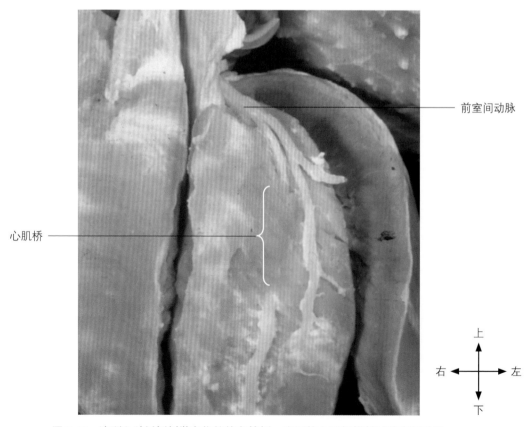

前室间动脉

心肌桥

上
右 ← → 左
下

图 9-68　这颗心脏以解剖学方位从前方拍摄，广泛的心肌桥横越过前室间动脉

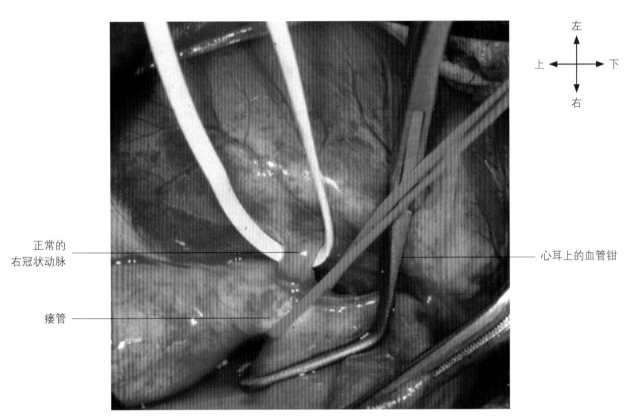

正常的
右冠状动脉

瘘管

心耳上的血管钳

左
上　下
右

图 9-69　此手术视角拍摄于正中胸骨切开术，右心耳已经被牵拉开，展示一个从右冠状动脉通往心耳基底的瘘管。白色圈
套置于右冠状动脉的远侧节段，红色圈套环绕瘘管自身

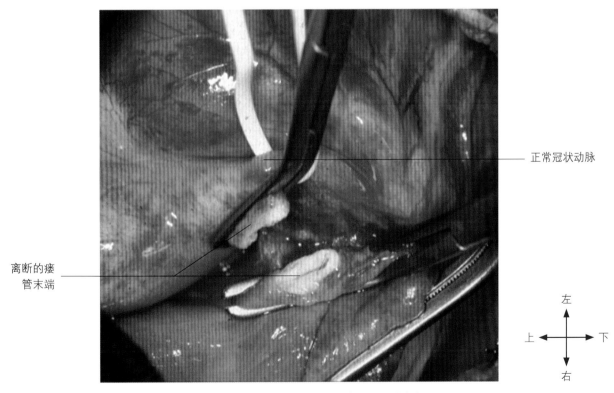

正常冠状动脉

离断的瘘
管末端

左
上　下
右

图 9-70　图 9-69 中所示的宽阔的瘘管已经被离断

难以理解，因为病变的本质是绕过主动脉瓣叶铰链的旁路（图 9-72）。隧道往往在主动脉和左心室之间延伸，尽管主动脉向右心室的通道也确实存在（图 9-73）。主动脉与左心室沟通的隧道最常见[44]。异位的隧道，在受累的主动脉窦基底和它支持的那片瓣叶之间的左心室走行，延伸穿过分隔开主动脉根部和肺动脉根部的组织平面。隧道的基底由心室肌组织支持，而通道的顶由心房壁组成。

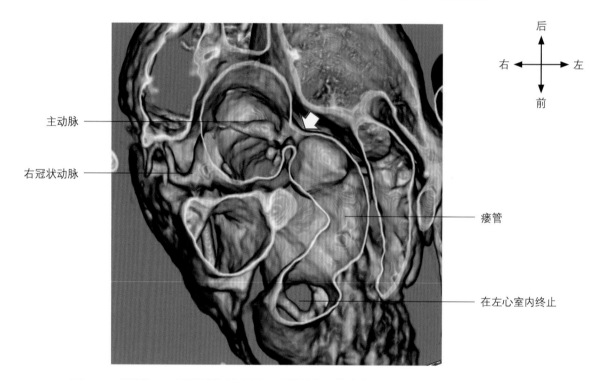

图 9-71　重建的 CT 血管造影图像显示，瘘管从左冠状动脉起源，终止于左心室

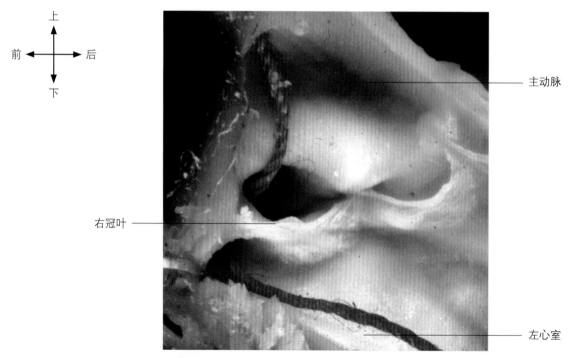

图 9-72　主动脉根部已经被打开，并且从前方拍摄。红色绳索穿过主动脉向左心室的隧道，这条隧道绕开主动脉右冠瓣叶的铰链

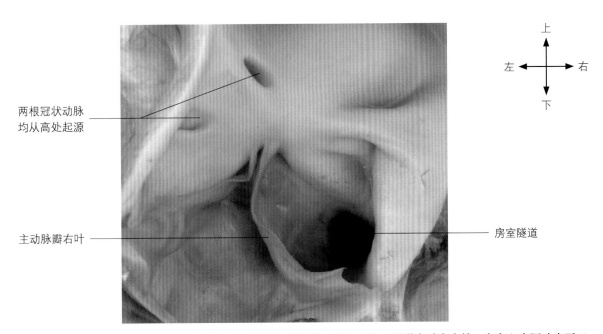

两根冠状动脉
均从高处起源

主动脉瓣右叶

房室隧道

上
左 ←→ 右
下

图 9-73　主动脉根部已经被打开，并且从后方拍摄。可以看见隧道的主动脉末端，隧道穿过室上嵴，在右心室漏斗内开口

参考文献

[1] Anderson RC, Heilig W, Novick R, Jarvis C. Anomalous inferior vena cava with azygos drainage: so-called absence of the inferior vena cava. *Am Heart J* 1955; 49: 318–322.

[2] Moller JH, Nakib A, Anderson RC, Edwards JE. Congenital cardiac disease associated with polysplenia: a developmental complex of bilateral 'leftsidedness'. *Circulation* 1967; 36: 789–799.

[3] Venables AW. Isolated drainage of the inferior vena cava to the left atrium. *Br Heart J* 1963; 25: 545–548.

[4] Winter FS. Persistent left superior vena cava: survey of world literature and report of 30 additional cases. *Angiology* 1954; 5: 90–132.

[5] Bankl H. *Congenital Malformations of the Heart and Great Vessels*. Baltimore, MD: Urban and Schwarzenberg, 1977; p 194.

[6] Agnoletti G, Annechino F, Preda L, Borghi A. Persistence of the left superior caval vein: can it potentiate obstructive lesions of the left ventricle? *Cardiol Young* 1999; 9: 285–290.

[7] Edwards JE, DuShane JW. Thoracic venous anomalies. I. Vascular connection between the left atrium and the left innominate vein(levoatriocardinal vein) associated with mitral atresia and premature closure of the foramen ovale (case 1). II. Pulmonary veins draining wholly to the ductus arteriosus (case 2). *Arch Pathol* 1950; 49: 517–537.

[8] Pinto CAM, Ho SY, Redington A, Shinebourne EA, Anderson RH. Morphological features of the levoatriocardinal (or pulmonary-to-systemic collateral) vein. *Pediatr Pathol* 1993; 13: 751–761.

[9] Lucas R Jr, Woolfrey BF, Anderson RC, Lester RG, Edwards JE. Atresia of the common pulmonary vein. *Pediatrics* 1962; 29: 729–739.

[10] DeLisle G, Ando M, Calder AL, et al. Total anomalous pulmonary venous connection: report of 93 autopsied cases with emphasis on diagnostic and surgical considerations. *Am Heart J* 1976; 91: 99–122.

[11] Gupta SK, Gulati GS, Juneja R, Devagourou V. Total anomalous pulmonary venous connection with descending vertical vein: unusual drainage to azygos vein. *Ann Pediatr Cardiol* 2012; 5: 188–190.

[12] Neill CA, Ferencz C, Sabiston DC, Sheldon H. The familial occurrence of hypoplastic right lung with systemic arterial supply and venous drainage 'scimitar syndrome'. *Bull Johns Hopkins Hosp* 1960; 107: 1–21.

[13] Chauvin M, Shah DC, Haisseguerre M, Marcellin L, Brechenmacher, C. The anatomic basis of connections between the coronary sinus musculature and the left atrium in humans. *Circulation* 2000; 101: 647–652.

[14] Brom AG. Narrowing of the aortic isthmus and enlargement of the mind. *J Thorac Cardiovasc Surg* 1965; 50: 166–180.

[15] Ho SY, Anderson RH. Coarctation, tubular hypoplasia and the ductus arteriosus: a histological study of 35 specimens. *Br Heart J* 1979; 41: 268–274.

[16] Elzenga NJ, Gittenberger-de-Groot AC. Localised coarctation of the aorta. An age dependent spectrum. *Br Heart J* 1983; 49: 317–323.

[17] Becker AE, Becker MJ, Edwards JE. Anomalies associated with coarctation of the aorta. Particular reference to infancy. *Circulation* 1970; 41: 1067–1075.

[18] Hamilton WF, Abbott ME. Coarctation of the aorta of the adult type: Part I. Complete obliteration of the descending arch at insertion of the ductus in a boy of fourteen; bicuspid aortic valve; impending rupture of the aorta; cerebral death. Part II. A statistical study and historical retrospect of 200 recorded cases, with autopsy, of stenosis or obliteration of the descending arch in subjects above the age of two years. *Am Heart J* 1928; 3: 381–421.

[19] Lerberg DB. Abbott's artery. *Ann Thorac Surg* 1982; 33: 415–416.

[20] Pierpont M E M, Zollikofer CL, Moller JH, Edwards JE. Interruption of the aortic arch with right descending aorta. *Pediatr Cardiol* 1982; 2: 153–159.

[21] Ho SY, Wilcox BR, Anderson RH, Lincoln JCR. Interrupted aortic arch-anatomical features of surgical significance. *Thorac Cardiovasc Surg* 1983; 31: 199–205.

[22] Barry A. Aortic arch derivatives in the human adult. *Anat Rec* 1951; 111: 221–238.

[23] Stewart JR, Kincaid OW, Edwards JE. *An Atlas of Vascular Rings and Related Malformations of the Aortic Arch System*. Springfield, IL: Charles C. Thomas, 1964.

[24] Ramos-Duran L, Nance JW, Schoepf UJ, et al. Developmental aortic arch anomalies in infants and children assessed with CT angiography. *AJR Am J Roentgenol* 2012; 198: W466–W474.

[25] Pool P E, Vogel JHK, Blount SG Jr. Congenital unilateral absence of a pulmonary artery. The importance of flow in pulmonary hypertension. *Am J Cardiol* 1962; 10: 706–732.

[26] Contro S, Miller RA, White H, Potts WJ. Bronchial obstruction due to pulmonary artery anomalies. I. Vascular sling. *Circulation* 1958; 17: 418–423.

[27] Maier HC, Gould WJ. Agenesis of the lung with vascular compression of the tracheobronchial tree. *J Pediatr* 1953; 43: 38–42.

[28] Harrison MR, Hendren WH. Agenesis of the lung complicated by vascular compression and bronchomalacia. *J Pediatr Surg* 1975; 10: 813–817.

[29] Harrison MR, Heldt GP, Brasch RC, de Lorimier AA, Gregory GA. Resection of distal tracheal stenosis in a baby with agenesis of the lung. *J Pediatr Surg* 1980; 15: 938–943.

[30] Gross RE. Surgical management of patent ductus arteriosus with summary of four surgically treated cases. *Ann Surg* 1939; 110: 321–356.

[31] Ali Kahn MA, Al Yousef S, Mullins CE, Sawyer W. Experiences with 205 procedures of transcatheter closure of ductus arteriosus in 182 patients, with special reference to residual shunts and long term follow-up. *J Thorac Cardiovasc Surg* 1992; 104: 1721–1727.

[32] Lloyd TR, Fedderly R, Mendelsohn AM, Sandhu SK, Beekman RH. Transcatheter occlusion of patent ductus arteriosus with Gianturco coils. *Circulation* 1993; 88: 1414–1420.

[33] Pontius RG, Danielson GK, Noonan JA, Judson JP. Illusions leading to surgical closure of the distal left pulmonary artery instead of the ductus arteriosus. *J Thorac Cardiovasc Surg* 1981; 82: 107–113.

[34] Mendel V, Luhmer J, Oelert H. Aneurysma des Ductus arteriosus bei einem Neugeborenen. *Herz* 1980; 5: 320–323.

[35] Wilcox BR, Peters RM. The surgery of patent ductus arteriosus: a clinical report of 14 years' experience without an operative death. *Ann Thorac Surg* 1967; 3: 126–131.

[36] Faulkner SL, Oldham RR, Atwood GF, Graham TP. Aortopulmonary window, ventricular septal defect and membranous pulmonary atresia with a diagnosis of truncus arteriosus. *Chest* 1974; 65: 351–353.

[37] Ogden JA. Congenital anomalies of the coronary arteries. *Am J Cardiol* 1970; 25: 474–479.

[38] Becker AE. Variations of the main coronary arteries. Edited by Becker AE, Losekoot T, Marcelletti C, Anderson RH, Edinburgh, Churchill Livingstone. *Pediatr Cardiol* 1983; 3: 263–277.

[39] Smith A, Arnold R, Anderson RH, et al. Anomalous origin of the left coronary artery from the pulmonary trunk. Anatomic findings in relation to pathophysiology and surgical repair. *J Thorac Cardiovasc Surg* 1989; 98: 16–24.

[40] Takeuchi S, Imamura H, Katsumoto K, et al. New surgical method for repair of anomalous left coronary artery from the pulmonary artery. *J Thorac Cardiovasc Surg* 1979; 78: 7–11.

[41] Ishikawa T, Otsuka T, Suzuki T. Anomalous origin of the left main coronary artery from the non-coronary sinus of Valsalva. (Letter) *Pediatr Cardiol* 1990; 11: 173–174.

[42] Kragel AH, Roberts WC. Anomalous origin of either right or left main coronary artery from the aorta with subsequent coursing between aorta and pulmonary trunk: analysis of 32 necropsy cases. *Am J Cardiol* 1988; 62: 771–777.

[43] Debich DE, Williams KE, Anderson RH. Congenital atresia of the orifice of the left coronary artery and its main stem. *Int J Cardiol* 1989; 22: 398–404.

[44] McKay R, Anderson RH, Cook AC. The aorto-ventricular tunnels. *Cardiol Young* 2002; 12: 563–580.

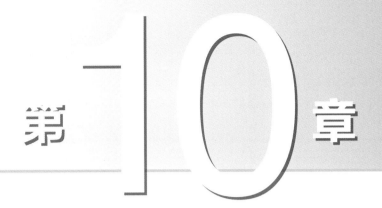

心脏的位置异常

Positional anomalies of the heart

心脏自身处于异常的位置时，由心脏畸形引发的外科问题的难度也许会增加许多。难度增加的一部分原因是心脏位置异常，外科医师将不得不面对非通常性的解剖视角；另一部分原因是心腔异常的位置，必要的入路也许已经不是那些讨论过的了。尽管如此，心脏异常位置自身不构成诊断。在心脏处于异常的位置时，心脏自身可能具有任何正常或异常的节段组合。虽然心脏处于异常的位置，但是心脏结构仍可能是正常的，尽管如此，异常位置的心脏也许会常常出现极端复杂畸形。因此，对于每一个出现异常位置的心脏，我们都强调需要全面和详细地节段性分析，所有这些节段性分析的应用规律已经在第 6 章清晰说明过了。在本章，我们将描述限制在异常位置的心脏，对于位置异常的心脏特殊类型的更多细节加以讨论。在本章末尾，我们将回顾心耳异构的外科意义，心耳异构被公认为心脏位置异常的最主要预兆之一。我们强调需要将综合征区别对待，特别是区分右侧异构和左侧异构，因为这两类畸形的预后截然不同。

异常位置的心脏

不仅应该说明心脏在胸腔内异常的位置，而且还要说明心尖的方向，这些都是独立的特征。在正常个体，心尖朝向左侧，心脏整体的 2/3 位于正中线的左侧。镜像性心房构型通常伴随镜像性心脏构型。镜像性心脏预期的构型是心尖指向右侧，并且心脏质的绝大部分在右半侧胸腔。在心耳异构的条件下，心脏的位置是没有规范的。因此，对于所有存在心耳异构的患者，同样对于那些通常性或者镜像性心房构型和位置异常的心脏，有必要用一个系统简单和直观地描述异常的心脏位置。在过去已经建立了令人生畏的惯例，使用了各种术语，诸如右位心（dextrocardia）、右位（dextroposition）、右旋（dextrorotation）等，或者晦涩的变异（arcane variant），诸如中枢性右位心（pivotal dextrocardia）等 [1]。在实践中，对这个系统唯一的要求是以独立的形式说明两种主要的特征，它们分别是心脏质相

对于胸廓的位置和心尖的朝向。过去，我们将右位心定义为这样一种情况，心脏位于右侧胸腔，心尖指向右侧（图 10-1）。但是在罕见情况下，如果发生心脏在右侧胸腔，而心尖指向左侧，该怎么办呢？对于这种情况，可以便捷地、毫无争议地描述为心脏位于右侧胸腔，心尖指向左侧。虽然有些学者希望对构型的命名进行定义，他们当然可以自由地去那么做，但是我们的描述方法完全够用并且更不容易被误解。因此，心脏可以被描述为大部分位于左侧胸腔内，大部分位于右侧胸腔内或者对称地位于两侧的胸腔内等。心尖方位可以被描述为向左、向右或者向中间等。

腔外心脏

最严重的心脏位置异常在早期的描述中没有被说明过，它被称为腔外心脏（exteriorisation of the heart）或者心脏异位（ectopia cordis）。据说心脏可能从胸腔突出到胸阔口、胸阔、胸腹腔或者腹腔等位置。以往有综述 [2] 质疑存在颈部和腹部变异，认为所有病例都能被描述为胸型或者胸腹型。在最常见的胸型中，存在胸骨缺损和心包壁缺乏。心脏直接从胸腔突出 [3]。通常存在相关的脐疝（omphalocele），并且胸腔较小。

在胸腹型中，胸骨缺损通常与腹壁和横膈缺失汇合，所以心脏和其他腹部异常器官位移至脐疝（omphalocele）内。这种畸形的各种变异可见于 Cantrell 综合征（Cantrell's syndrome）的患者 [4]。这些患者存在低位胸骨裂。心脏位于上腹部的皮肤底下，并且与脐疝相关（图 10-2）。切开图 10-2 患者的皮肤，心脏位于中线上（图 10-3），穿过横膈的缺损，向脐疝延伸。这些患者常常具有复杂的心内缺损，经常包括左心室憩室。

右侧的心脏

心脏的位置异常是否是先天性心脏畸形的结果，我们的描述系统没有提供信息。心脏在右侧胸

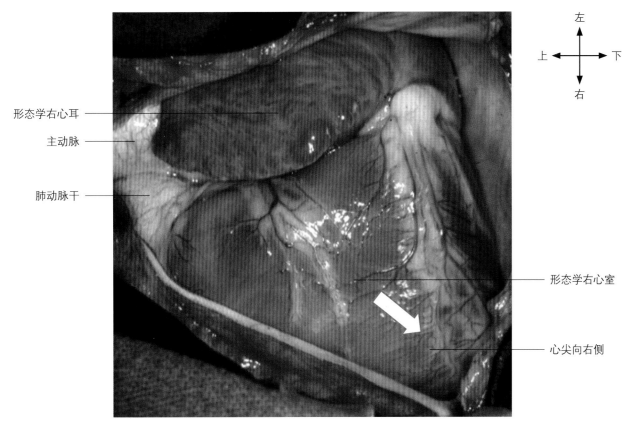

左
上　下
右

形态学右心耳
主动脉
肺动脉干

形态学右心室

心尖向右侧

图 10-1　此手术视角拍摄于正中胸骨切开术，展示一名器官镜像性构型的患者。心脏的大部分位于右侧胸腔，心尖指向右侧（箭头）

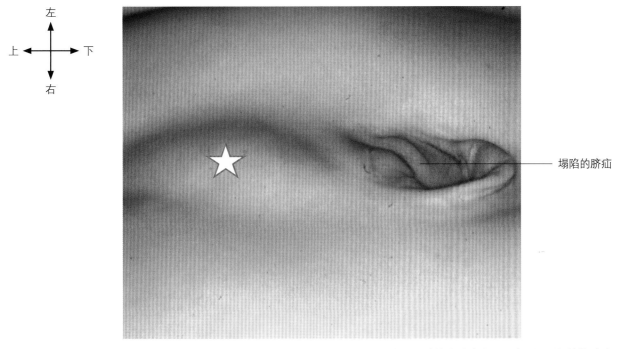

左
上　下
右

塌陷的脐疝

图 10-2　此图以患者仰卧位从右上腹拍摄，展示由于胸骨下裂和腹直肌舒张，心脏使皮肤突起（五角星）。相关的脐疝已经塌陷

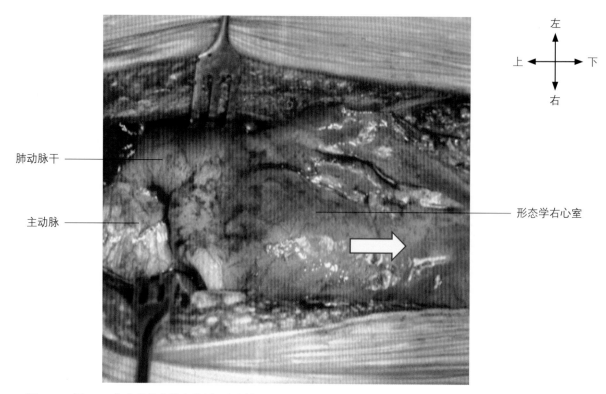

右　上　左　下

肺动脉干

主动脉

形态学右心室

图 10-3　图 10-2 中患者的皮肤和胸骨已经被打开，显露出的心脏位于中线，心尖指向胸腔中线（箭头）

腔也许继发于肺缺损，或者是由于右侧心腔极度扩大导致。在前文任何一种情况，外科入路的问题是相似的。患者有某种病变，诸如先天性矫正性转位，由于肺的问题或者右侧的肥厚，心脏确实没有理由不位于右侧胸腔。

尽管如此，心脏在右侧胸腔，有通常性心房构型，或者患者心脏在左侧，有镜像性心房腔，使人突然想到某些特定病变。确实，先天性矫正性转位是这些病变中最值得注意的。在先天性矫正性转位病变中，当然不是所有的心腔都在它们预期的位置。因此，对所有心脏的位置异常的患者，外科医师有必要在异常位置的心脏内确定各个心腔的位置，以便能够制订合适的手术计划。

十字交叉心室和上下性心室

随着现代高水平的诊断技术提高，外科医师不大可能面对一名心脏位置异常的患者，但是还没有接受过全面的术前检查。心腔的特殊构型依旧可能为诊断造成主要的困难，十字交叉心（criss-cross heart）或者上下性心室（superoinferior ventricle）是值得注意的构型。在这些异常中，心室之间的关系或者更罕见的心室的局部解剖，与预期的既定的房室连接中的不同[5]，局部解剖的定义已经在第 6 章提过。在先天性矫正性转位和十字交叉构型的患者心脏中，形态学右心室主要位于右侧，而不是位于预期的左侧[6]。这是心室质绕长轴旋转的结果（图 10-4）。对于确定心室的位置方面，冠状动脉的分布相当有帮助，因为在先天性矫正性转位中，前室间冠状动脉从右侧的冠状动脉发出。因此，当乍看起来简单转位的心脏时，找到从右冠状动脉发出的前室间动脉，对外科医师应该是个提醒，有诊断为不一致性房室连接和先天性矫正性转位的可能性。也许将十字交叉构型（criss-cross arrangement）描述为扭曲性房室连接更好[7]，当形态学右心室在左侧时，还可能在一致性房室连接的条件下发现这种构型（图 10-5 和图 10-6）。当两房室连接均是扭曲的，形成十字交叉构型时，通常还有额外的心室

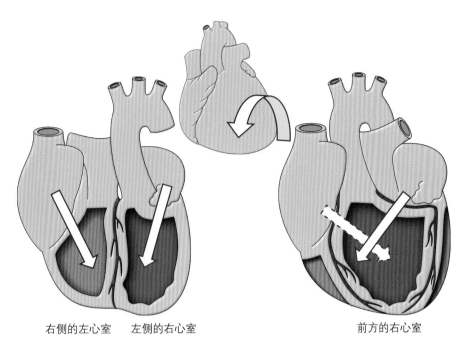

右侧的左心室　　左侧的右心室　　　　　　　　　　前方的右心室

图 10-4　此示意图以解剖学方位绘制，展示沿长轴（内嵌的中图）旋转异常，形成所谓的十字交叉异常。左手侧的图片展示先天性矫正性转位，缺乏沿长轴的旋转。形态学左心室位于右侧。旋转的结果是（右手侧图），形态学右心室占据了右侧的位置，尽管形态学右心室仍然不一致性地与形态学左心房连接。右手侧图的箭头标明交叉的房室瓣，短横线描绘后方的形态学右心房与形态学左心室的连接，形态学左心室已经旋转到左侧的位置

之间的上下关系。这是心室质倾斜和扭曲的结果（图 10-7），因此十字交叉构型和上下构型同时出现。心室间冠状动脉仍然有用，因为它指明了室间隔的平面，为心室腔的位置提供了良好的指引。但是在这些怪异的心脏内，心腔之间的连接支配着传导组织的分布，而不是心腔的位置。房室瓣出现骑跨和跨越，经常使这些心脏的畸形更加复杂化。这些异常的心腔间的关系可能合并任何房室连接和心室动脉连接的组合，如图 10-6 所示，合并双出口性右心室和左侧主动脉。甚至在罕见的情况下，对于房室连接，心室质的局部解剖构型与预期的一样。因此当存在心室质的旋转，足以形成房室连接的交叉时，这不扰乱两个心室之间的内在关系[7]。但是在极其罕见的情况下，心室不仅可能在非通常性的位置，而且局部解剖与预期存在的房室连接也不一样。因此，当通常性心房构型与一致性房室连接共存时，心室的局部解剖通常是右手性的（图 10-6）。尽管右心房偶尔可能与形态学右心室连接，而这个形态学右心室显示出左手性心室的局部解剖，但是

这个形态学右心室附属地位于左侧（图 10-8）。这种情况是其中一种罕见形式，有必要描述心室的局部解剖，另外说明房室连接[5]。

合并异构心耳的心脏

合并异构心耳的心脏内的问题已经被提及。这样构型的心脏，不仅在非通常性的位置，并且几乎总是与胸腹部器官的异常构型有关；因此，内脏异位（visceral heterotaxy）是流行的标题。许多学者继续将这些患者分为"无脾"（asplenia）和"多脾"（polysplenia）两类[8]。基于心耳形态的任何一种分类系统，对于外科医师有更大的价值。脾的形态不总是与心耳解剖有关，心耳解剖自身基于相对于心房前庭的梳状肌的范围。像这样确定的心耳解剖与预期的"脾综合征"之间的联系，比脾的形态与这些综合征之间的联系相关性更加紧密[9, 10]。更重要的是，心外科医师在手术时，他们的患者有一个脾、多个脾或者根本没有脾无足轻重，这种"脾"

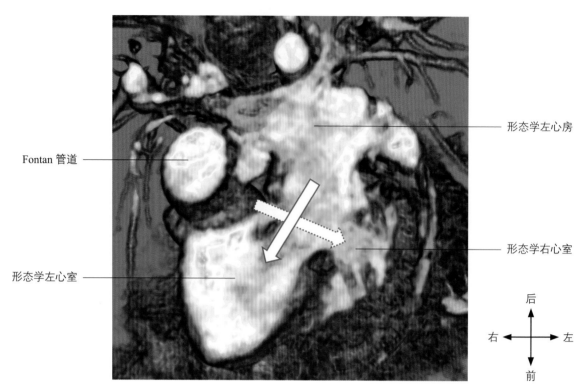

形态学左心房

Fontan 管道

形态学右心室

形态学左心室

后

右 ← → 左

前

图 10-5　三维重建的磁共振图像，以横切面显示，展示扭转的房室连接（箭头），形成十字交叉心。在这名患者具有一致性房室连接，所以心室质内两心室扭转，形态学右心室相对于形态学左心室位于左侧的位置。如图 10-6 所示，两根动脉干均从形态学右心室发出

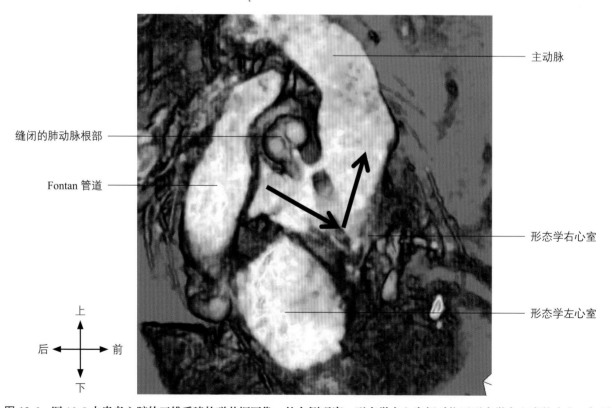

主动脉

缝闭的肺动脉根部

Fontan 管道

形态学右心室

形态学左心室

上

后 ← → 前

下

图 10-6　图 10-5 中患者心脏的三维重建的磁共振图像，从右侧观察。形态学右心室相对位于形态学左心室的上方。如黑色箭头所示，形态学右心室尽管位于左侧，但是它仍然保留右手性的局部解剖。两根动脉干均从右心室发出，主动脉位于左侧。肺动脉干已经被离断和缝合，管道位于下腔静脉和两根肺动脉之间，以创建 Fontan 循环

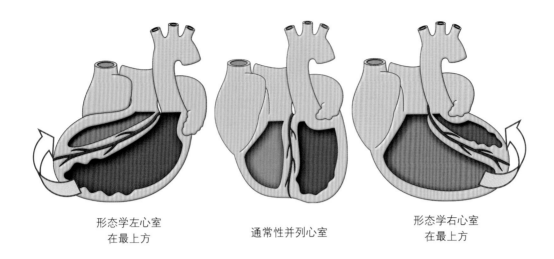

形态学左心室
在最上方

通常性并列心室

形态学右心室
在最上方

图 10-7　此示意图以解剖学方位绘制，展示沿心室质长轴倾斜的先天性矫正性转位的心脏，它们通常具有并列心室（中间图）。倾斜造成心室之间的上下关系，几乎总是与房室连接扭转有关（图 10-4～图 10-6）。取决于倾斜的方向，形态学左心室（左侧图）或者形态学右心室（右侧图）都可能位于最上方。绝大多数右心室呈现上方位置。如图 10-6 所示，上下心室关系还可能在房室连接是一致性的条件下存在

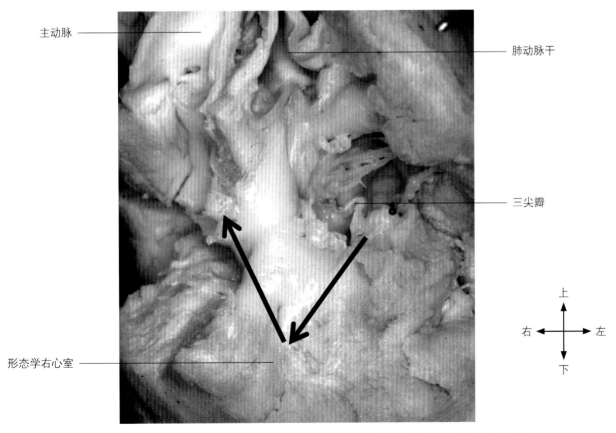

主动脉

肺动脉干

三尖瓣

形态学右心室

上

右　左

下

图 10-8　图 10-6 中的心脏，双出口性右心室表现出右手性局部解剖，尽管是扭转性房室连接。在此图中，形态学右心室展现左手性局部解剖（黑色箭头），但是仍然具有从心室发出的双出口。尽管如此，房室瓣是形态学三尖瓣，并且将右心室与通常性位置的右心房连接。尽管是左手性局部解剖，但是在这个心脏中，房室连接是一致性的。这是非常罕见的节段不协调的例子

分类对手术结果影响很小。确定心耳形态将关注直接转向至心脏,使外科医师在手术室能迅速地做出异构的诊断,甚至这些异构在术前诊断没有被预测到。

外科医师可以便捷地区分左、右形态学心耳(图 10-9)。外科医师应该总是证实患者是否具有单侧化的心耳。外科医师发现左侧异构(图 10-10)或者右侧异构(图 10-11),应该立即警惕这些具有通常性或镜像性心耳构型的患者存在潜在和超预期的问题。现在还有可能通过 CT 直接区分心耳异构的表现(图 10-12~图 10-15),而使用其他三维技术,诸如磁共振成像,也可以便捷地显示出支气管树和腹部器官的构型。因此,区分这些患者具有左右相反的异构的心耳应该没有困难。在右心耳异构的患者中(图 10-16~图10-18),存在着找到复杂的心内畸形的规律,通常合并有脾缺乏。当肺静脉与心脏相接时,将会以完全性异位的形式连接(图 10-19)。体静脉异位引流(anomalies of systemic venous drainage)是最常见的主要异常。通常出现共同房室瓣(图 10-16~图 10-18),经常合并双入口性心

室(图 10-19)。肺动脉狭窄或者闭锁常见,并且存在双侧窦房结[11-13]。随着手术经验的增加,即使是最复杂的畸形组合,现在也能够接受外科治疗。

虽然形态学右心耳的异构几乎总是伴随严重的心内畸形,但是左心耳异构时却不像是这样(图 10-20~图 10-22)。因此在左心耳异构的条件下,外科医师更有可能面对还没有明确诊断的病例。所以,知道异位的窦房结的位置就变得十分重要。窦房结通常是发育不全的。如果能找到窦房结,它将位于紧靠房室交界的位置[11-13]。左心耳异构常常伴随下腔静脉中断,通过奇静脉系统回流。在受到更加严重影响的病例时,也许存在共同房室瓣[14]。肺动脉狭窄或者闭锁、单心室性房室连接都不常见,但是常常存在主动脉缩窄。

不论是何种类型的异构,当存在共同房室瓣,并且每一个心房都与它相对应的心室连接时,常常能找到左手性心室的局部解剖。在这样的条件下,患者也许已经被诊断为先天性矫正性转位。但是由于存在异构的心耳,具有高度的可能性存在与双侧

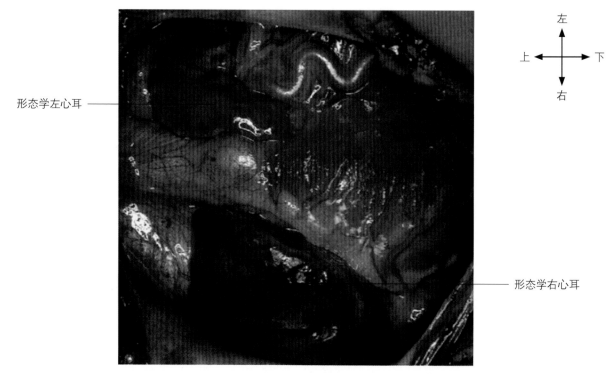

形态学左心耳

形态学右心耳

左
上　下
右

图 10-9　此手术视角拍摄于正中胸骨切开术,展示在通常性心房构型中形态学左心耳和形态学右心耳相对不同的形态

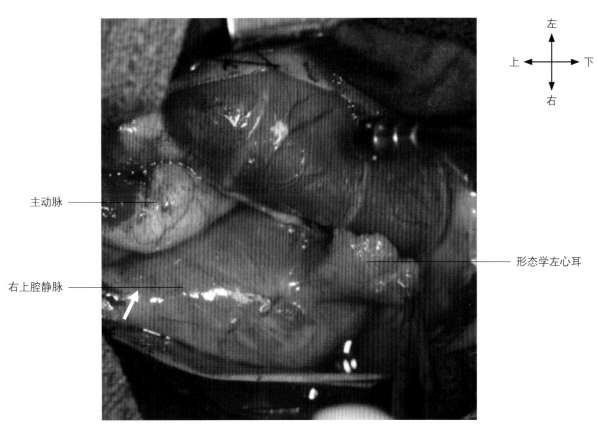

主动脉

右上腔静脉

形态学左心耳

图 10-10　此手术视角拍摄于正中胸骨切开术，展示在心脏右侧的心耳具有左侧形态。在这名患者中，左侧的心耳也是形态学左侧的，所以患者具有形态学左心耳异构

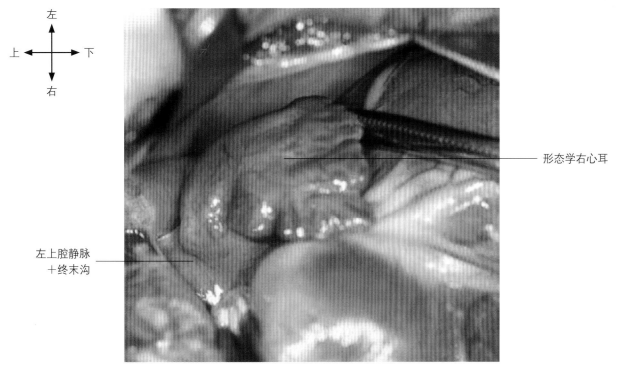

形态学右心耳

左上腔静脉 +终末沟

图 10-11　在这名患者中，左侧的心耳具有宽阔的基底，与心房体部具有宽阔的连接。注意左侧的上腔静脉接入心房顶，还有左侧的终末沟。右侧的心耳还是右侧形态。患者具有形态学右心耳异构

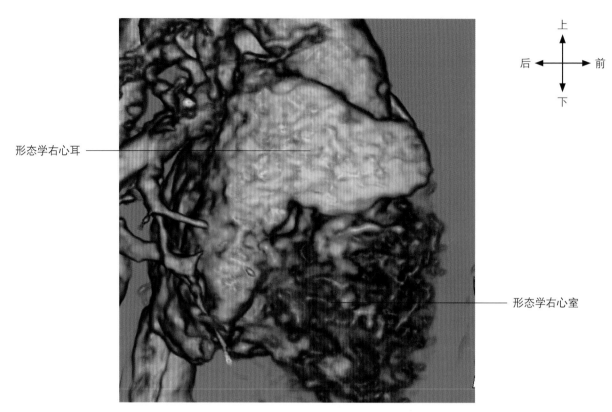

上
后 ← → 前
下

形态学右心耳

形态学右心室

图 10-12   重建的 CT 血管造影显示患者具有右侧的形态学右心耳，右侧的心房接入形态学右心室

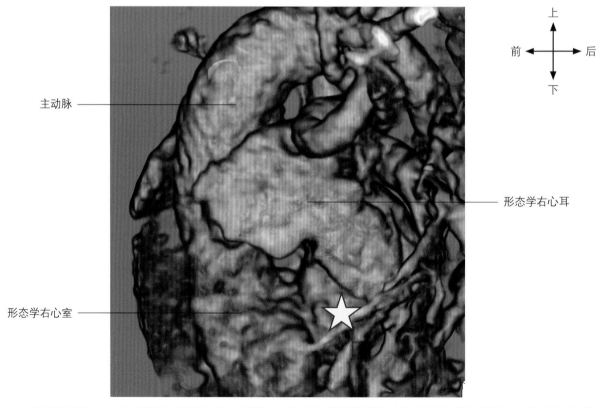

上
前 ← → 后
下

主动脉

形态学右心耳

形态学右心室

图 10-13   此图展示图 10-12 中重建的心脏的左侧。左侧的心耳也具有宽阔的基部，并且是形态学右侧的。患者具有形态学右心耳异构。注意不完整左心室位于后下方的位置（五角星）。主动脉从主导右心室发出

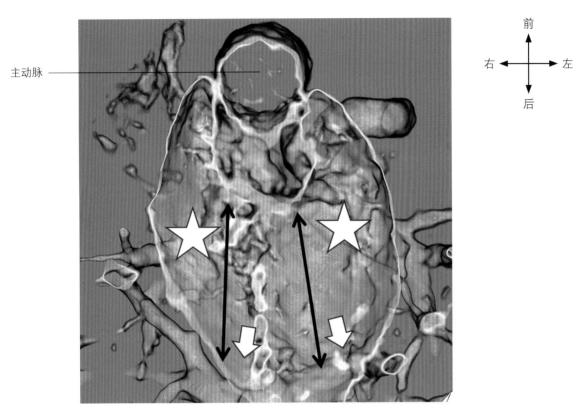

前
右 ← → 左
后

主动脉

图 10-14　图 10-12 和图 10-13 中同样数据集的横切面图像。两个心耳（五角星）均具有宽阔的基底（黑色双箭头），梳状肌延伸至房室交点（白色箭头，也可见图 10-18）。这是明显的右心耳异构（与图 10-15 比较）

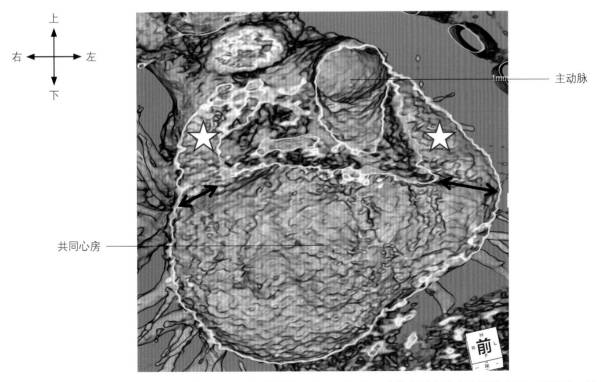

上
右 ← → 左
下

主动脉

1mm

共同心房

前

图 10-15　患者 CT 图像，从前方观察，展示两个狭窄的心耳（五角星），它们均具有狭窄的颈部（黑色双箭头）。这名患者具有形态学左心耳异构（与图 10-14 比较）

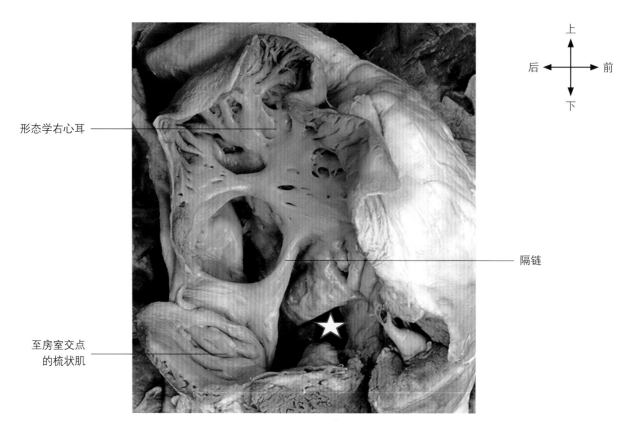

上
后 ← → 前
下

形态学右心耳

隔链

至房室交点
的梳状肌

图 10-16   通过接近房室交点的右房室交界，这颗心脏已经被打开，腔壁部分向上方延展。梳状肌环绕右侧的前庭，表明
右侧的心耳是形态学右侧的。注意共同房室瓣（五角星），并且冠状窦是缺乏的

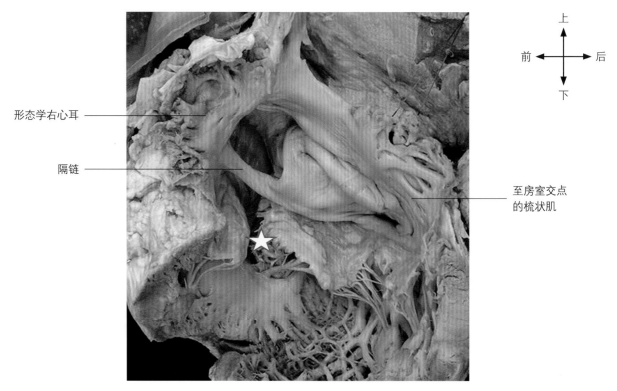

上
前 ← → 后
下

形态学右心耳

隔链

至房室交点
的梳状肌

图 10-17   图 10-16 中所示心脏的左侧，通过接近房室交点的切口被打开。梳状肌还环绕左侧的前庭，表明形态学右心耳是
双侧的。五角星标明共同房室瓣

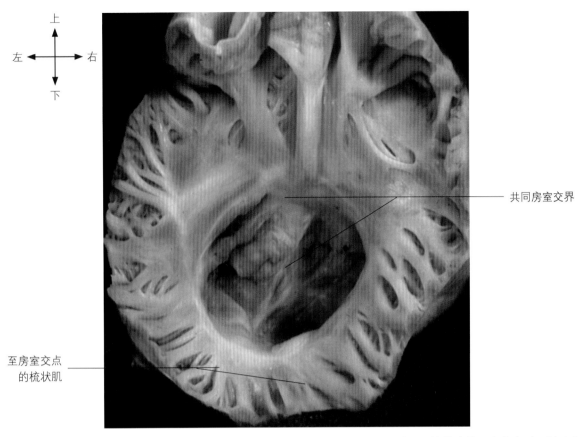

图 10-18　在这颗心脏中，心房腔的下方已经从房室交界断开，并且向上倾斜。梳状肌环绕整个共同房室交界，提示右心耳异构的表现。共同交界由分隔开的左房室瓣口和右房室瓣口据守

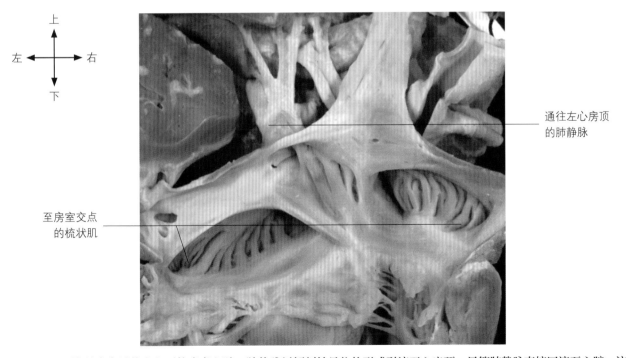

图 10-19　这是来自异构右心耳的患者心脏，肺静脉以解剖性异位的形式引流至心房顶，尽管肺静脉直接回流至心脏。注意共同房室瓣完全且唯一地与主导左心室连接，提示双入口性连接的表现

房室结相接的心室传导组织吊带（sling）（图 10-22 右图）[11]。在整个室间隔边缘的地方都存在风险，外科矫正时应该注意到。当心耳异构合并双心室性房室连接和右手性心室的局部解剖中时，房室传导轴应该预期地位于后方，这是通常性的构型（图 10-22 左图）。这种全面的讨论都强调了详尽的节段分析在心脏外科中对于任何患者的意义。

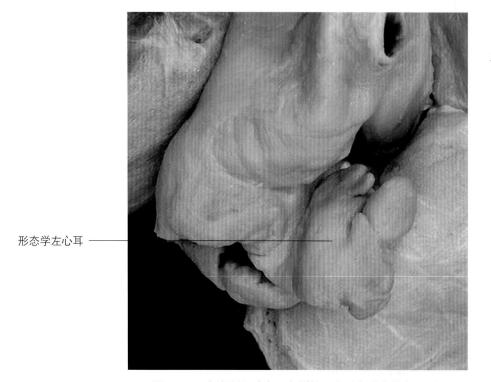

形态学左心耳

图 10-20　在这颗心脏中，右侧的心房具有形态学左心耳

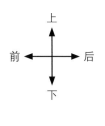
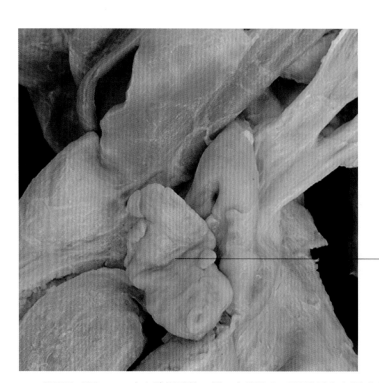

形态学左心耳

图 10-21　此图显示图 10-20 中心脏相反的一侧。左侧的心耳仍然具有左侧形态

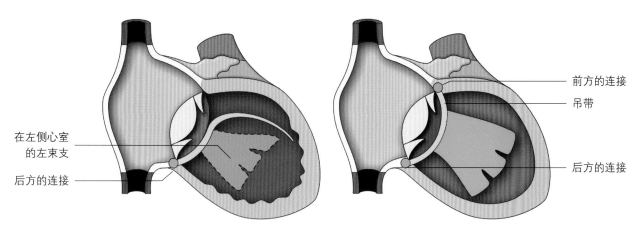

图 10-22　此示意图以解剖学方位绘制，展示房室传导组织的排布与心耳异构、双心室性房室连接和共同房室瓣的关系。房室传导组织的排布依据心室的局部解剖。当右手性心室局部解剖（左侧图）只存在与后方的房室连接时，形成在左侧心室内的左束支，或者当左手性局部解剖（右侧图），心室传导组织同时与后方的房室结和前方的房室结连接时，形成了沿着肌性室间隔嵴的传导组织吊带

参考文献

[1] Wilkinson JL, Acerete F. Terminological pitfalls in congenital heart disease. Reappraisal of some confusing terms, with an account of a simplified system of basic nomenclature. *Br Heart J* 1973; 35: 1166–1177.

[2] Van Praagh R, Weinberg PM, Matsuoka R, Van Praagh S. Malpositions of the heart. Edited by Adams FH, Emmanouilides GC. In: *Moss' Heart Disease in Infants, Children and Adolescents.* Baltimore, MD: Williams & Wilkins, 1983; pp 422–458.

[3] Byron F. Ectopia cordis. Report of a case with attempted operative correction. *J Thorac Surg* 1948; 17: 717–722.

[4] Cantrell JR, Haller JA, Ravitch MM. A syndrome of congenital defects involving the abdominal wall, sternum, diaphragm, pericardium and heart. *Surg Gynecol Obstet* 1958; 107: 602–614.

[5] Anderson RH, Smith A, Wilkinson JL. Disharmony between atrioventricular connections and segmental combinations-unusual variants of "criss-cross" hearts. *J Am Coll Cardiol* 1987; 10: 1274–1277.

[6] Symons JC, Shinebourne EA, Joseph MC, et al. Criss-cross heart with congenitally corrected transposition: report of a case with d-transposed aorta and ventricular preexcitation. *Eur J Cardiol* 1977; 5: 493–505.

[7] Seo J-W, Yoo S-J, Ho SY, Lee HJ, Anderson RH. Further morphological observations on hearts with twisted atrioventricular connections (criss-cross hearts). *Cardiovasc Pathol* 1992; 1: 211–217.

[8] Stanger P, Rudolph AM, Edwards JE. Cardiac malpositions: an overview based on study of sixty-five necropsy specimens. *Circulation* 1977; 56: 159–172.

[9] Uemura H, Ho SY, Devine WA, Kilpatrick LL, Anderson RH. Atrial appendages and venoatrial connections in hearts with patients with visceral heterotaxy. *Ann Thorac Surg* 1995; 60: 561–569.

[10] Uemura H, Ho SY, Devine WA, Anderson RH. Analysis of visceral heterotaxy according to splenic status, appendage morphology, or both. *Am J Cardiol* 1995; 76: 846–849.

[11] Smith A, Ho SY, Anderson RH, et al. The diverse cardiac morphology seen in hearts with isomerism of the atrial appendages with reference to the disposition of the specialized conduction system. *Cardiol Young* 2006; 16: 437–454.

[12] Dickinson DF, Wilkinson JL, Anderson KR, et al. The cardiac conduction system in situs ambiguous. *Circulation* 1979; 59: 879–885.

[13] Ho SY, Seo J-W, Brown NA, et al. Morphology of the sinus node in human and mouse hearts with isomerism of the atrial appendages. *Br Heart J* 1995; 74: 437–442.

[14] Uemura H, Anderson RH, Ho SY, et al. Left ventricular structures in atrioventricular septal defect associated with isomerism of the atrial appendages compared with similar features with usual atrial arrangement. *J Thorac Cardiovasc Surg* 1995; 110: 445–452.